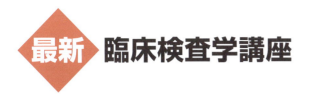

最新 臨床検査学講座

生理機能検査学

第3版

編集
東條尚子
川良德弘

医歯薬出版株式会社

「最新臨床検査学講座」の刊行にあたって

　1958年に衛生検査技師法が制定され，その教育の場からの強い要望に応えて刊行されたのが「衛生検査技術講座」であります．その後，法改正およびカリキュラム改正などに伴い，「臨床検査講座」(1972)，さらに「新編臨床検査講座」(1987)，「新訂臨床検査講座」(1996)と，その内容とかたちを変えながら改訂・増刷を重ねてまいりました．

　2000年4月より，新しいカリキュラムのもとで，新しい臨床検査技師教育が行われることとなり，その眼目である"大綱化"によって，各学校での弾力的な運用が要求され，またそれが可能となりました．「基礎分野」「専門基礎分野」「専門分野」という教育内容とその目標とするところは，従前とかなり異なったものになりました．そこで弊社では，この機に「臨床検査学講座」を刊行することといたしました．臨床検査技師という医療職の重要性がますます高まるなかで，"技術"の修得とそれを応用する力の醸成，および"学"としての構築を目指して，教育内容に沿ったかたちで有機的な講義が行えるよう留意いたしました．

　その後，ガイドラインが改定されればその内容を取り込みながら版を重ねてまいりましたが，2013年に「国家試験出題基準平成27年版」が発表されたことにあわせて紙面を刷新した「最新臨床検査学講座」を刊行することといたしました．新シリーズ刊行にあたりましては，臨床検査学および臨床検査技師教育に造詣の深い山藤　賢先生，高木　康先生，奈良信雄先生，三村邦裕先生，和田隆志先生を編集顧問に迎え，シリーズ全体の構想と編集方針の策定にご協力いただきました．各巻の編者，執筆者にはこれまでの「臨床検査学講座」の構成・内容を踏襲しつつ，最近の医学医療，臨床検査の進歩を取り入れることをお願いしました．

　本シリーズが国家試験出題の基本図書として，多くの学校で採用されてきました実績に鑑みまして，ガイドライン項目はかならず包含し，国家試験受験の知識を安心して習得できることを企図しました．国家試験に必要な知識は本文に，プラスアルファの内容は側注で紹介しています．また，読者の方々に理解されやすい，より使いやすい，より見やすい教科書となるような紙面構成を目指しました．本「最新臨床検査学講座」により臨床検査技師として習得しておくべき知識を，確実に，効率的に獲得することに寄与できましたら本シリーズの目的が達せられたと考えます．

　各巻テキストにつきまして，多くの方がたからのご意見，ご叱正を賜れば幸甚に存じます．

　2015年春

医歯薬出版株式会社

第3版の序

　本書は1972年に「臨床検査講座　臨床生理学」として刊行されて以来，書名を変えながら50年以上の長きにわたり，臨床検査技師を目指す学生の教科書として，さらに生理機能検査に携わる医療人のための本として重用されてきた．現在の「最新臨床検査学講座　生理機能検査学」は「平成27年版臨床検査技師国家試験出題基準」に合わせて構成が見直され，2017年（平成29年）1月に刊行，第2版は「令和3年版臨床検査技師国家試験出題基準」に合わせて改訂され，2022年（令和4年）1月に刊行された．今回は，「令和7年版臨床検査技師国家試験出題基準」に合わせ第3版として改訂を行った．第3版ではタスク・シフト／シェアで新たに臨床検査技師が従事できるようになった業務のうち，生理機能検査に関連する項目についても取り入れている．

　生理機能検査は被検者と直接向き合って行う検査であるため，検査者は診断の裏付けとなる所見に最初に接することになる．また，通常の検査手順に加え，疾患や病態を予測して検査を行うことでより詳細な病態評価が可能になる．生理機能検査の各分野は日々進歩し，新しい知識，新しい技術が臨床の現場に取り入れられている．測定装置も進化し，より使いやすくなっている．そのような進歩の著しい環境において，新しい知識・技術の習得はもちろん必要だが，基礎的な知識を理解して身につけることが最も大切である．また，コミュニケーション能力や安全管理の知識も必要である．生理機能検査を学べば学ぶほど，奥の深い，面白い検査であることに気づき，興味をもってもらえるものと期待している．本書では，基本的な，知っておかなければならない知識や技術を継承しつつ，各分野の新しい知見を追加し，解りやすく解説した．また，最近では行われることが少なくなった検査については紙面を縮小した．

　版を重ねても，これから臨床検査技師を目指す学生に限らず，実際に医療の現場で働いている医療人にもおおいに役立つ書であることを確信していることに変わりはない．

2025年1月

東條尚子・川良徳弘

第2版の序

　本書は，1972年に「臨床検査講座 臨床生理学」として刊行されて以来，書名を変えながら50年近くの長きにわたり，各世代の臨床検査技師を目指す学生の教科書として，さらに生理機能検査に携わる医療人の医学書として絶大な支持を受け，重用されてきた．「平成27年版臨床検査技師国家試験出題基準」に合わせて構成を見直し，本書第1版を刊行したのは2017年1月であった．今回は，「令和3年版臨床検査技師国家試験出題基準」が取りまとめられたため，この出題基準に合わせて第2版として上梓する．新しく追加になった項目を加筆したほか，従来からの項目にも最新の知見を採り入れた内容となっている．

　なお，臨床検査技師の専門性を活かして患者により質の高い医療を提供するため，業務範囲の見直しが行われ，令和3（2021）年10月1日から臨床検査技師の業務範囲が拡大された．追加となった生理機能検査業務があるが，今回の改版ではスケジュールの関係で一部しか対応できていない．

　生理機能検査学各分野の進歩は目覚ましいものがある．測定装置の技術進歩により生理検査の適応範囲が広がり，新しい計測方法も開発されている．生理機能検査を行うにあたり，測定の精度管理も重要になってきている．また，臨床検査技師は，精確な検査を行うことは当然であるが，結果を解析して評価する能力や，患者の病態に合わせて適切に対応する能力が今まで以上に求められる．本書は，基本的知識から最新の知見までを丁寧に解説しており，このような状況に十分対応した内容となっていると自負している．そのため，これまでと同様，これから臨床検査技師を目指す学生だけではなく，実際に医療の現場で働いている現役の臨床検査技師をはじめとする医療人にも大いに役立つ書であると確信している．

　なお，より良いものとしていくため，読者の皆様からの忌憚のないご意見をお寄せいただければ幸いである．

2021年12月

東條尚子・川良徳弘

第1版の序

　1972年に「臨床検査講座11 臨床生理学」が発刊され，以降，「新編臨床検査講座17 臨床生理学」(1987年)，「新訂臨床検査講座17 臨床生理学」(1996年)，「臨床検査学講座 生理機能検査学」(2002年)と書名を変えながら，40年以上の長きにわたり臨床検査技師の教科書として広く受け入れられてきた．そして，このたび「最新臨床検査学講座 生理機能検査学」として刷新されることになった．

　今回は「国家試験出題基準平成27年版」に合わせ構成を見直した．また，全体として内容が過大にならないようページを配分した．新しい検査を加え，重要性が薄れた検査は縮小または削除した．平成27(2015)年度から臨床検査技師の業務として追加となった，基準嗅覚検査及び静脈性嗅覚検査(静脈に注射する行為を除く)と，電気味覚検査及び濾紙ディスク法による味覚定量検査についてもこれまで以上にわかりやすく解説している．

　生理機能検査の進歩はめざましく，医療のなかで生理機能検査における臨床検査技師の役割もまたその重要度を増している．単に依頼された検査を実施するだけではなく，病態や臨床的意義を理解したより質の高い検査結果の提供が求められている．執筆は，実際に教育や検査に携っておられる先生方にお願いした．今の現場のニーズに応えた，わかりやすい内容となっている．

　今回も，これまでのシリーズをベースとして，臨床検査技師として学んでおかなければならない知識と技術を網羅している．これから臨床検査技師をめざす学生諸君はもちろんのこと，実際に臨床の現場で働いている臨床検査技師の方々にも役立てていただきたい．

　本書により生理機能検査技術の基礎を身につけることによって，さらに興味をもち理解を深めていってくれることを願っている．

2016年12月

東條尚子・川良徳弘

●編　集

東條　尚子（とうじょう なおこ）　東京都教職員互助会三楽病院臨床検査科部長

川良　徳弘（かわら とくひろ）　文京学院大学大学院教授（保健医療科学研究科検査情報解析分野）

●執筆者（50音順）

五十嵐多恵（いがらし たえ）　東京都立広尾病院眼科医長

大久保善朗（おおくぼ よしろう）　多摩中央病院理事長　日本医科大学名誉教授

大橋　勇（おおはし いさむ）　秀和総合病院放射線科部長

叶内　匡（かのうち ただし）　東京科学大学大学院講師（医歯学総合研究科臨床検査医学分野）

川良　徳弘（かわら とくひろ）　（前掲）

久保田俊也（くぼた としや）　常磐病院透析センター

鈴木　丈夫（すずき たけお）　東京逓信病院放射線科

田嶋　明彦（たじま あきひこ）　新潟薬科大学教授（医療技術学部臨床検査学科）

堤　剛（つつみ たけし）　東京科学大学大学院教授（医歯学総合研究科耳鼻咽喉科学）

東條　尚子（とうじょう なおこ）　（前掲）

藤岡　友之（ふじおか ともゆき）　東京科学大学大学院准教授（医歯学総合研究科寄附講座先端人工知能医用画像診断学講座）

増山里枝子（ましやま りえこ）　帝京大学准教授（医療技術学部臨床検査学科）

松本　啓志（まつもと ひろし）　川崎医科大学准教授（消化器内科学）

味村　俊樹（みむら としき）　自治医科大学教授（外科学講座消化器一般移植外科学部門）

康本真由美（やすもと まゆみ）　さいたま赤十字病院検査部

山田　一郎（やまだ いちろう）　静岡済生会総合病院放射線科

最新臨床検査学講座
生理機能検査学　第3版
CONTENTS

第1章　生理機能検査とは … 1
I　臨床検査技師の生理検査業務 … 1
II　生理検査の環境整備 … 1
III　生理検査の手順 … 1
1. 患者対応　1
2. 検査機器の精度管理と検査手順の明確化　3
3. 外来，病棟，手術室など医療現場における多様なニーズ　3
4. ベッドサイド検査　3
5. 緊急検査　4
6. 手術中に行う生理検査　4
IV　感染対策 … 4
V　生理検査室の安全管理 … 5
1. 患者の取り違え　5
2. 患者の転倒・転落　5
3. 患者の体調不良　5
4. 検査上のミス　6
5. 患者の苦情　6
VI　自己研鑽 … 6
VII　個人情報の保護 … 6

第2章　循環器系検査 … 7
A　循環器系検査の基礎 … 7
I　循環生理 … 7
II　心臓 … 7
III　血管 … 10
B　心電図検査 … 11
I　心電図検査とは … 11
1. 臨床的意義　11
2. 心電図発現の機構　11
3. 心電図波形の成り立ち　12
4. 心電図の計測　13
5. 誘導法　14
6. 誘導の意味　16
II　心電計 … 19
1. 心電計の構成　19
2. 心電計の性能と規格　22
3. 心電計の保管と取り扱い上の注意　23
4. アーチファクト　24
III　心電図検査の実際 … 25
1. 心電図検査の環境　25
2. 心電計の準備　25
3. 被検者への指示　25
4. 電極の装着　25
5. 心電計の記録　26
6. 記録後の処理　26
IV　異常心電図 … 26
1. 洞頻脈・洞徐脈　26
2. 上室期外収縮　27
3. 発作性上室頻拍　27
4. 心房細動　28
5. 心房粗動　28
6. 心室期外収縮　28
7. 心室頻拍　30
8. 心室細動　31
9. 洞不全症候群，洞停止，洞房ブロック　31
10. 房室ブロック　32
11. 補充調律　33
12. 心臓ペースメーカー心電図　34
13. 脚ブロック　34
14. 早期興奮症候群（WPW症候群）　35
15. 心房負荷・心室肥大　36
16. 狭心症：ST低下，ST上昇　38
17. 心筋梗塞・急性冠症候群：異常Q波，ST上昇，冠性T波　38
18. Brugada症候群（ブルガダ症候群）　41
19. 電解質異常　41

20 QT 延長症候群　44
　　21 小児心電図　44
　　22 右胸心　44
　　23 急性心膜炎　45
　V 運動負荷心電図検査·················46
　　1 目的と適応　46
　　2 運動負荷試験の禁忌　46
　　3 運動負荷の中止基準　46
　　4 検査の種類と方法　47
　　5 トレッドミルまたは自転車エルゴメータによる心肺運動負荷試験　50
　　6 評価法　50
　VI Holter 心電図検査·················51
　　1 臨床的意義　51
　　2 誘導法　51
　　3 Holter 心電計　51
　　4 Holter 心電図検査　52
　　5 評価法　52
　VII その他の心電図検査·················54
　　1 加算平均心電図　54
　　2 心内心電図　54
　　3 ベクトル心電図　54
　　4 ヘッドアップ・チルト試験　56
C 心音図検査·························58
　　1 臨床的意義　58
　　2 心音の成因と性質　58
　　3 心音計　58
　　4 心音図記録の実際　58
　　5 異常心音図　58
D 脈管疾患検査·······················66
　I 動脈硬化検査·····················66
　　1 足関節上腕血圧比（ABI）検査　66
　　2 足趾上腕血圧比（TBI）検査　67
　　3 PAD に対する臨床検査技師の役割　68
　　4 皮膚灌流圧（SPP），経皮酸素分圧（tcP_{O_2}）69
　　5 脈波伝播速度（PWV）69
　　6 指尖容積脈波　70

　II 血管内皮機能検査·················73
　　1 検査法　73
　　2 解釈　74

第3章 神経・筋機能検査·················75

A 神経系検査の基礎·······················75
　I 神経·························75
　　1 ニューロン　75
　　2 膜電位と興奮機序　75
　　3 興奮伝導と伝達　75
　II 末梢神経·····················75
　　1 体性神経と自律神経　75
　　2 自律神経の検査　76
　III 中枢神経·····················76
　　1 大脳の働きと機能の局在　76
　　2 脳幹の働きと意識　78
　　3 睡眠の生理と調節　79
　　4 記憶　79
　　5 小脳の働き　80
　　6 脊髄の働き　80
　　7 反射の機序　80
B 脳波検査·························81
　I 基礎·························81
　　1 臨床的意義　81
　　2 脳波発現の機序　81
　　3 基礎的要素（δ 波，θ 波，α 波，β 波，棘波，鋭波を含む）81
　　4 電極の配置部位　85
　　5 導出法　86
　　6 脳波計　89
　　7 生理的変化と賦活法　95
　　8 アーチファクト　106
　　9 脳波検査の実施　110
　II 異常脳波·····················113
　　1 異常波の判読の要点　114
　　2 背景活動の異常　114
　　3 突発性異常波　115
　　4 てんかん　117

5 脳の器質性疾患　122
　　6 意識障害　123
　　7 脳死判定　123
　Ⅲ 誘発電位 …………………………… 124
　　1 臨床的意義　124
　　2 聴覚誘発電位　125
　　3 視覚誘発電位　126
　　4 体性感覚誘発電位　126
　　5 事象関連電位　128
　Ⅳ その他の検査 ……………………… 130
　　1 脳磁図検査　130
　　2 光トポグラフィ検査　130
C 筋電図検査 …………………………… 132
　Ⅰ 筋電図検査の理解に必要な解剖および
　　生理学的基礎知識 ………………… 132
　　1 運動系　132
　　2 感覚系　134
　Ⅱ 筋電計 ……………………………… 134
　　1 増幅器　134
　　2 刺激装置　134
　　3 観察装置　134
　　4 記録装置　135
　　5 解析装置　135
　Ⅲ 針筋電図検査 ……………………… 135
　　1 針筋電図検査とは —適応と禁忌—
　　　135
　　2 検査の実施　136
　　3 正常所見　137
　　4 異常所見　137
　　5 関連する主要な神経筋疾患　142
　Ⅳ 表面筋電図検査 …………………… 143
　　1 表面筋電図検査とその適応　143
　　2 検査の実施　143
　　3 主な不随意運動と関連する神経筋疾患
　　　143
　Ⅴ 神経伝導検査 ……………………… 144
　　1 神経伝導検査とは —適応と禁忌—
　　　144

　　2 神経伝導検査に関連した解剖および
　　　生理学的事項　145
　　3 検査の実施　147
　　4 異常所見　155
　　5 関連する主要な神経筋疾患　158
　Ⅵ 反復神経刺激検査 ………………… 159
　　1 反復神経刺激検査とは —適応と禁忌—
　　　159
　　2 反復神経刺激検査の理解に必要な解剖
　　　および生理学的事項　159
　　3 検査の実施　160
　　4 異常所見　161
　　5 関連する主要な神経筋疾患　161
　Ⅶ 運動誘発電位 ……………………… 162
　　1 運動誘発電位とは —適応と禁忌—
　　　162
　　2 経頭蓋磁気刺激検査　163
　　3 経頭蓋電気刺激検査（術中モニタリン
　　　グ）　166

第4章 呼吸器系検査 ……………… 169

A 呼吸器系検査の基礎 ………………… 169
　Ⅰ 呼吸生理の基礎 …………………… 169
　　1 肺の構造と機能　169
　　2 呼吸調節機能　171
　　3 呼吸機能検査の基本事項　172
B 呼吸機能検査 ………………………… 177
　Ⅰ 換気機能検査 ……………………… 177
　　1 換気力学の概念と定義　177
　　2 肺気量分画　177
　　3 スパイロメトリとフローボリューム曲線
　　　178
　　4 気管支拡張薬反応性検査（気道可逆性
　　　検査）　187
　　5 機能的残気量（FRC）の測定　187
　　6 肺コンプライアンス　191
　　7 気道抵抗（Raw）　193
　　8 呼吸抵抗（Rrs）　195

		9 気道過敏性試験　196
		10 呼吸筋機能検査　196
	Ⅱ 肺胞機能検査⋯⋯⋯⋯⋯⋯⋯⋯⋯197
		1 換気の不均等分布の検査法　197
		2 一酸化炭素の拡散能力　200
		3 シャント（短絡）測定　204
		4 換気血流比（$\dot{V}_A/\dot{Q}$）不均等　206
	Ⅲ 血液ガス⋯⋯⋯⋯⋯⋯⋯⋯⋯⋯207
		1 血液ガス分析　207
		2 血液ガス測定の原理　207
		3 血液ガス分析装置　209
		4 動脈血採血と検体の取り扱い
			209
		5 測定結果の判定　211
		6 パルスオキシメータ　215
	Ⅳ エネルギー代謝と呼気ガス分析⋯⋯216
		1 エネルギー代謝　216
		2 呼気ガス分析　219
		3 呼気一酸化窒素濃度（FeNO）　220
		4 呼吸困難の評価　221
	Ⅴ 運動負荷試験⋯⋯⋯⋯⋯⋯⋯⋯222
	Ⅵ 睡眠時無呼吸検査⋯⋯⋯⋯⋯⋯224
	Ⅶ 主な呼吸器疾患の呼吸機能検査所見
		⋯⋯⋯⋯⋯⋯⋯⋯⋯⋯⋯⋯⋯226

第5章 感覚機能検査⋯⋯⋯⋯⋯231

A 平衡機能検査⋯⋯⋯⋯⋯⋯⋯⋯231
	Ⅰ 平衡機能検査とは⋯⋯⋯⋯⋯⋯231
	Ⅱ 前庭の解剖と機能⋯⋯⋯⋯⋯⋯231
		1 耳石器　231
		2 三半規管　232
		3 前庭の神経　233
		4 前庭動眼反射　233
		5 前庭脊髄反射　234
		6 前庭性眼振　234
	Ⅲ 体平衡機能検査⋯⋯⋯⋯⋯⋯⋯235
		1 静的平衡機能検査　235
		2 動的平衡機能検査　237

	Ⅳ 眼球運動の検査⋯⋯⋯⋯⋯⋯⋯237
		1 裸眼下での観察　237
		2 非注視下での観察　240
		3 前庭性眼振　244
		4 電気眼振図（ENG）　246
		5 ビデオ眼振検査（VOG）　252
B 眼底検査⋯⋯⋯⋯⋯⋯⋯⋯⋯⋯254
	Ⅰ 眼の構造⋯⋯⋯⋯⋯⋯⋯⋯⋯254
		1 眼球外膜　254
		2 眼球中膜（ぶどう膜）　254
		3 眼球内膜　255
		4 眼球内容　256
		5 視覚路　257
		6 眼の血管系　257
	Ⅱ 眼底カメラ⋯⋯⋯⋯⋯⋯⋯⋯⋯258
	Ⅲ 正常眼底⋯⋯⋯⋯⋯⋯⋯⋯⋯259
		1 視神経乳頭　259
		2 黄斑部　259
		3 網膜動脈・静脈　259
		4 網膜　260
	Ⅳ 眼底疾患⋯⋯⋯⋯⋯⋯⋯⋯⋯260
	Ⅴ その他の代表的な眼底検査法⋯⋯262
		1 蛍光眼底造影検査　262
		2 OCT（光干渉断層検査）　264
		3 眼底自発蛍光　264
C その他の検査（聴覚・味覚・嗅覚）⋯266
	Ⅰ 聴覚機能検査⋯⋯⋯⋯⋯⋯⋯⋯266
		1 音の強度　266
		2 聴覚の解剖と生理　266
		3 標準純音聴力検査　268
		4 閾値上検査　270
		5 自記オージオメトリ　272
		6 インピーダンス検査　274
		7 語音聴力検査　275
		8 自動聴性脳幹反応（自動 ABR，AABR）
			278
	Ⅱ 味覚検査⋯⋯⋯⋯⋯⋯⋯⋯⋯280
		1 味覚　280
		2 電気味覚検査　281

3 濾紙ディスク法　282
Ⅲ 嗅覚検査 ･････････････････････････････ 282
　　1 嗅覚　282
　　2 嗅覚障害　282
　　3 基準嗅力検査　283
　　4 静脈性嗅覚検査　284

第6章　画像検査 ････････････････････････ 285

A 超音波検査 ･････････････････････････････ 285
　a. 超音波検査の基礎 ･･････････････････ 285
　　Ⅰ 原理と測定法 ････････････････････ 285
　　　1 超音波の性質　285
　　　2 装置の構成　292
　　　3 超音波プローブ（探触子）　292
　　　4 プローブの走査方式　293
　　　5 受信装置　296
　　　6 表示方法　297
　　　7 パルスドプラ法（PWドプラ法）
　　　　 298
　　　8 連続波ドプラ法（CWドプラ法）
　　　　 300
　　　9 カラードプラ法（カラーフローマッ
　　　　 ピング法，パワードプラ法）　300
　　　10 超音波エラストグラフィ　301
　　　11 造影超音波　302
　　　12 アーチファクト（人工産物）　302
　　　13 検査の実際　306
　　　14 安全管理　310
　b. 心臓 ･････････････････････････････ 311
　　Ⅰ 基本的画像 ･･････････････････････ 311
　　　1 Bモード法（断層法）　311
　　　2 Mモード法　313
　　　3 ドプラ法　315
　　Ⅱ 心機能評価 ･･････････････････････ 317
　　　1 左室収縮能　317
　　　2 左室拡張能　317
　　Ⅲ 心疾患における超音波像 ･･････････ 318
　　　1 虚血性心疾患　318
　　　2 高血圧性心疾患　319
　　　3 加齢による変化　319
　　　4 弁膜症　319
　　　5 肺高血圧症　321
　　　6 先天性心疾患　321
　　　7 心筋症　324
　　　8 心内異常構造　325
　　　9 心膜疾患　326
　　　10 大動脈解離　326
　c. 腹部 ･････････････････････････････ 327
　　Ⅰ 基礎 ････････････････････････････ 327
　　　1 臨床的意義　327
　　　2 前処置　327
　　　3 基本走査　327
　　　4 肝胆道系および脾臓の正常超音波像
　　　　 328
　　　5 門脈系の正常超音波像　331
　　　6 膵臓の正常超音波像　331
　　　7 腎臓，副腎の正常超音波像　331
　　　8 消化管の正常超音波像　331
　　Ⅱ 異常超音波像 ････････････････････ 332
　　　1 肝疾患　332
　　　2 胆囊・胆管疾患　336
　　　3 膵疾患　339
　　　4 脾疾患　340
　　　5 腎・尿路系疾患　340
　　　6 副腎疾患　343
　　　7 消化管疾患　345
　d. 血管 ･････････････････････････････ 346
　　Ⅰ 頸動脈超音波検査 ････････････････ 346
　　　1 Bモード法，カラードプラ法を用いた
　　　　 血管壁および血管内腔の観察　346
　　　2 パルスドプラ法を用いた収縮期最高
　　　　 血流速度（PSV）の測定　347
　　Ⅱ 大動脈・腹部動脈超音波検査 ････ 348
　　Ⅲ 下肢静脈超音波検査 ･･････････････ 350
　　　1 下肢静脈の走行　350
　　　2 深部静脈血栓症のスクリーニング法
　　　　 350

3 下肢静脈瘤の検査方法　352
e. 骨盤腔 …………………………… 353
　Ⅰ 女性骨盤腔 …………………… 353
　　1 正常な女性骨盤腔の超音波断層像　353
　　2 主な婦人科疾患の超音波像　354
　　3 妊娠・胎児　358
　Ⅱ 男性骨盤腔 …………………… 360
　　1 正常超音波像　360
　　2 前立腺疾患　360
　　3 膀胱疾患　361
f. 体表 ……………………………… 362
　Ⅰ 甲状腺，副甲状腺 …………… 362
　Ⅱ 乳腺 …………………………… 365
　Ⅲ 運動器 ………………………… 367
　Ⅳ その他 ………………………… 369
　　1 リンパ節　369
　　2 唾液腺　369
　　3 表在皮下腫瘤　370

B 磁気共鳴画像検査（MRI） …………… 374
　Ⅰ MRI 検査の原理 ……………… 374
　　1 陽子と静磁場　374
　　2 励起と緩和　375
　　3 パルス系列　376
　　4 陽子の位置情報　379
　Ⅱ MRI 検査法 …………………… 380
　　1 基本的な撮像方法　380
　　2 さまざまな撮像方法　381
　Ⅲ MRI 造影剤 …………………… 383
　　1 MRI 造影剤の原理　383
　　2 MRI 造影剤の種類　384
　Ⅳ MRI 装置の構成 ……………… 386
　　1 静磁場用主磁石　386
　　2 傾斜磁場用コイル　387
　　3 RF コイル　387
　Ⅴ MRI 検査時の注意点 ………… 387
　　1 安全性の確認　387
　　2 検査前の準備と検査時の注意　388

　Ⅵ 頭部・脳 ……………………… 388
　　1 正常像　388
　　2 脳腫瘍　389
　　3 脳血管障害　391
　　4 脳膿瘍　392
　　5 多発性硬化症　393
　Ⅶ 脊髄・脊椎 …………………… 394
　　1 正常像　394
　　2 脊髄疾患　394
　　3 脊椎疾患　395
　Ⅷ 腹部 …………………………… 396
　　1 正常像　396
　　2 肝臓　396
　　3 胆嚢　398
　　4 膵臓　399
　　5 後腹膜　399
　Ⅸ 骨盤部 ………………………… 399
　　1 正常像　399
　　2 子宮　400
　　3 卵巣　401
　　4 前立腺　402
　　5 膀胱　402
　　6 直腸　402

C 熱画像検査 ……………………………… 403
　Ⅰ 熱画像検査とは ……………… 403
　Ⅱ 現代の熱画像の工学的原理 … 403
　　1 人体からのエネルギー放射　403
　　2 放射エネルギーの検知　403
　Ⅲ 現代の医用熱画像の温熱生理学的基礎
　　　…………………………………… 404
　　1 人間の体温　404
　　2 外界の影響　405
　Ⅳ 熱画像検査の実施と診断 …… 405
　　1 検査前の準備　405
　　2 検査の実施　406
　　3 さまざまな熱画像検査　406
　　4 解析される疾患・症状・部位　406

第7章 その他の生理学的検査……407

A 直腸肛門機能検査……407
- Ⅰ 直腸肛門機能検査の種類と目的……407
- Ⅱ 検査に必要な解剖の知識……408
  1. 肛門括約筋の構造と機能　408
  2. 恥骨直腸筋による肛門直腸角の形成　409
- Ⅲ 検査における配慮と検査方法……409
  1. 患者への配慮　409
  2. 検査時の患者の姿勢　410
  3. 肛門内圧検査　410
  4. 直腸バルーン感覚検査　411
  5. 直腸肛門反射検査　412

B 消化管内視鏡検査による組織検体の採取……413
- Ⅰ 消化管内視鏡検査……413
- Ⅱ 検査前の準備，患者への配慮……413
- Ⅲ 検査時の感染対策……414
- Ⅳ 生検（バイオプシー）……414
  1. 使用器具　415
  2. 手技と注意点　415
  3. 検体採取後の対応　417

参考文献……419
索引……421

最新臨床検査学講座［別冊PDF］
令和3年（2021年）10月よりタスク・シフト／シェアとして新たに臨床検査技師の業務範囲に追加された行為について，その手技を中心に解説しています．
下記のURLまたはQRコードからご参照ください．

https://www.ishiyaku.co.jp/ebooks/srkkbs/

側注マークの見方　国家試験に必要な知識は本文に，プラスアルファの内容は側注で紹介しています．

 用語解説　　 関連事項　　 トピックス

●執筆分担

第1章		東條尚子	第6章 A-a	藤岡友之・康本真由美・大橋　勇
第2章	A	川良徳弘	A-b	川良徳弘
	B-Ⅰ～Ⅳ, Ⅵ, Ⅶ	川良徳弘	A-c	鈴木丈夫
	B-Ⅴ	田嶋明彦	A-d	増山里枝子
	C	川良徳弘	A-e, f	藤岡友之・康本真由美
	D	増山里枝子	B	山田一郎
第3章	A, B	大久保善朗	C	久保田俊也
	C	叶内　匡	第7章 A	味村俊樹
第4章		東條尚子	B	松本啓志
第5章	A	堤　剛		
	B	五十嵐多恵		
	C	堤　剛		

第1章 生理機能検査とは

　生体検査（生理検査）は，検体検査と違い，測定機器を用いて検査者が被検者（患者）の身体を直接調べる検査である．単に測定ができるだけでは質の高い検査結果は提供できない．検査者の疾患や測定法に関する知識や技量が，検査結果の質に影響する．患者病態を理解し，検査結果を判断する能力も必要である．また，医療安全に関する知識や技能をもっていること，患者やその家族および医療従事者と良好なコミュニケーションがとれること，医療人としての職業倫理を実現できることも大切である．

> **医療安全**
> 最新臨床検査学講座「医療安全管理学」も参照のこと．

I 臨床検査技師の生理検査業務

　臨床検査技師の業務は「臨床検査技師等に関する法律」と関連する法令により定められている．臨床検査技師が，医師または歯科医師の指示のもとに行うことができる生理学的検査を示す（**表1-1**）．超音波検査のために静脈路に造影剤注入装置を接続する行為，造影剤を投与するために当該造影剤注入装置を操作する行為並びに当該造影剤の投与が終了した後に抜針及び止血を行う行為も認められている．

II 生理検査の環境整備

　検査は静かな環境で行うのが望ましい．脳波検査，筋電図検査は，一般にシールドルームで行う．磁気共鳴画像検査（MRI）は専用の電波シールドルームで行う．熱画像検査（サーモグラフィ）は，検査室内の温度，湿度を一定に保つ必要がある．呼吸機能検査は検査者の掛け声が大きいため，他の検査室との配置に配慮する．

　生理検査室には，必要最低限の機器，付属品，消耗品，脱衣かごなどだけを置き，常に整理整頓を心がけ，定期的に清掃して清潔な環境を維持する．

> **臨床検査技師の業務範囲の見直し**
> 良質かつ適切な医療を効率的に提供する体制の確保を推進する観点から，医師の負担を軽減しつつ，医療関係職種がより専門性を活かせるよう臨床検査技師等に関する法律と関連する法令が改正され，タスク・シフト／シェアの推進（臨床検査技師の業務範囲の拡大等）が行われた〔2021（令和3）年10月1日施行〕．業務にあたり2024（令和6）年4月1日以前に臨床検査技師の免許を受けた者，同日以前に臨床検査技師国家試験に合格し同日以後に免許を受けた者，および2021（令和3）年度までに臨床検査技師養成課程の履修を開始し2024（令和6）年度の臨床検査技師国家試験の受験を出願する者は，あらかじめ厚生労働大臣が指定する研修を受けなければならない．

III 生理検査の手順

1 患者対応

　患者と接して検査を行うため，単に検査を実施するだけでなく，患者への身体的・精神的配慮が必要である．挨拶，表情，身だしなみ，言葉遣い，態度に

表1-1 臨床検査技師等に関する法律第二条の厚生労働省令で定める生理学的検査

項	検査項目
一	心電図（体表誘導によるものに限る．）
二	心音図検査
三	脳波検査（頭皮誘導によるものに限る．）
四	筋電図検査（針電極による場合の穿刺を除く．）
五	運動誘発電位検査
六	体性感覚誘発電位検査
七	基礎代謝検査
八	呼吸機能検査（マウスピース及びノーズクリップ以外の装着器具によるものを除く．）
九	脈波検査
十	熱画像検査
十一	眼振電図検査（冷水若しくは温水，電気又は圧迫による刺激を加えて行うものを除く．）
十二	重心動揺計検査
十三	持続皮下グルコース検査
十四	超音波検査
十五	磁気共鳴画像検査
十六	眼底写真検査（散瞳薬を投与して行うものを除く．）
十七	毛細血管抵抗検査
十八	経皮的血液ガス分圧検査
十九	聴力検査（気導により行われる定性的な検査であって次に掲げる周波数及び聴力レベルによるものを除いたものに限る．） イ 周波数千ヘルツ及び聴力レベル三十デシベルのもの ロ 周波数四千ヘルツ及び聴力レベル二十五デシベルのもの ハ 周波数四千ヘルツ及び聴力レベル三十デシベルのもの ニ 周波数四千ヘルツ及び聴力レベル四十デシベルのもの
二十	基準嗅覚検査及び静脈性嗅覚検査（静脈に注射する行為を除く．）
二十一	電気味覚検査及びろ紙ディスク法による味覚定量検査
二十二	直腸肛門機能検査

臨床検査技師等に関する法律施行規則（昭和三十三年厚生省令第二十四号）
施行日：2021（令和3）年10月1日

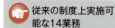

従来の制度上実施可能な14業務

タスク・シフト／シェアの推進にあたり，法令改正を伴わずに実施可能な業務として，14業務があげられた．生理検査にかかわる業務は以下の6項目である．
・心臓・血管カテーテル検査，治療における直接侵襲を伴わない検査装置の操作
・負荷心電図検査等における生体情報モニターの血圧や酸素飽和度などの確認
・持続陽圧呼吸療法導入の際の陽圧の適正域の測定
・生理学的検査を実施する際の口腔内からの喀痰等の吸引
・検査にかかる薬剤を準備して，患者に服用してもらう行為
・細胞診や超音波検査等の検査所見の記載

聴力検査

第十九項の聴力検査には，イ～ニの除外規定がある．これは健康診断で行われる選別聴力検査にあたり，無資格者でも検査可能であるため除かれている．

注意する．検査によっては，食事，内服薬の中止や制限が必要な場合がある．検査の内容や検査時間，食事，排尿，内服薬に関する注意事項などをまとめた説明書を作っておき，検査予約の段階で主治医から被検者に説明し，渡してもらうとよい．

検査を実施する前に，患者の状態を確認するとともに，検査の目的，どのような検査か，患者に注意あるいは協力してもらうこと，検査に要する時間などを簡潔に説明し，患者の不安と緊張を和らげる．説明にあたっては，ていねい

でわかりやすい表現を用いる．

検査中は，常に患者の様子を観察し，容態に変化がないこと，患者に余計な苦痛を与えていないことを確認する．

検査終了後，検査結果が検査目的に対し満足する内容であること，患者の状態が変わらないことを確認して終了とする．

2　検査機器の精度管理と検査手順の明確化

生理検査機器の精度管理方法は施設によりまちまちであり，統一されたものはない．自施設での保守点検，精度管理方法，ならびに具体的な検査手順を定め，マニュアル化する．

検査ごとに**アーチファクト**の混入や患者の努力不足がないよう，データの質を担保できる技術の習得が必要である．前回データをチェックし，経時的変化の有無を確認する．また，たとえば急性心筋梗塞や完全房室ブロックの心電図所見など，急を要する所見を見落とさず，主治医にただちに連絡するなどの適切な対応をとらなければならない．

検査技術が未熟な検査者に対しては，上級者が指導し，一定の技術を習得するまでは，指導者が測定結果を確認してから結果を確定する．

> **アーチファクト**
> 生理検査におけるアーチファクトとは，波形あるいは画像上に混入し，歪みを生じさせる雑音のことである．超音波検査の場合，誤診や見落としにつながる一方で，特徴的な像を呈するケースにおいては，診断に有用な情報源となる場合もある．

3　外来，病棟，手術室など医療現場における多様なニーズ

生理検査は環境が整備された検査室で行うのが検査精度のうえでは最も望ましい．しかし，医療現場の生理検査に対するニーズは多様化しており，臨床検査技師は医療スタッフの一員として，検査室以外の場でもさまざまな対応を求められる．患者の移動が困難な場合は外来や病棟でのベッドサイド検査が求められるし，緊急対応を要する場合もある．また，手術中に生理検査が必要な場合もある．今後は在宅医療の現場で，心電図や超音波検査などの生理検査の必要性も増す．

4　ベッドサイド検査

さまざまな理由で患者が生理検査室に来室できない場合があり，その際，検査機器をベッドサイドまで運び，そこで検査を行う．容態が不安定で，検査室への移動が困難かつ危険を伴う患者などである．心電図検査，脳波検査，超音波検査などが多い．

検査機器を運ぶ必要があるため，脳波検査，超音波検査では小型の装置を用いる場合が多く，機能面で検査室の装置より劣る場合がある．また，通常シールドルームで行う脳波検査は，ベッドサイド検査ではアーチファクトの原因が多く存在し，必ずしも検査に適した環境とはいえない．できるかぎり望ましい検査環境に近づけるよう，機器類のプラグをコンセントから抜く，電源を切ることができない場合は，できるだけ患者から距離をとるなどして，工夫する必要がある．

5　緊急検査

　日中あるいは夜間において緊急の対応を求められる検査があり，ほぼすべての生理検査が該当する．なお，**血液ガス分析**は日中・夜間を問わず，常に緊急の対応を要する．頻度の高いものとして，虚血性心疾患や不整脈などが疑われる場合の**心電図検査**がある．心臓や腹部などの超音波検査，脳波検査，MRIなども緊急に検査が必要になる場合がある．平日の日中であれば，生理検査の担当者を中心に柔軟に対応する．夜間・休日は当直体制をとっている医療機関が多い．日当直を担当する臨床検査技師は，普段生理検査業務を行っていなくても，心電図検査や血液ガス分析は正確に測定でき，かつ，迅速対応を要する検査結果を判断できる必要がある．

6　手術中に行う生理検査

　手術中はさまざまな生体情報モニタリングが行われるが，臨床検査技師が手術室に入って術中に対応する検査として，**術中脳脊髄モニタリング**がある．手術により障害される可能性のある脳神経機能を監視し，術後の運動麻痺や聴覚障害，視覚障害などの脱落的神経症状を防ぐために行われる．また，術野における脳神経機能の局在や機能的同定等のために**マッピング**も行われる．代表的なものとして，運動誘発電位検査，経頭蓋磁気刺激検査，体性感覚誘発電位検査，聴性脳幹反応検査，視覚誘発電位検査のモニタリングが行われる．その他，超音波検査，血行動態検査を術中に行うことがある．

> **針電極の装着・脱着**
> 運動誘発電位検査，体性感覚誘発電位検査に際し，針電極装着からモニタリング，脱着までを一連の業務として臨床検査技師が行うことができる．

Ⅳ　感染対策

　生理検査室は，患者が来室するため**標準予防策**の徹底が必要である．各施設に「感染対策マニュアル」があるので熟知しておく．

　生理検査室で使用する機器は，一部のディスポーザブル製品を除き，消毒して繰り返し使用する．熱や消毒薬は，装置の材質により腐食作用や劣化などの悪影響を及ぼす場合があるため，あらかじめ機器メーカーに消毒方法を確認し，対応方法を決めておく．呼吸機能検査のマウスピースは「損傷のない粘膜に接触する器具」であり，高水準または中水準消毒が必要である．最近は，ディスポーザブルのマウスピースあるいはディスポーザブルのマウスフィルター付きマウスピースが広く使われている．心電図の電極，脳波の電極，エコープローブ，ヘッドホンなどは「正常な皮膚に接触する器具」であり，清潔であればよい．清拭または低水準消毒薬で消毒する．

　各検査の感染対策も決めておく．一般に，呼吸機能検査は他検査とは別の扱いとなる．

　呼吸機能検査は，活動性の結核または結核が疑われる患者には行わない．結核以外の空気感染，飛沫感染予防策が必要な患者の検査は延期する．MRSAなどの接触感染予防策が必要な患者は1日の最後に検査を行い，検査

> **標準予防策**
> 感染症の有無にかかわらず，いかなる病態であろうとも適用される感染対策である．患者と医療従事者双方における医療関連感染の危険性を減少させるために，標準的に講じる対策である．患者の血液，体液，分泌物（汗は除く），排泄物，あるいは傷のある皮膚や粘膜を感染の可能性のある物質とみなし，対応する．

> MRSA：methicillin-resistant *Staphylococcus aureus*，メチシリン耐性黄色ブドウ球菌

表1-2 生理検査室のインシデント例

・患者の取り違え
・患者の転倒・転落（車椅子から検査台への移動時など）
・機器取り扱いミス（左右電極の間違え，呼気・吸気側の間違えなど）
・測定部位の間違え（左右間違え，上下肢間違えなど）
・報告書の記載間違え（左右間違えなど）
・患者の体調不良（運動負荷時の狭心症発作など）
・患者の苦情

後は装置の清拭と消毒を行う．

呼吸機能検査以外の生理検査では，空気感染予防策が必要な患者は検査室ではなくベッドサイドで検査を行う．飛沫感染，接触感染予防策が必要な患者は，1日の最後に検査を行う．咳が出る患者にはサージカルマスクをつけてもらう．

スタッフに発熱や咳などの症状がある場合は，上司に報告し，院内感染対策マニュアルに沿って対応する．インフルエンザに関しては，流行前にワクチンを接種しておく．

Ⅴ 生理検査室の安全管理

生理検査室には多くの患者が来室し，限られた時間で検査を行わなければならない．患者の病状が変化する場合もあるため，安全管理が大切である．

生理検査室で起こりやすい**インシデント**を表1-2に示す．

1 患者の取り違え

患者の取り違えは，検査受付，患者入室時など複数箇所で発生する可能性があり，細心の注意が必要である．診察券やバーコードラベル読み取りによる患者選択システムの構築により，手作業によるヒューマンエラーを少なくすることができる．患者自身にフルネームと生年月日を言ってもらい，選択された患者と一致していることを確認することが最も大切である（同姓同名，患者自身の聞き間違え，思い込みによる間違えなどがないことを確認する）．

2 患者の転倒・転落

患者の転倒・転落防止には，検査室の段差の解消，検査台の壁側設置，検査台柵の設置など，検査室の環境整備が必要である．車椅子で移動する患者は，検査台への移動の際に転倒や転落のリスクが高い．病棟看護師からの患者介護情報の伝達を確実に行うとともに，介助法技術を習得する．

3 患者の体調不良

あらかじめ予想されるトラブルについては，対処法を決めておく．たとえば，アルコール過敏者の皮膚消毒の方法，Holter（ホルター）心電図による皮

インシデント

医療現場において，誤った医療行為などが患者に実施される前に発見できた事例，または誤った医療行為などが実施されたが結果として患者に影響を及ぼさずにすんだ事例をいう．一般的に「ヒヤリ・ハット」といわれている事例を含む．これらの事例を集計・検討することで，医療ミス・医療事故の発生の予防に役立てている．

膚トラブルの説明や対処法などがこれに該当する．

　患者の体調不良はいつ起こるか分からない．また，負荷を加える検査もあることから，救急カート，除細動装置，酸素ボンベの設置，患者移動に必要な車椅子やストレッチャー設置場所の確認，急変時の応援態勢の確認が必要である．緊急患者対応マニュアルを作成し，検査中あるいは待合室で，患者が気分不快を訴えた場合の対応を決めておく．①近くのベッドかソファに寝かせる，②着衣を緩め，足を少し上げ横を向かせる，③周囲のスタッフに声をかける，④バイタルサインをチェックする，⑤検査室にいる医師あるいは主治医に連絡し指示を仰ぐ，⑥緊急の場合は「スタットコール」を要請する，などがある．

> **ストレッチャー**
> 患者を寝たままで搬送する，車輪のついたベッド．

> **スタットコール**
> 患者の容態が急変したという「緊急事態発生」を意味し，担当部署に関係なく手の空いている医師や看護師など不特定多数の職員を呼び出すために用いる院内放送である．病院によって呼称は異なり，「コードブルー」などがある．

4　検査上のミス

　心電図検査の際，左右手の電極をつけ間違えること，呼吸機能検査でフローセンサーの呼気側と吸気側を間違えることなどがある．これらは，得られた波形を確認すれば誤りに気づくはずであり，そのためには，測定結果を正しく判断できる技量を身につけていなければならない．神経伝導速度検査で，測定部位の左右を間違えることなどもある．依頼内容と検査内容を確認することは基本である．

5　患者の苦情

　ときとして，患者が苦情を訴える場合がある．対応は複数のスタッフで行う．正当性のある要求には，まずは話をよく聴き誠実に対処する．理不尽な要求や粗暴な行動などがみられる場合は，院内で決められている手順に沿って対処する．

Ⅵ 自己研鑽

　検査機器や測定技術はどんどん進歩している．診断方法や治療法も進歩する．常に新しい知識を習得して検査技術を向上させ，得られた情報を十分活用して，良質な医療を提供することを心がけなければならない．

Ⅶ 個人情報の保護

　臨床検査技師等に関する法律第十九条では，「秘密を守る義務」が定められている．すなわち，「臨床検査技師は，正当な理由がなく，その業務上取り扱ったことについて知り得た秘密を他に漏らしてはならない．臨床検査技師でなくなった後においても，同様とする．」とある．検査を行うにあたり，診断名や他の検査結果，治療内容などの情報も必要となるため電子カルテを参照するが，検査結果も含め，これらすべての個人情報に対して守秘義務がある．

第2章 循環器系検査

A 循環器系検査の基礎

I 循環生理

　生体の個々の細胞に必要な環境を整える物質交換が広く行きわたるように，循環システムが働いている．循環システムは心臓，血管，血液の3要素からなる．**体循環**では酸素の豊富な**動脈血**が左室から動脈を経て全身に送られ，組織に酸素を与えて酸素の少ない**静脈血**となって静脈を経て右房に戻る．**肺循環**では静脈血が右室から肺動脈を経て肺に送られ，肺胞で酸素を得て動脈血となって肺静脈を経て左房に戻る．**リンパ系**は毛細血管から組織間質に出た血液成分の回収路，脂肪の吸収路，免疫担当細胞の輸送路などとして機能している．**脳循環**は脳血液関門によって保護されており，また容積の変わらない頭蓋骨に囲まれた環境の中で幅広い血圧値に対して血流が一定に保たれている．**血圧**は心臓の収縮力，有効循環血液量，および血管抵抗に依存し，**自律神経系**の調節を受ける．

II 心臓

　心臓が循環の主たる**ポンプ機能**を担う（図 2-A-1）．右心系が肺循環を，左心系が体循環を受け持つ．両者は直列関係にある．肺血管抵抗の低い右心系が低圧であるのに対し，体血管抵抗の高い左心系は高圧である．心臓は4つの弁輪が形成する線維性骨格と，これにつながる心筋の壁が形成する4つの部屋（左右心房，左右心室）という構造をもっている．心臓の内腔は心内膜でおおわれ，心内膜は延長して弁膜を形成する．右房・右室と左房・左室はそれぞれ三尖弁・肺動脈弁と僧帽弁・大動脈弁をもち，順行性血流を保持している．心臓の表面は心外膜でおおわれ，心外膜は血管基部で折り返して心膜を形成する．心膜と心外膜に囲まれる心膜腔に少量の心膜液があり，心臓の拍動を円滑にしている．

　心時相は**収縮期**と**拡張期**からなり，心音のⅠ音とⅡ音によって分けられる（図 2-A-2）．細かくみると（図 2-A-3），僧帽弁が閉じてから大動脈弁が開くまで（**等容収縮期**），左室容積は変わらず左室圧は急上昇する．大動脈弁が

> **Ⅰ音**
> 僧帽弁閉鎖，三尖弁閉鎖，大動脈弁開放，肺動脈弁開放に伴う音．

> **Ⅱ音**
> 大動脈弁閉鎖（ⅡA）と肺動脈弁閉鎖（ⅡP）からなる．

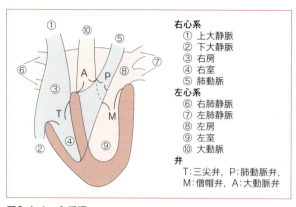

図2-A-1 心循環

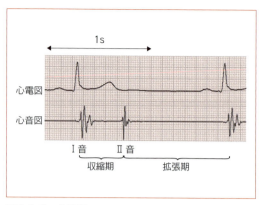

図2-A-2 心時相

開いている間（**駆出期**），左室圧は大動脈圧とほぼ同じで，左室は縮小する．大動脈弁が閉じてから僧帽弁が開くまで（**等容弛緩期**），左室容積は変わらず左室圧は急低下する．僧帽弁が開いている間（**流入期**），左室圧は左房圧とほぼ同じで左室は拡張する．左房にたまった血液は流入期の早期に左室に急速流入し，残りは左房収縮によって左室に押し込まれる．

心拍出量（L/分）は左室 **1 回拍出量**（L/拍）と**心拍数**（拍/分）の積で決まる．1 回拍出量は血液還流量（**前負荷**），**心収縮力**，そして血圧（血管抵抗，**後負荷**）に依存する．心拍出量は生理的範囲の前負荷に応じて増加する〔Frank-Starling（フランク・スターリング）の法則〕．また，心拍出量は収縮力によって増加，後負荷によって減少する．十分な有効循環血液量，正常な心機能，健全な血管がある場合，自律神経系によって心拍出量は適切に調節される．

自律神経の心臓血管中枢（循環中枢，血管運動中枢）は延髄にあり，複数の**循環反射**にかかわって統合的循環調節を行っている．**交感神経活性**によって心拍数，心収縮力と血圧は上昇し，**迷走神経緊張**によって逆効果が現れる．圧受容体反射は急な血圧上昇や血圧低下に対し防衛的に働く．低圧系の反射は還流血液量の増減に対して心拍数で応答し〔Bainbridge（ベインブリッジ）反射〕，ネガティブ・フィードバックで過度の血圧上昇と体液量増加を抑制する．また，吸気に伴う肺の伸展は，迷走神経緊張を抑制して一過性の頻脈を生じ〔Hering-Breuer（ヘーリング・ブロイエル）反射〕，肺血流量を増やす．

冠状動脈は**右冠状動脈**と**左冠状動脈主幹部**として大動脈基部の Valsalva（バルサルバ）洞に始まる（図 2-A-4）．後者は**左前下行枝**と**左回旋枝**に分かれる．後下行枝には 9：1 の比率で右冠状動脈か左回旋枝が連続する．これらは心臓の表面を走行し，枝分かれして心筋内に入っていく．右冠状動脈は右室と左室後壁・下壁，左前下行枝は左室前壁，心尖部，左回旋枝は左室側壁をそれぞれ主に灌流する．

> **圧受容体反射**
> 圧受容器が頸動脈洞と大動脈弓に存在し，血圧上昇（壁伸展）に対して交感神経活性低下と迷走神経緊張亢進をもたらす．

> **低圧系の反射**
> 心肺部圧受容器が静脈心房接合部に存在する．還流血液量増加（壁伸展）に対して，心臓交感神経活性亢進（頻脈，Bainbridge 反射），血管収縮性交感神経・腎交感神経活性低下（過度の血圧上昇・体液量増加の抑制）をもたらす．

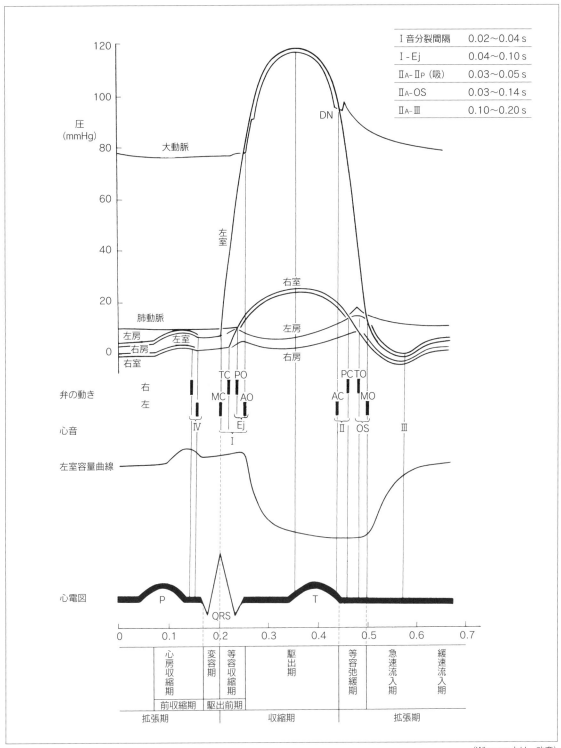

図2-A-3 心周期現象

(Wiggersより，改変)

DN：重複切痕，MC：僧帽弁閉鎖，TC：三尖弁閉鎖，PO：肺動脈弁開放，
AO：大動脈弁開放，Ej：駆出音，AC：大動脈弁閉鎖，PC：肺動脈弁閉鎖，
TO：三尖弁開放，MO：僧帽弁開放，OS：房室弁開放音．

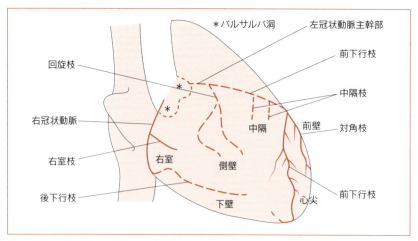

図2-A-4 冠状動脈とその灌流域
右斜め前からみた図.

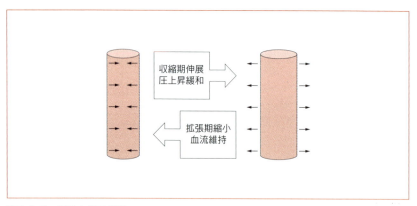

図2-A-5 弾性血管の機能

Ⅲ 血管

　大動脈壁は弾性線維が豊富で（**弾性血管**），血圧に依存して伸縮する．収縮期に左室から駆出された血液の一部は血管腔を押し広げ，拡張期に末梢へ流れていく（**図2-A-5**）．血圧の変動幅（脈圧）を減らし，拡張期に増える左冠状動脈血流を保持する効果がある〔ウィンドケッセル（空気室）モデル〕．中動脈（**筋性血管**）と細動脈の壁には平滑筋が存在し，内皮機能や自律神経に応じて拡張・収縮して血流分配を担う．また，細動脈（**抵抗血管**）は血圧維持に寄与する．毛細血管（**交換血管**）は1層の内皮からなり，血液と組織との間で主として濃度勾配に基づく拡散によって物質輸送が行われる．静脈（**容量血管**）は，容量を変化させて有効循環血液量を調整する．

> **ウィンドケッセル（空気室）モデル**
> 空気室内部の気体が圧縮・膨張することで，接続された拍動ポンプ・導管内液の圧変化がやわらぎ，流れの平滑化が生じる．

B 心電図検査 (electrocardiography；ECG)

1 心電図検査とは

1 臨床的意義

　心臓の電気的活動を記録したものが**心電図**（electrocardiogram；**ECG**）である．20世紀はじめ Einthoven（アイントーベン）の功績によって現代に通じる臨床心電図を記録することができるようになった．以来，多くの心疾患における心電図所見が明らかとなり，循環器診療は大きく前進した．現在，心電図検査は胸部症状（胸痛，動悸，呼吸困難など），意識障害，心停止蘇生後の生存者など，心疾患を疑う際に必須の検査である．不整脈，心室肥大・心房負荷，心筋虚血・梗塞，心筋障害，電解質異常などの診断に心電図は有用である．医用電子工学の発達に伴って，心電計はデジタル化，軽量化，多機能化している．

2 心電図発現の機構

　ポンプとしての機能を果たすために，心臓は自律的に全体で協調して収縮する．この機能的合胞体は，心筋細胞膜の**興奮性**，**伝導性**，**自動性**，そして筋線維の**収縮性**をもとに機能している．細胞膜が電気的に分極状態から一過性に脱分極する興奮性と，隣り合う細胞に次々と興奮伝播する伝導性は，すべての心筋細胞に備わる．自ら周期的に興奮する自動性は，刺激伝導系の一部（図 2-B-1）に局在する．興奮収縮連関により心筋線維に張力が発生する収縮性は，作業心筋（心房筋と心室筋）に遍在する．刺激伝導系が電気的活動をリードして，作業心筋が機械的仕事を行う．心電図発現には，興奮性，自動性，伝導性の電気的性質が主にかかわる．

　心筋細胞群に，脱分極・再分極という一連の膜電位変化（活動電位）が次々と発生し，消退していく過程で心筋表面の電位分布に変化が生じる．脱分極している心筋細胞の表面電位は，分極している心筋細胞の表面電位に比べて低い．したがって，活動電位がこれから発生する，あるいはすでに消退した領域の電位が相対的に高い（図 2-B-2）．心電図の電極には，一定量の心筋細胞表面の平均電位が反映される．心電図は 2 つの電極間の電位差の変化を表す．2 つの電極の電位に大きな差があると心電図波形は大きく描かれ，両者に差がないと心電図波形は基線レベルにとどまる．したがって，心電図は電位分布の変化と電極の置き方（誘導）に依存する．1 つの心電図波形から，その誘導の方向の心臓起電力の大きさを推定できる．複数の誘導の心電図波形からは，平面・空間的方向の心臓起電力の大きさを推定できる．誘導を意識しない個々の心電図波形は，起電力の大きさの変化を描く**スカラー心電図**である．誘導を意識し，複数の誘導を組み合わせて起電力の方向と大きさの変化を描くのが**ベクト**

分極
K^+ が濃度勾配に従って外へ移動し，細胞膜内が外に対して負に分極する．作業心筋の静止膜電位は，K^+ 平衡電位に落ち着く．

脱分極
$Na^+ \cdot Ca^{2+}$ 流入により分極は一時的に失われる．K^+ 流出により再分極する．

興奮伝播
ギャップ結合が働く．膜電位が閾値を超えて，活動電位が発生する．

刺激伝導系
洞結節，房室結節，His（ヒス）束，脚，Purkinje（プルキンエ）線維からなる．

興奮収縮連関
細胞内の Ca^{2+} 濃度上昇に続き，ATP 分解エネルギーを用いてアクチンとミオシンがスライディングする．

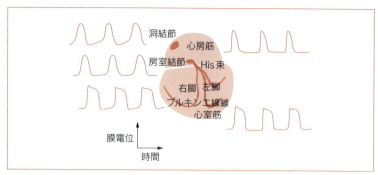

図2-B-1 心筋細胞と活動電位

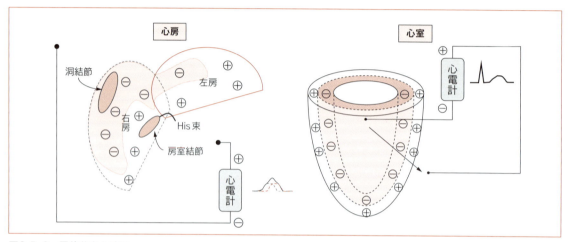

図2-B-2 電位分布と波形
P波は右房成分（----）と左房成分（—）の融合波である．

ル心電図である．

3 心電図波形の成り立ち

　心房筋と心室筋から心電図波形が生じる．刺激伝導系は細胞量が少なく，体表心電図波形を生じない．洞結節が興奮の歩調どりを行い，洞結節周辺から左右心房に広がる興奮が**P波**を生じる．P波は洞結節のある右房成分（前3分の2）と左房成分（後3分の2）の融合波である．房室結節，His（ヒス）束，右脚・左脚，Purkinje（プルキンエ）線維を経て，左右心室内膜側から外膜側に向かって広がる心室筋の興奮が**QRS波**（**QRS群**）を生じる．伝導速度の遅い房室結節で，P波とQRS波の時間差（房室伝導時間）の大半が生じる．伝導速度の速いHis束，右脚・左脚，Purkinje線維ネットワークにより心室全体に短時間に興奮が広がって，幅狭い正常QRS波が生じる．興奮伝播が向かっている側に陽性波（R波），遠ざかっている側に陰性波（Rの前はQ波，後はS波）が生じる．その後，心室の再分極過程が**T波**を生じる．早く再分極する側に陽性T波が生じる．T波の後に出現する小さな波はU波とよばれる．

ペースメーカー
洞結節自動能は最も頻度が高く，安定しており，歩調どりを担う．下位自動能（房室接合部，脚，Purkinje系）は予備的に働く．

房室伝導時間
適度の房室伝導時間が心房のブースター効果を生む．

幅狭いQRS波
短い心室内興奮伝導時間は心室の協調的収縮を生む．

U波
生理的成因は心室弛緩に伴う電気現象という説，病的成因は活動電位の長い心筋細胞の再分極という説がある．

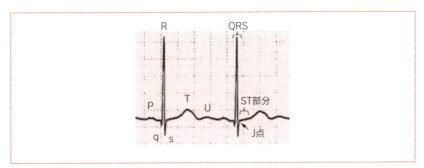

図2-B-3 心電図波形の名称

 典型的な心電図波形を**図2-B-3**に示す．陽性P波，上向き優勢のQRS波，陽性T波がみられる．洞性P波は小さなドーム状である．QRS波は心電図波形のなかで最も大きく鋭い．QRS波とT波の接合部（junction，J点）からT波の初期部分は，ST部分とよばれる．T波の前半はなだらかで，後半は急峻である．T波はQRS波の主棘と同じ向きである．

4 心電図の計測

 時間と電位の計測を行う．通常，記録速度25 mm/sで，感度は10 mm/mVである．太い罫線が5 mm（横軸0.20秒，縦軸0.5 mV）間隔，細い罫線が1 mm（横軸0.04秒，縦軸0.1 mV）間隔で引かれている．マニュアル計測する場合，時間は0.01秒，電位は0.05〜0.1 mVきざみで読み取る．アーチファクトを心電図波形と誤認しないように注意する．

 R-R間隔を頂点と頂点で計測する．**心拍数**（拍/分）は，60（秒/分）/R-R間隔（秒/拍）で算出できる．1拍ごとの心拍数と平均心拍数を区別する必要がある．洞調律でも1拍ごとの変動があり，平均心拍数を算出するには3拍分以上の平均R-R間隔を用いる．

 波形の計測には基線が安定している必要がある．P波の始まりと終わり，QRS波の始まりと終わりを，それぞれ基線から離れる時点で決める（**図2-B-4**）．T波の終わりを，基線に戻る後半の最も急峻な部位の接線が基線と交わる点で決める．**P波幅**と**QRS時間**は，それぞれの始まりから終わりまでである．**PR時間**はP波の始まりからQRS波の始まりまで，心室興奮到達時間（VAT）はQRS波の始めからR波の頂点まで，**QT時間**はQRS波の始まりからT波の終わりまでである．QT時間は心拍数に依存するので，R-R間隔1秒の場合の補正QT時間（corrected QT，**QTc**）で評価する．QTcは先行R-R間隔（秒）を用いて$QT/\sqrt{R\text{-}R}$〔Bazett（バゼット）〕，あるいは$QT/\sqrt[3]{R\text{-}R}$〔Fridericia（フリデリシア）〕で算出する．電位は基線を基準としてP波の高さ（深さ），R波の高さ，S波の深さ，T波の高さ（深さ）を計測する（**図2-B-5**）．QRS振幅は最大の振れ幅を計測する．ST部分は基線からの偏位（上昇・下降）をJ点で計測する．ST下降は，J点とその2 mm後を比べてパターン（上行型，水平型，下降型）を判定する（**図2-B-6**）．

QRS波の命名
心室の興奮に由来する波形をQRS波と総称する．大きい波に大文字，小さい波に小文字をあて，また，2個目以降には「'」（プライム）をつけて波形パターンを表す．たとえば，**図2-B-3**のQRS波のパターンは「qRs波」と表す．

J点
QRS終末部に小さなJ波がみられることがある．

平均心拍数算出法
標準記録速度（25 mm/s）のnR-R間隔（mm/n拍）で1,500×n（mm/n分）を割る．nは3以上．

心電図の基線
P波の前のレベルを結ぶ線．頻脈でP波とT波が重なる場合は，QRS波の前のレベルを代用する．

PR時間，PQ時間
QRS波の最初の振れによらずPR時間，もしくはPQ時間とよぶ．

心室興奮到達時間（ventricular activation time；VAT）
心内膜下から外膜下に興奮が広がるまでの時間である．

補正QT（QTc）
計測部位が平均的なR-R間隔となるように留意する．安静時心電図の場合，QTc（Fridericia）が適している．頻脈の場合，QTc（Bazett）は長くなる．

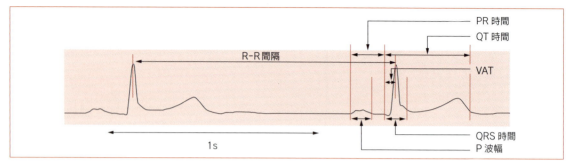

図2-B-4　時間の計測

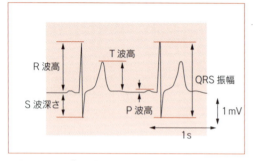

図2-B-5　電位の計測

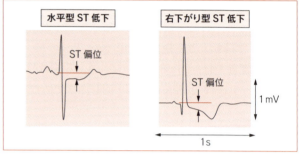

図2-B-6　ST下降

代表的な基準範囲を以下に示す．

- P波幅：0.06～0.11秒以下．
- P波高：0.24 mV以下．
- PR時間：0.12～0.20秒（小児では0.11～0.16秒）．
- QRS時間：0.06～0.10秒．
- 心室興奮到達時間（ventricular activation time；VAT）：誘導により異なる（**表2-B-2**参照）．
- ST部分：基線に一致するか，軽度上昇．
- T波の高さ：R波の高さの10分の1以上．
- QTc：成人で0.35～0.44秒（女性が男性より長い）．

 早期再分極

1 mmまで．（$V_{2,3}$では2 mmまで）のST上昇は普通である．早期再分極を反映する．

5　誘導法

双極誘導と**単極誘導**がある．双極誘導は2つの電極の1つを正電極，他方を負電極として，両電極間の電位差を導く．正電極の負電極に対する相対的電位がプラスのときに，上向き（陽性）に表示する．単極誘導は関心のある部位の電極（関電極）を正電極，右手，左手，左足を抵抗でつないだ**Wilson（ウィルソン）の結合電極（不関電極）**を負電極とし，両電極間の電位差を双極誘導と同様の向きに表示する．

　標準12誘導心電図は，左右の手，左足，胸部6個の電極を用いて12個の組み合わせの心電図を記録する検査である（**図2-B-7，表2-B-1**）．世界共通で，心電図検査といえば通常これを意味する．臨床的に価値のある情報が多

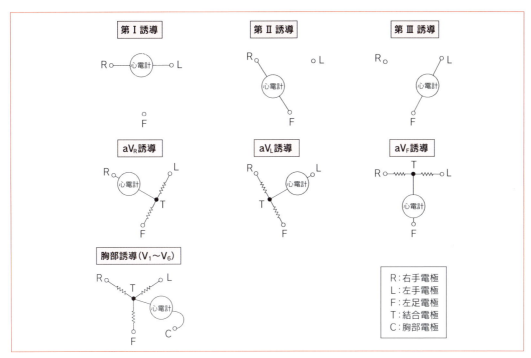

図2-B-7　誘導法

表2-B-1　標準12誘導心電図の電極位置（誘導コードの色）と方向

誘導	正電極	負電極	方向
I	左手（黄）	右手（赤）	前頭面 0°
II	左足（緑）	右手（赤）	前頭面 60°
III	左足（緑）	左手（黄）	前頭面 120°
aV_R	右手	（左手＋左足）/2	前頭面 −150°
aV_L	左手	（右手＋左足）/2	前頭面 −30°
aV_F	左足	（右手＋左手）/2	前頭面 90°
V_1	C_1，4RSB（白/赤）	ウィルソン中心，（右手＋左手＋左足）/3	水平面前
V_2	C_2，4LSB（白/黄）		水平面前
V_3	C_3，C_2とC_4の中点（白/緑）		水平面左前
V_4	C_4，左鎖骨中線と第5肋間（白/茶）		水平面左前
V_5	C_5，左前腋窩線とC_4の高さ（白/黒）		水平面左
V_6	C_6，左中腋窩線とC_4の高さ（白/紫）		水平面左
中性電極	右足（黒）		

4RSB：第4肋間胸骨右縁

4LSB：第4肋間胸骨左縁

中性電極
基準（reference）電極ともよばれる．増幅回路に必須の基準に用いられる．

Einthoven 三角形

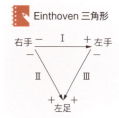

く含まれる．右足の電極が**中性電極**として使われる．

　右手，左手および左足の電極を組み合わせるのが**双極肢誘導**のⅠ，Ⅱ，Ⅲ誘導である．3つのうち2つの波形から残りの波形を求めることができる．Einthovenは，これらの誘導で記録した心電図波形を理論的に説明した．右手，左手，左足の3点を頂点とする正三角形を想定し，心電図波形をもとに，負から正に

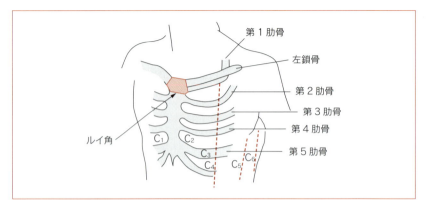

図2-B-8　胸部電極の定位置

向かう前頭面心起電力の向きを定めることができる．電気軸の座標は身体の左向きが0°，下向きが90°，正面からみて時計方向の角度で表現する．

　Wilsonの結合電極は**中心電極**ともよばれ，P波，QRS波やT波のない，ほぼ0の電位をもつ．これを不関電極に用いることで，単極誘導は選択的に関電極の電位変化を表すことができる．右手，左手，左足を関電極とする単極誘導V_R，V_L，V_Fでは，それぞれの電位の3分の1が不関電極側にも含まれる．これらを不関電極から取り除いたGoldberger（ゴールドバーガー）の**増大単極肢誘導**（aV_R，aV_L，aV_F誘導）は，それぞれV_R，V_L，V_F誘導より1.5倍の範囲の電位差をひろうので，波形も1.5倍になる．6つの肢誘導が得るのは，前頭面の心起電力がそれぞれの方向に投影された電位変化である．

　胸部単極誘導V_1，V_2，V_3，V_4，V_5，V_6誘導は，関電極を胸部の決められた位置（C_1～C_6）におく（**図2-B-8**）．水平面上の心起電力が，V_1，V_2誘導は前方向，V_3，V_4誘導は左前方向，V_5，V_6誘導は左方向にそれぞれ投影される．電極位置に関する解剖学的目印として，胸骨柄と胸骨体が鈍角に結合する隆起〔ルイ（Louis）角〕がある．ここに左右から第2肋骨が結合するので，その下を第2肋間として数えはじめることができる．また，第1肋骨は体表から触れず，鎖骨の下に触れるのは第2肋骨であることも目安となる．C_5，C_6の高さは第5肋間ではなく，C_4の位置を通る水平線であることに注意する．正電極をV_3，V_4，V_5，V_6の電極位置と左右対称な部位におく右側胸部誘導（V_{3R}，V_{4R}，V_{5R}，V_{6R}）は，右胸心や右室梗塞などで有用である．

6　誘導の意味

　12誘導は心臓の起電力を12個の異なる方向でとらえる．6個の肢誘導は前頭面の6方向に対応する．Ⅰ，aV_Lは左室前側壁と高位側壁，Ⅱ，Ⅲ，aV_Fは下壁（横隔膜面），aV_Rは心室内腔の起電力をそれぞれ反映する．肢誘導6個の波形から前頭面上の心起電力の方向を定めることができる．前頭面上の主たる起電力の方向が電気軸で表される（**図2-B-9～11**）．電気軸は正常軸（−30°～90°），左軸偏位（−90°～−30°）（**図2-B-12**），右軸偏位（90°～180°），極端

　単極誘導
V（voltage）に下付きのアルファベットか数字を続けて誘導名とする．

　増大単極肢誘導
aは増大（augmented）の略である．

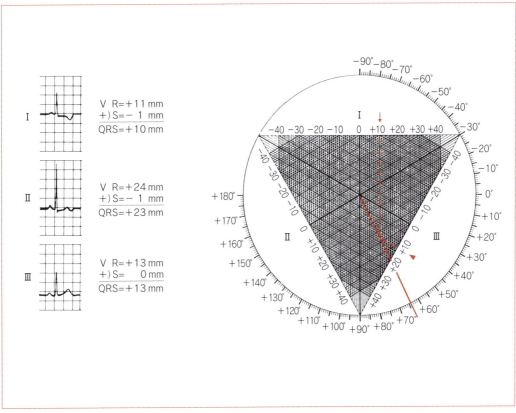

図2-B-9　電気軸の求め方
① Ⅰ誘導のRとSの代数和を求め、これを右図のⅠ誘導軸にプロットする（本例では＋10 矢印↓）．
② Ⅲ誘導のRとSの代数和を求め、これを右図のⅢ誘導軸にプロットする（本例では＋13 矢頭▼）．
③ ①，②のプロットした点からそれぞれ垂線（破線）を引き、その交点を求める．
④ 円の中心から③で求めた交点に線（実線）を引き、これを円周まで伸ばし、その交点を電気軸とする（本例では＋64°）．

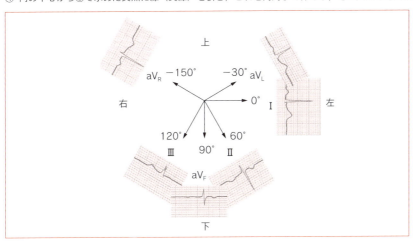

図2-B-10　電気軸の簡易決定法
① 肢誘導の波形を回転して、前頭面上の各誘導の方向に合わせている．
② 最も等電位（陽性・陰性成分が同等）に近いか、最も振幅の小さいQRS波を呈する肢誘導を基にして、大まかに電気軸を決めることができる．
③ aV_F誘導のQRS波が等電位であることから、電気軸はaV_Fの向き（90°）に直交する0°か180°に絞られる．Ⅰ誘導のQRS波が陽性優位であることから電気軸は0°に決まる．

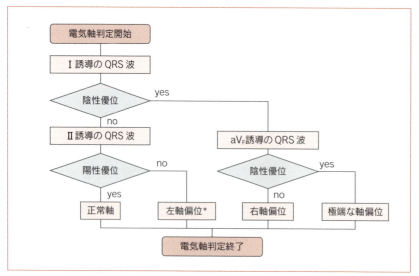

図2-B-11 電気軸判定
＊：左軸偏位と判定されるなかに，Ⅰ誘導とⅡ誘導の両方でQRS波が等電位の場合がある．これは不定軸として区別する．

> **電気軸判定**
> QRS波形がⅠ・Ⅱ誘導でともに上向き優勢なら正常，Ⅰ誘導で下向き優勢なら右軸偏位，Ⅱ誘導で下向き優勢なら左軸偏位．ただし，Ⅰ・aV_F誘導でともに下向き優勢の極端な軸偏位（まれ）を除く．

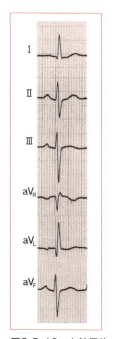

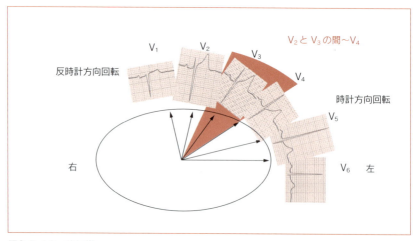

図2-B-13 移行帯
胸部誘導の波形を回転して，水平面上の各誘導の方向に合わせている．V_1からV_5にかけてR波は大きく，V_2からV_6にかけてS波は浅くなっている．V_4のR波とS波は同等で，ここに移行帯がある．

図2-B-12 左軸偏位
Ⅱ誘導のQRS波が等電位（上向きと下向きが同等），Ⅰ誘導のQRS波が上向き優勢なので，−30°の左軸偏位である．

な軸偏位（−180°〜−90°）に分類される．
　一方，6個の胸部単極誘導は，水平面上の6方向に対応する．V_1，V_2は右室と心室中隔および左室後壁の鏡像，V_3，V_4は左室前壁と心尖部，V_5，V_6

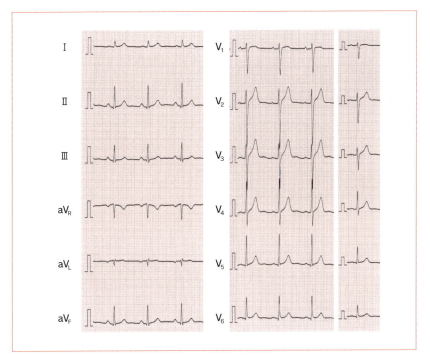

図2-B-14　正常パターンの心電図
左にある矩形波（⊓）は感度（1 mV）を意味する.

は左室側壁の起電力をそれぞれ反映する．関電極が心臓に近いため，局所の電位が強く反映される．胸部誘導6個の波形から，水平面上の心起電力の向きをみることができる．水平面上の起電力のバランスのとれる部位を**移行帯**とよぶ（**図2-B-13**）．正負ほぼ同等の大きさの波形が得られる胸部誘導は，通常 V_2 と V_3 の間から V_4 の範囲にある．これを逸脱する場合に，反時計方向回転（心尖からみる表現，V_2 から V_1 方向），時計方向回転（V_4 よりも V_5 方向）とよぶ．

正常パターンのQRS波形（**図2-B-14**）は，肢誘導のなかではII誘導ないしI誘導のR波が最も大きい．胸部誘導のR波は V_1 から $V_{4,5}$ にかけて大きくなり，V_6 でやや小さくなる．反対に，胸部誘導のS波は V_6 から $V_{3,2}$ にかけて深くなり，V_1 でやや浅くなる．

II 心電計

1 心電計の構成

心電計（electrocardiograph）は，誘導電極，誘導コードおよび心電計本体からなる（**写真2-B-1**）．本体は，バッファ増幅器，誘導回路網を含む入力部，信号増幅器，記録器，表示器および電源回路からなる（**図2-B-15**）．デジタル心電計にはA/D（アナログ/デジタル）変換器と演算処理等を行うマイクロコンピュータが含まれる．誘導された心起電力は数千倍に増幅され，心電図波形として記録紙・モニタに描画される．

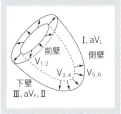

左室局所と全体の起電力
左室短軸上の放射状起電力は打ち消される．左室長軸上の心尖方向起電力は加算される．したがって，左室全体の起電力増加は心尖方向に近い $V_{5,6}$ 誘導に反映される．一方，左室前壁，側壁，下壁など局所の起電力喪失は各方向の誘導に反映され，R波減高～異常Q波などが出現する．

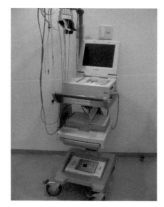

写真2-B-1　心電計

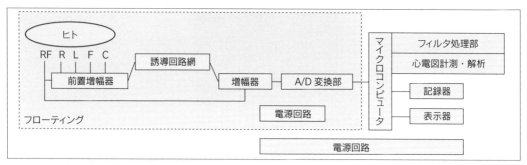

図2-B-15　心電計のブロックダイヤグラム
RF：基準，R：右手，L：左手，F：左足電極，C：胸部電極，A/D：アナログ・デジタル．

1）誘導電極

被検者の皮膚に密着させる電極には，塩分に侵食されない洋白，分極しにくい銀・塩化銀で表面加工されたものが用いられる．四肢電極4個，胸部電極1〜6個を要する．4個の四肢用ハサミ電極と6個の胸部用吸盤電極が通常セットとして備えられる．トレッドミル・エルゴメータ運動負荷心電図，Holter（ホルター）心電図，その他の心電図を記録する際に，専用のディスポーザブル電極が用いられる．

洋白：銅，亜鉛，ニッケルの合金

2）誘導コード

被検者と心電計の入力回路をつなぐのが誘導コードである．電磁的影響を防ぐシールドと，電極の付け間違えを防ぐ記号と色が施されている．

3）前置増幅器（バッファ）

皮膚との接触抵抗を含めて数十〜数百Ωになる電極抵抗の影響を消すために，大きい入力インピーダンスが必要である．入力回路に挿入された前置増幅器は，出力側の電圧変化による入力インピーダンス低下を緩衝することで，心起電力を正確に増幅器に伝える．

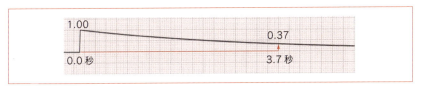

図2-B-16 時定数
校正信号(1 mV)の振れが最初の37%に減衰するまでの時間が時定数で,3.2秒以上必要である.
本記録の時定数は3.7秒である.

4) 誘導回路網・誘導選択器

内蔵の回路網のなかから誘導が選択される.

5) 差動増幅器

差動増幅器は,2つの入力端子に入る信号電圧の差を増幅する.交流障害のような同相入力の信号は抑制され,心起電力のような逆相入力の信号が通過して増幅される.

6) CR結合回路(時定数回路)

増幅器はコンデンサに直列接続する抵抗にかかる電圧を出力する.直流に近いゆっくりした電位変動(低周波ノイズ)は,コンデンサでさえぎられる.低域遮断フィルタとして用いられる.コンデンサの容量C(ファラッド)と抵抗R(オーム)の積CRは,時定数(秒)とよばれ,3.2秒以上である(**図2-B-16**).この時定数が短いと,低周波成分のT波・U波の縮小,T波の頂点のずれ,ST低下・上昇などの波形の歪みを生じる.

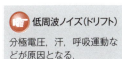

低周波ノイズ(ドリフト)
分極電圧,汗,呼吸運動などが原因となる.

時定数
アナログ心電計の校正用ボタンを押し続けて描かれる指数曲線が,0.04秒後の振れを100%として,その1/e(37%)の高さまで下がるのに要する時間のこと.

7) インスト・スイッチ(安定スイッチ, instantaneous switch)

コンデンサに蓄えられた電圧を放電して,動揺する基線を中央に戻す.

8) 校正スイッチ

校正波の高さが1 mVを意味する.10 mm/mVが標準感度である.5 mm/mV,20 mm/mVに変更できる.

9) フィルタ

商用交流誘導障害を取り除くハムフィルタ,筋電図を取り除く高域遮断フィルタ,基線のゆれ(ドリフト)を取り除く低域遮断フィルタがある.ハムフィルタと高域遮断フィルタはQRS波,低域遮断フィルタはT波を抑制しうる.フィルタはノイズの原因が不明か取り除けないときに限って用い,フィルタ使用中であることを明示する.デジタルフィルタは遮断する周波数が絞られており,アナログフィルタに比べて波形への影響が小さい.

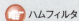

ハムフィルタ
商用交流(西日本は60 Hz,東日本は50 Hz)を含む帯域フィルタが用いられる.

10）A/D変換器，デジタル信号処理

デジタル心電計は増幅されたアナログ信号を 500 Hz 以上のサンプリング周波数でデジタル信号に変換し，デジタルデータを処理して波形をつくる．肢誘導のうち実際に誘導されるのは双極肢誘導の 2 個で，残り 4 個はこの 2 つの波形から算術的に合成される．1 mV の校正波，各種フィルタはデジタル演算処理で行われているものが多い．

11）記録器

同時記録できるチャネル数は 3，6，12 個のものがある．アナログ心電計は熱ペンで，デジタル心電計はサーマルヘッドで，感熱紙に心電図波形を描く．

熱ペン
電流・電圧による磁力に応じて振れるガルバノメータとともにペンが動く．

サーマルヘッド
デジタル波形信号に応じる位置の抵抗が発熱する．

12）表示部

モニタ画面に心電図波形，被検者情報，心拍数などが表示される．

13）電源

交流式と直流式がある．心電計と交流電源接続部位に，10 kΩ 程度の保護抵抗が用いられる．直流式は内部電源を用いる．

14）フローティング方式

高周波トランスによる信号変調，光結合などで入力回路と電源部が間接的につながる．被検者に漏れ電流が流れるのを防ぐことができる．

15）付属部品

ペースト，ゲルパッドで皮膚と電極との接触抵抗を小さくし，電極の分極を防ぐ．接触抵抗が大きいと，電極間の差も大きくなり弁別能は十分に発揮されなくなる．シールドマットの上に被検者を寝かせて接地することで，交流障害を軽減することができる．心電計とシールドマットを接地する．接地抵抗は 0.2 Ω 以下である．

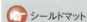
シールドマット
被検者と大地間の静電容量が大きくなることで，電灯線の交流による被検者への電圧誘起が小さくなる．

16）自動心電図解析装置

心電図波形の判読データを用いてつくられたアルゴリズムで，自動解析が行われる．再現性のある解析結果が得られ，判読の参考に用いられる．アーチファクトの混入は解析の精度を下げる．最終判断は目視によって行われる．

2　心電計の性能と規格

心電計の性能・規格は，IEC 規格で定められている．日本産業規格（Japanese Industrial Standard；JIS）はこれに準じる．以下の項目が含まれている．
① 電源 90～100 V で使用できる．

IEC：国際電気標準会議

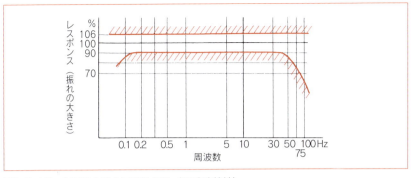

 周波数特性
10 Hz における振幅に対して，75 Hz における振幅が 71～105％ の範囲にあること．0.5～60 Hz における振幅が 90～105％ の範囲にある．

図2-B-17　心電計の総合周波数特性（正弦波特性）
10 Hz における 10 mm 振幅を 100％ として，斜線範囲内に入ってはならない．

② 除細動器放電のエネルギーが心電計を介して流れないよう保護される．
③ 正電極が負電極に対して正の電位をもつときに，波形は上に振れる．
④ 入力インピーダンスは各入力部が 2.5 MΩ 相当以上である．
⑤ 感度は 5，10 および 20 mm/mV に切り換えられる．
⑥ 同相信号の抑制は弁別比換算で 89 dB 以上である．
⑦ 増幅度は 60 dB（1,000 倍）以上である．
⑧ フィルタ使用中であることが表示される．
⑨ 温度による基線の揺れは 0.5 mm/℃ 以下である．
⑩ 1 分間ウォームアップ後の基線の揺れは ±5 mm を超えない．
⑪ 内部雑音レベルは 35 μV_{P-P} 以下である．
⑫ 無信号状態で基線の太さは 1 mm 以下である．
⑬ チャネル間干渉は一定以下である．
⑭ 周波数特性が定められている（図 2-B-17）．
⑮ オーバーシュートは 1 mm（10％）を超えない．
⑯ 低周波特性は時定数 3.2 秒以上に相当する．
⑰ 5 mV の信号を記録できる（ダイナミックレンジ）．
⑱ 振幅 10 mm の信号は，有効記録幅のどこでも振幅 ±1 mm を超えて変化しない．
⑲ 20 μV_{P-P} の入力電圧を検知できる（最小検知電圧）．
⑳ 15 mm_{P-P} の振れで生じる基線のずれが 0.5 mm 以下である（ヒステリシス）．
㉑ 多チャネル記録の垂直配列のずれは 0.5 mm 以下である．
㉒ 記録速度は 25 mm/s，50 mm/s が可能で，誤差 ±5％ 以内である．
㉓ 内部電源は 30 分間以上作動する．
㉔ 除細動器との併用が可能な装着部にはその図記号を表示する．
㉕ 付属文書は心電計の一部とみなされる．

弁別比
交流障害を抑止する能力の指標．弁別比が高いほど交流障害抑止能は高い．

○P-P
物理量を表す変数○に続く「P-P」は，その変数が正弦波に従って変化するときの最大値と最小値の差を意味する．

ダイナミックレンジ
歪みや雑音なく表出できる範囲．

ヒステリシス
過去に加えられた力に依存する変化．

3　心電計の保管と取り扱い上の注意

　心電計は乾燥した清潔な場所に保管して使用する．新しい電極や表面を磨か

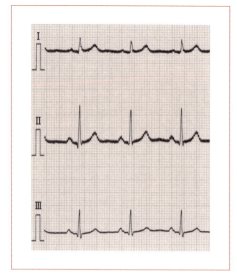

図2-B-18 交流障害
交流障害は50 Hz（小さなマスに2個）ないし60 Hzの大きさのそろった波である．Ⅰ・Ⅱ誘導にみられ，Ⅲ誘導にはみられないので，右手電極に交流信号が入っていると判断できる．

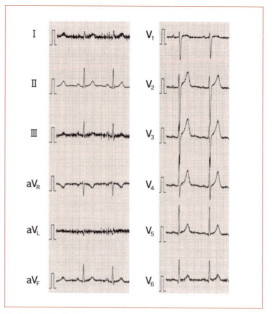

図2-B-19 筋電図
筋電図は高周波で大きさが不揃いの波である．Ⅰ，Ⅲ誘導にみられ，Ⅱ誘導にみられないので，左腕に力が入っていることがわかる．

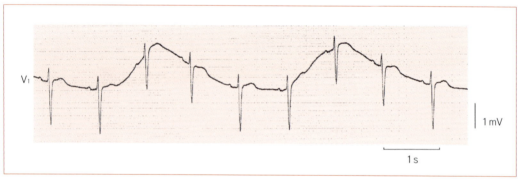

図2-B-20 基線の揺れ（低周波ノイズ，ドリフト）

れた電極はエージング処理する．検査が終わったら，その日のうちに電極をよく水洗いしてから水分を十分拭きとる．心電計の液晶表示器にエラーメッセージが現れる場合，必要な対策をとり，場合により機器メーカの保守・点検を受ける．

> **エージング処理**
> 1昼夜食塩水に浸すことで表面に塩化物の薄い膜をつくり，分極電圧を生じにくくさせる．

4 アーチファクト

代表的なアーチファクトは交流障害（ハム）（図2-B-18），筋電図（図2-B-19），基線の揺れ（低周波ノイズ，ドリフト）（図2-B-20）である．交流障害は，商用交流の周波数で大きさが一定の波である．検査場所にある交流電源機器，電源コード，大きな接触抵抗，アース線の未接続・断線などの原因を探り，対策をとる．筋電図は周波数と大きさが変わる高周波ノイズである．

被検者の緊張・寒さによる震え，姿勢保持・不随意運動が原因となる．被検者の不安を取り除く．不随意運動のない上腕や大腿に電極をつけて記録し，その旨コメントを残す．基線の揺れは電圧降下，電極の汚れ，発汗，呼吸などの原因を探って対策をとる．基線の急な動揺は誘導コード，電極，皮膚の接続・接触不良，コードの断線，心電計内部の故障などの原因を探って対策をとる．

III 心電図検査の実際

アーチファクトのない安定した心電図記録をとることを心がける．

1 心電図検査の環境

心電図検査は上半身を露出するので，適度な室温（20〜25℃）と湿度（相対湿度50〜60％），プライバシー保護のためのカーテン，着替えスペースを用意する．被検者が自然に手足を伸ばしてらくな姿勢で寝ることができる大きさの検査台を置き，周辺に不必要な電気機器を置かない．心電計を含む周辺の医用機器の電源は，3Pコンセントが望ましい．シールドマットを用いる場合は，これもアースにつなぐ．

> 3P コンセント
> 接地極付コンセント．

2 心電計の準備

被検者に誘導コードをつなぐ前に，心電計の電源を入れて点検と調整を行う．モニタ画面あるいは記録上，中央におかれた基線が異常に動揺しないことを確かめる．紙送り装置はきしみ音などを出さずに滑らかに回転し，刻時装置により紙送り速度が一定であることを確かめる．記録紙が不足しないようにセットする．

3 被検者への指示

被検者には，苦痛を伴わず危険のない検査であることをあらかじめ説明する．小児で，泣いて身体を動かしてしまいきれいな心電図をとることができない場合には，主治医に依頼して睡眠薬を用いて眠らせてからとる．腕時計，腕輪，ネックレスなどの金属製品をはずして，前腕，下腿，前胸部を露出させて検査台に仰向けに寝てもらう．両踵を約10cm離し，腕，脚を伸ばし，ゆったりとくつろいで軽く呼吸してもらう．記録中はじっとしておくように伝える．被検者の確認を，診察券，氏名，生年月日等で行う．

4 電極の装着

電極装着部位の皮膚をアルコール綿で拭き，汗や脂肪を取り除く．アルコールに過敏な被検者にはヒビテン綿を用いる．適宜，ペースト，ゲルパッドを用いる．四肢内側の皮膚によく接触するように，四肢用ハサミ電極を装着する．手足を切断している被検者では，付け根に吸盤電極をつけて電極位置について

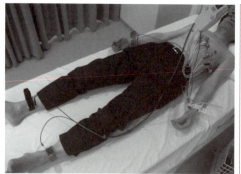

写真2-B-2 心電図検査の様子
被検者の左側に立って見た被検者の様子。電極の状態を確認しやすい。

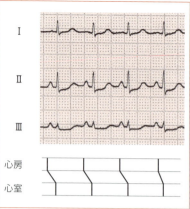

(しののめ内科クリニック・本川克彦氏)

図2-B-21 洞頻脈
R-R間隔は0.53秒で、心拍数は113拍/分である。

> **ラダーグラム**
> 本書では、波形の下にラダーグラムを示し、心電図から読み取れる心房・心室の興奮時点を縦線、興奮伝導を斜めの線、興奮発生を・、伝導途絶を±で表す。

報告する。胸部誘導の吸盤電極を装着する。左側胸部電極を確認できるように、被検者の左側に立つとよい（**写真2-B-2**）。

5 心電計の記録

基線が上下に逸脱すると判読がむずかしくなり、また誘導に混乱をきたす。中央に落ち着くのを待つか、適宜インスト・スイッチで中央にもってくる。記録速度は25 mm/sを選択する。細かい時間計測をする場合には50 mm/sで記録する。標準感度10 mm/mVを選択する。必要に応じて感度5、20 mm/mVなどに切り換える。記録の長さは、一般には各誘導5秒である。不整脈のある場合には長めに記録する。右胸心、右室梗塞などを疑う場合には、右側胸部誘導を記録する。

6 記録後の処理

被検者から電極をはずしてペーストを拭きとる。被検者に検査を終了したことを告げて衣服を身につけてもらう。デジタル記録のデータを残し、オンラインでサーバのデータベースに保存し、紙媒体もしくは連携する電子カルテ上で報告を行う。医師は、外来、病棟にて電子カルテ上で波形を確認することができる。目視、計測、経時的比較、電子カルテの操作性、確実性などの点を考慮し、場合によっては紙媒体の報告が部分的に継続される。

IV 異常心電図

1 洞頻脈・洞徐脈

洞頻脈では、洞性P波が毎分100以上出現する（**図2-B-21**）。逆に、洞徐脈では洞性P波が毎分50以下しか出現しない（**図2-B-22**）。洞不整脈では、洞性P-P間隔が0.16秒以上変動する（**図2-B-23**）。

> **洞不整脈**
> 多くは呼吸性不整脈である。年齢に依存して減弱する。健常者の洞性R-R間隔の変動係数は、10歳代で6％、30歳代で4％、60歳代で3％程度である。

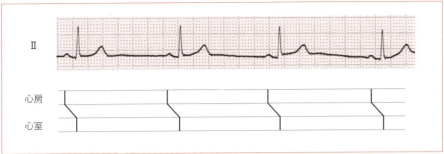

図 2-B-22　洞徐脈　　　　　　　　　　　　　　（しののめ内科クリニック・本川克彦氏）
R–R 間隔は 1.33 秒で，心拍数は 45 拍/分である．

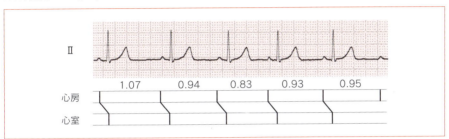

図 2-B-23　洞不整脈　　　　　　　　　　　　　　（しののめ内科クリニック・本川克彦氏）
P–P 間隔は呼気時に長く，吸気時に短くなっている．

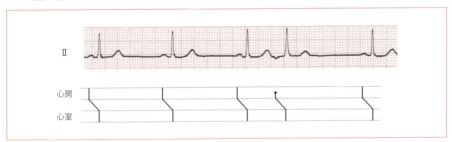

図 2-B-24　心房期外収縮　　　　　　　　　　　　（しののめ内科クリニック・本川克彦氏）
4 拍目に異所性 P 波が早期に出現し，幅狭い正常 QRS 波が続いている．

2　上室期外収縮 (supraventricular premature contraction；SVPC)

心房期外収縮は，異所性 P 波が予測されるよりも早期に出現する（**図 2-B-24**）．正常波形の QRS 波か，変行伝導による幅広い QRS 波が続く．PR 時間は洞性心拍と同じかやや長くなるか，ブロックによって QRS 波が続かないことがある．房室接合部期外収縮では，正常波形の QRS 波が早期に出現する．P 波は QRS 波に隠れてみえないか，もしくは II, III, aV_F で陰性の P 波が QRS 波の直前か後ろに現れる．

3　発作性上室頻拍 (paroxysmal supraventricular tachycardia；PSVT)

心拍数 100/分以上の頻拍である．頻拍中の QRS 波は，発作前後の正常 QRS 波と同じか，類似する（**図 2-B-25**）．心室内変行伝導を伴う場合に，幅広い QRS 波を示す．WPW 症候群（後述，p.35）に伴う房室リエントリー頻拍と，

> **異所性 P 波**
> 洞性 P 波と異なる波形の P 波．

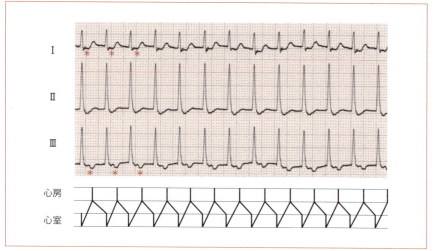

図2-B-25　発作性上室頻拍　　　　　　　　（しののめ内科クリニック・本川克彦氏）
正常幅QRS波が高頻度（152拍/分）にみられる．QRS波に続く逆行性P波（＊）がみられる．

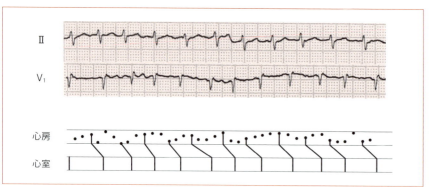

図2-B-26　心房細動　　　　　　　　　　　（しののめ内科クリニック・本川克彦氏）
P波のかわりに細動波がみられ，R-R間隔は不規則に変動（0.34～0.53秒）している．

房室結節二重伝導路に伴う房室結節リエントリー頻拍の2つが大半を占める．

4　心房細動（atrial fibrillation；AF）

P波と平坦な基線がみられず，細動波（f波）がみられる（図2-B-26）．心室応答（R-R間隔）には規則性がみられず，心拍・脈拍の絶対不整を呈する．心房内血栓形成を経て心原性塞栓症の原因となる．

5　心房粗動（atrial flutter；AFL）

P波と平坦な基線が消失し，規則正しい鋸歯状波が毎分220～340みられる（図2-B-27）．心房興奮に対して一定の割合で心室が応答すると心拍・脈拍は規則正しく，心室応答が変化すると不規則となる．

6　心室期外収縮（ventricular premature contraction；PVC）

幅広い異常QRS波が予想より早く出現する．T波はQRS波と逆の方向を向

細動波（f波）
形，振幅および幅が不定な，毎分300～600の連続波形．

幅広いQRS波
His束，右脚・左脚，Purkinje線維を経ずに，心室筋に広がる興奮によって生じる．

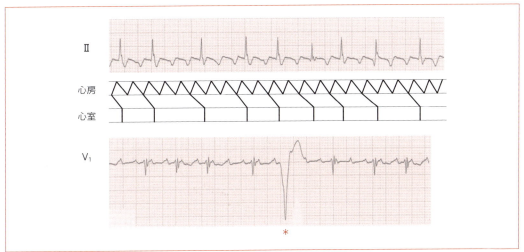

図2-B-27　心房粗動
Ⅱ誘導に鋸歯状波（粗動波）がみられる．粗動波2個ないし3個に対してQRS波が1個みられる．V₁誘導の5拍目（＊）は心室期外収縮である．

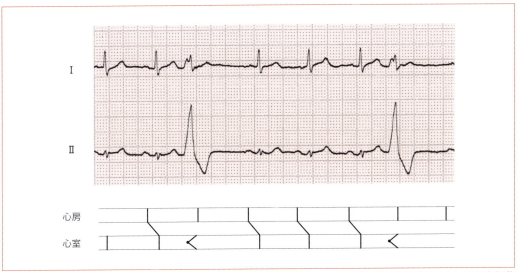

図2-B-28　心室期外収縮
3拍目と7拍目に，幅広い異常QRS波が連結期（先行QRS波との間隔）0.41秒で出現している．

く．P波は先行しない．休止期が続いて，心室期外収縮をはさむR-R間隔が正常R-R間隔の2倍になる代償性休止期を伴うことが多い（図2-B-28）．心室期外収縮が1拍ごとにみられる二段脈，2拍ごとにみられる三段脈などのパターンで出現することがある．

　長時間心電図記録による心室期外収縮の分類〔Lown（ラウン）の分類〕がある．2つ以上の形の心室期外収縮がみられるのは，多源性である．3連発以上は心室頻拍 short-run 型とよぶ．先行するT波の頂上付近に生じるR on T型心室期外収縮は，病的な心臓で心室頻拍や心室細動の引き金となる．これらは急性心筋梗塞で警告不整脈とよばれる．

> **Lownの分類**
> 0：発生なし
> 1：散発性（30個/時間未満）
> 2：頻発性（1個/分以上，30個/時間以上）
> 3：多源性
> 4：連発性
> 　a：2連発
> 　b：3連発以上
> 5：R on T

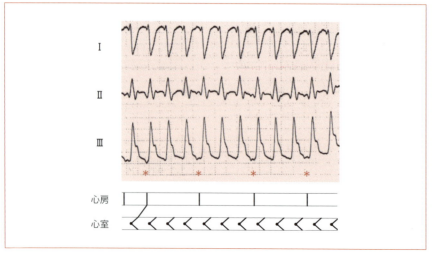

図2-B-29 単形性心室頻拍
幅広く波形が一定のQRS波が高頻度（188拍/分）に現れている．QRS波とは無関係にP波（*）があり，房室解離がみられる．

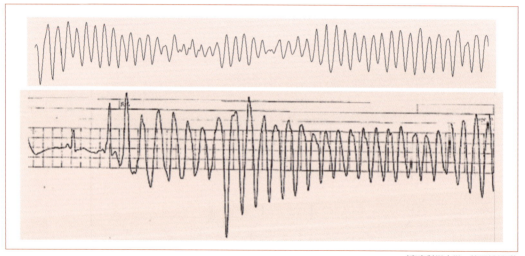

（東京科学大学・笹野哲郎氏）

図2-B-30 多形性心室頻拍
上段，下段ともに幅広いQRS波が刻々と変形している多形性心室頻拍である．下段は，心拍開始前にみられるQT延長（0.56秒）を背景として起こった倒錯型心室頻拍である．

7 心室頻拍 (ventricular tachycardia; VT)

　QRS波は幅広く異常である．発作が30秒以上持続するか，30秒以内で血行動態が破綻してしまうものを持続性心室頻拍，それ以外を非持続性心室頻拍とよぶ．QRS波形が一定のものは**単形性心室頻拍**（図2-B-29），QRS波形が変化するのは**多形性心室頻拍**である（図2-B-30）．多形性心室頻拍のうち，発作前後に**QT延長**がみられ，頻拍のQRS波の主棘が基線を軸として3～10拍でねじれるように変化するのは**倒錯型心室頻拍**（torsades de pointes）とよばれる（図2-B-30下段）．心室頻拍は基礎心疾患に伴うことが多く，発作は重篤な場合が多い．また，そのまま心室細動に移行することがある．

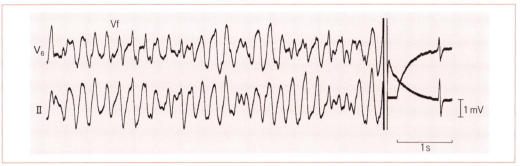

図2-B-31 心室細動と直流除細動　　　　　　　　　　　　　　　　　　　（東京科学大学循環器内科）
46歳，女性．植え込み型除細動器による20Jの直流通電で除細動に成功し，洞調律が復帰した．

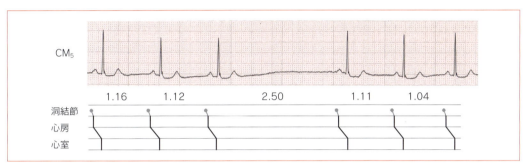

図2-B-32 洞停止
P-P間隔（下の秒数）が前後のP-P間隔の約2.3倍に延長している．

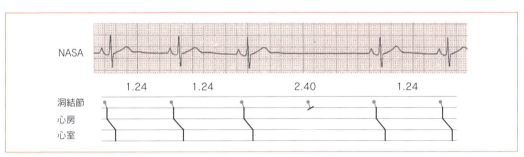

図2-B-33 洞房ブロック
P-P間隔が前後のP-P間隔の1.94倍に延長している．

8 心室細動（ventricular fibrillation；VF）

　QRS波とT波の区別のつかない大きさと形の変化する不規則な波が，毎分150〜500で連続してみられる（**図2-B-31**）．有効な心拍出はなく，致死的である．直流通電による除細動が有効である．心筋梗塞発症時などの急死の主な原因である．

9 洞不全症候群（sick sinus syndrome；SSS），洞停止，洞房ブロック

　洞停止と洞房ブロックにより洞性P-P間隔が突然延長する．延長したP-P間隔は先行正常P-P間隔に対して，洞停止の場合に非整数倍（**図2-B-32**），洞

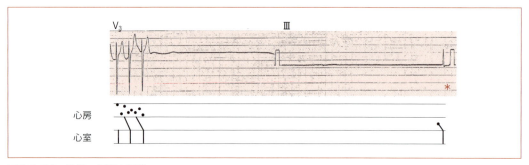

図2-B-34 徐脈・頻脈症候群
3拍目で心房細動が止まった後に，約9秒の洞停止を経て房室接合部由来の補充収縮（＊）が出現している．中央と右端にある矩形波は校正である．

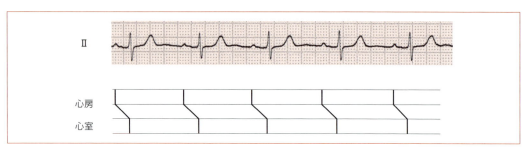

図2-B-35 Ⅰ度房室ブロック
PR時間が0.25秒に延長している．P波が2峰性で幅広い（0.14秒）のは，左房負荷，心房内伝導障害を示唆する．

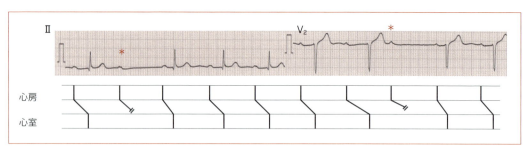

図2-B-36 Ⅱ度房室ブロック（Wenckebach型）
6個のP波に対して5個のQRS波がみられる（房室伝導比6：5）．PR時間が漸増した後に，2個目と8個目のP波（＊）に続くべきQRS波が欠けている．QRS波欠落直後のPR時間は短くなっており，QRS波欠落直前のPR時間との差は明らかである．

房ブロックの場合に整数倍になる（**図2-B-33**）．洞不全症候群（sick sinus syndrome；SSS）は，不釣り合いな洞徐脈や洞停止・洞房ブロックに伴って心不全や脳虚血症状が伴う．徐脈頻脈症候群は，徐脈性不整脈と頻脈性不整脈が互いの出現を助長し，症状が重くなる（**図2-B-34**）．

> **洞不全症候群〔ルーベンスタイン（Rubenstein）〕分類**
> 1型は高度の洞徐脈，2型は洞停止・洞房ブロック，3型は徐脈頻脈症候群である．

10 房室ブロック（atrioventricular block；A-V block）

心房と心室の間の伝導障害である．Ⅰ度房室ブロックはPR時間が0.21秒以上に延長する（**図2-B-35**）．Ⅱ度房室ブロックは，P波に続くべきQRS波がときどき欠落する．PR時間の漸増後にQRS波欠落を繰り返すWenckebach（ウェンケバッハ）型〔Mobitz（モビッツ）Ⅰ型〕（**図2-B-36**），PR時間が一

> **Wenckebach型とMobitz型**
> 前者の多くは機能的で健常者にもみられる．後者は器質的障害により，高度房室ブロックに移行する危険性が高い．

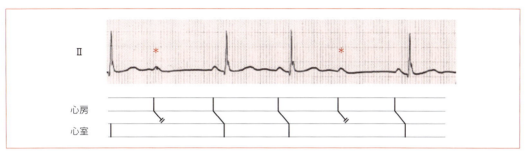

図2-B-37　Ⅱ度房室ブロック（Mobitz Ⅱ型）
3個のP波に対して2個のQRS波がみられる（房室伝導比3：2）．PR時間が一定のまま1個目と4個目のP波（＊）に続くべきQRS波が欠けている．QRS波欠落直後のPR時間に差はみられない．

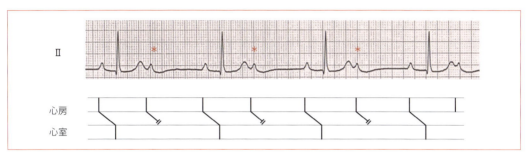

図2-B-38　房室伝導比2：1の房室ブロック
2個のP波に対して1個のQRS波を認める．2個目，4個目，6個目のP波（＊）に続くべきQRS波が欠けている．

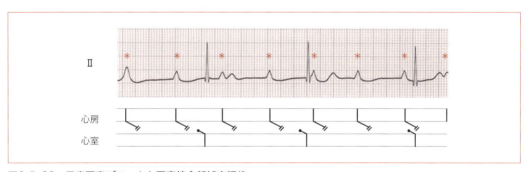

図2-B-39　Ⅲ度房室ブロックと房室接合部補充調律
P波（＊）（89拍/分）に関連するQRS波は全くみられず，幅広い正常QRS波が独立して低頻度（37拍/分）で出現している．1拍目のP波はT波に重なっている．

定のままで突然QRS波が脱落するMobitz型（Mobitz Ⅱ型）（**図2-B-37**）に分類される．房室伝導比が2：1（**図2-B-38**）以下であるのは，高度房室ブロックである．Ⅲ度（完全）房室ブロックはP波に続くべきQRS波がすべて欠落し，房室接合部もしくは心室由来の補充調律によるQRS波がP波と無関係に出現する（**図2-B-39**）．

11　補充調律

洞結節機能障害，房室ブロックによる徐脈に際して下位の自動能が発揮されて，補充収縮・調律が現れる（**図2-B-40**）．房室結節・His束由来の房室接

> **補充調律の波形**
> 房室接合部性は原則として正常QRS波，心室性は幅広いQRS波である．

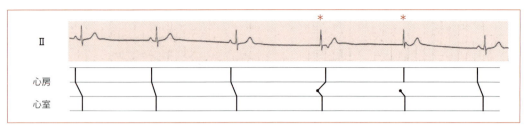

図2-B-40　洞徐脈と房室接合部補充調律
第1～第3拍と第6拍から洞徐脈（32拍/分）であるとわかる．第4・第5拍（＊）は房室接合部補充調律（29拍/分）である．

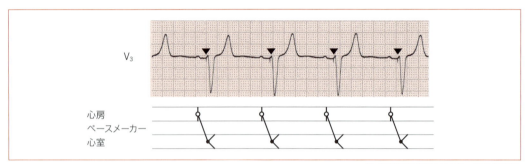

（しののめ内科クリニック・本川克彦氏）

図2-B-41　ペーシングリズム
房室ブロックに対してペースメーカー植え込みが行われた．洞性P波の0.20秒後に，小さなスパイク（▼）に続く幅広いQRS波がみられる．心房興奮（〇）をトリガーとする心室ペーシング（●）である．

合部補充調律，脚・Purkinje線維由来の心室補充調律に分けられる．

12　心臓ペースメーカー心電図

　人工ペースメーカーによる電気刺激は，心電図上，鋭いスパイク波形とそれに続くP波ないし幅広いQRS波を生ずる（図2-B-41）．ペースメーカーによる刺激はプログラムされた間隔で行われる．自己心拍は感知されて刺激を抑制するか，トリガーとして用いられる．

13　脚ブロック（bundle branch block）（図2-B-42）

　右脚ブロックでは左室を介して，左脚ブロックでは右室を介して，それぞれ右室，左室が遅れて興奮するため，幅広いQRS波が生じる．右脚ブロックでは，$V_{1,2}$誘導上S波に続く上向きのR'波が現れ，特徴的なrsR'パターンとなる．またI，$V_{5,6}$誘導に幅広いS波がみられる（図2-B-43）．左脚ブロックでは，$V_{5,6}$誘導に立ち上がりの緩やかなスラー，頂上のギザギザしたノッチのある結節状で幅広いR波，$V_{1,2}$誘導に幅広いS波がみられる（図2-B-44）．I，aV_L，$V_{5,6}$誘導上q波がなくなることがある．左脚は扇状に広がり，その前枝ブロックでは高度左軸偏位（図2-B-45），後枝ブロックでは高度右軸偏位をきたすものの，QRS時間は延長しない．

> **不完全右脚ブロック**
> 右室の拡大で右室の興奮が遅れ，QRS時間が0.12秒未満の右脚ブロック波形が現れる．

> **中隔性Q波**
> 心室中隔が左室側から右室側に向かう興奮で生じる．

> **高度左軸偏位・右軸偏位**
> それぞれ電気軸が－90°～－45°，120°～180°に偏位する．

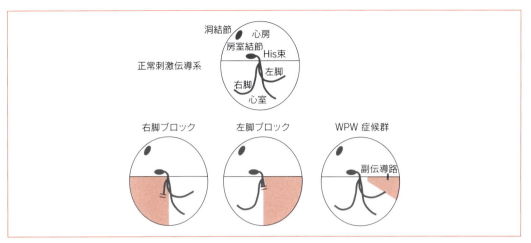

図2-B-42 脚ブロックと早期興奮症候群（WPW症候群）
右脚ブロック，左脚ブロックではそれぞれ右室，左室の興奮が遅れる（赤部分）．
WPW症候群では副伝導路付着近辺の心室興奮が早まる（赤部分）．

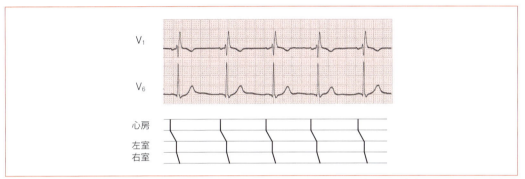

（しののめ内科クリニック・本川克彦氏）

図2-B-43 右脚ブロック
QRS時間は0.14秒と幅広い．V_1誘導にrsR'パターンがみられ，V_6誘導のS波が幅広い．

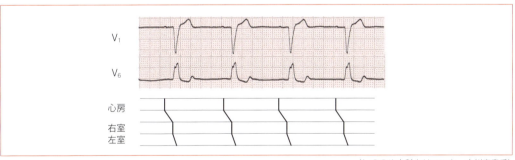

（しののめ内科クリニック・本川克彦氏）

図2-B-44 左脚ブロック
QRS時間は0.14秒と幅広い．V_1誘導にQSパターンがみられ，V_6誘導のq波は消失しR波は結節状である．

14　早期興奮症候群（WPW症候群）（図2-B-42）

　WPW症候群では，心房筋と心室筋を直接つなぐ房室副伝導路〔Kent（ケント）束〕が存在する．正常伝導路と副伝導路の2経路の心室興奮に由来する融合波が生じる．副伝導路経由の心室早期興奮はPurkinje線維を介さず，QRS波初

WPW症候群：Wolf-Parkinson-White症候群

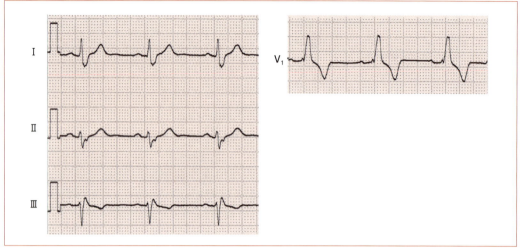

図2-B-45　右脚ブロック＋左脚前枝ブロック　　　　　　　　　　　　　　　　　　　　　　　（しののめ内科クリニック・本川克彦氏）
QRS時間は0.16秒と幅広い．Ⅲ誘導に深いS波がみられ，高度左軸偏位があり（－60°），V₁誘導にrR'パターンがみられる．

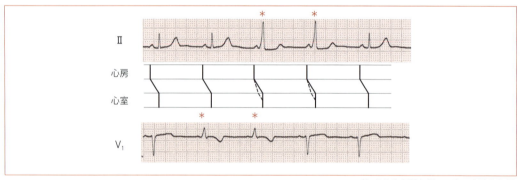

図2-B-46　間欠性WPW症候群（A型）　　　　　　　　　　　　　　　　　　　　　　　　　（しののめ内科クリニック・本川克彦氏）
Ⅱ誘導の3，4拍目とV₁誘導の2，3拍目（＊）は，房室副伝導路（点線）の順伝導を伴い，PR時間が短く（0.09秒），QRS波がデルタ波を伴い幅広い（0.12秒）．デルタ波を伴うQRS波はV₁で上向き優勢である．

期に**デルタ（Δ）波**とよばれる傾斜度の低い波を形成する．その結果，PR時間は短縮し，QRS時間は延長する（**図2-B-46，-47**）．心房と心室をつなぐ2つの伝導路で興奮の旋回路が形成されるため，発作性上室頻拍の原因となる．心房細動が起こりやすくなることがあり，副伝導路を介する幅広いQRS波が高頻度になると心室頻拍と紛らわしくなる．また，最短R-R間隔250 ms以下になると，心室細動に移行する危険がある．

Kent束とは別の房室副伝導路として，房室結節と心室，束枝と心室，心房と束枝を結ぶ副伝導路〔Mahaim（マハイム）線維〕が知られ，この場合にはデルタ波はあるがPR短縮はあっても僅かで，非定型的な所見を示す（**図2-B-48**）．

> **デルタ波**
> 左側副伝導路はV₁,₂のQRS波が上向き優勢（A型），右側副伝導路はV₁,₂のQRS波が下向き優勢（B型），中隔副伝導路はV₁のQRS波がQSパターン（C型）を呈する．

15　心房負荷・心室肥大

左房負荷では拡大した左房の興奮伝播に時間がかかるため，P波の幅が広くなる（**図2-B-49**）．Ⅰ，Ⅱ，V₅誘導上，幅0.12秒以上で2峰性の僧帽P波，

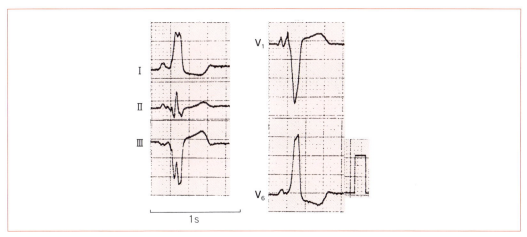

図2-B-47 B型WPW症候群（57歳，女性）
デルタ波を伴うQRS波はV₁で下向き優勢である．

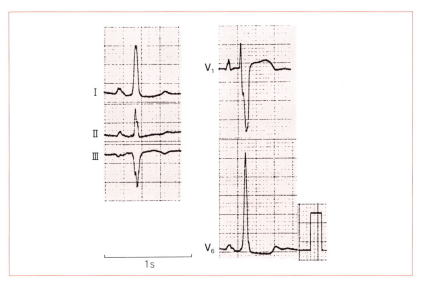

図2-B-48 非定型的WPW症候群（57歳，女性）

V₁誘導上＋/－2相性で後半陰性成分（Pターミナルフォース）が大きな（0.004 mV・秒以上）左房性P波がみられる．**右房負荷**では拡大した右房の電位増高を反映して，Ⅱ，Ⅲ，aV_Fに高さ0.25 mV以上の肺性Pがみられ，V₁誘導P波の前半が0.1 mVより高くなる（**図2-B-50**）．

　心室肥大ではR波とS波の電位が大きくなり，心室興奮時間が延び，軸偏位，ST-T変化，心房負荷所見が生じる（**表2-B-2**）．**左室肥大**では，V_{5,6}誘導のR波が増高，ST-Tが変化し，V₁誘導のS波が深くなる（**図2-B-49**）．電気軸は0～－30°の範囲のことが多い．**右室肥大**では，V₁誘導のR波が増高，ST-Tが変化し，V_{5,6}誘導のS波が深くなる（**図2-B-51**）．電気軸は右軸偏位をきたす．両室肥大では，左室肥大と右室肥大の両者の所見が混在する．

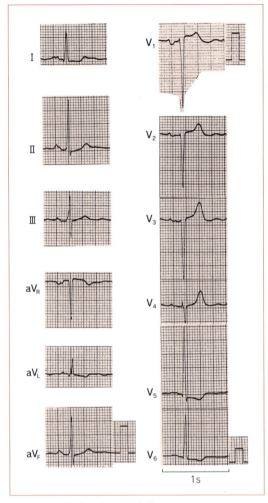

図2-B-49　左室肥大と左房負荷（55歳，女性）

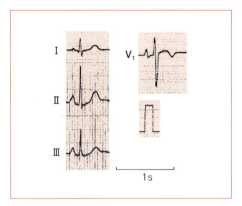

図2-B-50　右房負荷

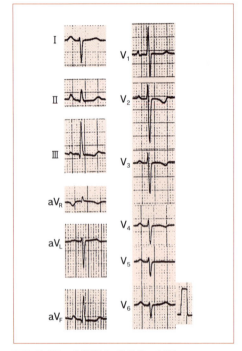

図2-B-51　右室肥大（17歳，女性）

16　狭心症：ST低下，ST上昇

　狭心症発作は一過性の心電図変化を伴う．**安定狭心症**は一定の労作や興奮に伴う酸素需要の増大によって起こり，ST低下を伴う．異型狭心症は安静時の冠動脈攣縮による酸素供給の低下によって起こり，ST上昇を伴う．いずれもニトログリセリン舌下投与が奏効する．

17　心筋梗塞・急性冠症候群：異常Q波，ST上昇，冠性T波

　心外膜下におよぶ心室壁全層の虚血はST上昇，心内膜下にとどまる虚血はST低下をきたす．**冠閉塞**による急性心筋梗塞の心電図マーカーは，隣り合う

> **ST-T変化**
>
> 心筋虚血，電解質異常，薬剤の影響などでは，心筋細胞の活動電位の変化によって1次性ST-T変化がみられる．脚ブロック，WPW症候群などの心室内伝導異常や心室肥大では，2次性にST低下や陰性T波がみられる．

表2-B-2 左室肥大，右室肥大

	左室肥大			右室肥大
R波・S波の高電位	$SV_1+RV_{5,6}≧3.5$ mV	Sokolow-Lyon 基準		$RV_1+SV_{5,6}≧1.1$ mV
	$RV_{5,6}>2.6$ mV			Sokolow-Lyon 基準
	$RaVL+SV_3>2.0$ mV（女性）	Cornell 基準		
	$RaVL+SV_3>2.8$ mV（男性）			
	肢誘導いずれかのRもしくはS≧2 mV，$SV_{1,2}$ もしくは $RV_{5,6}$ のいずれか≧3 mV		3点	$V_1R/S>1$ かつ $RV_1≧0.5$ mV
ST・T変化	左室ストレイン		3点	$V_{1~3}$ の ST 低下・T 波陰転
心房負荷	左房負荷（P ターミナルフォース）		3点	右房負荷
電気軸	左軸偏位（～-30°）		2点	右軸偏位
QRS幅	QRS幅≧0.09秒		1点	不完全右脚ブロック
近接様効果（心室興奮時間）	$V_{5,6}$ で0.05秒以上		1点	V_1 で0.04秒以上
	Romhilt-Estes スコア評価*			

*Romhilt-Estes スコア評価（13点満点）の 5 点以上は左室肥大，4 点以上はおそらく左室肥大とされる．

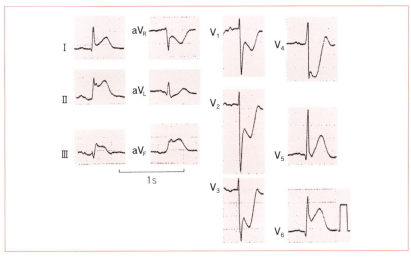

図2-B-52 急性下・側壁心筋梗塞
Ⅰ，Ⅱ，Ⅲ，aV_F，V_6 に ST 上昇，aV_R，$V_{1~4}$ にかけて相反性変化の ST 低下がみられる．

> **ストレイン**
> 左室肥大に伴って $V_{5,6}$ 誘導で，右室肥大に伴って $V_{1~3}$ 誘導でST低下と陰性T波が現れるのを，それぞれ左室ストレイン，右室ストレインとよぶ．

2つ以上の誘導でみられる ST 上昇である（**ST 上昇型心筋梗塞**）（図 2-B-52）．ST 上昇のみられない場合，非 ST 上昇型急性冠症候群として扱われ，血液マーカーなどで非 ST 上昇型心筋梗塞か不安定狭心症の診断が行われる（図 2-B-53）．突然死の危険を含むこれら**急性冠症候群**は緊急性が高く，急性期の病態把握が必要とされる．心筋壊死が心室壁のほぼ全層に広がると異常 Q 波が出現する（図 2-B-54，-55）．冠性 T 波がこれに続く．これらの心電図所見は，虚血や梗塞の広がりや，経過を反映して変化する（表 2-B-3）．心筋梗塞発症数カ月以降 ST 上昇が続く場合，心室瘤の合併が疑われる．いったん出現した異常 Q 波は生涯残ることが多い．

責任冠状動脈病変と虚血，梗塞領域は対応する．大まかに，左冠状動脈前下

> **ST 上昇**
> 直線化～上向き凸パターンで0.1～0.2 mV 以上の上昇．

> **異常 Q 波**
> 同じ誘導の R 波高の 1/4 以上の深さで，幅が 0.04秒以上の Q 波．

> **冠性 T 波**
> 左右対称性の陰性 T 波．

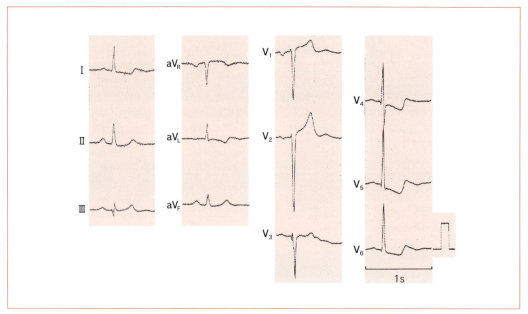

図2-B-53 心内膜下心筋梗塞
V₄₋₆で著しいST低下が1週間以上にわたってみられ、心筋梗塞の臨床像を伴った.

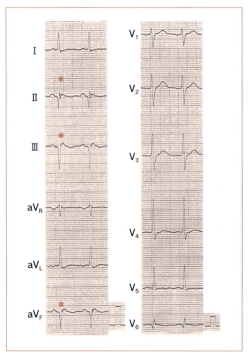

図2-B-54 陳旧性下壁梗塞
Ⅱ, Ⅲ, aV_F誘導に異常Q波, 冠性T波がみられる. 同誘導のQRS終末部の高周波成分（＊）は梗塞周囲ブロックとよばれ, 心室頻拍の素地を反映する.

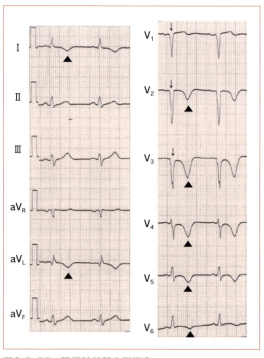

図2-B-55 陳旧性前壁中隔梗塞
V₁₋₃誘導に異常Q波（↓）, Ⅰ, aV_L, V₂₋₆誘導に冠性T波（▲）がみられる. STは基線にある.

表2-B-3 ST上昇型心筋梗塞の心電図所見の時間経過

T波増高	発症直後～数時間
ST上昇	発症直後～数週
異常Q波	発症後数時間～生涯
冠性T波	発症後数日～数年（生涯）

表2-B-4 心筋梗塞の部位診断

梗塞部位＼誘導	I	II	III	aV_R	aV_L	aV_F	V_1	V_2	V_3	V_4	V_5	V_6	V_{3R}～V_{6R}
前壁中隔							■	■	■	■			
側壁	■				■						■	■	
広範囲前壁	■				■		■	■	■	■	■	■	
下壁		■	■			■							
下壁右室		■	■			■							■
下後壁		■	■			■	高いR 陽性T	高いR 陽性T					
側後壁	■				■		高いR 陽性T	高いR 陽性T			■	■	
後壁							高いR 陽性T	高いR 陽性T					

表の ■ にST上昇，異常Q波がみられる．

行枝，回旋枝，右冠状動脈の閉塞によって，前壁中隔梗塞，側壁梗塞，下壁梗塞が生じる．心筋梗塞部位と心電図ST上昇，異常Q波，冠性T波のみられる誘導は対応している（**表2-B-4**）．前壁中隔梗塞には$V_{1～4}$誘導，側壁梗塞にはI，aV_L，$V_{5,6}$誘導，下壁梗塞にはII，III，aV_F誘導が対応する．後壁梗塞では相反性変化が$V_{1,2}$誘導に現れる．右室梗塞では$V_{3R～6R}$にST上昇が現れる．V_1誘導のST上昇を伴う下壁梗塞では，右室梗塞の併存が疑われる．

18 Brugada症候群（ブルガダ症候群）

$V_{1～3}$誘導のJ点上昇による，右脚ブロックに似たパターンとST上昇がみられる（**図2-B-56**）．心停止からの蘇生，夜間のあえぎ呼吸の既往，突然死の家族歴などがある．心室細動発作の危険がある．

19 電解質異常

高カリウム血症では，血清カリウム濃度の上昇に応じて，テント状T波，

相反性変化
罹患領域の対側誘導に現れる上下反転した変化．高くて幅広い異常なR波，ST低下，T波陽転・増高など．鏡像変化ともよばれる．

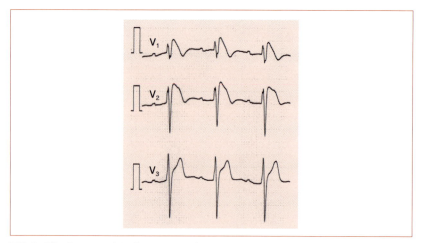

図2-B-56 Brugada症候群（36歳，男性）

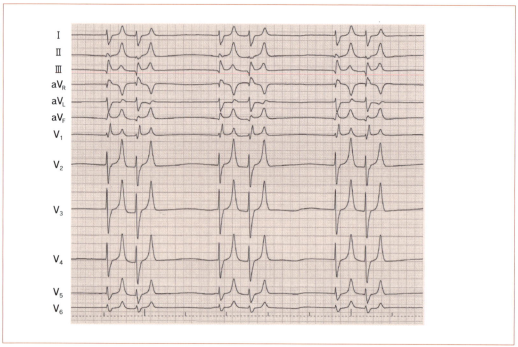

図2-B-57 高カリウム血症（血清カリウム8.9 mEq/L） （東京科学大学・笹野哲郎氏）
P波はみられず，右脚ブロック波形の補充調律と期外収縮の2段脈がみられる．T波は，左右対称でとがったテント状T波である．

QRS時間延長，心停止が出現する（図2-B-57）．低カリウム血症では，T波が平低化・陰転，QT時間が延長し，U波が増高してT波を凌駕する（図2-B-58）．高カルシウム血症ではST部分が短縮して，QT時間が短縮する．低カルシウム血症ではST部分，QT時間が延長する．

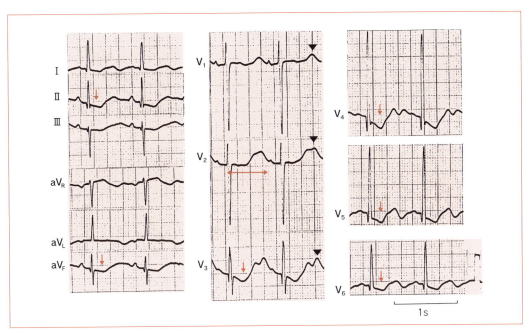

図2-B-58 低カリウム血症
ST低下（↓），U波増高（▼）とQT（U）延長（↔）を認める．

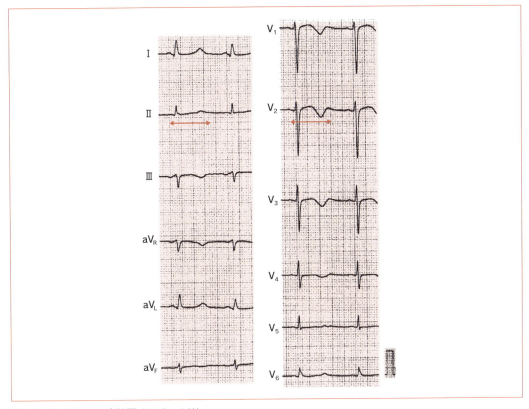

図2-B-59 QT延長症候群（35歳，女性）
QT時間（↔）は0.60秒．QTc 0.61秒と延長している．

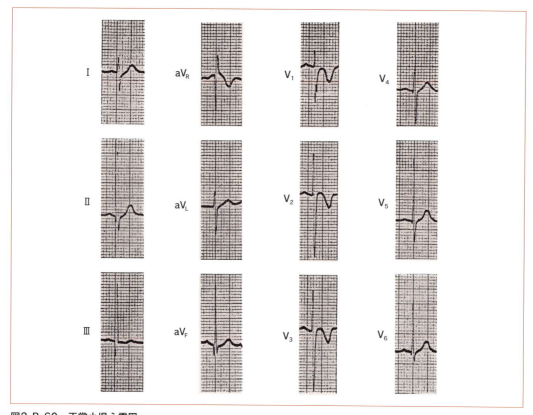

図2-B-60　正常小児心電図
$V_{1〜3}$でR/S比が成人より大きく，T波が陰性で成人の右室肥大の心電図に似ている．

20　QT延長症候群

補正QTが0.45秒以上に延長する（**図2-B-59**）．倒錯型心室頻拍（torsades de pointes）を起こす危険がある（**図2-B-30**参照）．チャネル異常による先天性QT延長症候群と，徐脈，薬剤，低カリウム血症，低カルシウム血症などに伴う後天性QT延長症候群がある．

21　小児心電図

胎生期の循環が右心優位であるため，小児の心電図は成人における右室肥大パターンを示す．加齢とともに成人の心電図に次第に移行する．$V_{1〜4}$のT波は逆転しており（若年者T波）（**図2-B-60**），成長に伴いV_4側から陽転し，20歳までにV_1誘導を除いて陽性になる．

22　右胸心

解剖学的に左右反転した心臓が右胸郭内にある．I誘導のP波，QRS波，T波は陰性優位で，胸部誘導V_1からV_6に向けてQRS波が小さくなる（**図2-B-61**）．右側胸部誘導（$V_{3R〜6R}$）を記録し，I誘導は上下反転させ，II誘導とIII誘導，aV_RとaV_L，およびV_1とV_2は読み替えて判読する．

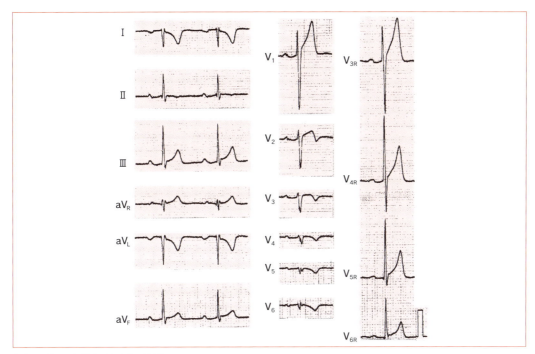

図2-B-61　右胸心（20歳，男性）

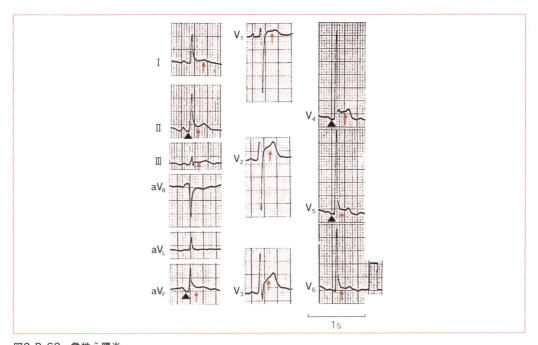

図2-B-62　急性心膜炎
62歳，男性．aV_R，aV_L を除く誘導でST上昇（↑），Ⅱ，aV_F，V_{4,5} 誘導でPR部分低下（▲）を認める．

23　急性心膜炎

　心膜全体に広がる炎症を反映して，aV_R を除くほとんどの誘導にST上昇が現れる（**図2-B-62**）．PR部分の低下もみられる．

Ⅴ 運動負荷心電図検査

1 目的と適応

運動負荷試験は以下のいずれかの目的で実施する．
① 運動耐容能や全身持久力を把握する．
② 対象者が安全に運動を行えるか否かを判断する．
③ 体力を高めるための適切な運動強度を設定する．
④ 運動により誘発される安定狭心症を診断し，隠れた冠動脈の狭窄の有無を調べる．
⑤ 運動によって不整脈が誘発されるか，また不整脈が運動強度によってどう変化するのかを判断する．
⑥ 薬剤の効果判定．
⑦ ペースメーカー挿入による日常生活活動の評価．

医師の病態把握・状態監視によって危険を避け，血圧計，酸素吸入，直流除細動器（**写真 2-B-3**），緊急治療薬などで緊急対応できる環境が必要である．事前に，検査説明に基づく被検者の同意（インフォームドコンセント）を得て行う（**図 2-B-63**）．

最近では，呼気ガス分析装置（p.219）の進歩により心肺運動負荷試験（p.222）が普及し，虚血性心疾患患者に加えて，弁膜症，心不全患者も運動負荷の適応となっている．

2 運動負荷試験の禁忌

まず，標準 12 誘導心電図を記録してから運動負荷を行うが，安静時心電図，心拍数，血圧を負荷前に仰臥位と立位の両方で測定する．これは，運動負荷の禁忌（**表 2-B-5**）となる心電図異常の有無を判断し，体位によって生じる変化を知っておくために必要である．過換気によって T 波が変化するのはよくみられ，これよりも頻度は低いが，ST 低下も過換気とともに生じることがある．

3 運動負荷の中止基準

運動中の被検者の反応・様子，訴え，心電図モニター所見に従う．身体運動の不能，顔色不良，応答低下，増強する胸痛の有無，下肢疲労，めまい，呼吸困難，有意な心電図変化，危険な不整脈の出現，10 mmHg 以上の血圧低下の持続がみられた場合には，運動を中止する．これらの徴候・所見がみられない場合，Master の 2 階段試験ではあらかじめ決められた時間，トレッドミル・エルゴメータを用いた負荷試験では目標心拍数で運動を終了する．年齢を 220（定数）から引いた余りを最大予測心拍数（分）とし，その 85〜90％ を目標心拍数とすることが多い．**二重積**は心臓にかかった負荷の目安になる．

二重積
最大収縮期血圧（mmHg）×心拍数（/分）．25,000 以上を十分な負荷と判断する．

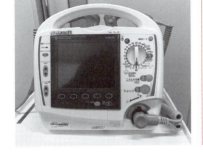

写真2-B-3　除細動器

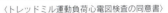

図2-B-63　運動負荷試験用の同意書（例）

4　検査の種類と方法

1）Master（マスター）の2階段試験

　Masterの2階段（1段の高さ約23 cm, 奥行き23〜25 cm, 幅約45〜60 cm）（**写真2-B-4**）を使って，負荷前後の心電図を記録する．1.5分間の階段昇降回数（テンポ）が年齢，性別，体重で決められる（**表2-B-6**）．同じテンポで45秒間（ハーフシングル），1.5分間（シングル），3分間（ダブル），4.5分間（トリプル）のうち1つが，検査の目的と被検者の状態で選ばれる．事前に負荷の時間と負荷量を決めて行う**単一負荷試験**である．

　安静時，負荷直後，1分後，3分後，5分後，7分後の仰臥位での心電図を記録する．運動終了直後の心電図記録が，迅速に，かつ運動前と同じ部位の電極装着で行われるように注意する．装置が安価で場所をとらず，短時間で多くの検査ができるという利点がある．一方，一定の身体機能が要求され，得られる結果はあらかじめ決められた負荷量に依存する限界がある．また，運動中の心電図・血圧モニターを監視できないことによる危険が伴う．

単一負荷試験
運動強度が1段階の負荷試験のこと．単一負荷のほかに，多段階運動負荷試験（Bruce法），漸増負荷試験などがある．

表2-B-5 絶対的禁忌と相対的禁忌

絶対的禁忌	相対的禁忌
・重篤な心筋虚血，急性心筋梗塞（2日以内） ・不安定狭心症 ・血行動態が破綻しやすい不整脈 ・活動性のある心内膜炎 ・重篤な症候性大動脈弁狭窄症 ・非代償性心不全 ・急性肺塞栓・肺梗塞，深部静脈血栓症 ・急性心筋炎または心膜炎 ・急性大動脈解離 ・発熱，疼痛，急性感染症など安全かつ適切に運動できない身体状況	・左冠状動脈主幹部狭窄 ・中等度以上の無症候性大動脈弁狭窄症 ・重症の高血圧症（安静時200/100 mmHg以上） ・頻脈または徐脈性不整脈 ・重度の閉塞を伴う肥大型心筋症 ・十分な協力が得られない精神機能障害 ・高度の房室ブロック ・最近の脳血管障害 ・顕著な貧血，電解質異常，甲状腺機能亢進症などの医学的状況

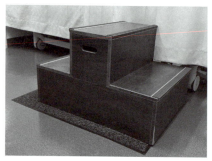

写真2-B-4 Masterの2階段

表2-B-6 Master 2階段負荷試験の昇降回数

体重(kg) \ 年齢性別	5-9 男	5-9 女	10-14 男	10-14 女	15-19 男	15-19 女	20-24 男	20-24 女	25-29 男	25-29 女	30-34 男	30-34 女	35-39 男	35-39 女	40-44 男	40-44 女	45-49 男	45-49 女	50-54 男	50-54 女	55-59 男	55-59 女	60-64 男	60-64 女	65-69 男	65-69 女
18-22	35	35	36	35		33																				
23-26	33	33	35	33	32	32																				
27-31	31	31	33	32	31	30																				
32-35	28	28	32	30	30	29																				
36-40	26	26	30	28	29	28	29	28	29	28	28	27	27	26	27	24	26	23	25	22	25	21	24	21	23	20
41-44	24	24	29	27	28	26	28	27	28	26	27	25	27	24	26	23	25	22	25	22	24	21	23	20	22	19
45-49	22	22	27	25	27	25	28	25	28	25	27	25	26	23	25	22	24	21	23	20	22	19	22	18		
50-53	20	20	26	23	26	23	27	25	27	25	26	24	25	22	24	21	23	20	23	19	22	18	21	18		
54-58	18	18	24	22	25	22	26	24	27	24	26	23	25	22	24	21	23	20	23	19	22	19	21	18	20	17
59-63	16	16	23	20	24	20	25	23	26	23	25	22	24	21	23	20	23	19	22	19	21	18	20	17	20	16
64-67			21	18	23	19	24	22	25	22	24	21	24	20	23	19	21	18	21	19	20	17	20	16	19	16
68-72			20	17	22	17	24	21	25	20	24	20	23	19	21	19	21	18	20	17	20	16	19	16	18	15
73-76			18		21	16	23	20	24	19	22	18	21	19	21	17	20	16	19	16	18	15	18	14		
77-81					13	20	14	22	19	23	18	22	17	21	17	20	16	19	16	15	18	14	17	13		
82-85					19	13	21	18	23	17	22	17	21	17	20	16	19	15	18	14	17	14	16	13		
86-90					18	12	20	17	22	16	21	16	20	15	19	15	18	14	17	13	16	13	15	12		
91-94							19	16	21	15	21	15	20	15	19	14	18	14	17	13	16	12	15	11		
95-99							18	15	21	14	20	14	19	14	18	13	18	13	17	13	16	12	15	11	14	11
100-104							17	14	20	13	20	13	18	13	17	12	16	12	15	11	14	11	13	10		

2) トレッドミル負荷試験 (treadmill test)

トレッドミル負荷試験は，電動で回転するベルト（トレッドミル，**写真2-B-5**）の上を歩行させて負荷をかけ，心電図の経時的変化にて虚血などを評価する方法である．特長は，被検者が慣れている歩行運動による負荷試験を行えることである．欠点としては，仕事率を定量化できないこと，転倒などの危険性があることなどがあげられる．軽い負荷から段階的に負荷量を増やし，自覚症状，異常心電図所見の発現まで，あるいは目標心拍数まで負荷をかける多段階運動負荷試験〔Bruce（ブルース）法〕が広く行われている（**表2-B-7**）．プ

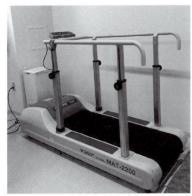

写真2-B-5　トレッドミル

表2-B-7　Bruce法のプロトコル

stage	速度 (km/hr)	傾斜 (%)	時間 (分)	エネルギー消費	
				METs	酸素摂取量 mL/min/kg
1	2.7	10.0	3	4.8	16.8
2	4.0	12.0	3	6.8	23.8
3	5.4	14.0	3	9.6	33.6
4	6.7	16.0	3	13.2	46.2
5	8.0	18.0	3	16.6	58.1
6	8.8	20.0	3	20.0	70.0
7	9.6	22.0	3	–	–

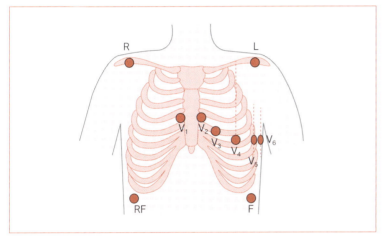

図2-B-64　Mason-Likar 誘導法
上肢の電極（R, L）を鎖骨窩外側、下肢の電極（RF, F）を上前腸骨棘～季肋下に装着する．

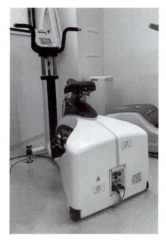

写真2-B-6　自転車エルゴメータ

ロトコルには種々のものがあるが，原則として低負荷より開始し，2～3 METsの増加度で漸増し，各段階を2～3分間，全運動負荷を15～20分以内に終了する．負荷前，中，後を通じて連続的心電図モニターや血圧測定ができるため，負荷量が多いにもかかわらず比較的安全に施行できる．

　心電図は，自転車エルゴメータ負荷試験の場合も含め，運動中のアーチファクトの少ないMason-Likar（メイソン・リカー）誘導法が用いられる（**図2-B-64**）

3）自転車エルゴメータ負荷試験（cycle-ergometer test）

　自転車エルゴメータ負荷試験（**写真2-B-6**）の特長は，抵抗およびペダルの回転数を変えることによって仕事率（watt；W）が容易に調節でき，かつ正確に定量化できることである．さらに，被検者の体位変動が少ないため，心電図，血圧などの測定が容易である．また，被検者の自由意志により負荷を中止できる．一方，動員される筋群がトレッドミルに比べ少なく，トレッドミルに比べ

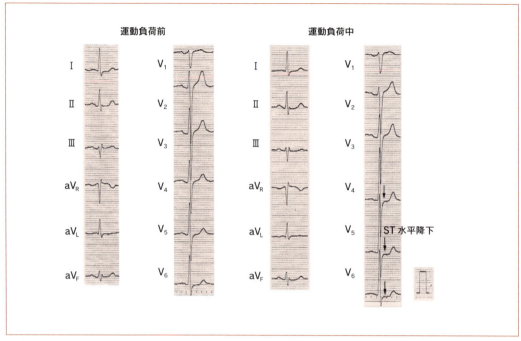

図2-B-65　72歳　男性　陳旧性心筋梗塞
運動負荷極期に，安静時に比べてV₄〜₆に0.1 mV以上の有意な水平型のSTの低下が認められた．

最大負荷をかけにくい．さらに，自転車に乗れない人では負荷をかけにくいといった欠点もある．エルゴメータ負荷試験には決まったプロトコルはないが，通常25Wないし50Wより開始し，3分ごとに25W漸増する方法が一般的である．負荷心筋シンチグラフィや心肺運動負荷試験には，この方法が用いられる．

5　トレッドミルまたは自転車エルゴメータによる心肺運動負荷試験（cardiopulmonary exercise testing；CPET）

運動中の心機能と肺換気量を同時に測定する検査（p.222, **写真4-B-9**参照）で，運動中の心ポンプ機能や血流分布をはじめ，末梢のエネルギー代謝に関する情報が得られる．近年，心臓リハビリテーション医学やスポーツ医学，循環器病学の分野にも取り入れられている．特に，最高酸素摂取量（peak $\dot{V}_{O_2}$, p.222 側注参照）や無酸素（嫌気性）代謝閾値AT（p.223 側注参照）は，呼吸・循環・代謝の総合的な運動耐容能指標として，競技者の持久力測定やトレーニングに利用されるだけでなく，心不全における心機能分類の指標や，治療効果判定，運動耐容能測定および運動療法やリハビリテーションの際の運動処方作成などに広く利用されている．

AT：anaerobic threshold

6　評価法

心電図所見から誘発虚血の有無，総合的に運動能力の評価が行われる．心電図ST低下は代表的な所見である（**図2-B-65**）．ST偏位はJ点で決められ，

表2-B-8 Holter心電図検査における代表的な誘導の種類と誘導部位

誘導名	誘導部と極性		
	正	負	中性
CM_1	V_1に近い肋骨上	胸骨柄	右胸部肋骨上
CM_5	V_5に近い肋骨上	胸骨柄	右胸部肋骨上
NASA	剣状突起	胸骨柄	右胸部肋骨上
CC_5	V_5に近い肋骨上	V_{5R}に近い肋骨上	右胸部肋骨上

表2-B-9 誘導コードの識別記号および色

名称	識別記号	色
チャネル1 正	CH1(+)	黄
チャネル1 負	CH1(−)	赤
チャネル2 正	CH2(+)	青
チャネル2 負	CH2(−)	橙
中性点電極	N	黒

0.1 mV以上を有意な所見と判定する．水平型・右下降型のST低下は特異性が高い．右上がり型のST低下は特異性が低いので，J点から0.04〜0.06秒後に判定する．その他に，ST上昇，T波の逆転，陰性U波の出現，徐脈，PR時間の延長，QRS時間の延長，脚ブロックの出現，期外収縮ほか不整脈の出現を有意な所見と判定する．心電図所見，典型的狭心症，10 mmHg以上の血圧低下，目標心拍数に達する前の運動中止，回復期の異常反応を総合的にみて，運動負荷試験の結果を判定する．

Ⅵ Holter心電図検査

1 臨床的意義

日常生活のなかで症状のあるとき，および無症候性の心電図所見を検出する目的で，長時間心電図を記録する．発作性・間欠的に出現する不整脈の検出，狭心症の診断，心疾患者の経過観察などが適応となる．

2 誘導法

胸壁の双極誘導法が一般的である（**表2-B-8, -9**）．**NASA誘導**はP波の検出に優れ，不整脈の解析に適する．**CC_5誘導，CM_5誘導**はST低下の検出に優れる．ルーチン検査ではNASA誘導とCC_5誘導もしくはCM_5誘導の組み合わせの2誘導を記録することが多い．心房細動や無症候性不整脈を検出する目的で，1誘導のみ最大7〜14日間までの連続記録を行う方法が登場している．この場合，パッチ型電極の使用法に応じた誘導が用いられる．

3 Holter心電計

記録器本体，電極・誘導コード（**写真2-B-7**）と解析装置からなる．記録媒体がデジタルメモリになって記録器本体の小型化が進んだ．記録開始時に波形を確認できる機能，記録中に症状が起こったときに被検者がボタンを押して刻時する機能などがある．12誘導記録が可能なタイプ，防水性で装着したままシャワー浴・入浴が可能なタイプ，コードのないパッチ型電極で，患者自身で装着することができるタイプ，さらに，本体とパッチ型電極が一体で単回使

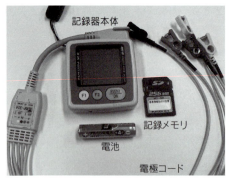
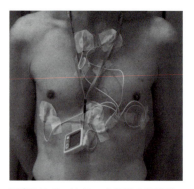

写真2-B-7　Holter心電計（本体と記録メモリ）　　写真2-B-8　Holter心電計の装着例

用のキットタイプなどが開発されている．

4　Holter心電図検査

　取り扱い説明書の指定に適った電池・メモリを使用する．まず，被検者情報の登録を行う．電極貼付部位の皮膚処理を行った後，あらかじめコードを取り付けておいたシール付き電極を皮膚に貼付し，上からテープを貼って固定する（**写真2-B-8**）．コードはたわまないようにまとめ，少し遊びをもたせてテープで固定する．

　記録器本体と電極を接続する．心電図波形を確認できる機種では，波形の大きさが適切かを確認し，必要な調整を行う．記録を開始するときに，**Holter心電図検査日誌**に記録開始日時を記入する．被検者に，記録中に症状が現れた場合には，イベントボタンを押すとともに症状と発生日時を日誌に記入するように，また，食事，排泄，歩行・階段昇降，就寝，起床などの行動時刻を日誌に記録するように指示する．検査中の注意事項として，防水性能に応じたシャワー浴・入浴の仕方，電気毛布など交流障害が生じやすいものの使用や記録器本体に損傷を起こしうる激しい運動の回避などについて説明を行う．症状が起こったときの心電図所見を確認するのが目的の一つであることを理解して行動してもらうように説明する．

　記録終了後，固定された電極やコードをゆっくりと剥がして本体を回収する．メモリから使用機器に応じた方法でデータを収集し，解析装置，もしくは解析ソフトウェアとPCを用いて解析する．

5　評価法

　再生・解析装置で記録を読み込む．24時間心拍数，不整脈，ST偏位などが自動で検出される．検査者は目視でアーチファクトに基づく評価を修正する．さらに，日誌の行動・症状記録と照らし合わせて心電図所見を確認する．心拍数，2秒以上の心停止（ポーズ），期外収縮，ST偏位のレベルが夜間睡眠中・日中覚醒時別，時間帯別に集計される．これらはトレンドグラフとして傾向を

> **検査前の皮膚処理**
> 長時間，質の高い心電図を記録するために行う．必要があれば剃毛を行い，アルコール綿で汚れ・皮脂を除き，さらに，角質除去用の皮膚前処理剤を用いる．

> **アーチファクト**
> 身体活動に伴う筋電図，低周波ノイズ，体位による波形変化，律動的動作に伴う心電図様波形などがある．

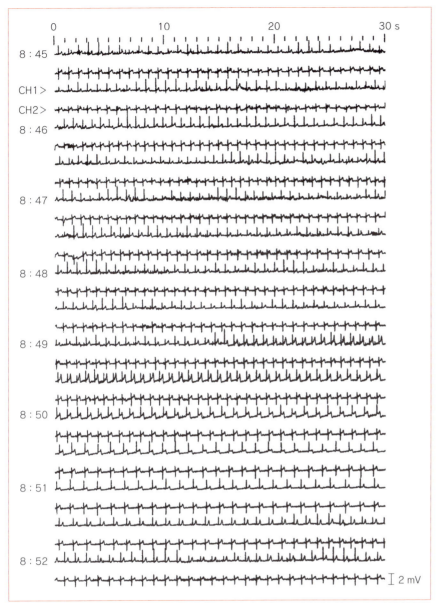

図2-B-66　Holter心電図圧縮記録　　　　　　　　　　　（しののめ内科クリニック・本川克彦氏）
60歳，女性．CH1：CM₅誘導，CH2：NASA誘導．8時49分から8時51分にかけて，CM₅にST上昇がみられ，胸痛を伴った．

一目で把握することができる．検査者は圧縮記録，トレンドグラフ，症状記録を参考にして，通常の記録速度・感度の波形をみて判定を確定する．P波は小さいため自動認識が不可能である．また，狭心症に伴うST偏位は，発作自体の時間経過を反映して，それぞれ1分以上かけて出現，持続する．**図2-B-66**は異型狭心症のHolter心電図圧縮記録の実例である．

P波

P波の有無は，ポーズが洞機能障害と房室ブロックのどちらに由来するか，頻脈が上室性と心室性のどちらに由来するか区別する際の情報になる．

1×1×1ルール

1分以上かけてピークに達する0.1mV以上のST低下が，1分ないし30秒以上持続する．くり返すときは1分以上間が空く．

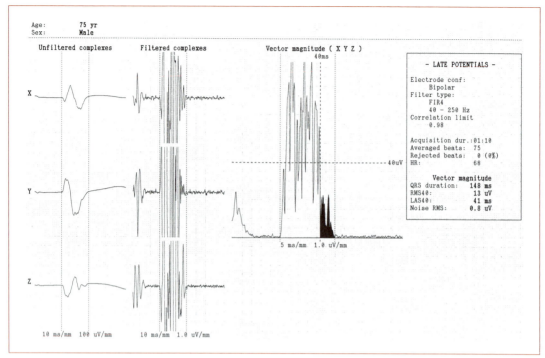

図2-B-67 加算平均心電図
ベクトルマグニチュード（$\sqrt{X^2+Y^2+Z^2}$）のフィルタ QRS 時間，最終 40 ms の 2 乗平均平方根（RMS_{40}），40 μV 未満電位持続時間（LAS_{40}）などが遅延電位の指標となる．

VII その他の心電図検査

1 加算平均心電図

　普通の心電図より高い周波数（40〜250 Hz）の帯域通過フィルタを通した信号を，100〜500 心拍加算平均する（**図 2-B-67**）．ノイズレベルの微小な高周波電位が，ノイズがキャンセルされることで検出可能になる．線維化組織に交じる残存心筋などに由来する**心室遅延電位（LP）**は，頻脈性不整脈の素地があることを示唆する．加算平均心電図による心室遅延電位検出は，心筋梗塞，不整脈源性右室心筋症などの患者のリスク評価に用いられる．

心室遅延電位：late potential, LP

 頻脈性不整脈の素地
リエントリ性心室性不整脈と関連する．

2 心内心電図

　心腔内電極を介して心内心電図を記録する．初めて適用されたのが His 束領域で，心房波，His 束波，心室波の 3 つが記録される（**図 2-B-68**）．経皮的，経血管的に電極カテーテルが心腔内に留置されて，CF 形機器に接続される．低域遮断周波数 30〜40 Hz，高域遮断周波数 500 Hz 程度の帯域フィルタで，通常の心電図よりも高周波の電位が記録される．

 心臓電気生理学的検査
心内心電図記録と心臓電気プログラム刺激法を組み合わせて，洞結節機能・房室伝導能の評価，頻脈性不整脈の誘発・停止と機序診断を行う．

3 ベクトル心電図

　心起電力ベクトル先端の動きを軌跡として描く．ループ状になる軌跡を正

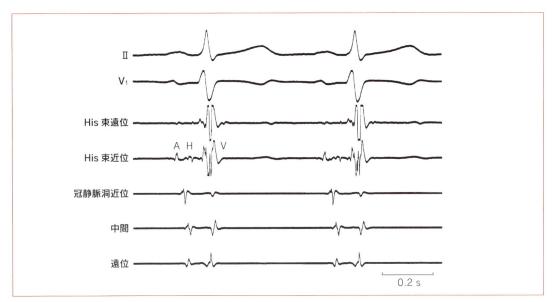

図2-B-68 心内心電図
His束近位の電位図上，心房，His束，心室の興奮に由来するA波，H波，V波がみられる．

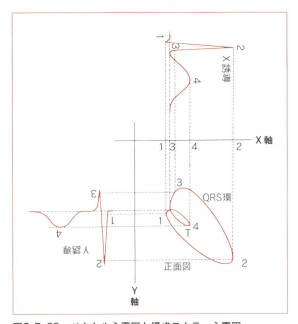

図2-B-69 ベクトル心電図と構成スカラー心電図
X軸およびY軸心電図からベクトル心電図正面図が得られる．

図2-B-70 フランク誘導法

面，水平面，側面の3平面に描く（**図2-B-69**）．心室の脱分極はQRS環を生じる．原点からもっとも遠い点に向かうのが最大QRSベクトルである．ほかに，P波，T波に相当するP環，T環が描かれる．ベクトル心電図は，心電図の波形を誘導の向きと結びつけて表示する．正常波形，心筋梗塞，心室肥大，脚ブロックなど異常波形の理解に有用である．誘導法としては，フランク誘導法が代表的である（**図2-B-70**，**表2-B-10**）．

表2-B-10 フランク誘導

誘導	識別記号	電極位置
フランク誘導	I	右側中腋窩線上
	E	前面中央線上
	C	線分 ME と線分 IA の交点 O から左前方に線分 OA に対して 45°の直線を引き，胸壁と交差する点
	A	左側中腋窩線上
	M	後面中央線上
	H	後頸部の正中線から 1 cm 右側の点
	F	左足
中性電極	N または RF	右足

フランク誘導胸部は，心臓の位置または第 5 肋間胸骨縁の高さに電極を置く．

4 ヘッドアップ・チルト試験

迷走神経反射によって心拍と血圧が低下して失神を生じるのが**反射性失神**（神経調節性失神）である．その頻度は高く，生命予後はよい．反射性失神には，**血管迷走神経性失神**，状況失神，頸動脈洞症候群があり，それぞれ誘因が異なる．

血管迷走神経性失神は最も頻度が高い．立位や座位で長時間動かずにいるときに起こりやすく，痛み刺激，不眠，疲労，恐怖，採血などの肉体的・精神的ストレスがきっかけとなる．前駆症状として，頭痛，複視，嘔気，腹痛，眼前暗黒感，視野狭窄・聴覚減弱などをしばしば伴う．

血管迷走神経性失神は，過剰な心収縮に対する心保護モデルで説明される．安静立位による心還流量減少・血圧低下に対して圧受容体反射系を介する交感神経緊張・副交感神経抑制が生じる．末梢血管抵抗増大，心収縮力増強により血圧は維持される．しかし，左室の過剰な収縮が感知され，血管運動中枢が抑制に転じると，血圧と心拍数は低下し，失神に至る．倒れると心還流量が増え，血圧と心拍数は回復して意識も回復する．立位や座位が保たれてしまうと，脳血流低下が持続して危険である．

原因不明の失神で血管迷走神経性失神が疑われる例において，失神の診断と治療効果の判定を目的として**ヘッドアップ・チルト試験**が行われる．傾斜角 60〜80°の受動的体位を 20〜40 分間保持することで血管迷走神経反射を誘発する（**写真 2-B-9，図 2-B-71**）．これで失神が誘発されない場合は，イソプロテレノール（交感神経β受容体作動薬）負荷やニトログリセリン負荷を行う．血管迷走神経反射による嘔気，眼前暗黒感，めまい等の失神前駆症状，失神を伴う血圧低下と徐脈を認めた場合に，ヘッドアップ・チルト試験陽性とする．

ヘッドアップ・チルト試験は事前にインフォームドコンセントを得て，原則として入院して行う．洞停止や房室ブロックによる長い心停止が誘発されるこ

 失神

一過性の脳全体の低灌流によって意識が消失して姿勢を保てなくなり，自然に，かつ完全に意識が回復することを失神とよぶ．発症と回復は速やかで，意識消失の時間は数秒〜数分のことが多い．起立性低血圧，反射性失神，心原性失神に分類される．てんかん，低血糖，椎骨脳底動脈循環不全などとは異なる．

 起立性低血圧

人が立ち上がると血液は腹部内臓，下肢に移動し，心還流量・心拍出量は減少し，血圧は低下する．これに対し圧受容体反射系が賦活され，心拍数増加，心収縮力増強，末梢血管抵抗増大，静脈収縮により過剰な血圧低下には至らない．圧受容体反射系の異常，循環血液量の減少があると起立時に血圧は低下し，場合によっては失神する．反射性失神とは異なり，3〜5 分間の能動的立位試験で診断できる．

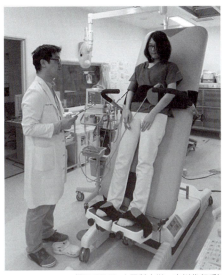

写真 2-B-9 ヘッドアップ・チルト試験の様子
被検者は傾斜角度を調節できるチルト・テーブルにもたれて立ち，転倒予防のベルトとハンドルで保持される．検査者は被検者の様子，心電図と血圧のモニタ画面を見ながら検査を行う．

(聖マリアンナ医科大学・古川俊行氏)

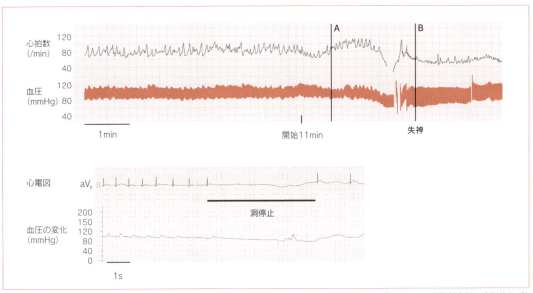

(聖マリアンナ医科大学・古川俊行氏)

図 2-B-71 ヘッドアップ・チルト試験で誘発された失神
上段：試験開始 11 分過ぎ（縦線 A）からいったん心拍が上昇した後，心拍と血圧が低下し始め，開始約 13.5 分後（縦線 B）に失神に至った．
下段：失神発生時に 4.5 秒の洞停止（太い横線）とそれに続く徐脈（43 拍/分）がみられた．

とがあるが，速やかに臥位に戻すことで回復する．イソプロテレノール負荷は，基礎心疾患のある人やコントロールされていない高血圧例では禁忌である．

C 心音図検査 (phonocardiography；PCG)

1 臨床的意義

心拍に伴う心臓弁，心腔壁，血管壁および血液の振動が体表に伝わり，聴診器を通してききとられる．聴診技術は訓練を必要とし，音自体は記録に残らない．心音図検査は，心音・心雑音を聴覚の特性に合わせて記録，視覚化して，評価を一般化する．

2 心音の成因と性質

正常心音はⅠ音とⅡ音からなる（**図 2-A-2 参照**）．Ⅰ音は僧帽弁閉鎖，三尖弁閉鎖，肺動脈弁開放，大動脈弁開放に由来する．左心系の音が優勢で，心尖部付近で最も強い．Ⅱ音は大動脈弁閉鎖によるⅡ$_A$，次いで肺動脈弁閉鎖によるⅡ$_P$からなる．吸気時にⅡ$_P$が遅れて分裂してきこえる（生理的Ⅱ音分裂）（**図 2-C-1**）．Ⅱ$_A$は広い領域で，Ⅱ$_P$は第 2，第 3 肋間胸骨左縁に限局して聴取・記録される．

3 心音計

心音計は，数 Hz から 1,000 Hz の範囲で強大な低音から微弱な高い音までを記録する（**図 2-C-2**）．高い音に敏感なヒトの耳の特性にあわせて高域通過（低域カット）フィルタおよび帯域通過フィルタを用いる．周波数帯域は低音（L），中音（M），高音（H）に分割される．機械的振動を電気的信号に変えるのがマイクロホンである（**写真 2-C-1**）．

4 心音図記録の実際

外部からの雑音のない適温・適湿の部屋で行う．被検者は上半身を露出させて検査台に仰向けに寝る．心電図電極と心音マイクロホンを装着する（**図 2-C-3**）．マイクロホンと衣服，胸毛の接触を避けるように注意する．基線が安定し，波形が記録紙におさまる感度，記録速度は 50 mm/s もしくは 100 mm/s に設定する．被検者に呼気で軽く呼吸を止めさせ，最低 5 拍分記録する．マイクロホン装着部位とフィルタの種類を記録する．

5 異常心音図

心臓弁膜症と先天性心疾患により，典型的な心音・心雑音所見が生じる．

1）大動脈弁狭窄症

左室駆出時間が延長してⅡ$_A$が遅くなり減弱する．狭窄大動脈弁口を通る血流により，第 2 肋間胸骨右縁〜第 3 肋間胸骨左縁で最強の大きく荒々しい**駆出**

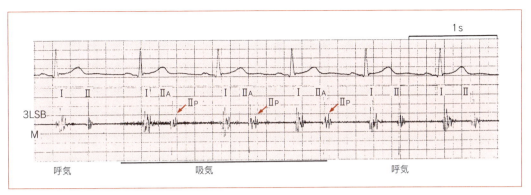

図2-C-1 正常心音図
Ⅱ音の生理的呼吸性分裂．35歳，男性．吸気時にⅡ音は分裂しⅡA-ⅡP間隔は約50 msあるが，呼気時にはⅡ音は融合して単一となっている．3LSB：第3肋間胸骨左縁，M：中音．

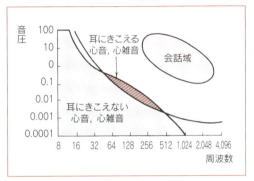

図2-C-2 Butterworth（バターワース）らによる心音，心雑音の周波数，強さ分布

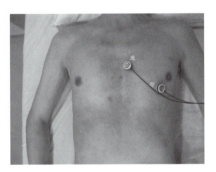

写真2-C-1 心音マイクロホン

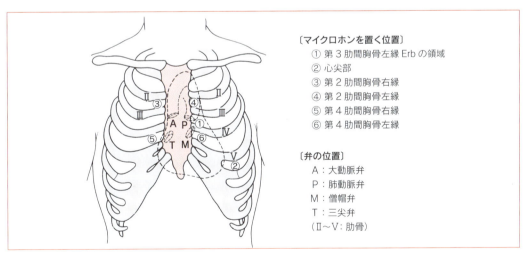

図2-C-3 マイクロホン装着部位

性収縮期雑音が生じる（図2-C-4）．

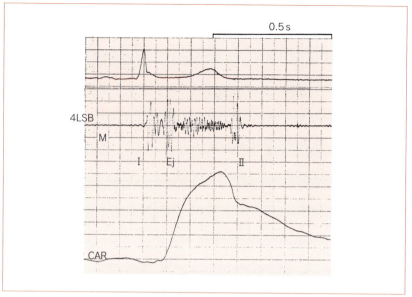

図2-C-4　駆出音および駆出性収縮期雑音
先天性大動脈二尖弁患者（59歳，男性）の記録．大動脈弁性駆出音（Ej）と軽度大動脈弁狭窄に伴う漸増・漸減（ダイヤモンド型）の駆出性収縮期雑音が記録されている．頸動脈波（CAR）は立ち上がりの途中で削がれ，ピークが遅れている．4LSB：第4肋間胸骨左縁．

2）大動脈弁閉鎖不全症

大動脈弁閉鎖から開放まで，大動脈弁逆流により，第2肋間胸骨右縁～第3肋間胸骨左縁で最強の高調な**拡張早期雑音**が生じる（**図2-C-5**）．大動脈圧に応じて漸減性となる．相対的大動脈弁狭窄のため駆出性収縮期雑音を伴うことがある．

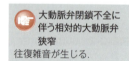
大動脈弁閉鎖不全に伴う相対的大動脈弁狭窄
往復雑音が生じる．

3）肺動脈弁閉鎖不全症（肺高血圧症）

IIPは亢進し，肺動脈弁逆流により，第2～3肋間胸骨左縁で最強の拡張早期雑音が生じる．

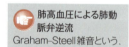
肺高血圧による肺動脈弁逆流
Graham-Steell雑音という．

4）僧帽弁狭窄症

弁腹の可動性良好な軽症例でI音が亢進し，心尖部～心基部中間で高調な僧帽弁開放音が出現する（**図2-C-6**）．狭窄僧帽弁口を通る血流により，心尖部で低調な**拡張中期雑音（ランブル）**が生じ（**図2-C-7**），I音の前にわずかに増強する（前収縮期雑音）．

5）僧帽弁閉鎖不全症

僧帽弁閉鎖から開放まで，僧帽弁逆流による心尖部最強の**全収縮期雑音**が生じる．心室の急速流入量増加を反映してIII音が生じる．

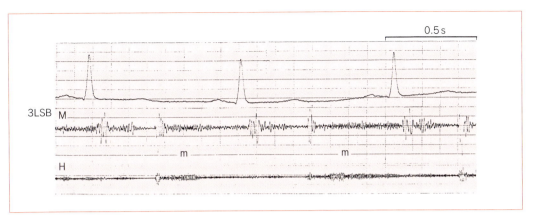

図2-C-5 拡張早期雑音
大動脈弁閉鎖不全症患者（49歳，男性）の記録．第3肋間胸骨左縁（3LSB）で，Ⅱ音に続いてやや漸増したあと漸減する高調性雑音（m）が記録されている．M：中音，H：高音．

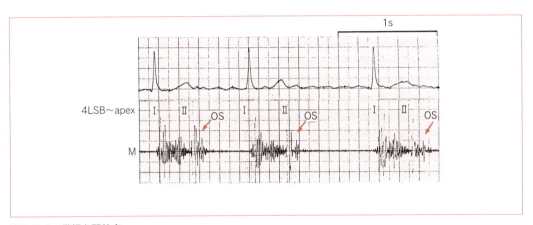

図2-C-6 僧帽弁開放音
僧帽弁狭窄症患者（45歳，女性）の第4肋間胸骨左縁〜心尖部中間部（4LSB〜apex）の記録で，僧帽弁開放音（opening snap；OS）がみられる．

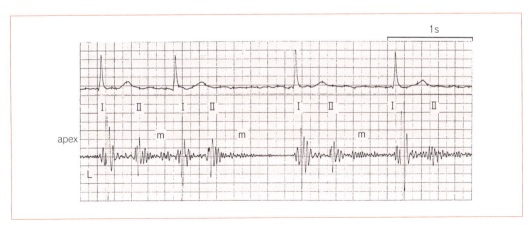

図2-C-7 拡張中期雑音
僧帽弁狭窄症患者（45歳，女性）の記録．心尖部（apex）で拡張中期漸減性の低音性雑音（m）が記録されている．L：低音．

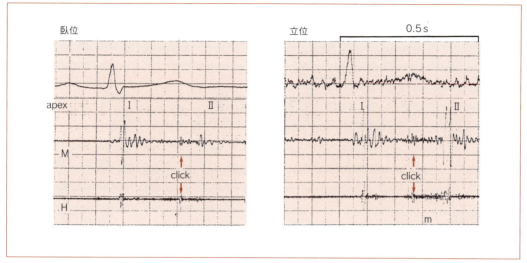

図2-C-8 収縮期クリック
僧帽弁逸脱症患者（37歳，男性）の記録．心尖部（apex）で収縮期クリック（click）がきかれる（臥位）．立位にするとクリックは早期に出現し，これに続く収縮後期雑音（m）も現れている．

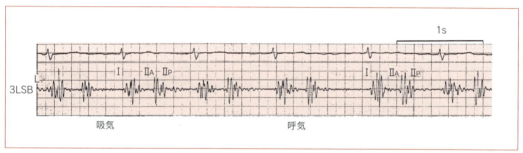

図2-C-9 Ⅱ音の固定性分裂
心房中隔欠損症患者（62歳，女性）の記録で，Ⅱ音の分裂が大きく，また分裂の呼吸性変動が小さい．

6）僧帽弁逸脱症

僧帽弁逸脱による収縮期クリックが心尖部に生じる（図2-C-8）．逸脱弁尖の反対側に向かう僧帽弁逆流による収縮後期雑音が続く．

7）心房中隔欠損症

Ⅱ音は幅広く固定性に分裂する（図2-C-9）．相対的肺動脈弁口狭窄により第2〜3肋間胸骨左縁で最強の駆出性収縮期雑音が生じる．

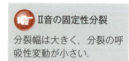
Ⅱ音の固定性分裂
分裂幅は大きく，分裂の呼吸性変動が小さい．

8）心室中隔欠損症

僧帽弁閉鎖から開放までの心室中隔欠損孔短絡血流により，第3〜4肋間胸骨左縁で最強の荒々しい**全収縮期雑音**が生じる（図2-C-10）．心室の急速流入量増加を反映してⅢ音が生じる．

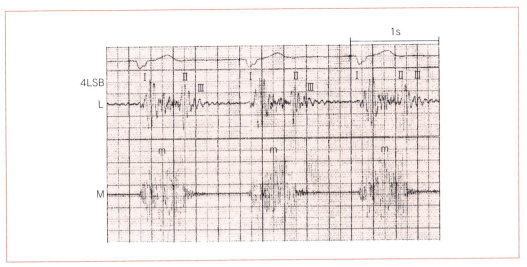

図2-C-10 全収縮期雑音
心室中隔欠損症患者（77歳，女性）の記録．第4肋間胸骨左縁（4LSB）で，Ⅰ音と同時に始まりⅡ音まで続く全（汎）収縮期雑音（m）とⅢ音（低音）が記録されている．基本調律は心房細動，心室ペーシングリズムである．

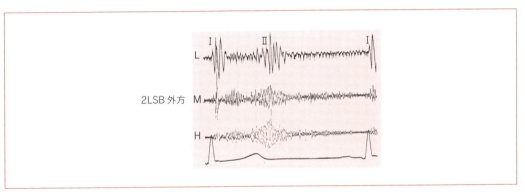

図2-C-11 連続性雑音
動脈管開存症（35歳，女性）の記録．第2肋間胸骨左縁（2LSB）外方で，収縮期に漸増し，拡張期に漸減する連続性雑音がある．

9）Fallot（ファロー）四徴症

肺動脈狭窄による駆出性収縮期雑音が生じる．心室中隔欠損があるが，左右心室圧が同等のため，全収縮期雑音は生じない．

10）動脈管開存症

動脈管を通って収縮期〜拡張期を通じて大動脈から肺動脈に短絡する血流によって，第2肋間胸骨左縁の外方で最強の**連続性雑音**が生じる（図2-C-11）．

11）閉塞性肥大型心筋症

僧帽弁前尖の収縮期前方運動による左室流出路閉塞により，心基部で最強の駆出性収縮期雑音を生じる．僧帽弁閉鎖不全を併存することが多く，併存した

Fallot四徴症
①肺動脈狭窄，②大動脈騎乗，③心室中隔欠損，④右室肥大の4徴候からなるチアノーゼ性先天性心疾患（p.323参照）．

連続性雑音
動脈管開存症のほかに，冠動脈瘻，バルサルバ洞動脈瘤破裂でも連続性雑音が生じる．

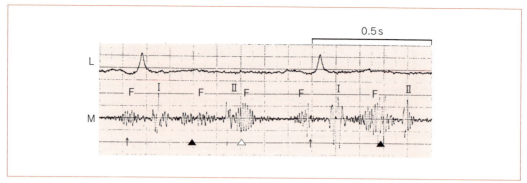

図2-C-12 心膜摩擦音
急性心膜炎患者（23歳，男性）の記録．前収縮期（↑），収縮期（▲）および拡張早期（△）に摩擦音（F）が記録されている．

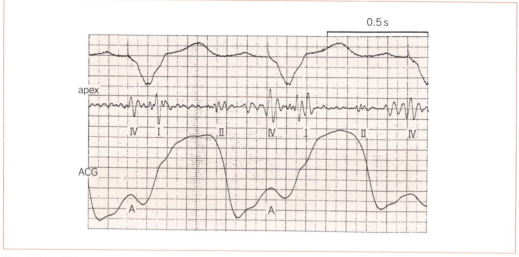

図2-C-13 Ⅳ音
陳旧性心筋梗塞および高血圧性心肥大に伴う心不全患者（73歳，男性）の心尖部（apex）記録．心房収縮に伴うⅣ音が心尖拍動図（ACG）の心房波（A）に一致してみられる．房室ブロックに対してペースメーカーが植え込まれている．心尖拍動図は抬起性収縮期波を呈している．

場合には心尖部で最強の全収縮期雑音を伴う．

12）機能性雑音

無害性雑音ともよばれ，器質的心疾患のない人に出現する持続の短い駆出性収縮期雑音である．健康な青少年，あるいは貧血，発熱，甲状腺機能亢進症に伴って生じる．楽音様雑音（ブーンという弦楽器の弦をはじいたような音）を Still 雑音という．

13）急性心膜炎

粗造化した心膜が擦れることで，高調な**心膜摩擦音**が心拍動の強い駆出期，急速流入期，前収縮期の3時相に生じる（**図2-C-12**）．

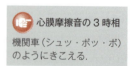

心膜摩擦音の3時相
機関車（シュッ・ポッ・ポ）のようにきこえる．

14）駆出音

駆出の開始が遅れて，大動脈弁もしくは肺動脈弁開放に伴う音がⅠ音から離れてきこえる．大動脈弁・肺動脈弁疾患，高血圧症，心房中隔欠損症，動脈管開存症などで生じる（図2-C-4）．

15）Ⅲ音

心室急速流入による振動が高じてⅢ音が生じる．健常若年者，急速流入血液量の増加，収縮力低下に伴う心拡大で出現する（図2-C-10）．

16）Ⅳ音

心房収縮による振動が高じてⅣ音が生じる．心肥大に伴う心室拡張能の低下で出現する（図2-C-13）．

17）心不全

Ⅲ音（拡張早期奔馬音）ないしⅣ音（心房性奔馬音），あるいは両者が出現する．Ⅰ音，Ⅱ音とこれらの過剰心音で，3〜4つの音が頻脈と相まって，あたかも馬が走る音のようにきこえ，**奔馬調律**（ギャロップリズム）と表現される（図2-C-13）．

D | 脈管疾患検査

I 動脈硬化検査

1 足関節上腕血圧比（ankle brachial pressure index；ABI）検査

　末梢動脈疾患（peripheral arterial disease；PAD）は，下肢動脈の閉塞性疾患である．主な疾患として，閉塞性動脈硬化症やBuerger（バージャー）病が含まれる．PADは高血圧や糖尿病，脂質異常症，喫煙歴などを背景として発症する，全身的な動脈硬化症の一部分症である．つまりPADは，**冠動脈疾患や脳血管障害を将来発症する頻度が高い群**である．そのため，全身における動脈硬化症の早期発見において，PAD診断は非常に重要である．

　動脈は，全身に樹木のように分岐して走行している．また分岐した枝が再び合流する部位もある．動脈は，閉塞性病変（狭窄や閉塞）が存在するとその**末梢の血圧が低下**する．下肢動脈は上肢動脈よりも動脈の閉塞性病変が起こりやすい．大動脈から足関節までの動脈の間に存在する閉塞性病変について，狭窄度が高く，病変範囲が広く，病変数が多いとそれだけ足関節の血圧が低下する．血圧は個々人で異なるため，上腕血圧で除すことで標準化する．これが**足関節上腕血圧比（ankle brachial pressure index；ABI）**であり，PAD診断法として用いられる．ABI 1.00以上1.40までが正常，ABI 0.91以上0.99までは境界領域である．0.90以下の場合はPADが疑われる．逆に1.41以上という高い数値の場合は，下肢動脈の石灰化が強いため測定カフでは血管が圧迫されず，実際の血行動態を反映していないと考えられる．

　近年，多くの施設で自動血圧脈波検査が診療に用いられている．自動血圧脈波検査装置はオシロメトリックセンサーを内蔵したカフを用いてABIを，さらに空気容積脈波を検出して末梢の**脈波伝播速度（pulse wave velocity；PWV）**を算出する装置である（**写真2-D-1**）．オシロメトリック法での足関節血圧は，下腿3本の動脈での最も高い血圧を表示する．しかし，オシロメトリック法の自動装置では，不整脈や低値の場合にABI値を正しく測定できないことがある．そのため，連続波ドプラ血流計を用いたドプラ法での測定法についても習得しておくことが望ましい．プローブを各動脈の走行する部位に当てると，拍動する動脈のドプラ音が聴取される．そこでプローブを固定し，音がきこえなくなるまで血圧計のカフ圧を上げる．毎秒2〜4 mmHgの速度でカフ圧を下げていくと，再びドプラ音が聴取される．ドプラ音の出現時を収縮期血圧とする（**図2-D-1**）．

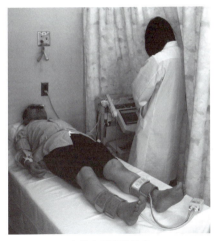

写真2-D-1　自動血圧脈波検査

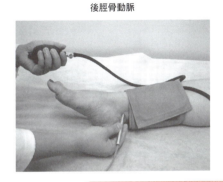
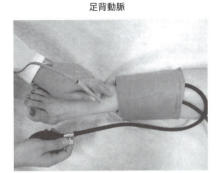

ABI 値算出方法

$$ABI = \frac{後脛骨動脈血圧と足背動脈血圧のうち高い方}{左右の上腕動脈血圧のうち高い方}$$

図2-D-1　ドプラ法による足関節血圧測定

2　足趾上腕血圧比（toe brachial pressure index；TBI）検査

　足趾血圧測定は，足関節より末梢の動脈に狭窄・閉塞性病変を疑う場合に利用される．また，糖尿病，維持透析患者では，足関節を含めその中枢側に高度の動脈石灰化を認める場合，足関節に巻いたカフの圧を 300 mmHg 以上にまで上げても血管が閉塞せず測定できないことがある．この場合でも，足趾まで石灰化が及ぶことはまれなため，足趾血圧の測定がきわめて有用である．足趾血圧では第 1 趾または第 2 趾にカフを装着する．ただし，第 1 趾には 3 cm 幅，第 2 趾においては 1.5 cm 幅のカフを用いる．TBI は，足趾血圧を上腕血圧で除して標準化した指標である．足趾動脈は温度や自律神経の影響を受けやすいため，落ち着いた環境で検査を行う．寒い場合は足趾をおおい，温かくしたのちに検査する．

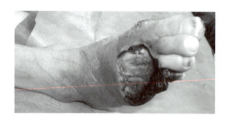

写真2-D-2　虚血性足潰瘍

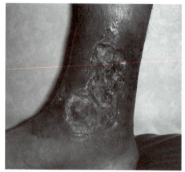

写真2-D-3　静脈性足潰瘍

3　PADに対する臨床検査技師の役割

　PADに対する臨床検査技師の役割は，ただABI値などの数値を出すことではない．患者の主訴を確認し，その訴えが，虚血によるものかそうでないか，今後の治療方針を決めるための結果を示す重要な役割を担う．チーム医療の一員として患者を診ているという意識が必要である．

　PADにおいて，潰瘍・壊疽，安静時痛は重症とされているが，他疾患との鑑別には足関節血圧や足趾血圧を確認する．**写真2-D-2**のように，足部や足趾にある深い潰瘍は虚血や感染が原因と考えられ，**足関節血圧が50〜70 mmHg未満，足趾血圧が30〜50 mmHg未満であれば重症虚血**であり，血行再建を行わなければ大切断（かかとの残らない下肢切断）となる可能性がある．一方，足関節血圧や足趾血圧が高ければ，血行再建ではなく感染コントロールが重要ということが示される．

　写真2-D-3のように足関節付近の創の浅い潰瘍は，静脈疾患が原因と考えられ，主治医に下肢静脈超音波検査を提案し，下肢静脈超音波検査によって弁不全や閉塞の有無を確認する．

　間欠性跛行（はこう）では，歩行によって下肢の**筋虚血**を起こしているのか，脊柱管狭窄症による**神経症状**であるかを見極める方法の一つとして，ABIが有用である．しかし，両疾患が併存することも多いため，トレッドミル検査などで歩行を再現し症状を確認することが望ましい．歩き始めからすぐに症状が出現する場合や大腿外側や背側にしびれを訴えるような場合，また前屈みにならないと症状がなくならない場合は，筋虚血より神経症状が強いことが考えられる．また，左右ABIの高い側に訴えの強い場合は他疾患によるものと考えられ，血行再建（血管内治療またはバイパス手術）を行っても症状が軽減せず，患者満足は得られない．

　血行再建後の経過観察においては，ABIが前回より0.15以上の低下が認められた場合は，超音波検査などの画像検査にて精査が必要となる．

 重症虚血肢
重症の慢性虚血に起因する下肢の安静時疼痛や潰瘍ならびに壊死などを有し，効果的な血行動態の改善が得られない場合には6〜12カ月以内に大切断術が必要となることが予測される状態．

4　皮膚灌流圧（skin perfusion pressure；SPP），経皮酸素分圧（transcutaneous partial pressure of oxygen；tcP_{O_2}）

重症虚血の評価においては，皮膚灌流圧（SPP）や経皮酸素分圧（tcP_{O_2}）が用いられ，測定部位は主に足部を選択する．

SPPはレーザードプラをセンサーとして，圧迫後解除を行い，レーザードプラによる血流が検出された圧を皮膚灌流圧とする．レーザードプラは変動が大きいため，体動などによって測定値が上がったタイミングを誤って灌流圧としてしまわないよう注意して，被検者の様子と測定グラフを確認しながら正しい測定値を見極める．

酸素分圧は，クラーク電極を貼付し，皮膚表面を43～44℃に温め，コンタクト液に上がってきた酸素を測定する．測定値が安定してプラトーに達するまで10分以上を要するが，複数電極が装備されていれば一度に複数個所の測定が可能で，圧迫がなく患者の苦痛が少ないというメリットがある．

皮膚は虚血に強いため，間欠性跛行患者であってもSPP値やtcP_{O_2}値は健常者と有意差はみられない．そのためSPP，tcP_{O_2}の検査対象は安静時痛や潰瘍，壊死など臨床症状が重症な症例とし，虚血の影響を明らかにする目的で使用する．また下肢切断を検討する場合，切断部位の皮膚の微小循環が不十分な場合，断端が治癒しない．そのため脚をできるだけ長く残し，かつ断端治癒が見込める部位を選択するための評価にSPPやtcP_{O_2}を使用する．

測定値の解釈は，SPP，tcP_{O_2}ともに足部で30 mmHg以下であれば重症虚血肢と考えられる．ただし治療介入の必要性については，上記の虚血評価のみならず創の部位と広がり，感染の状況をあわせて総合的に検討される．

5　脈波伝播速度（pulse wave velocity；PWV）

PWVは2点にて脈波を検出し，その時間差（ΔT）と2点間の距離の差より算出する（**図2-D-2**）．元来，PWVとは頸動脈脈波と大腿動脈脈波を検出することにより中枢（大動脈）の脈波速度を算出した，動脈の硬さと伸展性を把握するメンケベルグ型動脈硬化の指標である．**PWVの数値が高いほど心血管疾患発症リスクが高い**などの報告があり，動脈硬化性疾患の予防と臨床に活用できることが期待されている．PWVは年齢，性別，血圧など測定値に影響を与える因子を考慮する必要がある．上下肢のカフにセンサーを置く自動血圧脈波検査装置は，脈波を空気容積脈波法により検出し，大動脈から足関節の脈波速度を反映している（baPWV；brachial-ankle PWV）．

使用に際して，オシロメトリック法は動脈壁の振動を測定するため，カフの巻き方がゆるすぎないか締めつけすぎていないか，外からの圧迫，振動が加わっていないか，カフのセンサーの位置が正しいかなどに注意し，誤差要因を防ぐ必要がある．また，カフを巻くときには，被検者の足の色の観察，後脛骨動脈や足背動脈の脈が触れるか，皮膚温など他覚的所見を加味し，病態を予測しながら検査を行うことで測定値の信頼性が高まる．さらに注意すべき点は，

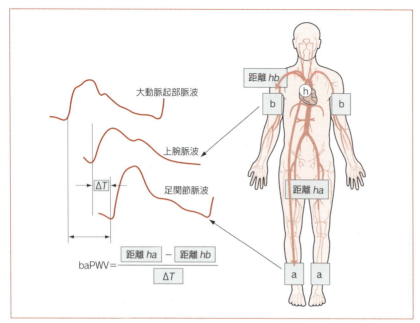

図2-D-2　brachial-ankle PWV法による脈波速度測定法

アテローム性動脈硬化により内腔の強い狭窄を認める場合には，PWVがかえって低下することである．また，長期の維持透析患者や糖尿病患者などメンケベルグ型動脈硬化の程度が強い場合には，カフによる圧迫が困難となり，ABIが実際より高値を示し，動脈内腔の病変がとらえられないことがある．したがって，評価の際には両指標を合わせて評価する．

6　指尖容積脈波（digital plethysmogram）

指尖容積脈波とは，心収縮による圧変化により生じた血管の容積変化を，指（趾）尖に装着したセンサーにて記録したものである．近年では，心機能評価よりむしろ，脈の伝達に伴う血管の病変をみるために用いられることが多い．動脈硬化の評価，閉塞性動脈硬化症・Buerger病・脈なし病（高安動脈炎）などの血管の器質的狭窄・閉塞性病変や，Raynaud（レイノー）症候群などの血管の機能的病変をみるのに有用である．

1）各部の名称および正常脈波

健常若年者の脈波は，図2-D-3に示すような正常後隆波（normal catacrotic wave）を呈する．立ち上がりS点から急峻に縮期峰（P：systolic peak）まで立ち上がり，次いで下降に転ずる．この隆起を衝撃波（percussion wave）という．下降曲線に後隆または潮浪波（T：catacrotic hump, tidal wave）と弛期峰（D：diastolic peak）の2つの隆起と，その間の切痕（DN：dicrotic notch）を認める．上昇曲線に隆起が現れる場合を前隆起（anacrotic hump）という．

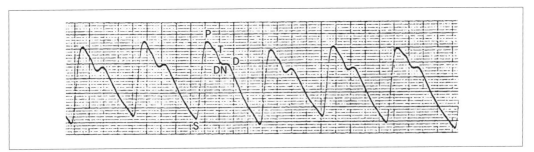

図2-D-3　正常後隆波
S：立ち上がり点，P：縮期峰（頂点），T：潮浪波，DN：切痕，D：弛期峰．

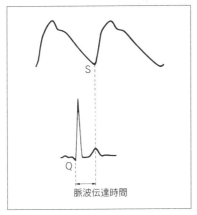

図2-D-4　脈波伝達時間の計り方

2）検査法

(1) 計測

① **昇脚時間（upstroke time）**：脈波の立ち上がりSから縮期峰Pまでの時間を昇脚時間（U-time）とよぶ．正常値は平均 0.13 ± 0.01 秒で，0.2秒を超えることはない．

② **波高（height）**：基線から縮期峰Pまでの高さをいう．正常値は指尖で3.0〜5.0 mV/V，趾尖で2.5〜4.5 mV/Vである．

③ **脈波伝達時間（pulse conduction time）**：心電図のQから脈波の立ち上がり点Sまでの時間は脈波伝達時間を表す（**図2-D-4**）．ただし，等容収縮時間が含まれている．

④ **脈波伝達速度（velocity of pulse conduction）**：脈波伝達距離（第3肋間胸骨左縁から指尖または趾尖まで）を脈波伝達時間で割ると，脈波伝達速度が得られる．日本人の脈波伝達速度は健常者で4〜6 m/sで，高齢者ほど速い．動脈硬化症では6〜8 m/sで，同年齢の健常者に比べ速い．

(2) 測定上の注意

① 末梢血管の循環安定のため，測定前に10〜15分程度の十分な安静をとらせ，精神緊張のない状態で一定の室温のもと（21〜24℃が至適）に行う．

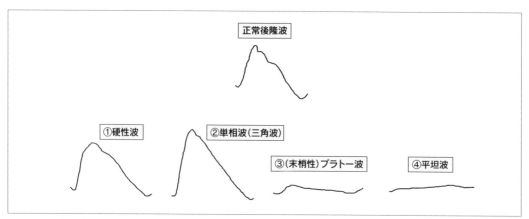

図2-D-5　指尖容積脈波の分類

仰臥位で，検査部位を心臓と同じ高さにする．
② 最近のセンサーは近赤外線の波長に鋭敏で感度がよく，また蛍光灯にはほとんど近赤外線が含まれないため，外光の入らない室内で測定する場合にはセンサーを遮蔽する必要はない．
③ 測定部位の爪の汚れ，マニキュアは取り除いておく．
④ 再現性を高めるために，室温・体温などの検査時の条件を統一することが重要である．

3）結果の解析と評価

　動脈に器質的閉塞がある場合，振幅が減少し，上昇脚の立ち上がり勾配は緩やかで，ピークは脈波の中央寄りに位置する．さらに切痕，隆起がはっきりしなくなり，重症になるほど波高が低下する．
　一方，心拍出量，心収縮力の低下によっても影響を受け，波高は低下，前隆波を形成し，頂点は遅れる（心性プラトー波）．
　四肢末梢動脈疾患では，以下の波形が臨床上有用である（図2-D-5）．
① 硬性波：太い動脈の硬化により血管壁の伸展性が低下した場合にみられる．脈波の上昇脚終末が丸みを帯び，頂点が遅れる．切痕は高い位置にある．
② 単相波または三角波：細動脈の硬化，高血圧により血管抵抗が増す場合にみられる．頂点が遅れ，縮期峰，切痕が明らかでなく，収縮期から拡張期を通じて一相の波形を呈する．
③（末梢性）プラトー波：Buerger病などで末梢動脈が狭窄，閉塞すると，脈波の波高は低くなるが頂点の遅れはない．
④ 平坦波：プラトー波を生ずるような障害が進行すると，より低振幅となり波高のほとんどない平坦な脈波がみられる．さらに進むと脈波の消失をみる．

4）寒冷負荷試験

　Raynaud病，膠原病などに起因するRaynaud症候群は，手指・足趾の血管

攣縮による機能的狭窄・閉塞を起こす疾患である．Raynaud病では，室温下では正常波形を示すが，寒冷負荷試験によってRaynaud現象の発作を誘発することができ，器質的疾患との鑑別になる．

15℃以下の冷水に指趾を1〜2分浸ける．このとき，クーラーなどで全身を冷却したほうが発作を生じやすく，また変化が強い．

陽性例では寒冷負荷により波形が平坦，低振幅化し，負荷を終えたあとの回復も遅い．

寒冷負荷の際，冷水に両手指を浸すことで急激な血圧上昇を起こし，血管攣縮性狭心症を誘発することがある．狭心症などの既往がある場合は，血圧・脈拍を測定し，心電図をモニタリングし，医師の立ち会いのもとにニトログリセリンなどの抗狭心症薬を準備してから検査を行う．

II 血管内皮機能検査

動脈硬化では，前述のように動脈中膜の弾性低下を評価するPWV，動脈の閉塞性障害を評価するABIの検査が用いられるようになった．近年，動脈硬化の前段階である血管内皮機能障害の評価方法として，**血流依存性血管拡張反応（flow mediated dilation；FMD）** の有用性が認められてきた．FMDは一定時間血流をせき止め，解除することにより流れの刺激を起こし，増加したずり応力にさらされた血管が弛緩する過程として起こる．

血管内皮は，血管の最も内層に位置する一層の細胞層である．血管内皮からは一酸化窒素（NO）などの血管拡張因子が放出される．血管内皮機能が低下していると NO の放出は少なくなる．血管内皮機能検査には，カテーテルを前腕動脈に挿入して血管作動物質を直接動注する方法があるが，特異度が高い反面，被検者への負担が大きい．そのため，超音波診断装置を用いた無侵襲的な方法として FMD が確立され，多くの施設で行われるようになった．

血管内皮を障害する病態，因子として，高血圧，脂質異常症，糖尿病，肥満，運動不足，喫煙，閉経などが知られている．血管内皮機能障害は不可逆的なものでなく，薬物療法，生活習慣の是正などにより改善可能である．そのため，FMDを測定し，心血管合併症の発症予防や治療戦略の決定に活用することにより，生命予後の改善が期待される．

1 検査法
1）測定準備

室温は23〜26℃とする．使用装置は7 MHz以上のリニア型プローブを備えた超音波診断装置を用いる．上腕血圧測定，前腕駆血に使用する血圧計を用意する．

測定時間は午前中，空腹時に行うことが望ましい．起床時より薬剤，喫煙やカフェイン，ビタミンCの摂取を避け，飲水のみ可とする．女性に関しては

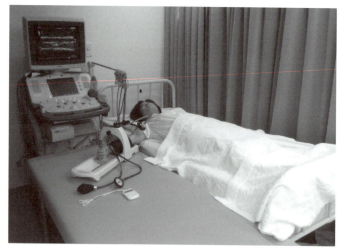

写真2-D-4　FMD検査の様子
腕部・器具ホルダーにて，被検者の腕とプローブの両方を固定して施行する例である．

月経周期による影響を考慮し，月経期，終了後2日間は検査を避ける．
　15分間以上の安静，さらに仰臥位にて5分間以上安静の後，測定する腕とは対側の左上腕にて血圧を測定する．

2）測定手順
① 測定対象は原則として右の上腕動脈とし，安静仰臥位で腕を体幹と同じ高さとし，体幹より離す（**写真2-D-4**）．
② 測定肢の前腕に駆血用のカフを装着する．装着位置は中枢寄りとする．
③ 測定対象の上腕動脈を，肘より中枢側で画面に対して水平に走行するよう描出する．プローブを当てる強さは皮膚に密着する程度とし，血管を圧迫しないよう注意する．
④ 安静時の上腕動脈の血管径を測定する．2.5 mmより細い動脈では，FMD測定は困難である．
⑤ 前腕部を収縮期最高血圧＋50 mmHgの圧で5分間駆血する．
⑥ 駆血解除後，ただちに連続3分間記録を行い，最大拡張時の血管径を測定する．
⑦ 上記の④と⑥の血管径を比較し，血管の拡張率を％FMDとして表す．
⑧ $\%FMD = \dfrac{(最大拡張時血管径 - 安静時血管径)}{安静時血管径} \times 100$

2　解釈
　血管内皮機能が低下しているとNOの産生が少なくなり，FMD値は低下する．基準範囲は6％以上とされており，血管内皮障害や加齢により低下する．

第3章 神経・筋機能検査

A 神経系検査の基礎

I 神経

1 ニューロン

中枢神経系は多くの組織や細胞から成り立つ．神経組織を構成する1つの神経細胞をニューロン（神経単位）という．ニューロンは細胞体と軸索（神経線維）と樹状突起からなり，神経活動の構造・機能上の単位をなす（図3-A-1）．軸索突起の末端で，**シナプス**を介して他の神経細胞と連絡している．

2 膜電位と興奮機序

神経細胞の内外では，細胞膜を挟んでイオンや蛋白質の濃度勾配が存在する．イオンや蛋白質がもつ電荷によって，通常，細胞外と比べ細胞内がおよそ−70 mVに荷電する．これが**静止膜電位**となる．イオンや蛋白質は，細胞膜にあるチャネルを通過することで細胞内外に移動し，膜電位が変化する．神経線維における興奮は，細胞膜の膜電位の変化として現れる．シナプスを介して他のニューロンから興奮が伝わってくると，細胞体での膜電位が一過性に変化する．この一過性の膜電位の変化が，**活動電位**として記録される．

3 興奮伝導と伝達

神経線維における興奮の伝導は，無髄神経では興奮が次々と連続的に伝導するが，有髄神経では電気的に抵抗の少ないRanvier（ランヴィエ）絞輪に次々に興奮が伝わる．この伝導を**跳躍伝導**という．興奮伝導速度は神経の種類や太さと相関があり，有髄神経で神経線維が太いほど速い．

II 末梢神経

1 体性神経と自律神経

神経系は末梢神経と中枢神経に大別される．末梢神経は中枢神経と効果器や感覚受容器をつなぎ，頭蓋底を通る脳神経と脊髄孔を通る脊髄神経がある．
末梢神経は**体性神経**と**自律神経**に分けられる．体性神経は遠心性の運動神経

シナプス

シナプスはニューロンとニューロンの接合部にあり，ニューロン間の情報伝達を担う．神経細胞の興奮が伝わると，シナプス前細胞のシナプス小胞から神経伝達物質がシナプス間隙に放出されて，シナプス後細胞の受容体を介して興奮が伝わる．神経線維は興奮を両方向に伝えるが，シナプスでは興奮は一方向にのみ伝達される．

静止膜電位：resting membrane potential

活動電位
（action potential）
膜電位には，脱分極を起こす興奮性シナプス後電位（excitatory post-synaptic potential；EPSP），過分極を起こす抑制性シナプス後電位（inhibitory post-synaptic potential；IPSP）がある．EPSPとIPSPは互いに打ち消し合い，興奮伝導が調節される．EPSPがある大きさになると活動電位が生じる（図3-A-2）．

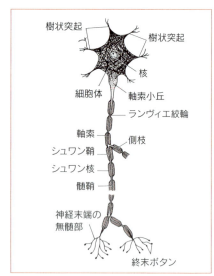

図3-A-1 ニューロンの構造

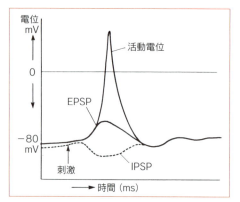

図3-A-2 細胞の興奮の状況

と求心性の感覚神経からなる．自律神経は**交感神経**と**副交感神経**からなる．自律神経において，遠心性ニューロンは交感神経と副交感神経である．痛覚（求心性ニューロン）は一般に，交感神経と一緒に存在する．

　緊張によって交感神経系の活動が高まると，消化管の運動や消化液の分泌，排尿が抑制され，それ以外の多くの運動機能が亢進する．一方，安静によって副交感神経の活動が高まると緊張が解け，消化管の運動や消化液の分泌が活発になり，排尿が起こりやすくなる．この二重支配によって，生体各器官の恒常性が保たれている．

> **交感神経と副交感神経**
> 自律神経は平滑筋，心筋，分泌腺などの働きを活性化または抑制する．自律神経の効果器となるほとんどの器官は二重支配，すなわち，交感神経系と副交感神経系の双方の支配を受けており，一方によって活性化され，他方によって抑制される相反支配を受ける．

2 自律神経の検査

　自律神経の効果器にはさまざまな器官や臓器があり，それぞれについて自律神経機能を評価する検査があり，1つの検査ですべての自律神経機能を測ることはできない．

　自律神経障害の頻度の高い症状は，起立性低血圧や失神など循環動態に関連する症状で，心拍の変動や臥位から立位変換時の血圧の変動が指標として用いられる．また，指尖部で末梢循環動態を調べる脈波も，自律神経機能検査の一つである．

　交感神経活動を発汗として記録する検査としては，**交感神経皮膚反応**がある．

> **交感神経皮膚反応（sympathetic skin response）**
> 末梢神経を電気刺激し，手掌-手背間，足底-足背間に生じる電位変化を数秒間記録することにより，発汗を電位変化としてとらえ，自律神経機能を評価する．求心路の末梢神経から脊髄，中枢神経，遠心路の脊髄，節前節後交感神経線維，交感神経節，汗腺のいずれかに障害があると，交感神経皮膚反応は減弱，消失する．

III 中枢神経

1 大脳の働きと機能の局在 （図3-A-3，-4）

　大脳は高等な動物ほど発達している．その重量は成人で約1,300gあり，正

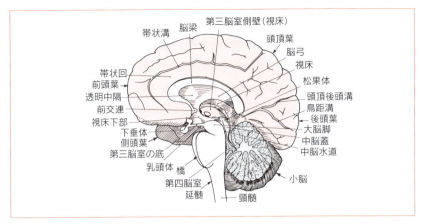

図3-A-3 脳の正中断面

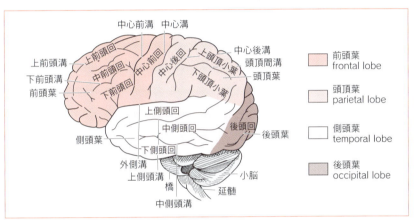

図3-A-4 大脳半球（左側面）

　中線にある大きな溝（大脳縦裂）によって左右の大脳半球に分けられる．また，大脳半球は前頭葉，頭頂葉，側頭葉，後頭葉，辺縁系，島などに分けられる．左右の半球の間には側脳室があり，第三脳室，中脳水道から第四脳室へと連絡し，さらに脊髄内の中心管に通じる．その中にある髄液は，第四脳室部にある外側孔や正中孔から脊髄の外側に流出する．

　大脳の表層には多くの神経細胞が層をなして存在し，灰白質をつくる．この部分は**大脳皮質**で，約140億の神経細胞がある．皮質の下部は**白質**で，多数の神経線維が走り，その中に大脳核が存在する．

大脳皮質：cerebral cortex

　大脳皮質にはそれぞれの部分に特有の機能がある．ブロードマン（Brodmann, 1868～1918年）は，細胞の構築から皮質面を52の領野に区分した．皮質の機能とあわせ，中枢の局在を表すのに用いられる（**図3-A-5**）．
① 運動領：中心溝のすぐ前の**中心前回**にあり，ここはブロードマンの第4野にあたる．この部の第Ⅴ層にはベッツ（Betz）の巨大な錐体細胞があり，ここから遠心性線維が出ており，**錐体路**とよばれる．大部分は錐体交叉し，反対側の筋肉の随意運動を司る．この運動領の前方の第6野は前運動領と

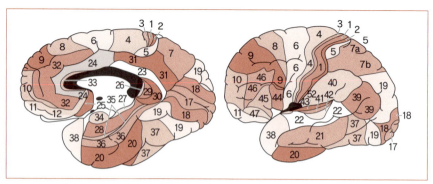

図3-A-5 ブロードマンの細胞構築脳図
数字は領野番号．

いわれ，皮質橋核路の一部が出る．ここは**錐体外路**性投射中枢があるといわれ，筋の姿勢調節や不随意運動調節に関係している．

② **感覚領**：中心溝のすぐ後ろの**中心後回**，すなわち頭頂葉の前部のブロードマン3，1，2野は体性感覚野で，皮膚，深部感覚の線維を視床から受けている．この中枢も，運動領と同じく支配領域が左右で交叉している．

③ **視覚領**：後頭葉の内側面の鳥距溝の近くで，第17野には視覚の中枢がある．第18，19野は視覚の連合中枢または2次中枢といわれ，映された映像の意味を理解する．

④ **聴覚領**：側頭葉の外側溝に面する部分の第41，42野に聴覚中枢がある．また，この近くに聴覚の2次中枢がある．

⑤ **言語中枢**：第4野の下方の前頭葉後下部（第44，45野）には，**運動性言語中枢**である**ブローカ（Broca）中枢**がある．また，聴覚領の近くの第39，40，22野には，言葉を聞いて理解するのに必要な**感覚性言語中枢**である**ウェルニッケ（Wernicke）中枢**がある．

⑥ **嗅覚領，味覚領**：前頭葉下部の嗅脳には嗅覚領があり，側頭葉の海馬，扁桃核と連絡している．味覚領は側頭葉内側の島，頭頂葉，前頭葉にある．

⑦ **連合領**：大脳半球のなかで，機能の明らかにされている第1次中枢のある部分を除いた広い部分は，感覚の認知，総合，判断，記憶などの精神活動の行われる部位である．ここを連合野といい，前頭葉に最も発達しているが，側頭，頭頂部にも存在する．

⑧ **大脳辺縁系**：大脳半球の内側面で，海馬回，扁桃核，帯状回，鉤，中隔核などを総括し大脳辺縁系という．この部は系統発生的に古い大脳皮質（古皮質，旧皮質）に属し，視床下部と連絡して，自律神経，内分泌機能を統合し，種属保存に関する性本能，食欲，情動，集団本能などの働きがある．

> **ブローカ中枢とウェルニッケ中枢**
> ブローカ中枢は右ききでは左半球に，左ききでは右半球にあるといわれる．この部が侵されると，話そうとしても発語できない運動性失語が起こる．ウェルニッケ中枢が侵されると，言葉を聞いても理解できず受け答えができない感覚性失語が起こる．

2　脳幹の働きと意識

延髄，橋，中脳（四丘体と大脳脚）を総称して**脳幹**というが，機能からみる場合には，さらに間脳をも含めている．脳幹部は中枢として重要であるばかり

でなく，神経線維の経路として上位中枢と末梢部を連絡している．

脳幹部の多数の神経核や網様体には種々の重要な反射中枢や脳幹固有の中枢があり，生命にとって重要な部分である（たとえば，咀嚼反射，嚥下反射，嘔吐反射，眼瞼反射，対光反射，血圧反射，血管運動反射，緊張性頸反射など）．末梢からは絶えずインパルスが感覚神経を上行し，視床に送り込まれて，大脳に到達する．

この経路には，
① 体性感覚→脊髄→中脳の内側毛体→中継核（視床）→大脳皮質の感覚野に投射する経路
② 中脳以下の脳幹部で内側毛体より出た側枝→脳幹網様体→視床→大脳皮質の広い領野に投射する経路

がある．前者は**特殊投射系**または**特殊感覚経路**といわれ，後者は**非特殊投射系，非特殊感覚経路**，または**広汎投射系**といわれる．

このうち，脳幹網様体での興奮を視床に伝える経路を**上行性脳幹網様体賦活系**といい，脳幹網様体に送られてくるインパルスによって興奮レベルが調節され，意識のレベルが変化する．

3 睡眠の生理と調節

覚醒時，大脳皮質の神経細胞はさまざまな感覚情報や脳幹網様体からの刺激を受け，絶えず活動している．睡眠状態ではさまざまな感覚情報や脳幹網様体からの刺激が減少し，神経細胞の活動性は低下する．睡眠によって脳と心身は休養をとり疲労が回復する．睡眠の中枢機構としては，青斑核，縫線核，橋網様体，視索前野などが関与する．およそ24時間周期を呈す**概日リズム**（circadian rhythm）の中枢は，視交叉上核およびメラトニンを分泌する松果体と考えられている．

4 記憶

記憶は保持時間によって，短期記憶と長期記憶に分けられる．短期記憶のなかで，計算などの情報処理過程で使われる記憶を**ワーキングメモリ**とよぶ．

記憶の内容による分類では，陳述記憶と手続き記憶に分かれる．陳述記憶は，たとえば，昨日の夕食をどこで誰と何を食べたか，というような個人が経験した出来事に関する記憶に相当する**エピソード記憶**と，言語とその意味，知覚対象の意味や対象間の関係，社会的約束など，世の中に関する組織化された記憶で知識に相当する意味記憶がある．一方，陳述記憶以外の記憶としては，自転車に乗る方法などのように，同じ経験を反復することにより形成され，長期間保たれるという特徴をもつ手続き記憶がある．

記憶を司る脳内の部位は，海馬傍回，海馬，脳弓，視床，視床下部などが重要である．

> **エピソード記憶とパペッツ（Papez）回路**
> 海馬-脳弓-乳頭体-視床-帯状回-海馬を結ぶ回路をパペッツの回路とよび，同回路の障害では意味記憶，手続き記憶は保たれるが，エピソード記憶が障害される健忘症候群を呈することがある．

5　小脳の働き

　小脳は大脳の尾側，脳幹の背側に位置し，脳幹と第四脳室を挟んでいる．小脳の主要な機能は知覚と運動機能の統合であり，平衡・筋緊張・随意筋運動の調節などを司る．小脳は，脊髄小脳路を介して伝えられる筋紡錘，腱紡錘，皮膚の触圧などの情報によって姿勢反射を調整し，前庭脊髄路を介して身体の平衡の保持に関与する．小脳が損傷を受けると，運動や平衡感覚に異常をきたし，精密な運動ができなくなり，ふらふらとした歩行となる．

6　脊髄の働き

　頸椎，胸椎，腰椎，仙椎，尾骨などの椎骨が連結したものが脊椎で，その内部の脊柱管に**脊髄**が走っている．脊髄の内部が灰白質で周囲は白質でおおわれる．脊髄の白質は，外界から感受した感覚情報の求心性神経インパルスを脳へ送る伝導路で，かつ脳からの運動指令を，遠心性神経インパルスとしてさまざまな筋に送る伝導路である．脊髄には左右31対の脊髄神経が入出力しており，相反神経支配にも関与している．

7　反射の機序

　特定の刺激に反応して起こる，急速で不随意な身体反応を反射という．脊髄の灰白質は，脊髄に入力された感覚情報と脊髄から出力される運動情報を統合し，さまざまな**脊髄反射**を起こす．感覚入力を受けてから筋が収縮するまでの経路を，反射弓とよぶ．脊髄反射では，感覚受容器，末梢感覚神経，脊髄の神経細胞，末梢運動神経，筋が反射弓を構成する．

 脊髄反射

脊髄反射には伸張反射，屈曲反射がある．伸張反射では，骨格筋を伸張すると筋収縮がみられる．屈曲反射では，四肢の皮膚に強い刺激が加わると屈曲筋群が収縮して肢が屈曲する．

B 脳波検査

I 基礎

1 臨床的意義

　脳波は，脳の神経活動に伴う電位変動を頭皮上から誘導し増幅記録し，脳機能を経時記録する検査法である．空間的分解能に優れ，器質的な異常の検出に用いられるCT，MRIなどの脳形態画像検査に対して，脳波検査は時間的分解能に優れ，リアルタイムの脳機能の評価に適する．脳波検査は覚醒や睡眠の状態，脳の機能障害を簡便かつ侵襲なく調べる検査法であり，てんかん，意識障害，睡眠障害などの臨床検査法として広く活用されている．

2 脳波発現の機序

　ニューロンから発生する電位には，**シナプス後電位**と**活動電位**がある．通常の頭皮上から記録される脳波はニューロンで発生した電位の総和を記録したものであるが，活動電位よりも主にシナプス後電位からなることがわかっている．さらに，そのなかでも，大脳皮質の表層に近い**先端樹状突起**（apical dendrite）のシナプス後電位が，脳波の発生に関与すると考えられている．

　脳波では律動波が形成される．脳波の律動波の発生機序については，大脳皮質自体で律動が形成されるという説もあるものの，視床がペースメーカーとなり，大脳皮質の**電流双極子**の活動にリズムを与えているという説が有力とされている．

電流双極子

先端樹状突起に興奮性シナプス後電位が発生すると，Na^+が細胞内へ流入し細胞内電位が高くなり，細胞外から細胞内へ電流が流れ込み（sink），電流は細胞体まで流れた後に細胞外へ流れ出る（source）．細胞外ではsourceからsinkへと向かう電流が発生し，多数の突起が同一方向の電流を発生すると頭皮から脳波が記録される．この電流発生源の集合を電流双極子とよぶ（図3-B-1）．

3 基礎的要素（δ波，θ波，α波，β波，棘波，鋭波を含む）

1）振幅（amplitude）

　脳波の波形の**振幅**は，波の谷と谷を結んだ線に対して，波の頂点から基線（記録器のペンの中央の線）に垂直線を下ろし，それと交わる点までの距離（h）を測る（図3-B-2）．定められた校正電圧を加えたときの校正曲線の振幅と比較して，μV（マイクロボルト）で表される．

　通常，20μVより低いものを「低振幅」と表現する．α波など，背景活動に対して突発波での振幅が際立って高いときに「高振幅」と表現する．

2）周期（period）

　波の谷と谷（または山と山）を結び，その間隔（t）を**周期**という（図3-B-2）．ms（ミリセカンド）の単位で表される．

　周波数（frequency）は1秒間にある周期の波が現れる回数をいい，Hz（ヘルツ）で表し，

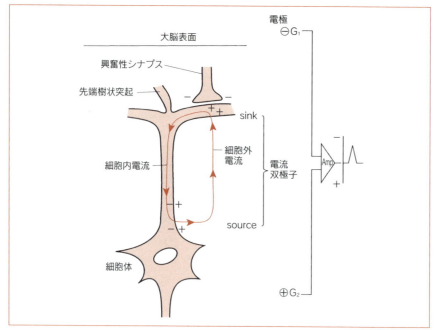

図3-B-1　電流双極子の発生

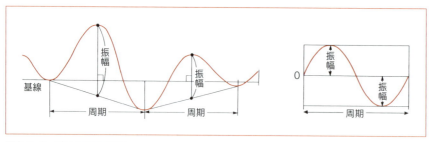

図3-B-2　波の周期と振幅

$$\text{周波数（Hz）} = 1,000\,\text{ms}/\text{周期（ms）}$$

となる．

　脳波の周波数は大きく4帯域に分けられ，δ波，θ波，α波，β波に分類される〔国際臨床神経生理学会連合（IFCN）のガイドライン（1999年）に基づく〕．
① δ波（delta wave）：0.5〜3 Hz（4 Hz 未満）
② θ波（theta wave）：4〜7 Hz（8 Hz 未満）
③ α波（alpha wave）：8〜13 Hz（14 Hz 未満）
④ β波（beta wave）：14 Hz 以上

　α波を基準として，それより周波数の遅いθ波とδ波帯域の波を**徐波**（slow wave）という．α波より周波数の速い成分の波を**速波**（fast wave）ともいう（図3-B-3）．

　脳波を表す場合，便宜上，上記の帯域に分けており，通常は徐波は振幅が高く，β波は振幅が低いことが多いが，徐波でも振幅が低い波や，速波でも振幅が高い波もあるので，個々の波形を表すには「何 Hz，何μV の波」のように表す．

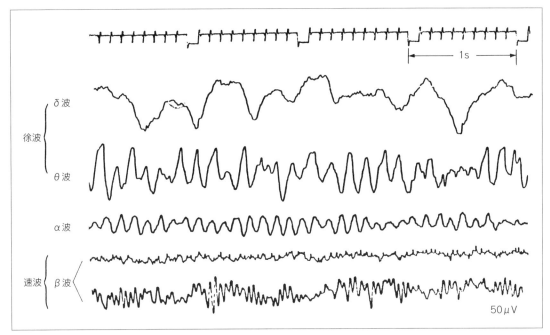

図3-B-3 脳波の周波数による分類とその名称(標準実物大)

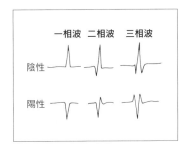

図3-B-4 位相

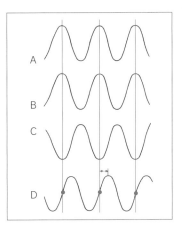

図3-B-5 位相差
AとBは同位相,AとCは逆位相,AとDは位相差がある.

3) 位相(phase)

記録された波の各部分の時間的関係を**位相**といい,1つの波が陰性または陽性にのみ現れるときは**一相性**,陽性-陰性または陰性-陽性の波は**二相性**,陽性-陰性-陽性あるいは陰性-陽性-陰性の波は**三相性**とよばれる(図3-B-4).肝性昏睡のときの**三相波**がよく知られている.

2つ以上の波について,その時間的関係を比べた場合(図3-B-5),波の山と山,谷と谷が一致しているときは,「2つの波は**同位相**である」といい,これらの波は「互いに**同期している**」(synchronous)という.1つの波の山と他の波の谷が一致し,波の向きが逆になっているときは「**逆位相**である」とい

う．一方，山あるいは谷に遅れがあるとき，「2つの波の間に**位相差**がある」という（図 3-B-5）．

4）波形（wave form）（図 3-B-6）
α波や速波には正弦波様（sinusoidal）の波形を示すものもあるが，多くは種々の形をしている．特に，異常所見として現れる特徴的な波形には，次のような波がある．
① **棘波**（spike）：波の幅が 20〜70 ms で，先がとがって鋭い波．陰性棘波（negative spike）は上向き，陽性棘波（positive spike）は下向きに記録される．
② **鋭波**（sharp wave）：波の幅がやや広く 70 ms 以上で，振幅が高く背景波から抜き出て，とがった波．
③ **多棘波**（multiple spike）：群発する棘波．
④ **頭頂鋭波**（vertex sharp wave）：軽眠時に頭頂部に現れるとがった波で，**瘤波**（hump）と同じ．
⑤ **14 Hz と 6 Hz の陽性棘波**：14 Hz または 6 Hz のリズムで，下向き（陽性）の棘波が連発する．14 Hz の棘波と 6 Hz の棘波が混じって現れることもある．
⑥ **複合**（complex）：2つ以上の波が組み合わさった波で，一定の形をなし，反復して現れることが多い．棘波または鋭波に徐波が続いている波は，**棘徐波複合**（spike-and-slow-wave complex），**鋭徐波複合**（sharp-and-slow-wave complex），**多棘徐波複合**（polyspike-and-slow-wave complex）という．また，睡眠中に現れる **K-複合**（K-complex）もある．

5）波の現れ方
脳波はさまざまな波から成り立ち，それらはさまざまなリズムで現れる．
① **規則的な脳波**：ある程度そろった周波数や波形が連続して現れる脳波．
② **不規則な脳波**：さまざまな周波数の波が，振幅も一定せず，ばらついて現れている脳波．
③ **基礎律動**（basic rhythm）：さまざまな波から成り立つ脳波のなかで，主体となる律動．
④ **背景活動**（background activity）：安定して現れている波のリズム．
⑤ **持続性**（continuous）：ある波が連続して現れている．
⑥ **両側性**（bilateral）：左右の大脳半球に同じように現れる．
⑦ **突発性**（paroxysmal）：ある波が一過性に突然現れて，すぐ消失すること．
⑧ **群発**（burst）：ある波が群をなして突発すること．
⑨ **広汎性**（diffuse）：ある波が広い範囲にわたって現れること．
⑩ **焦点性**（focal），**局在性**（localized）：ある波が限られた場所に現れること．
⑪ **対称性**（symmetry），**非対称性**（asymmetry）：ある波の周波数や振幅，

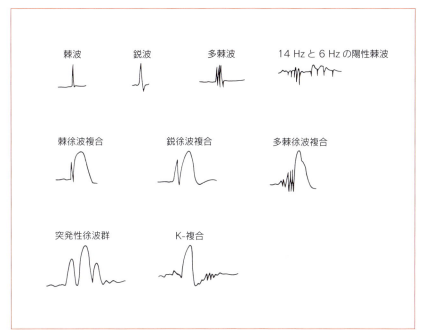

図3-B-6 脳波のさまざまな波形

波形などが，対応する部位の波と比較して，同じか，異なるかを表現する．
⑫ **同期性**（synchrony），**非同期性**（asynchrony）：同じような波が他の部位にも同時に現れるか否か．また，同じ周期の波が重なり合って振幅が拡大しているか否か．

6）出現率，出現量

ある波が一定時間にどのくらい現れているかは，その波が一定時間内に現れている時間の割合（wave ％ time）で表される．日常の検査では目測により，「多量に」「中等度に」「まれに」「散発的に」「連続的に」などの言葉で表される．

7）反応性（reactivity）

脳波は絶えず変化しているが，環境の変化や外界の刺激に対して反応し，波形が変化する．波形の変化の状態から，反応があったかどうかを確かめる．後頭部の α 波は閉眼時より開眼時に減衰し，また，暗算などの精神活動によって，α 波が少なくなり β 波が多くなる反応を示す．

4 電極の配置部位

1）電極

臨床検査用に脳波を導出するために用いられている電極には，頭皮上に接着させる**皿電極**と，頭皮内に刺入する**針電極**があるが，針電極は通常の脳波検査では用いない．電極としては，脳波の波形を歪みなく導出しうるもので，接

着，固定しやすく，雑音が入りにくく，苦痛や不快感がなく，安定し，長時間用いることができるものでなければならない．

皿電極は，直径7～8 mmの銀・塩化銀被膜でおおわれた金属で，円形，皿状につくられ，中央からリード線が出ている．電極にペーストを塗り頭皮上に接着させる．ペーストには電解質が含まれ，電極と頭皮間の分極を少なくするような成分からなる．電極が適切に装着されていないと電極間接触抵抗にばらつきを生じ，アーチファクトが混入しやすくなる．

このほか，ゴムバンドをかぶり電極を固定する**保持型電極**，ヘッドキャップに電極を配置してペーストを注入する**ヘッドキャップ型電極**がある．

> **電極間接触抵抗**
> 電極間接触インピーダンスともいい，電極装着後に測定する．10 kΩ以下にそろえることが望ましい．

2) 電極の配置

頭皮上に接着する電極の配置については，**10-20電極法**（ten-twenty electrode system）（図3-B-7）が，国際的に広く使用されている．この方法では，頭皮上にほぼ等間隔に電極が配置される．また，電極部位に対応する脳の解剖学的部位が確認され，おのおのの電極位置に，それに準じた名称がつけられている．

10-20電極法では，頭蓋の正中線，すなわち鼻根（nasion；N）と，後頭極（inion；I）を結ぶ線を10％，20％，20％，20％，20％，10％に分割し，次に左右の耳介前点（耳孔の前部）を結ぶ線も10％，20％，20％，20％，20％，10％に分割する．両線の交点をCzとする．両耳介前点と，鼻根および後頭極を結ぶ頭の円周線を考え，その左右それぞれを10％，20％，20％，20％，20％，10％に分け，図3-B-7のように電極位置が決まる．すなわち，耳介前点より10％上の円周上に，Fp_1，Fp_2，F_7，F_8，T_3，T_4，T_5，T_6，O_1，O_2が決まる．さらにF_7とFzの中点にF_3，F_8とFzの中点にF_4が決まり，T_5とPzの中点にP_3，T_6とPzの中点にP_4が決まる．正中線上にはFz，Cz，Pzがつけられる．左右は対称となり，左に奇数，右に偶数がつけられ，左耳はA_1，右耳はA_2とする．

脳波電極の位置は必要に応じて多少変更したり，小児や特殊な目的のために数を増減することがあるので，変更したときはそれを明記しておく．

> **10％分割電極配置法**
> デジタル脳波計の普及により，従来の10-20電極配置法の19カ所の頭皮上電極数よりさらに多くの電極を用いる機会が多くなり，10-20法における10％分割の部位に電極を置く10％分割電極配置法（10-10電極法）が国際臨床神経生理学会より提案されている（図3-B-8）．

5　導出法

脳波を記録するのに用いる脳波計には2つの入力端子（G_1とG_2）があり，2つの入力端子に入ってきた電位を増幅して記録する．

G_1の電位がG_2の電位に対して負となったときに，記録器のペンは上向きに振れるように決められている．上向きに現れている波は**陰性波**，下向きに現れている波は**陽性波**となる．

脳波活動のある部分に接着する電極は，**活性電極**（active electrode）または**関電極**（different electrode）といい，脳波活動のない部位につけた電極は**不活性電極**（inactive electrode）または**不関電極**（indifferent electrode）とよぶ．

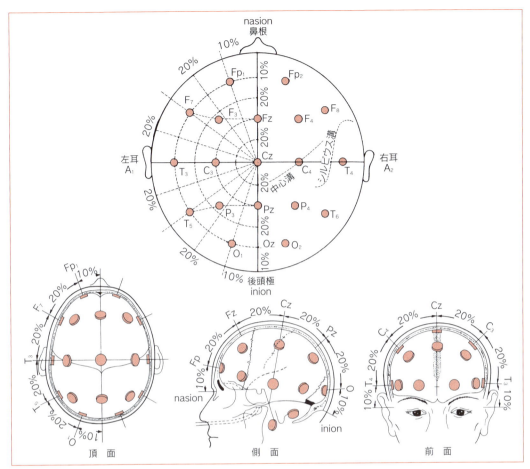

図3-B-7　10-20法による電極部位
Fp_1, Fp_2：左右の前頭極（frontal pole）
F_3, F_4：左右の前頭（frontal lobe）
F_7, F_8：左右の前側頭（anterior temporal）
C_3, C_4：左右の中心（central）
T_3, T_4：左右の中側頭（middle temporal）
P_3, P_4：左右の頭頂（parietal）
O_1, O_2：左右の後頭（occipital）
T_5, T_6：左右の後側頭（posterior temporal）
Fz　　　：正中前頭部（midline frontal）
Cz　　　：正中中心（midline central）
Pz　　　：正中頭頂（midline parietal）
A_1, A_2：左右の耳垂（耳朶, ear）

1) 単極導出（monopolar recording）〔基準導出（reference derivation）〕（図3-B-9）

　脳波計の入力端子 G_1 に脳波活動のある部位（活性電極）につけた電極コードを結び，G_2 に脳波活動のない部位につけた電極と結合する導出法である．しかし，脳波の全く波及しない部位は理論上ありえないので，通常は耳朶につ

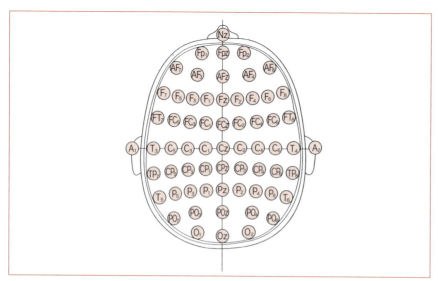

図3-B-8　10％分割電極配置法

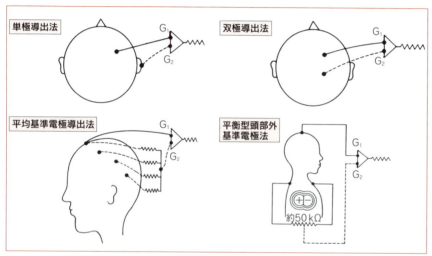

図3-B-9　脳波の導出法

けた電極を不活性電極（不関電極）として用いて G_2 に入力する．この導出法を単極導出という．この場合，G_2 に入力する電極を**基準電極**（reference electrode）とする．

アナログ脳波計ではチャンネルごとに増幅器があり，G_1，G_2 間の電位を測定する．それに対し，デジタル脳波計では，配置したすべての電極と一カ所においた**システムリファレンス**との電位差をデジタル化し，そのうえで，コンピュータ処理で活性電極と基準電極との差分を計算する．

単極導出では，一般に左半球は左耳朶を，右半球は右耳朶を基準として単極導出を行うが，両耳朶電極を結び，左右共通の基準電極として用いることもある．側頭部に電位の大きい異常変化があるときには，距離的に近い同側の耳朶にも電位変化が波及し，耳朶の**基準電極の活性化**が起こるので注意が必要である．

> **システムリファレンス**
> デジタル脳波計では，耳朶電極を含むすべての電極の脳波を，雑音の混入しにくい部位の脳波を基準として導出し，デジタル信号に変換し，コンピュータで再計算して各導出の脳波を表示する．このとき，各電極の基準となるのがシステムリファレンスである．脳波計によって違うが，たとえば C_3，C_4 の平均電位，Cz，A_1 電極などが使用される．システムリファレンスを基準とした測定により，リモンタージュが可能になる．

> **耳朶の活性化とその対策**
> 側頭葉てんかんの焦点棘波など，電位の大きい異常変化が側頭部にあると，同側の耳朶に電位変化が波及し，不関電極とした耳朶が活性化され，記録される波形が逆位相の異常波形となる．耳朶への異常電位の波及が疑われるときは，反対側の耳朶を用いたり，双極導出や平均基準電極導出法による記録が有効である．

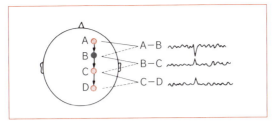

図3-B-10　双極導出法の応用（連結双極導出法）
活性電極A・B・C・Dを順に連結して双極導出を行う．異常波の焦点がBにあると，Bを中心に位相逆転を示す異常波が現れる．

> **位相の逆転**
> **（図3-B-10）**
> A・B・C・Dと電極が並んでいるとき，Bに異常波が現れると，A→B導出では下向きの陽性波として，B→C導出では上向きの陰性波として現れ，波形の向きが逆になる．これを位相の逆転（phase reversal）という．位相逆転部位，すなわちBに異常波が局在する．

2）双極導出（bipolar recording）（図3-B-9, -10）

頭皮上の2つの活性電極をG_1とG_2に入力して記録する方法である．G_1がG_2に対して負の電位であると，記録器のペンは上向きに振れ，G_2がG_1に対して負の電位であると，記録器のペンは下向きに振れる．異常波の出現部位を決めるために，双極導出法を組み合わせて，**位相の逆転**を目安に異常波の発生する局在部位を推測できる．

3）その他の導出法

単極導出法に用いる基準電極部位は，通常，耳朶や鼻尖につけられるが，前述のように完全な不活性電極部位ではないので，耳朶以外の部に基準電極を求める方法として，**平均基準電極導出法**や**発生源導出法**（SD）がある．デジタル脳波計では，記録後の再生，判読時に適用可能である．

> **平均基準電極導出法**
> **（averaged reference electrode system）**
> 頭皮上の全電極の電位変動の平均値を基準とした導出法．頭皮上の相対的な電位分布をみるうえで有効で，特に，耳朶を基準とした単極導出ではわかりにくい，側頭部の電位の観察に有用である．しかし，平均化された基準電極自体の電位変動は必ずしも小さくないので，この点に留意が必要である．

> **発生源導出法**
> **（source derivation；SD）**
> 記録電極の周りの電位成分の平均値を基準電極とすることによって，導出電極の周りから波及する電位成分を相殺，電極直下の成分だけを的確に検出する方法．波形が小さいので感度を上げなければならないが，局在的な脳波の検出に優れている．

4）電極の組み合わせモンタージュ

以上のような導出法を考慮して，目的にかなうように脳波計の素子数によって電極を組織的に組み合わせた導出パターンを**モンタージュ**という．アナログ脳波計では，脳波記録時に単極導出法（基準電極導出法）と双極導出法などを順次使用して，脳波の判読や比較検討に便利なように工夫していた．日本脳波・筋電図学会（現，日本臨床神経生理学会）では表示チャンネル数（8, 12, 16素子など）ごと，さらに新生児用の**標準モンタージュ**を提案している（図3-B-11）．デジタル脳波計では，検査後に必要なモンタージュを設定するリモンタージュが容易で，判読時にさまざまなモンタージュを利用して判定することができる．

6　脳波計

脳波計は，頭皮上に接着した電極から導出される数十μVの脳の活動電位を増幅，記録，保存する．臨床脳波検査に用いる脳波計の仕様は，原則として日本産業規格（JIS）に準拠している．かつての脳波計は，電極接続器→アナログ増幅器→アナログ記録器からなる**アナログ脳波計**であったが，最近の脳波計

8素子用標準モンタージュ

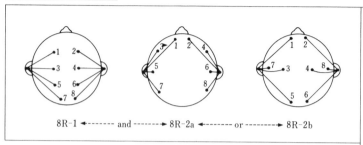

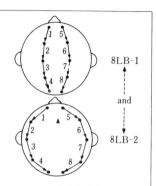

8素子用標準モンタージュ

素子番号	8R-1	8R-2a	8R-2b	8LB-1	8LB-2	8TB-1	8TB-2
1	F3-A1	Fp1-A1	Fp1-A2	Fp1-F3	Fp1-F7	Fp1-Fp2	F7-F3
2	F4-A2	Fp2-A2	Fp2-A2	F3-C3	F7-T3	A1-T3	F3-Fz
3	C3-A1	F7-A1	C3-A1	C3-P3	T3-T5	T3-C3	Fz-F4
4	C4-A2	F8-A2	C4-A2	P3-O1	T5-O1	C3-Cz	F4-F8
5	P3-A1	T3-A1	O1-A1	Fp2-F4	Fp2-F8	Cz-C4	T5-P3
6	P4-A2	T4-A2	O2-A2	F4-C4	F8-T4	C4-T4	P3-Pz
7	O1-A1	T5-A1	T3-A1	C4-P4	T4-T6	T4-A2	Pz-P4
8	O2-A2	T6-A2	T4-A2	P4-O2	T6-O2	O1-O2	P4-T6

12素子用標準モンタージュ

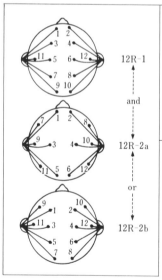

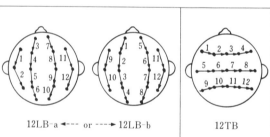

12素子用標準モンタージュ

素子番号	12R-1	12R-2a	12R-2b	12LB-a	12LB-b	12TB
1	Fp1-A1	Fp1-A1	F3-A1	F7-T3	Fp1-F3	F7-F3
2	Fp2-A2	Fp2-A2	F4-A2	T3-T5	F3-C3	F3-Fz
3	F3-A1	C3-A1	C3-A1	Fp1-F3	C3-P3	Fz-F4
4	F4-A2	C4-A2	C4-A2	F3-C3	P3-O1	F4-F8
5	C3-A1	O1-A1	P3-A1	C3-P3	Fp2-F4	T3-C3
6	C4-A2	O2-A2	P4-A2	P3-O1	F4-C4	C3-Cz
7	P3-A1	F7-A1	O1-A1	Fp2-F4	C4-P4	Cz-C4
8	P4-A2	F8-A2	O2-A2	F4-C4	P4-O2	C4-T4
9	O1-A1	T3-A1	F7-A1	C4-P4	F7-T3	T5-P3
10	O2-A2	T4-A2	F8-A2	P4-O2	T3-T5	P3-Pz
11	T3-A1	T5-A1	T3-A1	F8-T4	F8-T4	Pz-P4
12	T4-A2	T6-A2	T4-A2	T4-T6	T4-T6	P4-T6

図3-B-11 臨床脳波検査用標準モンタージュ　日本脳波・筋電図学会（現 日本臨床神経生理学会，1985年）

16素子用標準モンタージュ

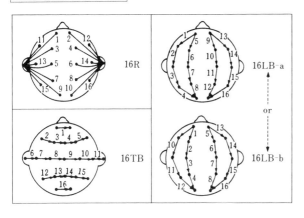

16素子用標準モンタージュ

素子番号	16 R	16 LB-a	16 LB-b	16 TB
1	Fp1－A1	Fp1－F7	Fp1－F3	Fp1－Fp2
2	Fp2－A2	F7－T3	F3－C3	F7－Fz
3	F3－A1	T3－T5	C3－P3	F3－Fz
4	F4－A2	T5－O1	P3－O1	Fz－F4
5	C3－A1	Fp1－F3	Fp2－F4	F4－F8
6	C4－A2	F3－C3	F4－C4	A1－T3
7	P3－A1	C3－P3	C4－P4	T3－C3
8	P4－A2	P3－O1	P4－O2	C3－Cz
9	O1－A1	Fp2－F4	Fp1－F7	Cz－C4
10	O2－A2	F4－C4	F7－T3	C4－T4
11	F7－A1	C4－P4	T3－T5	T4－T6
12	F8－A2	P4－O2	T5－O1	T5－P3
13	T3－A1	Fp2－F8	Fp2－F8	P3－Pz
14	T4－A2	F8－T4	F8－T4	Pz－P4
15	T5－A1	T4－T6	T4－T6	T4－P6
16	T6－A2	T6－O2	T6－O2	O1－O2

--- or ---

新生児(低出生体重児)用標準モンタージュ

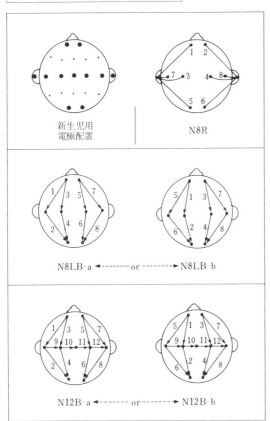

(注) 脳波以外のパラメータを同時記録する必要がある．
1：呼吸1．(腹・胸部)
2：呼吸2．(鼻　部)
3：眼球運動
4：筋電図(頤)
5：心電図

新生児(低出生体重児)用標準モンタージュ

素子番号	N8R	N8LB-a	N8LB-b	N12B-a	N12B-b
1	Fp1－A1	Fp1－T3	Fp1－C3	Fp1－T3	Fp1－C3
2	Fp2－A2	T3－O1	C3－O1	T3－O1	C3－O1
3	C3－A1	Fp1－C3	Fp2－C4	Fp1－C3	Fp2－C4
4	C4－A2	C3－O1	C4－O2	C3－O1	C4－O2
5	O1－A1	Fp2－C4	Fp2－C4	Fp2－C4	Fp1－C3
6	O2－A2	C4－O2	T3－O1	C4－O2	T3－O1
7	T3－A1	Fp2－T4	Fp2－T4	Fp2－T4	Fp2－T4
8	T4－A2	T4－O2	T4－O2	T4－O2	T4－O2
9	RESP. 1 (Abd./Th.)			T3－C3	T3－C3
10	RESP. 2 (Nasal)			C3－Cz	C3－Cz
11	EOG			Cz－C4	Cz－C4
12	EMG (Chin)			C4－T4	C4－T4
13	EKG			RESP. 1 (Abd./Th.)	RESP. 1 (Abd./Th.)
14				RESP. 2 (Nasal)	RESP. 2 (Nasal)
15				EOG	EOG
16				EMG (Chin)	EMG (Chin)
17				EKG	EKG

--- or ---

R (referential の略)：基準電極(単極)導出
LB (longitudinal bipolar の略)：縦双極導出
TB (transverse bipolar の略)：横双極導出

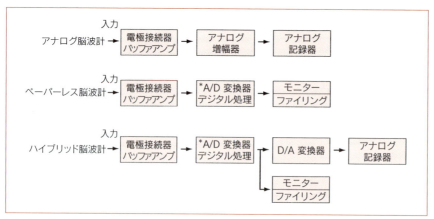

図3-B-12 脳波形の種類
：A/D変換器を電極接続器に備える脳波計もある．

は，デジタル処理を行う**デジタル脳波計**で，脳波記録も，紙記録から電子媒体への記録，脳波判読は電子画像表示による判読法に変わり，記録器のない**ペーパーレス脳波計**が普及，標準化しつつある．また，デジタル脳波計で紙記録も行えるハイブリッド脳波計（**図3-B-12**）がある．

1）電極接続器（入力器）

　頭皮上に装着した多くの電極コードを，入力箱（**写真3-B-1**）に表示されている頭の図のおのおのの位置に差し込む．入力箱内には，微弱な脳波を歪みなく増幅処理する脳波計の主要部分が収められている．脳波信号の流れは，緩衝増幅器（バッファアンプ），電圧増幅用差動増幅器，マルチプレクサ（切り替え器），A/D（アナログ/デジタル）変換器，アイソレータ（絶縁器）を経由して，パーソナルコンピュータなどのデータ処理装置に接続され，感度の調整も行われる．緩衝増幅器は，電極接触抵抗値が高い場合などに発生する交流障害や脳波電位の歪みを軽減するのに役立てられている．マルチプレクサは，すべての脳波電極を順次高速に切り替え，脳波信号をA/D変換器に渡す電子回転スイッチで，A/D変換器は脳波をデジタル信号に変換する回路である．アイソレータは，脳波計が故障した場合や被検者に接続されている他の電気医用機器が故障した場合に，被検者を感電から守る絶縁回路である．アイソレータは，光ファイバによる絶縁回路では周囲からの電磁波による雑音の影響を少なくするのにも役立つ．このほか，接触抵抗測定表示回路が含まれる．電極接触抵抗（電極インピーダンス）は10kΩ以下が望ましい．

2）電極選択器

　入力箱から頭皮上の任意の2つの電極の信号を選ぶ装置で，あらかじめ定めておいた導出法の組み合わせ（モンタージュ）パターンを順次に切り替えられるパターン選択器と，電極を自由に選んで組み合わせる自由選択器がある．

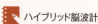

デジタル脳波計
脳波をA/D変換器でデジタル信号に変換し，その後，デジタル処理でモンタージュ，感度選択，時定数，高域減衰フィルタの設定などを行う．さらに，測定した脳波をファイリングし，ネットワーク経由でサーバに保存し，診療端末から参照することも可能である．

ハイブリッド脳波計
内部はデジタル化されているものの，D/A変換器→アナログ記録器を備え，紙記録も同時に行うことができる．

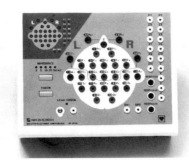

写真3-B-1　入力箱

この切り替えはすべて電子スイッチによって行い，切り替えによる電極の組み合わせはすべて記録したり消去したりすることが可能である．電極選択器にはG_1とG_2の記号がつけてあり，G_1は（−），G_2は（＋）とする．脳波計の極性は，G_1の選択器に入った入力がG_2の選択器に入った入力に対して負の電位になるときに，記録の振れが上向きになるものを陰性（negative）としている．

デジタル脳波計がアナログ脳波計と大きく異なる点は，電極ボックス内で各電極は**システムリファレンス**を介して差動増幅を行い，脳波がアナログからデジタル信号にA/D変換されることである．したがって，通常は雑音の侵入を電極ボックスまでに限定できる．

3) 増幅素子（脳波増幅器）

脳波成分のなかで，周波数の遅い波や直流成分をも増幅すると基線が動揺した不安定な記録になるので，実際の脳波に近い交流成分のみを増幅する差動増幅器，増幅素子が用いられる．標準的な検査のためには，少なくとも12ないし16素子以上の脳波記録用素子を用いる．これらに加えて，脳波以外の生体現象（心電図，眼球運動，呼吸曲線，筋電図など）を適宜，脳波と同時に記録できる素子を備えた脳波計が望ましい．増幅素子の同相除去比（CMRR）は，少なくとも80 dB以上が必要で，100 dB以上が望ましい．

4) 校正装置

脳波計の校正電圧用として方形波電圧を発生する回路があり，脳波計では50 μVの校正用方形波電圧が主であるが，多用途脳波計では種々の生体電圧に応じられるようになっている．差動増幅器に入力され，記録された波形は**校正曲線**（calibration；**CAL**）という．

脳波検査では，50 μVの校正電圧を加えた場合，記録器のペンの振れが10 mm，7 mm，5 mmなどあらかじめ定めた振幅になるように，増幅器の感度を調整して校正曲線を10秒以上記録しておく．脳波入力電圧の振幅値をその値から換算し測定する．校正曲線はそのほかに，増幅器の内部点検，記録器の状態の検査や時定数の測定にも利用される．なお，A/D変換された脳波信号に対しては，その感度の切り替えにはコンピュータによる掛け算処理が行わ

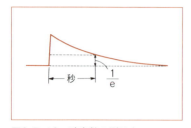

図3-B-13 時定数の測り方
入力電圧の高さが次第に減衰して $\frac{1}{e}$（0.368）になるまでの時間（秒）を，時定数という．

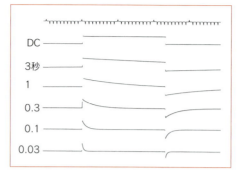

図3-B-14 時定数の違いによる校正曲線の形

れている．

5）時定数

脳波計の低周波帯域の特性は，**時定数**（time constant）によって決められる．時定数はコンデンサ（C）と抵抗（R）の積，$T=C\times R$（秒）で表される．時定数が大きいほど低周波が通りやすく，時定数が小さいほど低周波が通りにくく，**低域遮断フィルタ**（low-cut filter）として働く．周波数 f と時定数 T との間には，$f=\frac{1}{2\pi T}$ の関係がある．校正装置から発生する方形波電圧も増幅され，校正曲線として記録器のペンを振れさせる．その校正曲線の振幅は，最初の振れから次第に低下していきその高さが自然対数指数の $\frac{1}{e}$（0.368）に低下するまでの時間が時定数で，脳波計では 0.3 秒が標準となっている（図3-B-13）．デジタル脳波計では，時定数 DC から 0.003 秒などまで自由に切り替えができる（図3-B-14）．

> **時定数と低域遮断フィルタ**
> 呼吸や皮膚電気反射などのようなゆっくりした動揺を除去するために，0.1 秒のように時定数を小さく変えて記録することがある．この場合には，脳波の徐波成分の振幅が低下するので注意を要する．

6）高域減衰用フィルタ

高域周波数成分を減衰させるために，高域減衰フィルタ（hi-cut filter）がつけられている．60 Hz において，誤差±20％以内で−3 dB の減衰特性をもつ．

脳波記録の場合，筋電図など速い周波数成分の混入を除くために用いられるが，脳波の異常波である速波や棘波の波形にも影響してしまうので，なるべくフィルタは用いないで脳波を記録するのがよい（図3-B-15）．デジタル脳波計では，高域減衰用フィルタもデジタルフィルタで処理される．

7）記録器

記録器はペンガルバノメータ，刻時装置，記録紙送り装置などから成り立っている．脳波の時間的関係を知るために刻時信号が出されており，1秒，1/10秒の信号がよく用いられている．記録紙の送り速度は 30 mm/s が基準で，15 mm/s，60 mm/s などに随時切り替えられる．

脳波計記録装置は，ペン書き用の強力な電磁コイルを主とするガルバノメータを用いた記録器となっており，ペン先の回転半径は 100 mm 以上で，隣接

> ガルバノメータ：galvanometer

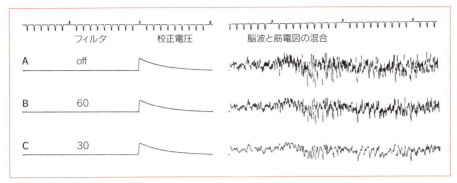

図3-B-15 高域減衰用フィルタの影響
A：フィルタoff，B：60Hzで70％に減衰する，C：30Hzで70％に減衰する．

する2本のペンを反対位相で振らせたときに，ペン先が互いに触れ合わないようになっている．

8）補助入力，出力端子

他の関連機器の出力信号を脳波計に入力するために，信号入力端子が設けられている．また，脳波計の増幅器の出力信号を，データレコーダやシグナルプロセッサなど他の関連機器に接続するための信号出力端子もある．

9）脳波用閃光刺激発生装置

脳波の異常波賦活用の刺激には，電気，光，音などさまざまな刺激が用いられるが，そのなかで臨床的価値が評価されている光刺激がよく用いられる．光刺激の発生装置は通常，脳波計の中に組み込まれている．光源としては，キセノン管による閃光刺激発生装置を用いる．閃光の照光量や閃光の繰り返し頻度の周波数（1～30Hz以上）は，JISで定められている．赤色閃光刺激やパターンの表示による光刺激装置なども用いられる．

7　生理的変化と賦活法

1）正常脳波（図3-B-16）

(1) 基礎律動

脳波を記録したときの条件が変わらなければ，脳波はある程度安定した波形を示し，個々の波の性質，量，分布などが一定の範囲内で現れている．しかし，外界の刺激に反応して変化するので，脳波の基準は，安静，覚醒，閉眼の状態での脳波である．

健常成人の安静，覚醒，閉眼時の脳波は，主にα波とβ波から成り立っている．

α波は8～13Hzの範囲である．成人の場合，通常9～12Hzで，10Hz前後の周波数のα波が多く，頭皮上全域に現れるが，部位によって多少周波数が異なることがある．多くは後頭部α波の振幅が高く，律動性がよく，後頭部優

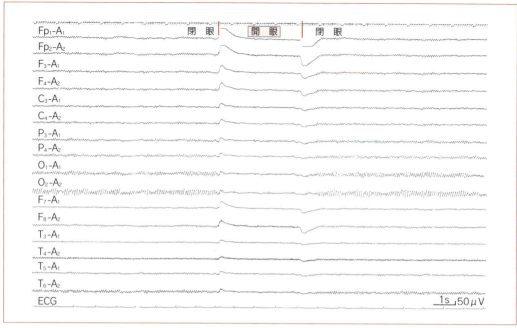

図3-B-16　正常脳波
健常成人の安静，覚醒，閉眼時の後頭部優位のα波は，開眼によって抑制されている．
左右の部位では対称的である．

位である．30～50 μV 前後のα波が連続して現れ，**αリズム**（α rhythm）を示す．振幅は漸増漸減（waxing and waning）を示すことが多い．

　前頭，中心，前側頭ではα波の振幅は低く，周波数も後頭のα波よりやや遅く，20 μV 以下のβ波の混入が多い．

　また，ごく少数のθ帯域の波（6～7 Hz）が低振幅で混入することもある．

(2) 左右差

　α波およびβ波は，左右の大脳半球の対応部位でほぼ同じ程度に現れ，左右対称的である．周波数，振幅，位相などに，あまり左右差はない．しかし，後頭部ではα波の振幅に多少左右差を示すことがあり，右優位のことが多い．振幅で 50% 以上，周波数で 10% 以上の差があれば異常とみなされる（右優位のことが多いから，左＜右の場合は 50% 以内，左＞右の場合は 25% 以内が正常という考えもある）．また，側頭部でも多少振幅差がある．幼小児では左右差を示す傾向が大きい．

(3) α波の出現率

　一定時間内に現れるα波の量はさまざまで，かなりの個人差がある．α波が連続して現れるα優勢の脳波，α波の連続性が悪く不規則な脳波，α波が少なくβ波の優勢な脳波などがある．α波の出現率には個人差が大きいが，機能的意義は不明である．

　α波が非常に少なく，振幅の低い速波が現れ，20 μV 以上の活動がみられない場合を低振幅速波波形といい，健常成人の 10% くらいにみられるが，頭

> **広汎性α波**（diffuse alpha activity）
> α波が，後頭部優位でなく全導出部位に持続して現れることがある．これは広汎性α波とよばれる．α波の周波数が少なく，8 Hz 前後のときには，遅いα波（slow alpha activity）とよばれ，この波が広汎性に現れるときには，脳の軽度機能低下が疑われることもある．

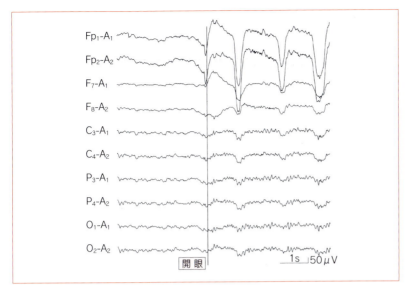
図3-B-17　逆説α波ブロック

部外傷後遺症のときに認められることもある.

(4) α波の波形

α波の形は一般に正弦波形を示すが，ときには陽性または陰性の向きにとがった波形や，鋸歯状，アーチ形などを示すことがある．α波の位相も前頭部と後頭部で多少ずれている.

(5) 刺激に対するα波の変化

脳波は外界からの刺激によって変化する．特にα波は開眼によって抑制され，不規則なβ波となる．この反応を**α波の抑制**（α blocking）という．また**α波の減衰**（α attenuation）ともいう.

α波の減衰は開眼による光刺激が有効に働くが，音刺激や痛み，触刺激でも現れる．また，何かを見ようとして注意を集中したときにも顕著になる．外界からの刺激のみならず，たとえば不安や暗算などの精神活動によっても起こる．α波の減衰は後頭部で最も著明であるが，全域にわたって認められる（図3-B-16）.

(6) 速波，徐波

速波は正常脳波のなかにα波と混合して現れる．主に前頭部，中心部，側頭部に多い．個人差によってβ波の量はさまざまである．速波は一般に不規則で，振幅が低く，健常者では左右半球の対称部位でほぼ対称的である．覚醒時のみならず，入眠時に増加することもある.

多くは30μV以下であり，振幅の高い速波や著しい左右差は異常所見である．また，ある種の薬剤を使用したときに，全域にわたり著明に増大することもある.

徐波のうちδ波は健常成人覚醒の脳波には現れないが，6～7 Hzのθ波は少量混入することがある．睡眠中の脳波には，各種のβ波やθ波が現れる.

> **α波の減衰不良**
> 開眼によるα波減衰が不十分なときには，脳機能の異常が疑われることもある．また，**ナルコレプシー**では脳波が常に入眠時の波形を示していることが多く，この時期に開眼させると逆にα波が連続して現れることがあり，この現象を**逆説α波ブロック**（paradoxical α blocking）という（図3-B-17）.

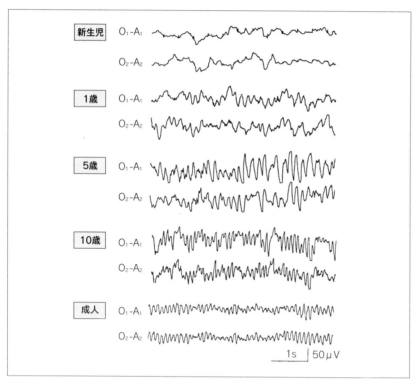

図3-B-18 年齢による脳波の変化

2）年齢による脳波の変化

　脳波は脳の発達の程度に応じて変化する．年齢が進むにつれて著しく変わり，成人に達すると健常成人の脳波の範囲に入り変化が少なくなる．乳幼児〜小児期では年齢による脳波の差異が大きいので，各年齢層の正常脳波を知っておく必要がある．また，小児の脳の発育は個人差が大きく，脳波においても同年齢での個人差の幅が大きい．左右半球での差も大きい（図3-B-18）．

(1) 新生児期（出生後4週）

　新生児では睡眠，覚醒の区別がつきにくい．新生児の脳波を記録するとき，脳波のほかに眼球運動，筋電図，呼吸，脈拍などを同時記録するポリグラフィによって区別することもある．

　覚醒時の新生児の脳波は，低振幅で不規則な0.5〜3Hzの非対称性の徐波が現れ，この徐波の上に6〜30Hzの低振幅の波が重畳している．速波は生後日数を経るにつれて減少するが，安定した周波数の波は現れない．強い刺激を与えても多くは脳波が平坦になるのみである．脳波では睡眠期と覚醒期との区別はつけられない．

　低出生体重児では，徐波の周波数はより遅く，波形が不規則である．受胎31週以前では非連続性で，高振幅の徐波群と低振幅脳波とが交代性に現れ，**交代性脳波**（tracé alternant，トラセアルテルナン）という．

(2) 乳児期（1～12カ月）

　生後1～2カ月では2～3Hzの不規則な徐波が現れているが，次第に中心部に4～6Hzの律動性の波が現れはじめ，3カ月ごろに後頭部優位となる．6カ月ごろに後頭部，頭頂部に4～7Hz，50μV前後の律動波が断続的に出現し，10～12カ月ごろには5～8Hzの波が後頭部優位にやや連続的に現れてくるが，不規則な3Hz以下の徐波がまだ広汎に認められる．

(3) 幼児期（1～5歳）

　脳波の基礎となる波の周波数は年齢とともに増加して，δ波成分は3歳以降は急に減少し，4歳ごろには7～9Hzの波が高振幅で後頭部優位に現れる．θ波成分の振幅や出現率は4歳以降には次第に減少するが，中心部や側頭部には9～10歳ごろまで不規則なθ波の混入が目立つ．また，開眼による後頭部の基礎律動の抑制が認められる．

(4) 学童前期（6～9歳）

　6歳ごろ以降は8～9Hzのα波が優位になり，後頭部ではこの波が基礎律動となる．7～8歳ごろには後頭部のα波は9Hz前後となり，振幅は高く100μVくらいになる．徐波成分，特にθ波成分は急に減少し，成人の脳波パターンに近づくものの，なお残存する．9歳ごろには後頭部のα波は8～12Hzとなり，振幅も高く後頭部優位性が高まる．一般に小児では，α波の振幅の左右差が成人の場合より大きい．

(5) 学童後期～思春期

　10～15歳ごろでは，α波は10～12Hzで，振幅は減少に転じ，成人の脳波パターンに近づく．前頭部，頭頂部，側頭部などに低振幅のθ波が少量混入することがある．18～19歳ごろでも，まだθ波が認められることがあるが，20歳ごろになると，ほぼ成人の脳波パターンになる．

(6) 成人以後～老年期

　20歳以降も脳波の遅い成分は減少し，速い波成分が多くなっていく．60歳を過ぎると，脳の加齢に伴って徐波成分が増加する．徐波成分の振幅は低く，周波数も規則的である．側頭部左優位に6～8Hz波が散発する．

　高齢者では，認知症などの疾病のためα波の周波数が少なくなることがあるが，健康な高齢者の正常な老化では，9Hz以上のαリズムが維持される．

3）睡眠脳波

　脳波は睡眠によって波形が変わり，睡眠の深さに応じて特徴的な脳波パターンを示し，その波形から眠りの深さを知ることができる．脳波検査中に眼を閉じて安静にしていると，次第に眠ってしまうことがあるので，睡眠による脳波変化を知っておく必要がある．睡眠は異常脳波の賦活法（後述）としても用いられる．

　睡眠の深さ，睡眠段階と脳波変化の関係については，長い間Rechtschaffen & Kales（1968年）の分類が用いられてきたが，2007年以降は診断装置のデ

表3-B-1　AASMの各睡眠段階の特徴

睡眠段階	脳波，眼球運動，筋電図
W	後頭部優位のα律動が認められる．開眼時はまばたきや急速眼球運動，閉眼して入眠直前には緩徐眼球運動が認められる．筋電図は高レベルである．
N1	低振幅でさまざまな周波数が混在する脳波活動となり，α律動の出現は50%未満となる．頭頂部鋭波が認められる．緩徐な眼球運動が認められる．
N2	K-複合と睡眠紡錘波のいずれかまたは両者が認められる．
N3	高振幅δ波の活動が20%以上を占める．
R	急速眼球運動が認められ，筋電図が最低レベルになる．脳波は睡眠段階N1に近く，鋸歯状の4〜7 Hzの波（sawtooth wave）を認めることがある．

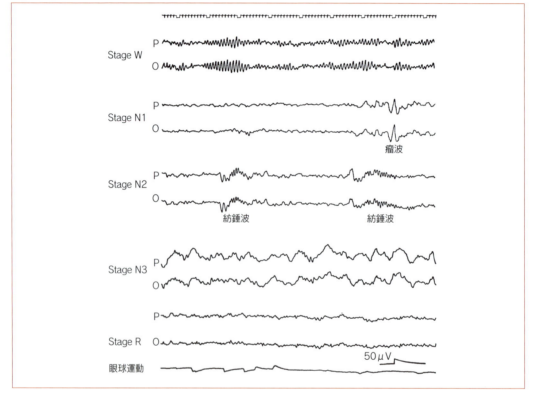

図3-B-19　睡眠段階と脳波

ジタル化に対応した米国睡眠医学会（American Academy of Sleep Medicine；AASM）による判定方法が用いられている．Rechtschaffen & Kalesの分類では，深睡眠（徐波睡眠）は睡眠段階3と4に分類されていたが，AASMの分類では深睡眠はN3に統一された．AASMの分類には，細かなルールが追加された第3版まである．ここでは各睡眠段階の主な特徴を説明する（表3-B-1）．

(1) 睡眠段階（図3-B-19, -20，表3-B-1）

① Stage W：Stage Wは完全な覚醒から眠気のある状態までを含む．脳波で

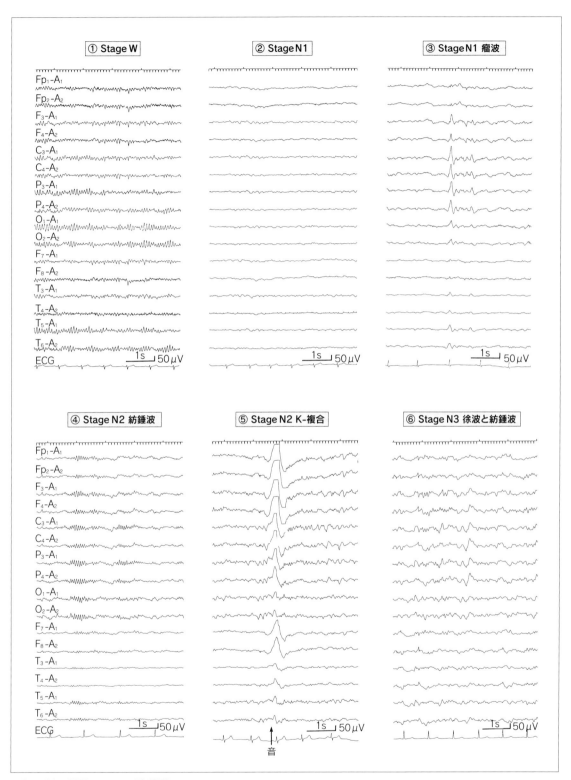

図3-B-20　睡眠のステージと波形

は後頭部優位にα律動が認められ，眼球運動ではまばたき，急速な眼球運動から緩徐な眼球運動まで認められる．検査では，はじめに覚醒時の脳波を記録して，その波形と比べて睡眠脳波の分類を行う．検査中，眠気とともにα波が少なくなり，眼球運動は緩徐となる．

② Stage N1：覚醒中に現れていたα波が減少し，振幅が低くなる．振幅の低い4〜7Hzのθ波とβ波が不規則に現れる．
　次いで2〜3相の振幅の高い瘤波（hump）が現れてくる．この波は頭頂部に著明に現れるので，頭頂鋭波（vertex sharp wave）ともよばれる．

③ Stage N2：瘤波のみが現れる時期に続いて，14Hzの紡錘波（spindle）が現れる．瘤波と紡錘波が結合して併存する時期から，さらに睡眠が深くなると瘤波が消えて，紡錘波だけが中心頭頂部優位に出現する．この時期に音などの感覚刺激で覚醒する場合には，K-複合（K-complex）（図3-B-20⑤）とよばれる高振幅の二相性大徐波が現れる．

④ Stage N3：徐波が全誘導に現れ，振幅も高くなる．紡錘波が混じるが，その頻度は少なくなり，徐波の上に乗ったり，徐波の中に散発したりする．前頭部辺に12Hz前後の波が現れることもある．高振幅δ波は20％以上を占める．さらに深く眠ると，14Hzの紡錘波は消えて，大きな徐波が全域に不規則に現れ，50％以上を占めるようになる．

⑤ Stage R：通常の脳波検査ではN3までの記録で終わるが，終夜睡眠ではN3に続いてレム睡眠に相当するStage Rが現れる．脳波は急にStage N1のような低振幅の波形になり，急速眼球運動（rapid eye movement）が現れる．この段階には抗重力筋が緊張低下して筋電図が最低レベルになる．また，心拍数，呼吸数の増加や変動があり，陰茎・陰核の勃起など，さまざまな自律神経機能の変動がある．この段階には夢をみていることが多い．

(2) 正常小児の睡眠脳波

　新生児では，覚醒時の脳波と睡眠時の脳波は不明確で，区別しにくいので，眼球運動や筋電図，呼吸，心拍などの変動を参考に睡眠の深さを評価する．覚醒時，入眠時，静睡眠期（体動や眼球運動がなく静かな状態），動睡眠期（体動や眼球運動がある状態）などがある．新生児の静睡眠には交代性脳波（tracé alternant）が現れる．

　乳幼児では年齢に応じて次第に成人の睡眠過程に近づき，本質的にはあまり変わらない．しかし，入眠期には4〜6Hzの高振幅の突発性徐波群発が現れ，入眠時高振幅徐波群発あるいは入眠期過同期性徐波（hypnagogic hypersynchronous slow wave）とよばれる（図3-B-21）．

　一方，覚醒するときは覚醒後過（剰）同期（postarousal hypersynchrony）が現れる．幼児期では2〜4Hz，学童期では4〜7Hzの徐波が高振幅で数〜10秒ぐらい続いたのちに，正常の覚醒時脳波に移行する．年齢が進むと次第に減少する．

入眠時高振幅徐波群発，入眠期過同期性徐波（hypnagogic hypersynchronous slow wave）
正常乳幼児の入眠期に，両側同期性で広範にわたって現れる4〜6Hzの高振幅の突発性徐波群．この波形は，入眠時高振幅徐波群発，入眠期過同期性徐波などとよばれる（図3-B-21）．異常な発作波と間違いやすいので注意が必要である．

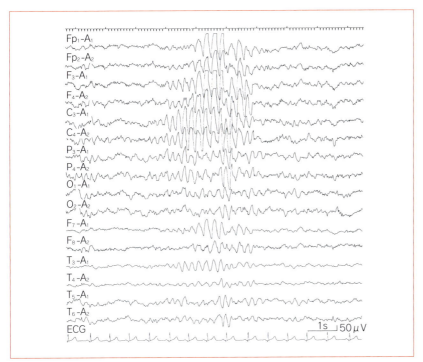

図3-B-21　乳幼児の入眠期にみられる高振幅の突発性徐波群発

(3) 睡眠ポリグラフ検査（polysomnography；PSG）

睡眠ポリグラフ検査は，睡眠に関連する呼吸，神経，循環の各種の生体現象を終夜にわたり経時的に記録し評価する検査法である．睡眠の深度および経過を観察する方法である．睡眠時無呼吸症候群，睡眠関連運動障害など睡眠中の症状や生体現象（呼吸，筋電図，心電図など）の診断，ナルコレプシーなどの睡眠・覚醒障害の診断のために用いられる．

前述のAASMの睡眠段階（表3-B-1）の判定には，脳波，眼球運動およびオトガイ筋筋電図の記録が必要である．脳波の記録は，電極を10-20法の左右の前頭部（F_3，F_4），中心部（C_3，C_4），後頭部（O_1，O_2）に置いて，基準電極を同側の乳様突起（M_1，M_2）として単極導出する．眼球運動は左外眼角1 cm下方（E_1），右外眼角から1 cm上方（E_2）の電極と右乳様突起（M_2）を結ぶ二誘導が用いられる．オトガイ筋筋電図については，下顎上の電極を基準に，下顎下の左右においた電極のどちらかを用いて，他方は予備とすることになっている（図3-B-22）．

終夜睡眠脳波の過程を，眼球運動，筋電図，心電図，呼吸などの他の生理的指標と同時記録してみると，睡眠の深さは一定でなく，一夜の睡眠中に数回のStage Rが現れ，他の現象も同時に変動していることがわかる（図3-B-23）．

急速眼球運動のあるレム睡眠（Stage R）と，それ以外の睡眠期（Stage N1〜N3）であるノンレム睡眠（NREM）とに大別することができ，これらを一組にして睡眠周期（sleep cycle）とよぶ．健常成人では一終夜睡眠中に4〜5回の周

> **反復睡眠潜時検査**（multiple sleep latency test；MSLT）
> 眠気を評価するための検査法で，特発性過眠症やナルコレプシーの診断に用いられる．夜間睡眠ポリグラフ終了一定時間後に2時間間隔で5回検査を行い，入眠潜時およびREM睡眠の出現を測定する．ナルコレプシーでは2回以上のSOREM（sleep onset REM period）が認められる．

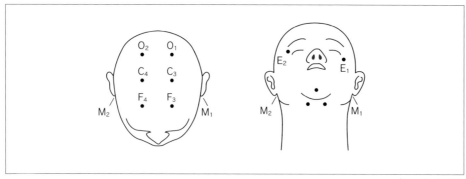

図3-B-22　脳波，眼球運動，筋電図の電極部位　　　(AASM, 2007)

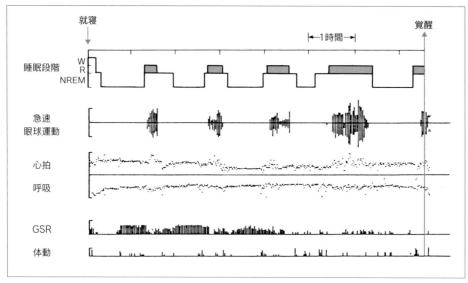

図3-B-23　終夜睡眠のポリグラフ
GSR：皮膚電気反射．

期で現れる．

4）脳波賦活

　脳波は安静閉眼状態で現れる波形が基準とされており，その状態の脳波が異常であるかどうかを判定しているが，ある種の患者では臨床症状がありながら，脳波は全く正常範囲の波形であったり，ごく軽度の異常所見しか認められず，脳波所見が診断に寄与しないことがある．また，ごくまれにしか現れない異常波に対しては長時間の観察が必要であるが，実際の日常検査においては不可能のことが多い．このような患者になんらかの生理学的，生化学的な変化が生じると，異常脳波が賦活されることが知られているため，異常脳波を誘発させる方法がある．これを**脳波賦活**（activation）という．以下に，よく行われる方法をあげる．

(1) 開閉眼

　安静閉眼状態で脳波を記録している間に，5～10秒間の開閉眼を数回行っ

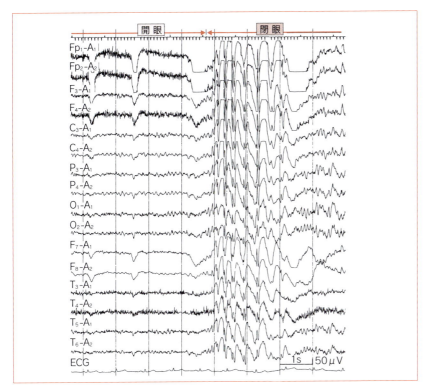

図3-B-24 開閉眼による異常波の賦活

て，開眼によるα波の抑制（減衰）（α blocking またはα attenuation）を観察する．閉眼から開眼状態に移ったとき，または開眼から閉眼状態に移った直後に，異常波が突発することがある（図3-B-24）．

(2) 過呼吸（hyperventilation；HV）

最も広く用いられている賦活法である．閉眼した状態のままで，1分間に20〜25回の割合で3分間以上，過呼吸を続ける．リズムに合わせてできるだけ深い過呼吸をし，その間の脳波を連続記録する．

過呼吸によって基本となっている波の振幅が増大し，高振幅徐波が混入することがある．この現象を **build up** という．健常成人ではこの変化は少ないが，小児では健常者でも年齢が低いほど徐波の出現が多いので，年齢に応じたbuild up の範囲を考慮し，正常の範囲を超えた場合や，HV 中止後30秒〜1分以上も徐波が消失しないときは異常とみなす．

また，HV 中に突発性異常波が賦活されることがあり，てんかん，特に欠神発作では3 Hz 棘徐波複合が出現したり，棘波群や突発性徐波群も現れやすくなる．

重篤な心疾患，急性期の脳血管障害，呼吸器疾患などの患者に対しては，過呼吸を実施すべきでない．

(3) 閃光刺激（photic stimulation；PS）

断続的な光を続けて与えると，異常波が誘発されることがある．眼前15〜

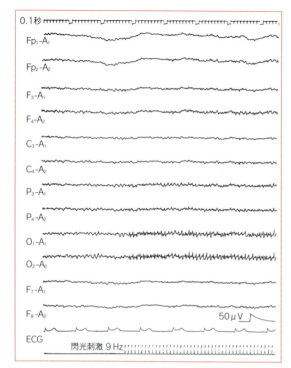

図3-B-25 閃光刺激による光駆動

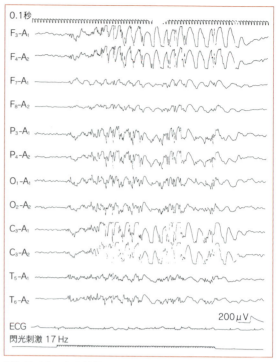

図3-B-26 光過敏性てんかんにおける閃光刺激による異常脳波の賦活

30 cmのところに閃光用ランプ（ストロボスコープ）を置き，光の頻度を変えて数〜数十Hzの頻度の光を5〜10秒間，連続して与える．

光刺激の頻度に同期して後頭部優位に現れる特異な波形は**光駆動**（photic driving）といわれ，健常者でもある程度認められる．この波は光刺激による誘発反応である．この現象の出現だけでは異常とはいえない（**図3-B-25**）．

光過敏性てんかん，欠神発作，ミオクロニーてんかんなどで，突発性異常波が現れやすい（**図3-B-26**）．特に，光過敏性てんかんに異常波の賦活が著明であり，てんかん発作が誘発されることがあるので注意を有する．

(4) 睡眠賦活（sleep activation）

睡眠中にてんかん発作が起こりやすいことはよく知られており，また，覚醒中に現れなかった異常波が睡眠中の脳波に現れやすいことから，異常波の賦活法として睡眠脳波が記録される．特に複雑部分発作を起こすてんかん患者の睡眠中の脳波に，側頭部に限局する棘波が現れやすいことから，睡眠は異常波の賦活法の一つとして重要である．

8 アーチファクト

脳波計には高感度の増幅器が用いられているので，脳活動電位以外のものでも，入力されたものはすべて増幅され，記録されてしまう．脳波以外に混入した現象や雑音を一括してartifact（アーチファクト，人工産物）とよんでいる．

光筋原応答（光ミオクローヌス応答）と光突発性応答（光痙攣応答）
光刺激によって誘発される突発波は，刺激に対応した筋電図が生じる**光筋原応答（光ミオクローヌス応答）**と，刺激により突発波が誘発され刺激終了後もそれが持続する**光突発性応答（光痙攣応答）**に分けられる．

睡眠賦活法
薬物を使わず自然な入眠過程を記録するのがよい．脳波の波形から眠りの深さを観察しながら，そのなかに現れる異常波形の発見に努める．浅い睡眠では全般性棘徐波複合が，深い睡眠では部分性の突発波が現れやすい．睡眠記録は，少なくとも10分以上行うのが望ましい．

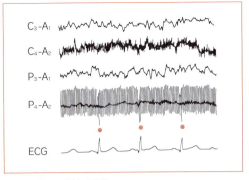

図3-B-27　交流の混入
P_4-A_2 誘導に交流が高振幅に現れ，脳波は不明となる．また心電図に同期した変動（●印）もみられる．C_4-A_2 誘導にも振幅の低い交流の混入がある．

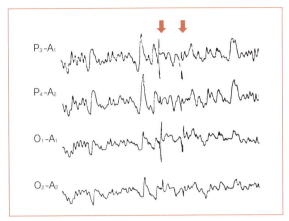

図3-B-28　電極の動きによるアーチファクト

　脳波を判読する場合，正常波形と異なった波形が現れていれば異常脳波になるが，アーチファクトのなかには病的な異常波と類似するものもあるので，判定を誤る危険もある．異常な波形が現れたら，念のためアーチファクトを疑い，対策を立て，除去し，本来の脳波を正しく記録して判読，診断しなければならない．

　アーチファクトにはそれぞれ特徴があるので，経験を積めば鑑別できるようになるが，脳波導出記録の技術が熟練していれば，アーチファクトの混入の少ない脳波を記録することができる．

　記録された波形から鑑別できない場合には，疑わしい現象を同時記録して，それらの波形の関連性を確かめ，鑑別する方法がとられる．また，得られた波形からだけでなく，検査中の被検者の状態を知っておくことが重要である．

1）アーチファクトの種類

(1) 外部より混入するもの

　外部より混入する雑音のうち，最も重要なものは**交流雑音**（ハムノイズ）である（図3-B-27）．その原因として，漏洩電流，電磁誘導，静電誘導，高周波変調雑音などがある．

　漏洩電流，静電誘導によるものはシールドルーム内の記録で除去されるが，病室での検査など，検査する場所によって問題になる．対策としては脳波計やベッド，人体などをしっかりと接地（アース）する．脳波計，付属器具などを1点アース法によって接地する．化学繊維の布の摩擦などにより，静電気が生じて雑音として混入することがある．MRIやCTなどから発生する電源雑音や電磁雑音にも注意する必要がある．

(2) 脳波計および付属部より生じるもの

　脳波計自体から生じる雑音は，機器が古くなったり，手入れが悪い状態で生じる．脳波計の移動の激しいときには注意を要する．

　電極の接着不良，導出コードの不良では，不規則な機械的動揺や交流雑音が

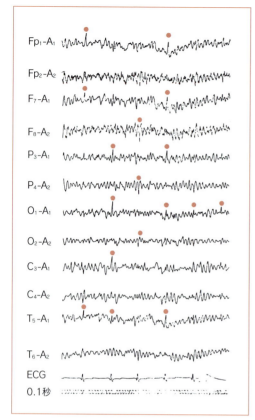

図3-B-29 心電図の混入
大小の棘波様の波（●印）が現れているが，心電図のR波に同期している．

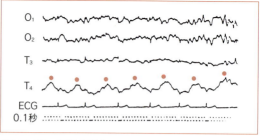

図3-B-30 脈波の混入
T_4に現れている大きな徐波（●印）は心電図のリズムと一致しており，脈波である．

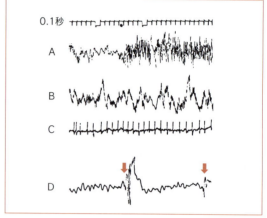

図3-B-31 さまざまな筋電図の混入
A：筋電図の混入が多く，本来の脳波波形が不明．
B：脳波波形の上に筋電図が重畳．
C：弱い筋緊張による筋電図．体位とくに頭の位置が一方にかたよっているときに現れやすい．棘波の連続ではない．
D：歯をかみしめたり，つばを飲み込んだときなどに一時的に現れた筋電図（↓印）．多棘徐波複合ではない．

現れる（図3-B-28）．交流雑音は周囲の電気的環境の問題だけで生じるのではない．安易に交流除去装置に頼らず，電極やコードを取り換えたり，装着し直したりして発生源をつきとめる．

(3) 生体が発生源であるもの

① **心電図（ECG）**：耳朶基準電極のように，体軸に沿った電極間距離の長い導出法で生じやすい．QRS成分が棘状波として混入する（図3-B-29）．混入する導出部はそのときどきによって異なったり，全域に現れたりする．脳波と同時記録する心電図のリズムから区別できる．平坦脳波の場合に心電図のT波の混入が目立つことがある．対策として，頭部を右向きに60°回転させたり，両耳朶連結を基準として用いる．

② **脈波**：脈に一致して基線の動揺として現れる．電極が血管の上に乗ったときに現れやすいので，電極位置を少しずらすと消失することが多い（図3-B-30）．

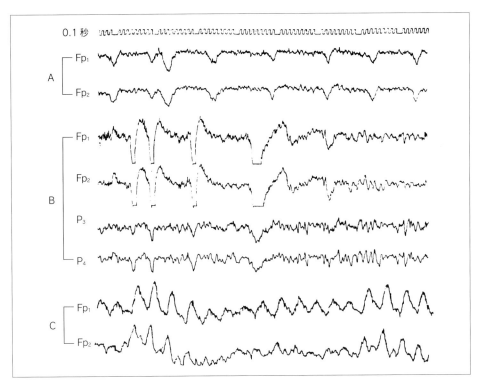

図3-B-32　まばたき，眼球運動の混入
A：Fp_1，Fp_2 の律動的な波は眼球の動きによるものである．通常は左右同期して動く．
B：Fp_1，Fp_2 の大きな動きはまばたきによるもので，P_3，P_4 にも波及．
C：Fp_1，Fp_2 に徐波が左右同期している．この所見だけでは本来の脳波の徐波とまぎらわしいが，眼球の不規則な動きである．

③ **筋電図（EMG）**：数十 Hz の速い速波状の持続性または群発性の波形で，歯をかみしめたとき，顔をしかめたりつばを飲み込んだとき，体や頭に力が入っているときに現れ，そのときの状態によって，さまざまな形の筋電図が現れる（**図 3-B-31**）．

④ **眼球運動（electrooculogram；EOG）**：眼瞼のまばたき運動や，眼球の動きに応じて，前頭部，両側性に左右同期して下向きまたは上向きの動揺が現れる．その程度に応じて，緩やかな波や θ 波〜δ 波様の徐波として現れ，本来の脳波とまぎらわしいこともある（**図 3-B-32**）．図 3-B-33 に示すように，眼瞼上に電極をつけ，眼球運動を脳波と同時記録して確かめるとよい．終夜睡眠脳波の記録では，REM 睡眠期に特徴のある速い眼球運動が現れるので，必ず眼球運動を同時記録する．

⑤ **体動**：寝返りや体の動きにより，脳波に不規則な基線の大きな揺れが現れる．全導出に現れ，高振幅の徐波や棘波様の波形になっていたりするので，脳波記録中は絶えず患者の動きを観察して，体動があったらチェックしておく．

⑥ **呼吸**：呼吸運動とともに基線が動揺することがある．リード線が身体に触

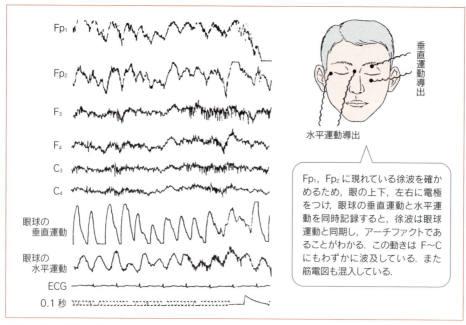

図3-B-33 眼球の動きのチェック法

れていて，呼吸とともに揺れ動くためで，過呼吸負荷のときに現れやすい．リード線を離すと消失する．

⑦ **発汗**：前頭部や，まくらに接している後頭部などに，ゆるやかな基線の動揺が現れる．発汗による**皮膚電気反射**（galvanic skin reflex；GSR）であり，除去しにくいので，脳波検査室は温度の調節が必要である（**図3-B-34**）．

⑧ **入れ歯**：口中の入れ歯が金属であると，咬み合わせたときに，鋭い棘状の雑音が入ることがある．検査前に入れ歯を外したり，軽く口を開いた状態にすると混入しない．

9 脳波検査の実施

アナログ脳波計でもデジタル脳波計でも共通しているのは，脳波記録を検査時に判定しながら記録することである．そのためには，基礎活動を測定するための十分な意識水準の確保，正確な賦活，アーチファクト対策が求められる．アナログ脳波計では，記録時に異常波形が強調される導出法に切り替えることが求められたが，デジタル脳波計では，被検者を観察して，各種賦活，体動，発作症状などの事象をイベントマークで挿入しておき，判読時にリモンタージュで確認できるようにする．

1）検査前の指示と処理

① 事前に，被検者に脳波検査はどのような検査かを説明し，緊張や不安を取り除き，協力してもらう．

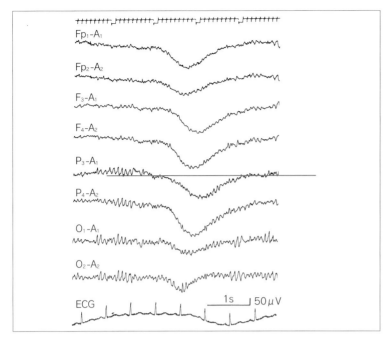

図3-B-34 発汗時の脳波
大きな動揺は皮膚電気反射(GSR)である.

② 検査は30分〜1時間以上かかるので,予約制で行われる場合が多い.依頼用紙によって事前に被検者の臨床症状を知り,検査への参考とする.
③ 睡眠脳波検査を予定している被検者は,なるべく昼寝をさせない.
④ 検査時には空腹でないことが望ましく,食事は普通にとらせる.
⑤ 検査時間が長いので,検査前に必ず排尿,排便をさせる.

2) 検査中の被検者に対する注意

① 脳波検査はてんかんの診断に用いられることが多く,検査中でも発作を起こす可能性がある.また,過呼吸賦活などのときに,発作が誘発されることがある.
　発作が出現した際には,ⓐベッドから転落して怪我するのを防ぐ,ⓑ頭を横にして唾液,食物などの誤嚥による肺炎を防ぐ,ⓒ痙攣は重篤な印象を与えがちであるが,1回の発作は危険なものではないので冷静に対処する,ⓓ観察した発作症状を記録する,ⓔ発作が連続して起きたり,発作後の意識回復が不良な場合にはすみやかに医師に連絡する.
② 重症者や意識のない被検者は,ベッドから落ちる危険があるので,被検者に付き添って監視し,注意を怠らないようにしなければならない.
③ 記録中,脳波波形を観察し,急な脳波変化が生じたら,被検者の状態に注意し,すぐ対処する.特に手術中や重症被検者のモニターとして用いているときは,ただちに医師に所見を正しく伝える.

3）検査の順序
(1) 脳波計の点検
　機器によっては多少操作が異なるので説明書に従うこと．次の順序で行う．
① 脳波計と付属器などのアース線を，アース端子にしっかり接続する．
② 脳波パネル面のインストスイッチが"on"で生体信号が流れない状態になっているか，校正（CAL）—測定（MEASURE）のスイッチがCALになっているかを確かめる．
③ 電源スイッチを入れる．
④ 記録用紙を装着する．
⑤ 脳波計が安定したら，時定数0.3秒，高域フィルタoff，記録速度3.0 cm/s，ペンの位置が中心にあり，上下の振れが同じであるかなどを確かめる．
⑥ 校正スイッチ（CALスイッチ）を入れ，50 μVの校正電圧による校正曲線を10秒間記録する．この波形が全チャンネルに同様に現れることを確かめ，その振幅が各チャンネルともに5 mm（または7 mm，10 mm）になるよう感度調整を行う．記録器のインクが十分であるかどうか確かめ，校正曲線の波形が正しく記録されるように，ペン圧を調整する．
⑦ 記録紙を3.0 cm/sで送りながら，校正曲線を数回記録しておく．脳波計が正しく作動することを確かめ，インストスイッチを"on"にしておく．
⑧ アナログ脳波計ではチャンネルごとに増幅器があり，校正曲線を描くことで記録条件の均一性を確認していたが，デジタル脳波計では電極の数だけ増幅器があり，その増幅器の基準はシステムリファレンスである．
⑨ デジタル脳波計の校正曲線は，増幅器やA/D変換器を経由せずコンピュータ内で生成されるため，増幅器が故障していても校正曲線は描けてしまう．故障を見極めるため，耳朶を含むすべての電極で，記録の最初にシステムリファレンス誘導で10秒間以上記録する．

(2) 電極接着と脳波記録
① 頭皮上の電極の位置を決め，その部の頭髪を分けて，アルコール綿などで清拭し，ペーストをすり込み，電極を接着する．
② おのおのの電極からのリード線を，入力箱の各部位に正しく接続する．
③ 頭皮上電極の電極接触抵抗を各電極について測定する．左右対称の電極の抵抗にはあまり差がないようにし，電極接触抵抗は10 kΩ以下であることが望ましい．
④ 被検者の状態を前もってよく観察し，安静，覚醒，閉眼の状態を続けるように指示する．
⑤ 定められたモンタージュにより，導出法を切り替えてMEASUREスイッチを入れ脳波を記録する．通常は単極導出，双極導出の順に行う．デジタル脳波計で記録する際にも，単極導出と双極導出を併用する．単極導出の記録中に開閉眼の記録を2〜3回行う．波形を観察し，振幅が高く振り切れてしまうときは，増幅器の感度を1/2，1/4などに下げる．また，低振幅の

ときは2倍，4倍に感度を上げることもある．必要に応じて時定数を切り替え，高域フィルタを使用する．
⑥ 背景活動を測定，評価するためには意識水準を確保する．そのため，記録中に睡眠に傾いたら，音などを出して覚醒させる．そのまま睡眠に移行させて，睡眠脳波を記録することもある．
⑦ 一連のモンタージュ導出が終わったら，過呼吸，光刺激，必要に応じて睡眠賦活，その他の脳波賦活法を行う．記録は通常，単極導出で行う．
⑧ 記録時間は各モンタージュごとに最低2分間の連続記録を行い，全体としては一般に15～30分程度が必要である．ただし，睡眠賦活検査を加えた場合には，記録時間の合計が最低30分間必要である．
⑨ 被検者の状態の変化，アーチファクト，導出法を適宜記録する．ペーパーレス脳波計ではイベントマークまたはキーボード操作によって，コメントを脳波データとともに記録する．
⑩ 記録が終了したら，スイッチをMEASUREからCALに切り替え，校正曲線を5秒間以上記録する．

(3) 検査終了後の処置と所見整理
① 被検者から電極を取り外し，頭髪に付着しているペーストは，きれいに拭き取る．
② 脳波電極は水で洗ってペーストを落とし，アルコールなどで消毒し，乾燥保存する．
③ 脳波番号，記録年月日，依頼科名，被検者名，年齢，性別，病名または主症状，機械の状態，電極位置，電極接触抵抗，導出法，賦活法，被検者の状態，記録者の意見などを記録する．
④ 脳波データなどの診療記録は，光磁気ディスクなどの電子媒体で保存することが可能である．脳波計で記録されたオリジナルファイルを医師・臨床検査技師などの有資格者が検証したものをオーソライズファイルとよび，そのファイルを電子保存の対象とする．

II 異常脳波

年齢や身体的状況を考慮に入れたうえで，健常者が示す脳波と異なった波形が現れた場合，あるいは健常者の脳波に現れる波形が現れなかった場合に，異常所見とする．
脳波所見を判読する前に，以下の点を確認する．
① **脳波検査を行ったときの被検者の状態はどうか**：意識状態や検査に対しての協力度．
② **脳波が技術的に正しく記録されたか**：脳波計が正しく作動し，脳波を正しく記録しているかどうか，電極の配置や導出との関係はどうか．
③ **記録中にアーチファクトが混入しているか**：なるべくアーチファクトの少

ない状態で記録し，混入していたらそれらを見分け，取り除いたうえで判断する．

1 異常波の判読の要点

① 常に現れている基本となる波（**背景活動**，background activity）が，同年齢の健常者と比べて，どのように変わっているか．
② 健常者では現れない**突発波**（paroxysmal wave）が現れているかどうか．その異常波はどのような現れ方をするか，現れる部位はどこか，左右対称の部位で差があるか．
③ 異常波形はいつも現れているとは限らないので，なるべく長時間の記録をとる必要がある．異常波形が現れなかった場合でも全く正常であるとは断言できない．疑わしいときにはさまざまな方法を用いて異常波を賦活させ，異常波が現れてはじめて異常と判定される〔「脳波賦活」の項 (p.104) 参照〕．

2 背景活動の異常

脳波は不規則に絶えず変化している連続波であるが，それを形成している種々の波の周波数，振幅，律動性，左右差，局在性，反応性，年齢との関係などを考慮する．

1）周波数

α 波を基準として，それより周波数の遅い θ 波と δ 波をまとめて**徐波**（slow wave），周波数の速い β 波，γ 波を**速波**（fast wave）という．成人の覚醒時の脳波は α 波と β 波から成り立っており，覚醒時の脳波に徐波成分が現れれば異常である．
小児では，健常者でも年齢に応じて θ 波や δ 波が基本波になっているので，年齢に相応した正常範囲を超えて徐波が多ければ異常である．速波成分は β 波として健常者にも認められるが，振幅が異常に高いなど，混入の程度に応じて判定する．

2）振幅

振幅には個人差があり，一定ではないが，健常者の平均より異常に高かったり，低かったりする場合は異常である．一般には徐波の振幅が高く，β 波は振幅が低いことが多いが，徐波でも平坦であったり，速波でも振幅の高い波もあるので，何 Hz の波が何 μV で現れていると表現する．
脳活動の低下が著しく，広範囲に脳組織が破壊され，壊死状態になると脳波は平坦化し，**平坦脳波**（flat EEG）となる．

3）律動異常化

正常の基本波の α 律動が崩れて，振幅の異なる徐波や速波が一過性に現れ，

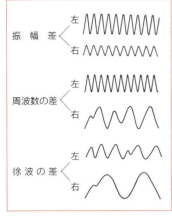
図3-B-35 左右対称部位の比較

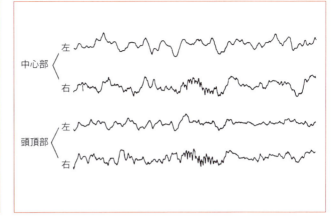
図3-B-36 睡眠紡錘波の左右差（lazy activity）

不規則になるのを**律動異常**（dysrhythmia）という．さまざまな異常波の現れ方を表現する際にも用いる．

4）左右差

正常な脳波は，左右の半球での対称部では類似した波形が現れ，**左右同期性**（bilateral synchronous）に現れることが多い．一方，左右で基礎となる波の周波数が異なったり，振幅が50％以上異なっていれば異常である．また，ある波が片側に増大したり減弱したりする（図3-B-35）場合も異常である．正常で現れる波が一側で欠如しているものを lazy activity といい，欠如している側が異常である（図3-B-36）．

5）部位，分布

異常所見がどの部位に分布して現れるか，ある部位に限局して現れるかによって，脳の異常部位を判定する．基本波の現れ方はある程度不規則で，α波の振幅が**漸増漸減**（waxing and waning）を示すことが多いが，頭部全域にわたってほとんど同じ振幅，同じ周波数で現れる．長時間連続しているとき，これを**広汎性α波**（diffuse α pattern）という（脳動脈硬化症，高血圧症などでみられることがある）．このような波形のときは，全般的で慢性の脳機能低下が疑われる．

異常所見がある部分に限局して現れるとき，これを「**局在性**（localized）**の異常**」という．

3 突発性異常波

基礎となる背景波の脳波のなかに，抜き出て一過性に突発的に現れる異常波は，**突発性（間欠性）異常**（paroxysmal abnormality）として特徴的な波形を示すものがある．それらの波は振幅，周波数，波の形，出現する様式などさまざまな種類がある（図 3-B-37，-38）．以下に述べる事項について，脳波

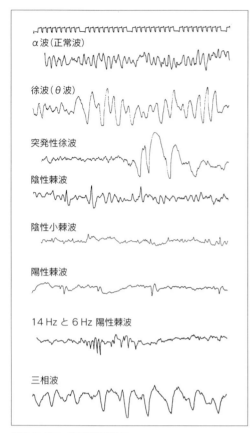

図3-B-37 突発性異常波

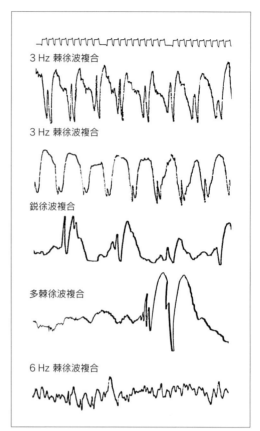

図3-B-38 さまざまな棘徐波複合

記録の全経過中に現れる波形を検討する．

1）波の形による分類

① 棘波（spike）：先がとがって鋭く，持続が1/12秒（約83 ms）以下．振幅はさまざまな形がある．脳波記録上，上向きの棘波を**陰性棘波**（negative spike），下向きの棘波を**陽性棘波**（positive spike）という．
陰性棘波はてんかんに最も多く認められ，頭皮上に広汎に現れる場合や，限局して現れる場合がある．局在（focus）のあるときは，その部位が発作の起源であることが多い．

② 鋭波（sharp wave）：波形が尖鋭で，背景波から抜き出ている．持続は1/12〜1/5秒（83〜200 ms）である．

③ 多棘波（multiple spike, polyspike）：数個の棘波が相接して群発する．

④ 14 Hzと6 Hzの陽性棘波：14 Hzまたは6 Hzの周期で陽性棘波が連続して現れる．単独で，または両者が続いて現れる．自律神経機能や間脳の変調に関係があるというが，臨床上あまり意味がないともいわれており，意義は不明である．

⑤ 棘徐波複合（spike-and-slow-wave complex）：棘波と徐波が結合した

形で，単発または連発する．形や出現頻度，周波数もさまざまである．欠神発作（小発作，petit mal）では，3 Hz の棘徐波複合が規則正しく両側同期性に広汎に現れる．振幅が低く約 50 μV，6 Hz 前後の周期で現れる波は，ファントム棘徐波（phantom spike-and-wave）とよばれる．
⑥ 鋭徐波複合（sharp-and-slow-wave complex）：鋭波と徐波とが組み合わさった波形で，周波数の遅いものが多い．
⑦ 多棘徐波複合（polyspike-and-slow-wave complex）：2 つ以上の棘波と徐波の組み合わせの形で，数個連発したり単発したりして，不規則に現れる．ミオクロニーてんかんに認められることが多い．
⑧ 突発性徐波（slow wave burst）：徐波が高振幅で突発的に現れる．
⑨ 三相波（triphasic wave）：三相性の振幅の高い鋭波，徐波と混在する．前頭部優位で，脳の代謝異常による意識障害（肝性昏睡など）のときに現れる．

2）異常波の発現部位
① 広汎（びまん）性（diffuse）：頭皮上の全誘導にわたって異常波が現れる．中心脳性障害では広汎性に異常波が現れる．
② 非対称性（asymmetry）：左右対称の部位で同じようには現れず，一側だけに現れたり，左右で差がある．
③ 局在性，焦点性（focus）：ある部位に限局して現れ，焦点をつくる．皮質性障害ではその部位に限局する異常波が現れることが多い．焦点の直上では異常波の振幅が高く，また双極導出で位相の逆転する部位を探す．焦点は 1 つとは限らず，2 つ以上あるときは多発性焦点という．

3）時間的な関係
　一定時間，たとえば 10 秒～数分の間に，異常波がどのくらいの量でどの程度で現れているかを確認する．最近ではコンピュータによる計測が行われているが，臨床脳波の判読では「ごくまれに」「散発的に」「連続的に」などと表現される．また，突発性異常波が各部位に同時に現れず，ある部位が他の部位より時間的に速く異常波が現れ，次第に他の部位に波及することがある．この場合，時間的に先行した部位に原発焦点がある．

4）賦活に対する反応性
　異常波を誘発させるため，種々の賦活法が行われている．どの方法で，どの程度の賦活で異常波が現れたか，また，どの種類の異常波が現れたかを判定する．

4　てんかん（epilepsy）
　てんかんとは，「さまざまな原因で起こる慢性の脳疾患で，大脳ニューロンの過剰な放電に由来する反復性の発作であり，多種多様な臨床ならびに検査所

見を呈するもの」と定義される（WHO）．脳波検査は，神経細胞の過剰な活動をとらえることから，てんかんの診療において必須の検査法である．てんかんはさまざまな原因で起こるが，大脳ニューロンの過剰な放電の起こり方の違いに対応して，さまざまな発作症状と脳波異常を呈する．

てんかんの発作症状は，大脳ニューロンの過剰な発射が脳の局所から起こる焦点起始発作，発作の最初から脳全体に過剰な興奮が起きる全般起始発作，起始不明発作に分類される．さらに焦点起始発作は，発作中に意識が保たれる**意識保持発作**と，意識が減損する**意識減損発作**に分けられる．てんかん発作型分類と，それぞれの発作型に対応した発作時脳波と発作間欠期（発作を認めない時期）の脳波所見を**表3-B-2**に示す．発作間欠期には特徴的な脳波所見を認めず，徐波異常のみのこともある（**図3-B-39**）．

てんかんの原因は，特発性（脳に発作の原因となるような器質的病変が認められず，遺伝的要因以外に発作の原因が不明なてんかん），症候性（脳になんらかの原因による器質病変が存在する），潜因性（症候性と思われるが，器質病変が特定できないもの）に分けられる．国際抗てんかん連盟（International League Against Epilepsy；ILAE）によるてんかんの分類（2017）の診断は，焦点起始か全般起始かに基づく「発作型」の診断，焦点，全般，全般焦点合併，病型不明の「てんかん病型」の診断，続いて「てんかん症候群」の診断の順に行われる．

以下に，てんかん病型とてんかん症候群の例をあげる．てんかん症候群については，ILAE による最新の提案（2022）で病名変更のあったものは，（ ）内に変更後の病名を併記した．

> **てんかんの分類 ILAE（2017）**
> 分類には，①発作性，②てんかん病型，③てんかん症候群の3つのレベルがある．発作性は発作起始により焦点起始，全般起始，起始不明に三分する．病型は焦点てんかんと全般てんかんに二分する．特定のてんかん症候群に分類できる場合は分類する．以上の3つのレベルとは独立して，④病因のカテゴリーを記載する．⑤合併症がある場合は記載する．

1）焦点てんかん

発作焦点近傍の電極で，棘波や鋭波が認められる（**図3-B-40**）．しかしながら発作間欠期には，非特異的な徐波異常のみでなかなか焦点性異常がみつからないこともある（**図3-B-39**）．

(1) 側頭葉てんかん（海馬硬化を伴う内側側頭葉てんかん）

小児期から思春期に発症し，成人のてんかんのなかで最も多い．吐き気や自律神経症状を呈する焦点意識保持発作と焦点意識減損発作（精神運動発作ともよばれ，意識消失を伴う）が起こる．前側頭部に棘波を認める．

(2) 前頭葉てんかん

意識保持または減損の焦点起始発作，二次性全般発作が症状で，前頭部に棘波が認められる．

(3) 中心側頭部に棘波を有する良性小児てんかん（中心側頭部棘波を示す自然終息性てんかん）

学童期の男児に多く，顔面半側の短い焦点起始発作（シルビウス発作）を特徴とする．予後良好．脳波はローランド発射ともよばれる中心部や中側頭部の棘波がみられる．

表3-B-2 てんかん発作型と脳波所見

臨床発作型		発作時脳波	発作間欠期脳波	発作症状
Ⅰ. 焦点起始発作	A. 焦点意識保持発作 　1. 運動発作 　2. 感覚発作 　3. 自律神経発作 　4. 精神発作	対応する支配皮質領野から焦点性に始まる局所放電（頭皮上からは記録できないこともある）	対応皮質領野の局所性放電（図3-B-40）	意識が保たれた状態で，焦点の興奮による運動，感覚，自律神経または精神症状が起きる
	B. 焦点意識減損発作 　a. 意識減損発作 　b. 発作性自動症	側頭または前頭～側頭部から始まる一側性または両側性放電	一側性または両側性で一般に非同期性放電通常，側頭または前頭部焦点性放電	注意力，反応性が低下した意識減損が起きる
	C. 焦点起始両側強直間代発作	上記局所起始の放電が二次性に急速に全般化する	局所性放電	上記発作後に強直→間代痙攣
Ⅱ. 全般起始発作	A. 1. 欠神発作	両側対称性，規則性3（2～4）Hz棘徐波複合および多棘徐波複合	発作時に同じ背景活動は通常正常	突然の意識消失と突然の意識回復
	A. 2. 非定型欠神発作	両側性だがしばしば非対称，不規則な棘徐波，鋭徐波，速波活動 その他の突発波	しばしば非対称，不規則棘徐波，棘徐波，背景活動は異常	小刻みな脱力など運動症状を伴う意識消失
	B. ミオクロニー発作	両側対称性または広汎性多棘徐波，ときに鋭徐派	発作時に同じ	両上肢を中心とする一瞬の筋の攣縮
	C. 間代発作	広汎性，10Hz以上の速波とそれを中断する徐波，ときに棘徐波パターン	広汎性棘徐波または多棘徐波	間代（筋収縮と弛緩）痙攣
	D. 強直発作	広汎性，周波数は漸減し振幅は漸増する 低電位の9～10Hz以上の速波	ときに非対称，多少律動的な鋭徐波 背景活動はしばしば年齢に比し異常	強直（筋収縮が持続）痙攣
	E. 強直間代発作	両側対称性同期性の10Hz以上の速波律動が強直相では周波数を漸減，振幅を漸増，間代相では徐波で中断される	両側対称性同期性多棘徐波，棘徐波ときに鋭徐波	強直→間代痙攣
	F. 脱力（失立）発作	広汎性多棘徐波で平坦化，低電位速波活動	広汎性多棘徐波	突然転倒，前屈
Ⅲ. 起始不明発作				

(Epilepsia, 22：489～501, 1981に加筆．用語は2017年分類に準拠)

（4）後頭部に突発波を有する小児てんかん（小児後頭視覚てんかん）

　学童期に多く，視覚症状で始まり，間代発作や意識がないままさまざまな動作をする自動症を伴う．高振幅棘徐波や鋭波が，一側か両側の後頭部や後側頭部に律動的に反復出現する．

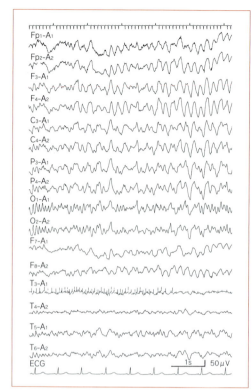

図3-B-39 てんかん発作間欠期の徐波

図3-B-40 焦点起始発作（右 C-P-O の棘波）

2）全般てんかん

(1) 小児の欠神てんかん

学童期にみられる．女児に多い．**欠神発作**が頻回に起こり，脳波では 3 Hz **棘徐波複合**がみられる（図 3-B-41）．予後は良好．

(2) 若年ミオクロニーてんかん

思春期に発症．両側上肢の**ミオクロニー発作**が起こり，脳波では広汎性多棘徐波複合（図 3-B-42）がみられる．

(3) 覚醒時大発作てんかん（全般強直間代発作のみを示すてんかん）

10 歳代で発症．**全般強直間代発作**が覚醒直後に起きる．脳波では両側性全般性の発射がみられる．

3）発達性てんかん性脳症

(1) West（ウエスト）症候群（乳児てんかん性スパズム症候群）

1 歳前に発症し，発作は難治．四肢と頭部が瞬間的に硬直する発作，精神運動発達の遅滞，**ヒプスアリスミア**が特徴である（図 3-B-43）．

(2) Lennox-Gastaut（レノックス・ガストー）症候群

就学前に発症．知的障害を合併し発作は難治．強直発作，脱力発作，非定型欠神発作がみられる．脳波では，3 Hz よりも遅い 1.5〜2.5 Hz 鋭徐波複合（図 3-B-44）を認める．

欠神発作
数十秒間にわたり，突然意識がなくなる発作．話が途切れたり，動作が止まったりする．けいれんや転倒はない．

ヒプスアリスミア（hypsarrhythmia）
West 症候群に認められる脳波パターンで，高振幅徐波と棘波が時間的，部位的に変化し，さらに焦点性，多焦点性，全般性に出現し，覚醒時と睡眠時に連続して出現する（図 3-B-43）．

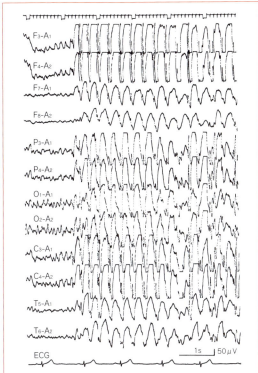

図3-B-41 欠神発作（3 Hz 棘徐波複合）

図3-B-42 ミオクロニーてんかん（多棘徐波複合）

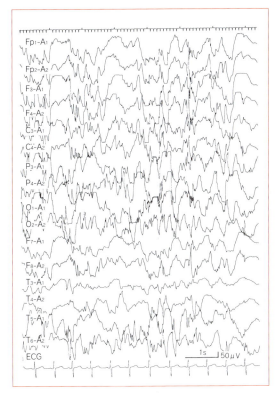

図3-B-43 West症候群（ヒプスアリスミア）

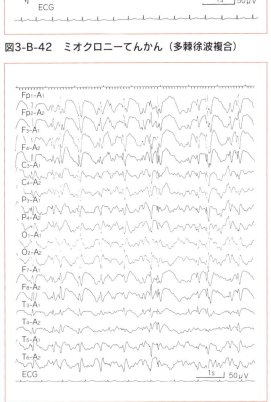

図3-B-44 Lennox-Gastaut症候群（不規則な鋭徐波複合）

B 脳波検査／II 異常脳波

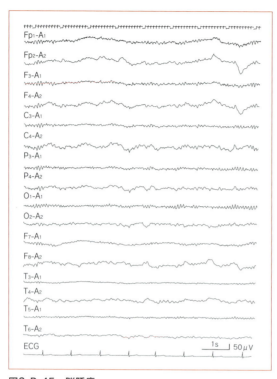

図3-B-45 脳腫瘍
左右差があり，右側に徐波が現れている．

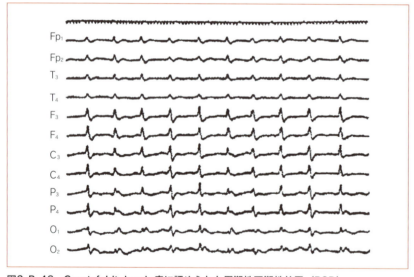

図3-B-46 Creutzfeldt-Jacob病に認められた周期性同期性放電（PSD）
（プリオン病及び遅発性ウイルス感染症に関する調査研究班ホームページ
http://prion.umin.jp/prion/prion.html）

5 脳の器質性疾患

　脳腫瘍（**図3-B-45**），脳膿瘍，脳血管性障害，脳損傷，脳炎など，脳に器質性の障害があると，障害の部位や程度に応じた徐波や棘波が現れ，徐波の状

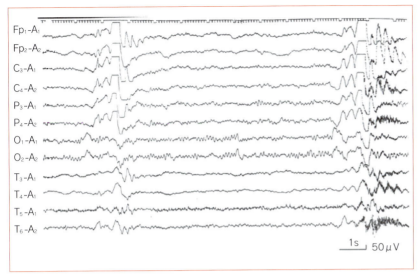

図3-B-47 亜急性硬化性全脳炎（SSPE）に認められた周期性同期性高振幅徐波結合
（亜急性硬化性全脳炎（SSPE）診療ガイドライン（案）．プリオン病及び遅発性ウイルス感染症に関する調査研究班ホームページ）

況から障害の部位や程度を推測することができる．障害が高度の場合は高振幅の徐波が現れるが，さらに進むと徐波の振幅は低下し，脳機能が消失すれば脳波は平坦になり消失する．

特徴的な脳波所見を呈する脳の器質性疾患としては，初老期に認知症を呈し脳波で**周期性同期性放電（periodic synchronous discharges；PSD）**（図3-B-46）を示すCreutzfeldt-Jakob（**クロイツフェルト・ヤコブ）病**と，麻疹に感染してから潜伏期間の後に神経症状が進行し，脳波で**周期性同期性高振幅徐波結合**（図3-B-47）を示す**亜急性硬化性全脳炎（subacute sclerosing panencephalitis；SSPE）**がある．

6 意識障害

さまざま原因による意識障害で，脳波背景活動は徐波化し，脳波は意識障害の指標となる．一般に，意識障害が高度であるほど徐波が増える．通常，原疾患による特有な所見はないが，肝機能障害により意識障害が起きる**肝性脳症**では，**三相波**（図3-B-48）とよばれる特徴的な波形が現れることがある．また，薬物中毒の意識障害では，薬物によって速波の混入が目立つ場合もある．

7 脳死判定

昏睡状態では脳障害が高度であるほど徐波が増え，さらに悪化すると広汎にわたり脳波は平坦化する（図3-B-49）．脳死状態とは，器質的脳障害により深昏睡および自発呼吸を消失した状態と認められ，かつ器質的脳障害の原疾患が確実に診断されていて，原疾患に対して行いうるすべての適切な治療を行った場合であっても回復の可能性がない状態をいう．厚生労働省による法的脳死

> **周期性放電（periodic discharges）**
> 棘波，鋭波，徐波など，同一波形の異常放電が一定の周期で反復出現する突発性異常波をいう．異常波形は疾患によりさまざまであるが，Creutzfeldt-Jakob病や亜急性硬化性全脳炎などでは左右同期性に出現し，周期性同期性放電（periodic synchronous discharges；PSD）とよぶ．脳血管障害などでは，高振幅な棘波が一側性に出現し，周期性一側性てんかん様放電（periodic lateralized epileptic discharges；PLEDs）とよぶ．

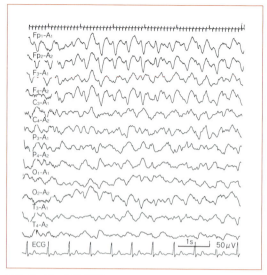

図3-B-48　肝性昏睡
三相波がFpおよびFに現れている．両側同期性に陽性波→陰性波→陽性波の順に現れているのが三相波．

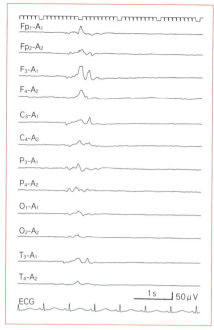

図3-B-49　昏睡時の脳波

判定マニュアルでは，脳波活動の消失，**脳電気的無活動**（electrocerebral inactivity；ECI），いわゆる**平坦脳波**の確認が必須条件の一つになっている．法的脳死判定のための脳波（ECI）とは，測定装置の内部雑音以上の脳波が全く認められない状態をいう．

III 誘発電位

1 臨床的意義

　聴覚，視覚，体性感覚などの末梢の受容器や感覚神経を刺激すると，その刺激に応じて一定の潜時をもった小さな電位変動が脳波のなかに現れる．これは**大脳誘発電位**（cerebral evoked responseまたはpotential）とよばれる．この電位変動は非常に小さい（数〜1μV）ので，一般の脳波記録では認めにくい．しかし，誘発電位は刺激から一定の潜時をもって現れるので，刺激を数十〜数百回繰り返し与えて，それぞれに応じて生じた誘発電位を次々に加算する加算平均法によって記録することができる．

　誘発電位の波形は，潜時が短く速く現れる成分（**early component**）と，潜時が長く遅れて現れる成分（**later component**），その後に続く成分（**after discharge**）などから成り立ち，それぞれの波に記号がつけられている．誘発電位の種類によって波形が多少異なっているが，基本的な波形は類似している．個人差があり，意識状態によって波形が変わる．また，疾患によって波形が変形したり，ある波が消失したりするので，大脳誘発電位は脳の機能検査と

> **脳死判定の脳波検査**
> 法的脳死判定マニュアルでは，少なくとも4誘導の同時記録を単極導出および双極導出で行うこと，10-20法に基づき大脳を広く評価する．たとえば前頭極部，中心部，後頭部，側頭中部，耳朶に電極を配置する．心電図の同時記録を行う．感度やフィルタの使用法，全体で30分以上の連続記録を行うことなどが決められている．デジタル脳波計では，記録時に脳波記録用紙上に記録する必要はない．しかし，ディスプレイ上でECIの判定を行ったとしても，紙に出力して記録する必要がある．

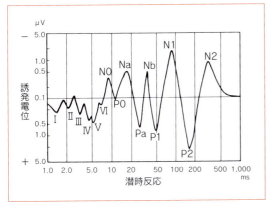
図3-B-50 聴覚誘発電位の成分
15個の成分から構成される．このうち短潜時成分（Ⅰ～Ⅵ）は聴性脳幹反応である．

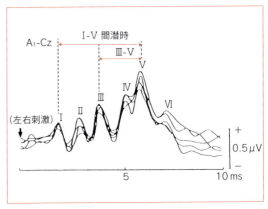
図3-B-51 聴性脳幹反応（ABR）

して臨床に用いられる．

2 聴覚誘発電位

音刺激によって現れる誘発電位をいい，通常はクリック音を用いる．頭頂中心部（Cz）に優位に現れるので，導出電極はCzに装着する．誘発電位は潜時の長さによって3成分に分けられる．聴覚誘発電位は多くの成分から構成される．内耳から記録される蝸電図，続く短潜時（～8 ms），中間潜時（8～50 ms），長潜時の成分（50～300 ms）がある．このうち短潜時成分は，その起源が脳幹にあるので**聴性脳幹反応**とよばれている（**図3-B-50, -51**）．

1）聴性脳幹反応（auditory brainstem response；ABR）

① 記録電位：Czに関電極をつけ，音刺激と同側耳朶 Ai と対側耳朶 Ac を不関電極とする．接地電極は Fpz につける．電位が小さいので500～2,000回の加算平均を行う．極性は，Czが基準電極に対して陽性（P）のとき，下向きになるか上向きになるか記録する．

② 音刺激：クリック音が最もよく用いられ，イヤホンに入力する．

音刺激から8 msの間にⅠ～Ⅵの電位が発生する．この反応は意識や睡眠の影響を受けにくく，再現性のある安定した電位である（**図3-B-51**）．Ⅰ～Ⅵの波の起源は，Ⅰ波：蝸牛神経，Ⅱ波：蝸牛神経核，Ⅲ波：上オリーブ核，Ⅳ波：外側毛帯，Ⅴ波：下丘，Ⅵ波：内側膝状体と考えられる．各波の波形や潜時の異常から脳幹各部の異常を推定することができ，聴覚障害や脳幹障害，脳死判定などに用いられる．

なお，わが国では，**新生児聴覚スクリーニング**として自動聴性脳幹反応検査が用いられている（p.278, 5章 C の I「8 自動聴性脳幹反応（自動 ABR, AABR）」を参照）．

> **脳死判定と聴性脳幹反応**
> 脳死判定では，脳幹を含む脳機能全体が不可逆的に停止していることを確認するために，脳波検査とあわせて聴性脳幹反応を測定し，Ⅱ波以降の消失を確認することが望ましいとされている．

2）中潜時成分

中潜時成分には，N0，P0，Na，Pa，Nb，Pbがある．内側膝状体レベルから側頭葉由来の反応といわれる．早い成分は皮質下起源であるので，睡眠や鎮静薬などに影響されないが，遅い成分は影響を受ける．加算回数は500～1,000回である．

3）長潜時成分

P1，N1，P2，N2成分がある．大脳皮質聴覚領起源であり，意識状態，睡眠，注意，薬剤などによって変化する．加算回数は50回程度である．

3 視覚誘発電位（visual evoked potential；VEP）

光刺激によって網膜や大脳視覚領野に現れる反応を，視覚誘発電位という．光刺激はフラッシュ刺激または**パターンリバーサル刺激**が用いられる（図3-B-52）．

① 記録：脳波電極を後頭結節（inion）から上方5cmの点（MO）と，その左右に5cm間隔でLO，RO，LT，RTの5ヵ所の頭皮上に接着する．基準電極は鼻根部（nasion）から上方12cmの部位MFとする．分析時間は250～300 ms．

② 波形：全視野刺激では，MOを中心に三相性波形（N75，P100，N145）が現れる．半視野刺激では，刺激と同側半球側にN–P–N，対側半球側に低振幅のP–N–Pの三相性波が現れる．これを paradoxical lateralization（逆説的側性）とよぶ．

VEPの発生経路は網膜–視束–視束交叉–外側膝状体を経て大脳皮質に至る．P100は，大脳皮質視覚領野の反映とみられる波形および潜時の変化が，障害の部位や程度の判定に用いられる．

4 体性感覚誘発電位（somatosensory evoked potential；SEP）

末梢神経を刺激して，大脳皮質感覚野に誘発される電位である．SEPは，末梢感覚神経から大脳皮質の感覚野に至る神経経路の障害の判定に用いられる．

導出部位は，頭皮上の中心Czの後方2cm（Cz'）またはC₃，C₄の後方約2cm（C₃'，C₄'）の位置で，感覚野相当部に置く．刺激については，上肢または下肢の感覚神経に電気刺激を与える．加算回数は500～1,000回程度でよいが，数千回の加算が必要なこともある．刺激強度は同時に刺激される運動神経の閾値の10～15％増程度の強度がよい．刺激電極は普通皿電極を用い，近位部を陰極とする．記録波形では，刺激と反対側の感覚野に最大振幅で現れる．潜時により，**短潜時SEP**（short latency SEP；SSEP）と**長潜時SEP**（late latency SEP）がある．長潜時SEPは大脳皮質起源の成分であるのに対して，短潜時SEPは感覚神経–脊髄–皮質感覚野に至る経路の電位で，軽眠状態でも波形には影響がほとんどなく，術中モニタリングに用いられる．

パターンリバーサル（図形反転）刺激とフラッシュ刺激

パターンリバーサル刺激は白黒の格子縞模様を反転させる光刺激で，潜時に個人差が少ない．フラッシュ刺激は，乳幼児や高度の視力障害者，意識障害や認知症のためパターンリバーサル刺激が行えないときに有用である．

巨大SEP（giant SEP）

四肢の体性感覚刺激で，棘波に似た高振幅の電位が誘発されることがあり，巨大SEP（giant SEP）とよばれる．小児てんかん，熱性痙攣，典型的にはミオクロニーてんかんで観察される．

術中モニタリングと短潜時体性感覚誘発電位（SSEP）

脳神経外科手術の際，神経系の機能障害を検出し神経学的脱落症状を回避するために，術中モニタリングとして，脳波，SSEP，聴性脳幹反応などが用いられる．脊髄の機能障害をモニターするためにはSSEPが用いられる．皮膚ではなく，脊髄のくも膜下や硬膜外に記録電極を置く方法もある．

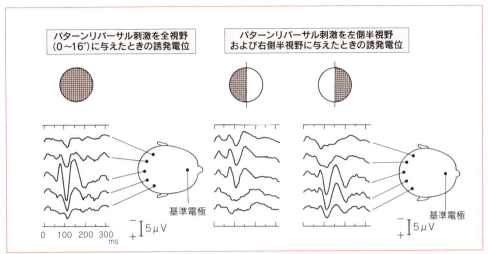

図3-B-52　視覚誘発電位

（脳波と筋電図，13（1）：1985）

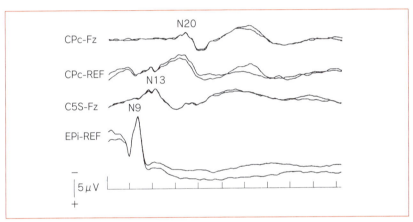

図3-B-53　右正中神経手首部電気刺激による体性感覚誘発電位

> **術中脳脊髄モニタリング**
> 術後の神経脱落症状を防ぐために，手術中に体性感覚誘発電位検査が行われる（p.4 第1章Ⅲの「6 手術中に行う生理検査」を参照）．

1）上肢刺激の場合

　刺激を正中神経の手関節部に与え，誘発電位を REF（頭部外基準電極，一般に刺激対側の鎖骨上窩で上腕神経叢の部位である Erb 点），CPc（刺激対側の C と P の中間点），C5S（第5頸椎棘突起上），EPi（同側の Erb 点）の位置で記録したときの短潜時誘発電位の波形を**図3-B-53**に示す．N9，N13，N20 の各波が認められる．各電位の発生部位としては，N9：遠位腕神経叢，N13：脊髄後索，N20：体性感覚領皮質と考えられている．

2）下肢刺激の場合

　通常は，後脛骨神経を足首部で電気刺激する．目的に応じて腓骨神経膝窩部を電気刺激したり，あるいは足趾を輪状電極で刺激する場合もある．
　電極は以下のとおりである．PFd，PFp（刺激同側膝窩部の遠位部と近位部；

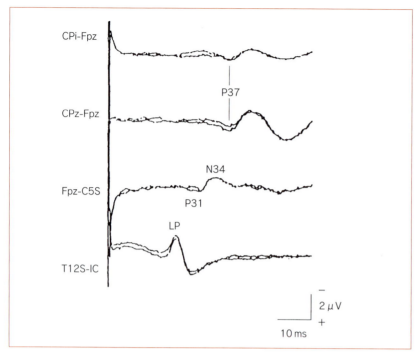

図3-B-54　後脛骨神経足首部電気刺激による体性感覚誘発電位

関節屈曲部のそれぞれ2cm，および5cm上部），L2S（第2腰椎棘突起上），T12S，T10S（第12，10胸椎棘突起上），C5S（第5頸椎棘突起上），CPc，CPz，CPi，Fz（国際10-20法に基づく頭皮上の位置で，記号は上肢の場合と同様），ICc（刺激対側の腸骨稜），GTi（刺激同側の大腿骨大転子）．

　基準電極の部位としては刺激対側の腸骨稜が一般であるが，中部胸椎（T6S付近）を用いてもよい．

　下肢刺激の場合，基準電極を用いると遠隔電場電位の記録が困難であるため，探査電極はFpz，基準電極はC5Sとする．C5Sは下肢刺激の場合には活動が比較的低く，しかも雑音が小さいため，遠隔電場電位の記録が可能である．皮質電位の頭皮上分布は個人差が大きい．

　腰椎あるいは下部胸椎での電位はLPとよぶ．Fpz-C5S誘導で記録される遠隔電場電位はP31，N34とする．また初期皮質電位はP37とする（図3-B-54）．

5　事象関連電位 (event related potential；ERP)

　ある刺激に対して被検者に課せられた種々の精神作業の負荷によって惹起される電位で，その各成分は，予期，注意，知覚，検索，識別，意思決定，記憶といった認知過程に対応する大脳活動を反映していると考えられている．被検者になんらかの課題を負荷して検査する．P300とCNVなどがある．

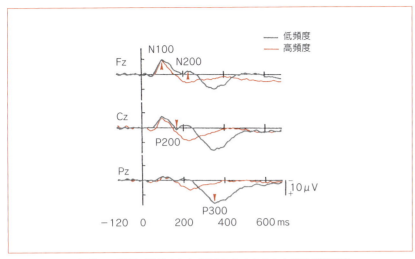

図3-B-55　オドボール課題で記録されたP300を中心とした事象関連電位

1) P300（図3-B-55）

容易に識別できる数種類の刺激を与え，そのなかから特定の刺激（標的刺激）を識別し，それに対してなんらかの反応をさせるような課題〔**オドボール（odd ball）課題**〕を与えておくと，標的刺激から300 msくらいのところに陽性反応電位が現れ，**P300**とよばれる．

2種類の刺激による誘発脳電位を別々に加算すると，標的刺激に対して潜時75～150 msの間に陰性電位N100，120～200 msに陽性P200，180～250 msの間にN200，250～600 msの間にP300が現れる．

P300頂点時間は，健常人でも加齢により直線的に延長する．認知症，言語障害ではその程度に比例して延長する．また，睡眠薬など認知障害を引き起こしうる薬剤によっても潜時延長を示すことがあるので，精神機能の検査として有効である．

2) 随伴陰性変動（contingent negative variation；CNV）

刺激S_1を与えて，次に異なる刺激S_2を与え，そのときにできるだけ早くキー押しをさせることにより誘発される反応で，約10秒間隔で繰り返し行わせる．初期CNVはFz優位にS_1後400～700 msの間，後期CNVはS_2前1,000 msくらいからS_2後にかけてCz優勢に現れる．いずれも緩やかな陰性電位である．P300と同様に，認知，理解など心理過程と対応する大脳活動であり，認知症，精神障害，学習障害などの判定に応用される．

Ⅳ その他の検査

1 脳磁図検査（magnetoencephalography；MEG）
1）脳磁図検査とは
　電流が流れるときに，その方向に対して右回りに磁場が発生する．脳からは神経細胞の活動に伴い，きわめて微小な磁場が発生している．脳磁図検査は，このきわめて小さい磁場を，**超高感度磁気センサー（SQUID）** を用いて調べる検査である．微弱な磁場を計測するため，検査は磁気シールドルームの中で行われる．

SQUID：superconducting quantum interference device，超伝導量子干渉素子

2）脳磁図検査装置の構成
　脳磁図検査装置，脳内から出る微小な磁場を電気信号に変換するセンサー，変換した電気信号のデジタル化部，デジタル化した信号の信号処理，処理した信号の活動源の推定などの解析を行うコンピュータ部から構成される．検査に必要な周辺装置として，体性感覚，視覚，聴覚刺激装置が使用され，刺激に対する誘発磁場の加算平均を可能にするため，脳磁図とこれらの周辺装置間で同期がとれるように構成されている．

3）脳磁図の計測
　液体ヘリウムで冷却された特別な容器の中に納められているSQUIDセンサーを，頭全体をおおうように配置する．計測は磁気シールドルームの中で仰臥位もしくは座位で行われる．SQUIDセンサーを用いて，自発脳磁場や誘発脳磁場（体性感覚，聴覚，視覚）を測定し検出した磁場を生体信号として記録する．多くの脳磁図検査装置では，脳磁図と脳波，誘発電位の同時計測が可能になっている．

4）臨床応用
　脳波は頭蓋骨により信号が減弱し，脳部位により伝わり方に差があると，発生部位の推定が困難になる．電気現象に伴って発生する磁場は，発生部位と記録部位の中間の物質によって，信号が減弱したり，ひずむことがないため，発生部位の状態を忠実に表す．このような利点を生かして脳磁図は，てんかんにおける神経細胞の異常興奮の発生場所の推定や，感覚や運動といった重要な機能のある場所を脳外科の手術前に推定するために用いられる．計測されたデータから，脳内の活動部位を推定し，別に撮像したMRI画像に重ね合わせて評価する．

2 光トポグラフィ検査（近赤外線分光法；NIRS）
1）光トポグラフィ検査とは
　脳の神経活動に伴い脳の局所で酸素が消費されると，それに伴い局所の脳血

流が変化する．そのときに毛細血管を経由して酸素を運ぶのが酸素加ヘモグロビンである．波長 700〜900 nm 程度の近赤外線は，生体組織内でヘモグロビンによる吸収を受けながら反射を繰り返し拡散する．この近赤外線の性質を利用した近赤外線分光法による計測を多チャンネルで行い，脳機能をリアルタイムにマッピング表示するのが，光トポグラフィ検査である．

2）光トポグラフィ装置の構成

近赤外光の入射部と受光部からなる多チャンネルのプローブと信号の解析装置と解析結果を表示するモニターからなる．計測結果はチャンネルごとにリアルタイムに時系列データとして表示される．多チャンネルデータを補間処理することによって，ヘモグロビンの濃度変化の分布を 2 次元マッピングとして動画表示できる．計測から画像表示までは約 0.1 秒で，リアルタイムに脳機能を評価することができる．

3）光トポグラフィの計測

計測する脳の周囲に多チャンネルプローブを置き，脳機能を計測する．計測にはリアルタイムで連続して記録する方法と，課題や刺激を与えてイベントに伴う変化を加算する方法がある．

4）臨床応用

光トポグラフィ検査の利点は，低侵襲に大脳皮質機能をリアルタイムで計測できることで，脳神経外科領域で言語優位野の判定やてんかんの発作焦点の同定の際に術前の臨床検査として用いられている．さらに，抑うつ症状がうつ病か双極性障害かを鑑別するための補助診断としても用いられる．

C 筋電図検査

　筋電図検査（electromyography；EMG）とは，筋肉の電気活動を増幅し記録することにより，神経や筋肉の機能を調べる検査のことである．感覚神経の電気生理学的検査も含めて，広く筋電図検査と慣用的によぶこともある．随意的な筋肉の収縮や不随意運動の電気活動を記録するほか，神経を外から電気などで刺激することで誘発される反応を記録するやり方（**誘発筋電図検査**）もある．筋力低下や筋萎縮，あるいは感覚鈍麻や異常感覚（しびれなど）といった症状に対し，その原因となる病巣部位や病態を診断するためには必須の検査である（図 3-C-1）．また，重症度診断，予後評価，治療効果の判定にも有用である．

　なお，筋電図検査は検者の検査技術に大きく依存する検査であることを肝に銘じておく必要がある．特に誘発筋電図検査は，記録電極や刺激の位置，刺激強度などが不適切だと（技術的エラー），正常なものも異常であるかのような誤った所見となり誤診に導いてしまうおそれがあるため，それに携わる臨床検査技師の責任は重い．正確な検査を行うには，検査そのものの知識・技術のみならず，神経の走行や筋肉の位置に関する解剖学や生理学の知識も十分習得しなければならない．

不随意運動
ふるえや筋のびくつきなど，自分の意思と無関係に起こる，無目的ないし目的にそぐわない異常な運動．

I 筋電図検査の理解に必要な解剖および生理学的基礎知識

1 運動系

　運動系は，運動情報を大脳から顔面，四肢，体幹の骨格筋へと伝え，力と運動を生み出すシステムで，運動神経系と骨格筋からなる．運動神経系は，中枢神経である**上位運動ニューロン**（一次運動ニューロン）と，主に末梢神経をなす**下位運動ニューロン**（二次運動ニューロン）に分けられる．上位運動ニューロンは，大脳の前頭葉，中心前回に位置する一次運動野に始まり，同側を下行して延髄の錐体交叉で対側の脊髄側索へと渡った後，脊髄前角にある下位運動ニューロンの細胞体に終止してシナプスを形成する．下位運動ニューロンは，脊髄前角に始まり前根を経て脊柱を出た後，末梢神経をなし，骨格筋に終止して骨格筋細胞（筋線維）とシナプスの一種である**神経筋接合部**を形成する（図3-C-2）．なお，1つの下位運動ニューロンは骨格筋に到達する直前に1本の軸索が数百に枝分かれして神経終末枝となり，各枝に1つの骨格筋細胞が結合している．この1つの下位運動ニューロンとそれに支配された複数の骨格筋細胞群をまとめて**運動単位**（motor unit）とよぶ（図3-C-2）．それぞれの筋肉は，およそ100～数百個の運動単位からなっている．

皮質脊髄路（錐体路）
一次運動ニューロンが下行する経路は皮質脊髄路という．錐体路とよばれることもある．

下位運動ニューロン
脊髄前角にあるため，**脊髄前角細胞**（あるいは単に前角細胞）という呼称も下位運動ニューロンの代わりによく使われる．α運動ニューロンとよぶこともある．

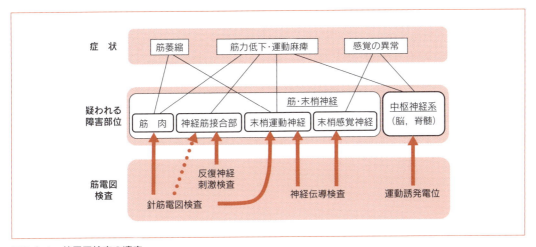

図3-C-1 筋電図検査の適応
中枢神経系の障害による感覚の異常を調べる検査には体性感覚誘発電位があるが、筋電図検査ではないため図に載せていない．

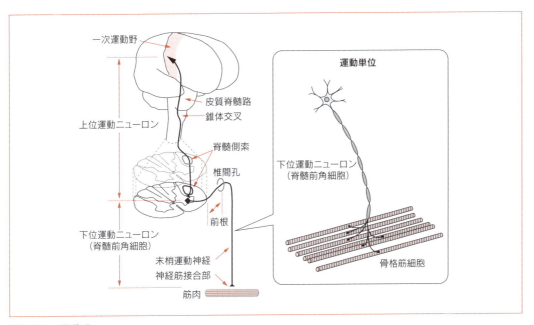

図3-C-2 運動系

　大脳運動野に発した運動情報は，運動神経では神経活動電位という電気信号として軸索を**伝導（conduction）**し，シナプスでは神経終末から放出される神経伝達物質という化学信号に変換されて次の細胞へと**伝達（transmission）**される．神経筋接合部の神経伝達物質は**アセチルコリン**である．シナプス後膜である骨格筋細胞の運動終板にはアセチルコリン受容体があり，それにアセチルコリンが結合すると筋活動電位が発生する．筋電図検査ではこの筋活動電位を記録するが，骨格筋が収縮して力を出すのは，活動電位の発生後，さらに興奮収縮連関の過程を経た先の出来事である．

> **興奮収縮連関**
>
> 骨格筋細胞の細胞膜に活動電位が発生してから，収縮蛋白質であるミオシンとアクチンがスライドして骨格筋細胞が収縮するまでの一連の過程のこと．筋小胞体から放出されるカルシウムイオンが，電気活動（興奮）と収縮の橋渡しに重要な役割を担う．

2 感覚系

感覚系は皮膚や関節，骨格筋からの感覚情報を大脳へと伝えるシステムである．末梢の感覚受容器に始まった末梢感覚神経は，細胞体が後根神経節にあり，そこから末梢側だけでなく中枢側へも軸索を伸ばす双極細胞の一種である（一次感覚ニューロン）．中枢側軸索は，脊髄後角や延髄の後索核で二次感覚ニューロンとシナプス結合し，その後視床を介して大脳の一次感覚野に至るが，脊髄内で下位運動ニューロンに直接あるいは複数の介在ニューロンを介してつながってもいる．

II 筋電計

筋電図検査の対象となるのは2～10,000 Hzの周波数をもつ数μV～数10 mVの生体電気活動である．これを観察，解析するには，それを歪めることなく正確に導出，増幅，記録する専用の装置が必要である．筋電計は，主に以下のもので構成されている（図3-C-3）．

1 増幅器

交流雑音などの同相信号を除去するため差動増幅器が用いられる．入力信号の増幅度は最高120 dB（100万倍）で，2～10,000 Hzの間を平坦に増幅し，それ以外の周波数帯域にある信号は減衰させる周波数特性が必要とされる．

2 刺激装置

誘発筋電図検査に必要な電気刺激装置は，市販の筋電計に標準装備されている．刺激には定電圧式と定電流式があるが，通常は定電流式の矩形波電気刺激で，設定した電流量が設定した時間だけ刺激電極の陽極から陰極に流れるようになっている．電流量は最大100 mAまで，持続時間は最長1.0 msくらいまで調整でき，刺激頻度の設定も可能である．BAEPやVEPなどの誘発電位検査にも対応した多用途筋電計には，音刺激装置や光刺激装置も装備されており，刺激用ヘッドホンや刺激用ディスプレイが接続できる．運動誘発電位（経頭蓋磁気刺激検査, p.163参照）に必要な磁気刺激装置など，外部刺激装置も接続可能である．

3 観察装置

増幅された信号はA/D（アナログ/デジタル）変換器でデジタル信号に変換され，ディスプレイに表示される．リアルタイムでの連続表示やそれを画面上に静止させての表示，あるいは刺激をトリガーとして，そこから設定した時間だけを掃引して表示するなどして波形を観察することができる．ディスプレイ画面に波形をどのくらいの大きさと時間軸で表示するかは，適宜設定し変更できる．
また，入力信号はスピーカーから音としても出力される．信号の強弱は音の

一次感覚ニューロン
双極細胞は，狭義には細胞体から直接2本の軸索が出ているものをいう．一次感覚ニューロンは，細胞体から1本の軸索が出てすぐにそれが遠位軸索と近位軸索に分かれるので，厳密には偽単極細胞という．

中枢側軸索と中枢感覚伝導路
①末梢神経と同側の脊髄後索を上行して延髄後索核で二次感覚ニューロンとなった後，対側に渡って内側毛帯を視床まで上行する後索-内側毛帯系は深部覚や繊細な触覚を伝え，②脊髄後角で二次感覚ニューロンとなって対側に渡り視床まで上行する外側脊髄視床路は痛覚や温度覚を伝える．

BAEP：brainstem auditory evoked potential（脳幹聴覚誘発電位）

VEP：visual evoked potential（視覚誘発電位）

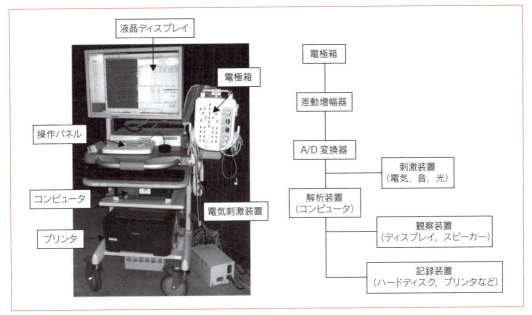

図3-C-3 多用途筋電計(左)と筋電計の基本構成(右)

大小,周波数の高低は音の高低となって聞くことができ,特に針筋電図検査のときに有用である.

4 記録装置

データは,筋電計に接続されたコンピュータのハードディスクなどの記憶媒体に保存することができ,検査後いつでも再生が可能である.プリンタを接続すれば紙への印刷も可能である.

5 解析装置

現在の筋電計はコンピュータと接続されており,そこにインストールされている検査プログラムによって筋電計の動作が制御され,検査データの解析もそれにより行うことができる.

III 針筋電図検査

1 針筋電図検査とは —適応と禁忌—

針筋電図検査(needle electromyography;nEMG)は,筋力低下や筋萎縮,異常な筋収縮,高クレアチンキナーゼ(CK)血症などに対して,それが下位運動ニューロンや骨格筋(つまり運動単位,「I 筋電図検査の理解に必要な解剖および生理学的基礎知識」参照)の異常のためではないかと疑う場合に行う(図3-C-1参照).それらの異常は針電極によって記録される**運動単位電位**(motor unit potential;MUP)などの変化として現れ,病態診断や疾患

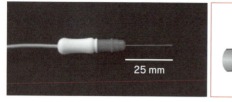 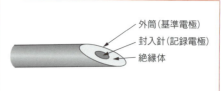

図3-C-4　同心針電極
写真は直径0.30 mm，長さ25 mmのものである．

活動性の評価のほか，責任病巣の部位診断に必要な情報も得ることができる．
　筋肉に針を刺すため，出血傾向の強い患者（抗凝固剤の内服，血友病など）での検査適応は，必要性と検査に伴うリスクを慎重に吟味して判断する．また感染巣のある皮膚からの刺入は避ける．なお，検査は被検筋の力を完全に抜いたり随意的に力を入れてもらったりして行うため，患者の協力が必要で，幼小児や意識障害患者，認知症患者などでの検査には自ずと限界がある．

2　検査の実施

　針筋電図検査では，骨格筋の電気活動を記録するのに筋肉内に専用の針電極を刺入する．侵襲性があるため，針電極の刺入を含め検査は専門医が実施する．基本的に医師が1人で実施できるため，臨床検査技師がかかわる場合は，筋電計の設定や操作，波形の記録などの支援に限られるが，針筋電図の知識は運動神経伝導検査の理解に重要であるため，しっかり学んでおく必要がある．

1）記録電極

　記録のための針電極には複数の種類があるが，通常の針筋電図検査で一般的に用いられるのは**同心針電極**である（**図3-C-4**）．注射針のような中空の外筒の中に，それと絶縁された封入針が入っている構造で，外筒が基準電極，封入針が記録電極となる．針の直径は0.30〜0.64 mmと細く，この電極で記録できる電気活動は，針先を中心に数mm程度の範囲に限られる．文字どおり針穴から覗くがごとき検査であるため，1つの筋を調べるのに同じ筋内で針先の位置を変えながら複数カ所の記録をとる必要がある．また，神経筋疾患の診断には障害分布の情報がしばしば重要なため，1回の検査で複数の筋肉を調べることが多い．

2）記録条件と筋電計の設定

　被検筋の電気活動は，①完全に力を抜いた安静時，②随意的に少しだけ力を入れた弱収縮時，③全力で力を入れた最大収縮時の3つの条件下でそれぞれ記録する．低周波遮断フィルタは2〜10 Hz，高周波遮断フィルタは3 k〜10 kHzに設定する．記録感度は，弱収縮時や最大収縮時には1目盛り0.5〜1 mV程度，安静時では50〜100 μVに設定するが，目的とする電位が画面上

見やすい大きさで表示されるように適宜調節することを基本とする．掃引速度は1目盛り10〜100 msの範囲で適宜設定し自動掃引状態で観察，記録する．画面表示は，一画面でできるだけ長い時間の記録が観察できるようにするため，文章の横書きと同じように数行にわたって表示することが多い．

3　正常所見

1）安静時

正常では，自分の意思と関係なく運動神経や筋が興奮し活動することは原則ない．したがって，全く力を入れていない安静時の記録では，何の電気活動も記録されないのが正常である（図3-C-5）．この条件で電気活動が記録された場合は，基本的に異常である．

> **正常な安静時電位**
> 正常な安静時電位として，針電極を筋肉に刺入している最中や筋肉内で動かしたときに発生する刺入時電位と，運動終板付近で発生する終板雑音および終板棘波がある．

2）弱収縮時

被検筋に軽く力を入れてもらった状態で記録されるのは，**運動単位電位（motor unit potential；MUP）**（図3-C-5, -6）で，MUPは同じ1つの運動単位に属する骨格筋細胞の活動電位（筋活動電位）の総和である（図3-C-7）．弱収縮時の記録はこの1つ1つのMUPを観察・評価することが目的で，それぞれのMUPは5〜15 Hz程度の頻度でほぼ周期的に発火する．正常なMUPは2〜3相性で，振幅は数百μV〜3 mV程度，持続時間は5〜15 ms前後だが，筋肉や年齢によっても異なる．運動単位に異常がある場合は，MUPの大きさや形が変化する．

なお，軽い力で発火する運動単位は，それに属している骨格筋細胞の数が少ない規模の小さな運動単位で，力を強くしていくとそれに応じて規模のより大きな運動単位が発火しはじめる．このように，これまで発火していなかった運動単位が発火を始めて運動に加わることを**動員（recruitment）**とよび，動員の順番は運動単位の大きさに従う（**サイズの法則**）．

3）最大収縮時

力を次第に強くしていくと，新たな運動単位が次々と動員されて記録されるMUPの種類が増えるばかりでなく，個々の運動単位の発火頻度も早くなるため，やがては複数のMUPが重なり合って（**干渉：interference**），個々のMUPを判別することがむずかしくなってくる．被検筋のすべての運動単位が発火する最大収縮時の干渉の程度は，針電極で記録できる半径数mmの範囲で活動している運動単位の数を反映するため，その数が正常より減っていないかを知る手掛かりになる．正常な最大収縮で形成される干渉波は，基線がみえない**完全干渉型（full interference pattern）**を呈する（図3-C-5）．

4　異常所見

針筋電図でみられる異常所見は，下位運動ニューロンと骨格筋細胞からなる

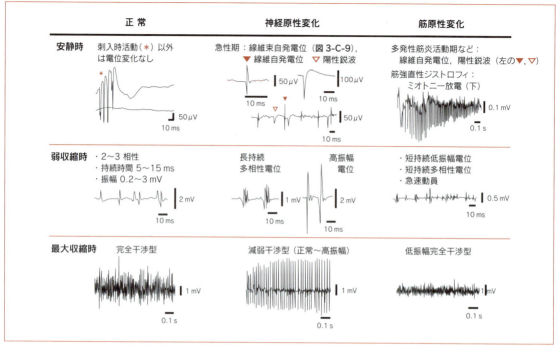

図3-C-5 針筋電図所見

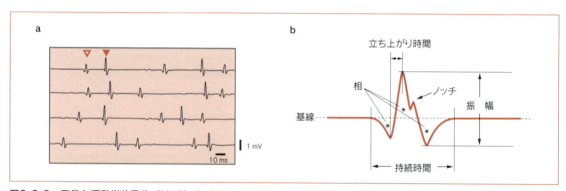

図3-C-6 正常な運動単位電位（MUP）とパラメータ
a：2種類のMUP（▽と▼）が周期的に繰り返し発火している．
b：MUPのパラメータ．

運動単位の異常を反映する．下位運動ニューロン障害によるものを**神経原性変化**（neurogenic change），骨格筋障害によるものを**筋原性変化**（myogenic change）という．

1）神経原性変化

1つの運動単位には1つの下位運動ニューロンしかない．したがって，下位運動ニューロンが1つ障害され失われれば（**脱神経**：denervation），運動単位が1つ消失することになる．このように，神経原性変化の本質は，その筋肉における運動単位の数が減少することである．そのため神経原性変化では，

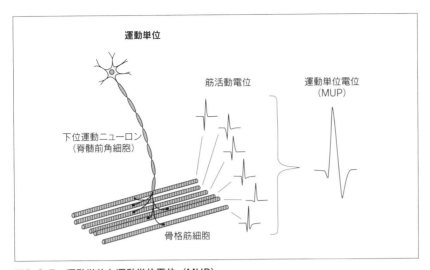

図3-C-7 運動単位と運動単位電位（MUP）
MUPは，1つの下位運動ニューロンに支配された骨格筋細胞の筋活動電位の総和である．

最大収縮時でも干渉が減弱して基線の残った波形（**減弱干渉型**：reduced interference pattern）（図3-C-5）となり，干渉の減弱の程度（基線の残り具合）が運動単位数の減少の程度を反映する．これに加えて，脱神経の急性期には異常な**安静時自発電位**が，慢性期にはMUPの変化がみられる．

(1) 急性期（急性脱神経：acute denervation）

① 線維自発電位（fibrillation potential）と陽性鋭波（positive sharp wave）：脱神経が生じて10〜14日程度経過すると，神経支配を失った骨格筋細胞は規則的・周期的な自発発火を個々にしはじめる．安静時に記録されるこの電位が線維自発電位と陽性鋭波である（図3-C-5，-8-b1）．両者の波形は異なるが，その起源や病的意味は同じである．

② 線維束自発電位（fasciculation potential）（図3-C-9）：下位運動ニューロンの興奮性に変化が生じるなどして，運動単位が不随意な自発発火をする場合がある．この安静時自発電位が線維束自発電位で，臨床的には**線維束攣縮**（fasciculation）とよばれる筋肉のピクッとした短い不随意収縮に対応する．運動単位の発火なので波形は随意的なMUPと同じだが，随意発火と異なり，非常に不規則かつ長い周期で発火するのが特徴である．健常者でも，疲労時などに一部の筋肉で一過性に少量出現する場合はあり，必ずしも常に異常所見とはいえないが，下位運動ニューロン障害では時々認められる．特に，筋萎縮性側索硬化症ではしばしば全身に多量に出現し，次に述べる慢性脱神経所見とともにこれを認める場合には，線維自発電位や陽性鋭波と同じく急性脱神経所見と位置づけられるため，その診断に重要な所見である．

(2) 慢性期（慢性脱神経：chronic denervation）

脱神経された骨格筋細胞の近傍に正常な運動単位が残っている場合，その正

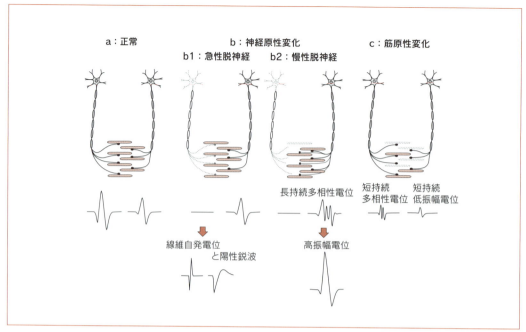

図3-C-8　針筋電図異常の模式図
a：正常．b：神経原性変化．脱神経の分，運動単位数が減少する．脱神経された骨格筋細胞からは10～14日経過すると線維自発電位や陽性鋭波が出はじめる．慢性期には，脱神経された骨格筋細胞を近傍の健常な下位運動ニューロンが再支配し，その運動単位の規模を増す．神経再支配の初期は神経伝導などが遅いため長持続多相性電位となるが，経過とともに同期がよくなり高振幅電位となる．c：筋原性変化．骨格筋細胞の数が減った分，MUPの振幅が低下する．基本的に運動単位数は減らない．

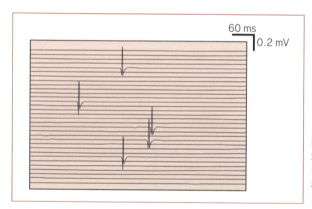

図3-C-9　線維束自発電位
波形からは随意発火のMUPと区別できないが，長い周期で非常に不規則に発火する点で異なる．図3-C-6aの正常なMUPの発火パターンと見比べると理解しやすい．

常な下位運動ニューロン末端から軸索が新しく伸び，脱神経された骨格筋細胞を支配する（**神経再支配：reinnervation**）．神経再支配が起こるとその運動単位に属する骨格筋細胞の数が増えるため，慢性期にはMUPもそれを反映したものに変化する．新しく伸長した幼若な軸索は活動電位の伝導が遅く，神経筋接合部での伝達も不安定なため，神経再支配の早期には，新たに加わった骨格筋細胞の発火がその運動単位にもともと属していた骨格筋細胞よりタイミングが遅れ，MUP波形は持続時間の長い**多相性電位**（polyphasic potential）を呈する（**図3-C-5, -8-b2**）．その後経過とともに新しい軸索が成熟しその

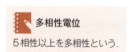

多相性電位
5相性以上を多相性という．

神経伝導・伝達が正常に安定すると，神経再支配で加わった骨格筋細胞の発火の遅れがなくなってMUP波形は正常と同じ2～3相性にまとまり，加わった骨格筋細胞の電気活動の分だけ振幅が増す（**高振幅電位**：high amplitude potential）（**図3-C-5，-8-b2**）．なお，再支配された骨格筋細胞は，線維自発電位や陽性鋭波を発生しなくなる．

2) 筋原性変化

筋疾患では骨格筋細胞が障害されて1つの運動単位に属する骨格筋細胞の数が減少するため，MUPもそれを反映したものに変化する．1つの運動単位には約100～千数百個もの骨格筋細胞が属しており，それが全滅することはよほど重症でなければない．そのため多くの場合，筋原性変化で運動単位数が減少することはない．

(1) 弱収縮時

減った骨格筋細胞の活動電位分だけ低振幅となった，持続時間の短いMUP（**短持続低振幅電位**）が記録される（**図3-C-5，-8-c**）．多相性電位も出現するが，神経再支配によるものと異なり持続時間は短い．また，運動単位の動員パターンにも変化がみられ，少し力を入れるだけで正常の同じ力のときよりも多数の運動単位が動員されるようになる（**急速動員**：rapid recruitment）．障害が高度だと，急速動員のためにわずかな力でもMUPが干渉を始め，個々のMUPを分離して記録することが困難となる．

(2) 最大収縮時

運動単位数が基本的に減少しないため，典型的には低振幅なMUPによる完全な干渉波形を形成する（**低振幅完全干渉型**）（**図3-C-5**）．ただし，骨格筋細胞の全滅した運動単位が出てくるほど障害が高度になると，それに応じて干渉は減弱する．

(3) 安静時

① **線維自発電位・陽性鋭波**：神経疾患だけでなく，筋疾患でもまれならず認められる．そのため，これらだけを根拠に神経原性変化と筋原性変化を鑑別することはできない．多発性筋炎など炎症性筋疾患では，疾患活動期にしばしば認められ治療により消失するため，疾患活動性の指標にもなる．

② **ミオトニー放電**（myotonic discharge）（**図3-C-5**）：筋強直性ジストロフィなどの**ミオトニア**をきたす筋疾患で特徴的に認められ，診断的価値が高いが，神経疾患でも認められることがある．針電極の刺入や針先の移動に伴って，陽性鋭波や線維自発電位などによく似た形の電位が最大100 Hz前後の高頻度で発火する．振幅と発火周波数が漸増・漸減するのが特徴で，最後は漸減していき数秒で止まる．筋電計のスピーカーから聞こえるこの電位の音は特徴的で，**急降下爆撃音**といわれる．

ミオトニア
収縮した筋肉を弛緩させようとしても収縮が持続してしまう症状．手を握った後それを開こうとしてもなかなか開けなかったり（把握ミオトニア），筋肉の叩打でゆっくりとした不随意な筋収縮が誘発されたりする（叩打ミオトニア）．

急降下爆撃音
爆撃のためプロペラ機が急降下し飛び去っていくときの音に似ているとされる．最近は時代に合わせ，オートバイの音（motor cycle sound）といわれることもある．

5 関連する主要な神経筋疾患

1）筋萎縮性側索硬化症（amyotrophic lateral sclerosis；ALS）

上位運動ニューロンと下位運動ニューロンの両者が進行性に変性・脱落していく神経変性疾患．四肢筋のみならず舌や呼吸筋など全身で筋萎縮，筋力低下が進行し，3～5年で人工呼吸器を装着しなければ生命を維持できない状態となる．生化学的な診断マーカーはなく，臨床所見とともに針筋電図が診断に重要な役割を担う．典型例では，全身で急性および慢性脱神経所見がみられる．

2）多発性筋炎（polymyositis；PM），皮膚筋炎（dermatomyositis；DM）

自己免疫機序で筋肉に炎症をきたす疾患．頸部・体幹・四肢近位筋に対称性の筋力低下，筋肉痛が亜急性に生じる．しゃがみ立ちや階段昇降，腕の挙上が困難となるほか，皮膚筋炎では両眼瞼や手指関節背側面などに特徴的な皮膚症状を伴う．間質性肺炎や悪性腫瘍を合併する場合がある．血液検査ではCK，アルドラーゼ，AST，ALT，LDなどの筋逸脱酵素が上昇する．抗アミノアシルtRNA合成酵素（ARS）抗体の一つである抗Jo-1抗体などの自己抗体が血清に検出される場合があり，診断マーカーとなる．針筋電図では筋力低下のある筋で筋原性変化を認め，活動期には線維自発電位や陽性鋭波を伴う．

3）進行性筋ジストロフィ（筋ジストロフィ，muscular dystrophy）

遺伝子異常により骨格筋が変性・壊死し筋力低下が進行する遺伝性疾患の総称で，現在では単に筋ジストロフィとよばれることのほうが多い．デュシェンヌ（Duchenne）型，ベッカー（Becker）型，顔面肩甲上腕型，肢帯型などがある．最も多いデュシェンヌ型はX染色体潜性遺伝（劣性遺伝）形式をとり，骨格筋細胞を構成するジストロフィンという蛋白質をつくることができないために起こる．2～5歳で発症，四肢の近位筋優位に筋力低下が進行し，10歳ほどで歩行不能となる．20～30歳頃までに呼吸不全，心不全をきたす．

成人で最も多いのは常染色体顕性遺伝（優性遺伝）形式をとる筋強直性ジストロフィ（myotonic dystrophy or dystrophia myotonica；DM）で，筋症状として顔面筋，咬筋や四肢筋（やや遠位優位）に筋萎縮，筋力低下をきたすほか，ミオトニアが特徴的である．骨格筋以外に，白内障，心臓伝導障害，糖尿病などの内分泌異常，認知機能障害など多臓器にわたる障害をきたす．

針筋電図検査ではいずれも筋原性変化を認め，筋強直性ジストロフィでミオトニー放電を認める以外は，病型に特異的な所見は特にない．血液検査では筋逸脱酵素が高値を示す．確定診断は，デュシェンヌ型や筋強直性ジストロフィをはじめ，遺伝子関連検査で診断できるものが増えてきている．

> **ベッカー型筋ジストロフィ**
> ベッカー型もジストロフィン遺伝子の異常によるが，デュシェンヌ型はジストロフィンが完全欠損するのに対し，ベッカー型では不完全ながらある程度は機能する異常なジストロフィンがつくられるため，より軽症で予後がよい．

Ⅳ 表面筋電図検査

1 表面筋電図検査とその適応

表面筋電図検査（surface electromyography；sEMG）は，表面皿電極（**写真 3-C-1**）を使って皮膚の上から筋肉の電気活動を記録する検査である．針電極による筋肉内での記録のように線維自発電位や陽性鋭波を記録したり個々の MUP を詳しく観察することはむずかしいが，何より侵襲性がなく，複数の筋肉から同時に長時間の連続した記録をとることが容易であるという利点がある．神経筋疾患の診療では，この利点を生かして，**不随意運動**の解析・診断のために行うことが多い．

2 検査の実施

1）記録

記録は筋電計や多用途脳波計で行う．低周波および高周波遮断フィルタの設定は，針筋電図検査と同じでよい．記録感度や掃引速度は，記録対象となっている電気活動の特徴が，画面で最もみやすくなるように適宜設定する．

調べたい筋肉の筋腹上（力を入れたときに最も盛り上がる所）の皮膚に表面皿電極を 2 つ，筋肉の長軸方向に約 3 cm の間隔でつけ，双極誘導で導出する．記録筋は，屈筋と伸筋のように，ある関節に対して互いに逆向きの動きを生じさせる筋肉（**主働筋**と**拮抗筋**）をペアにするようにして複数を選択し，これらを多チャンネルで同時記録する（**図 3-C-10**）．なお，筋電図は電気活動であって運動それ自体ではないので，運動そのものの方向や大きさを定量的に記録したい場合は，加速度計（アクセロメーター）もあわせて用いるとよい．

安静時のほか，特定の肢位・姿勢を保たせた状態，動作時，あるいは暗算などで精神的に緊張させた場合など，さまざまな条件下で記録する．

2）解析

個々の記録筋で発生する電気活動の規則性（**律動的**か**非律動的**か），頻度（周波数），持続時間，誘発条件などをみていく．さらに，各筋間での電気活動の時間的関係，特に主働筋と拮抗筋が交互に活動しているのか（**相反性**，交代性），同時に活動しているのか（**同期性**）といった点に着目し，その不随意運動の特徴を明らかにする．

3 主な不随意運動と関連する神経筋疾患

1）振戦（tremor）

見た目はふるえであり，表面筋電図上はまとまった電気活動（群化放電）が周期的・規則的に，主働筋・拮抗筋間で交互に（相反性に），あるいは同期して認められる．振戦は健常者でも緊張したときなどにみられる（生理的振戦）が，神経筋疾患の一症状としても出現する．代表的疾患は**パーキンソン病**

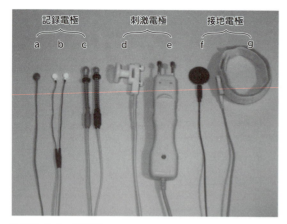

写真3-C-1　電極類
a～c：記録電極〔a：表面皿電極，b：表面皿電極（陰極と陽極が1つになった集中コネクター型），c：リング電極（指からの記録に用いる）〕．d, e：刺激電極〔d：皮膚との接触部がはめ込み式のフェルトチップになっている型（フェルトチップに水を浸み込ませて使用する），e：皮膚との接触部が棒状の金属となっている型〕．f, g：接地電極〔f：金属性の円盤型，g：帯型（繊維部分に水を浸み込ませて使用する）〕．

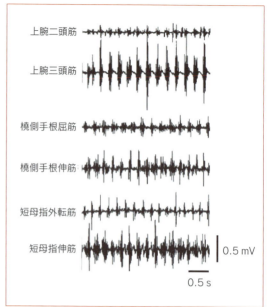

図3-C-10　Parkinson病患者の安静時振戦の表面筋電図
主働筋と拮抗筋で，5Hz前後の主に相反性の活動がみられる．

(Parkinson's disease；PD) で，中脳黒質のドーパミンニューロンが変性・脱落することで発症する．Parkinson病の振戦は手足に安静時にみられるのが特徴で（安静時振戦），多くの場合左右差がある．ほかに筋強剛（きんきょうごう）（筋肉がこわばって固くなる．筋固縮ともいう），動作緩慢，姿勢異常（前傾姿勢，前屈姿勢），転びやすいといった症状がある．

2) ミオクローヌス (myoclonus)

ぴくっとする急激で持続の短い不随意運動で，表面筋電図では数十msという非常に短い電気活動が，不規則に主働筋・拮抗筋間で同期して認められるのが典型的である．さまざまな疾患で起こるが，大脳の一次感覚運動野の異常興奮性によって起こる皮質性ミオクローヌスはしばしば刺激過敏性があり，誘発電位で異常に大きなgiant SEP (p.126側注参照) や giant VEP を認めることがある．てんかん発作を合併する場合もある．

SEP：somatosensory evoked potential，体性感覚誘発電位

Ⅴ 神経伝導検査

1　神経伝導検査とは —適応と禁忌—

神経伝導検査（nerve conduction study；NCS）は，筋力低下や筋萎縮といった運動症状，しびれなどの異常感覚や感覚鈍麻といった感覚症状があって，それが末梢神経の異常によるものではないかと疑う場合に行う（図3-C-1参照）．運動神経伝導検査と感覚神経伝導検査があり，運動神経伝導検査の

一部としてF波伝導検査がある．いずれも，調べたい末梢神経の途中を皮膚の上から電気で刺激し，その反応として，運動神経は支配筋の活動電位（**複合筋活動電位，compound muscle action potential；CMAP**）を，感覚神経は神経の活動電位（**感覚神経活動電位，sensory nerve action potential；SNAP**）を同じ感覚神経上から記録する．反応の大きさから神経線維の本数が正常より減っているかどうかが，刺激から反応までの時間・速度から活動電位の伝導具合がわかり，病態や病巣部位の診断，重症度評価に有用である．また，基本的に侵襲性がないため繰り返し検査を行うことが容易で，疾患の進行具合を把握したり治療効果の判定などにも役立つ．

CMAP
M波という呼称もあり，しばしば使用されている．

禁忌は特にないが，ペースメーカーなど体内電子機器がある場合は機器やリード線の直近での電気刺激を避ける．神経を電気で刺激するため，それに伴う不快感や痛みを感じるが，ほとんどの患者にとって十分に忍容できる範囲で，検査中眠ってしまう者さえいる．しかし一方，刺激の強さにかかわらず，電気刺激の特殊な感覚が極端に苦手で検査を中止せざるをえない患者もごくまれにいることは事実である．

2　神経伝導検査に関連した解剖および生理学的事項

検査対象である末梢神経は複数の神経線維の束であり，その束には遠位と近位の両端を除き運動神経，感覚神経，自律神経の各神経線維が混在している（**混合神経**）．末梢神経線維は活動電位の伝わる速さ（**伝導速度**）によりA線維，B線維，C線維に分類され，A線維はさらにα，β，γ，δに細分されているが，それぞれの線維で伝える生理的情報（機能）が異なっている（**図3-C-11**）．伝導速度は軸索が太いほど速い．神経線維には，**軸索**を絶縁体である**髄鞘（ミエリン）**がおおっている**有髄神経線維**と，おおっていない**無髄神経線維**の2種類がある．A線維とB線維は有髄神経線維，C線維は無髄神経線維である．有髄神経線維には，髄鞘におおわれていない**ランヴィエ絞輪**という短い隙間が一定間隔で開いている（**図3-C-12**）．

活動していない軸索内部は外よりNa^+濃度が低く電気的にマイナスで，その電位はおよそ$-70\,mV$とされる（**静止膜電位**）．末梢神経を電気で刺激すると軸索の膜電位が上昇（**脱分極**）し，電位依存性Na^+チャネルの開く確率が高くなって軸索の外から内へのNa^+流入が増える．こうして脱分極はさらに進行するが，膜電位があるレベル（**閾値**）を超えると，多くの電位依存性Na^+チャネルが開いてNa^+が一気に流入し**活動電位**が発生，膜電位はプラスに反転する（**図3-C-12**）．このように活動電位は，膜電位が閾値を超えれば刺激の強さに関係なく一定の大きさで発生するが，閾値を超えなければ発生しない（**全か無かの法則**）．軸索が細いほど，閾値は高く，軸索外で記録される活動電位は小さいため，刺激と記録を皮膚の上から行う神経伝導検査で評価できるのは，Aα，Aβといった大径有髄神経に限られる（**図3-C-11**太枠内．この検査により末梢神経のすべてがわかるわけではない）．

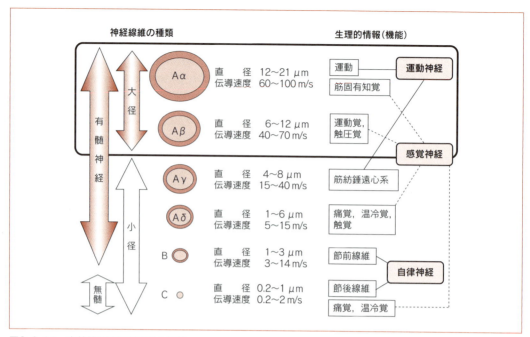

図3-C-11　末梢神経線維の種類と機能

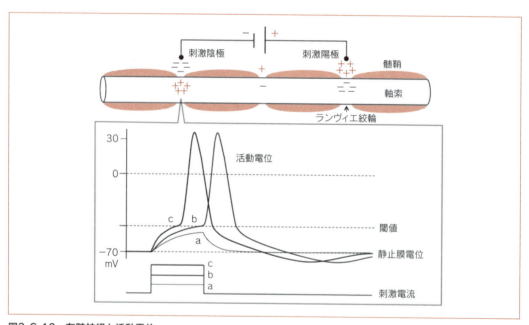

図3-C-12　有髄神経と活動電位
電気刺激を加えると陰極直下の軸索で脱分極が生じる．刺激が弱い（a）と脱分極はしても閾値に達せず活動電位は発生しないが，ある一定以上の刺激強度（b, c）では，その強度にかかわらず一定の大きさの活動電位が発生する（全か無かの法則）．ただし，活動電位の発生するタイミングは刺激強度で変わりうる．

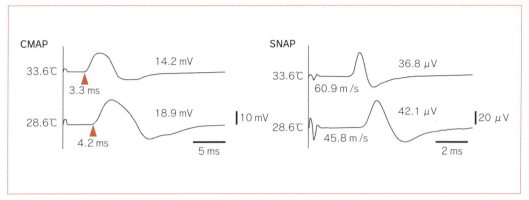

図3-C-13 温度による反応の変化
CMAP：短母指外転筋から導出．SNAP：示指から逆行法で導出．いずれも正中神経手関節部刺激による．

　有髄神経線維における活動電位はランヴィエ絞輪で発生し，これを飛び石のように伝導する（**跳躍伝導**）．正常な神経伝導には次の三原則がある．
① **不減衰伝導**：軸索の直径が一定であれば，活動電位の大きさは減衰せずに伝導する．
② **絶縁性伝導**：ある1本の神経線維に生じた活動電位は，隣の神経線維に乗り移ることなく，その神経線維のみを伝導する．
③ **両方向性伝導**：神経線維の途中の1点で発生した活動電位は，そこから遠位にも近位にも両方向に伝導する．

3　検査の実施
1）温度管理
　温度が低いと神経伝導は遅くなり，反応は大きくなる（**図3-C-13**）．そのため，検査中の皮膚温のモニターは必須で，32℃以上に保つことを心掛ける．温度が低い場合は，診断を誤る危険があるため，検査を始める前に検査範囲をまず十分温める（皮膚表面だけでは十分でなく，中の神経が温まる必要がある）．

2）各電極の設置（図3-C-14a，-15）
(1) 記録電極
　表面皿電極，あるいは上肢の感覚神経伝導検査で指から記録する場合にはリング電極を使用する（**写真3-C-1参照**）．運動神経伝導検査では，調べたい神経の支配筋の筋腹中央に活性電極（陰極，G1）を，その筋肉の遠位側の腱が骨に付着する所に基準電極（陽極，G2）を設置する．この方法を**筋腹–腱法**（**belly-tendon法**）という．
　感覚神経伝導検査では，調べたい神経の直上の皮膚に活性電極を，そこから刺激電極と反対側に3 cmほど離れた同じ神経の直上に基準電極を設置する．

> **両方向性伝導**
> 神経線維の伝導特性は両方向性だが，生理的な活動電位の伝導は，運動神経が中枢から末梢へ，感覚神経が末梢から中枢へと一方向である．それは，①活動電位が，運動神経では軸索の最も中枢側にある軸索小丘から，感覚神経では最末梢の感覚受容器から発生し，②活動電位の発生した所は，その後1 msは絶対不応期となり，活動電位が発生しないからである．

> **温度による神経伝導への影響**
> 温度が1℃低下すると，神経伝導は速度にして約2 m/s，あるいは5％遅くなる．

> **筋腹中央**
> 筋腹中央はその筋肉を収縮させたときに最も盛り上がる部分で，ここに神経筋接合部が集中している（運動点という）．

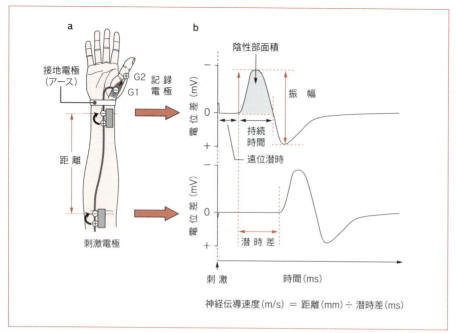

図3-C-14 運動神経伝導検査
a：右正中神経の場合の各電極の設置の仕方．導出は短母指外転筋．b：aによる記録例とパラメータ．

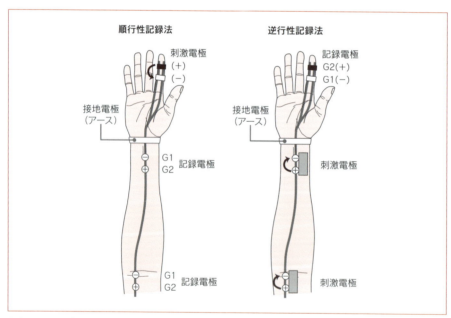

図3-C-15 感覚神経伝導検査の各電極設置
右正中神経を例に示す．左：順行性記録法の場合，右：逆行性記録法の場合．

(2) 刺激電極（写真 3-C-1 参照）

　刺激電極は，調べたい末梢神経の直上の皮膚に，陰極を記録電極側に向けて神経の走行と平行に押し当てる．ただし，F波伝導検査の場合は，刺激電極の

陰極を，記録電極のある支配筋とは逆側の中枢側に置くほうがよいとされる．

(3) 接地電極（アース）（写真 3-C-1 参照）

刺激電極と記録電極の間に置く．

3) 筋電計の設定

低周波遮断フィルタは 2〜20 Hz，高周波遮断フィルタは 2 k〜3 kHz とする．

記録感度は，反応が記録画面上見やすい大きさになるように設定することが原則であり，末梢神経の障害度によって適宜調整する必要があるが，運動神経伝導検査では 1 目盛り 0.2〜10 mV（F 波伝導検査は 0.2〜0.5 mV），感覚神経伝導検査では 2〜10 μV とするとおおむねよい．

掃引時間は，運動神経伝導検査の場合には 1 目盛り 2〜5 ms（F 波伝導検査は上肢では 5 ms，下肢では 10 ms），感覚神経伝導検査では 2 ms を基本とするが，反応のすべてが記録画面に収まるように設定することが原則であり，神経伝導が遅くなるような疾患の場合は適宜調整する．

刺激は持続時間 0.2 ms の矩形波電気刺激を用いるのが一般的だが，疾患によっては刺激閾値が高くなる場合があり，必要に応じて持続時間を最大 1 ms まで延長する（同じ刺激電流量であっても，持続時間が長いほうが刺激としては強い）．

> **刺激閾値**
> 刺激閾値には，反応が出はじめるのに必要な刺激強度である最小閾値と，最大の反応が得られるのに必要な刺激強度である最大閾値がある．

4) 電気刺激の仕方（主に刺激強度について）

神経伝導検査の最大の目的の一つは，神経線維の本数が正常より減っているかどうかを調べることだが，それには刺激陰極直下の刺激可能な神経線維すべてを刺激する必要がある．神経線維が活動電位を発生する（発火する）閾値は神経線維ごとに異なるため（前項「2 神経伝導検査に関連した解剖および生理学的事項」参照），刺激電流を 0 mA から少しずつ増やしていくと閾値の低い（つまり興奮しやすい）神経線維から順に発火し，その本数が増えていくとともに記録される反応も大きくなっていく．刺激しうる神経線維のすべてが発火すると，それ以上刺激電流を増やしても反応の大きさは変わらなくなる．反応の大きさが変わらなくなったことを十分確認できる強度での刺激を**最大上刺激**（**supramaximal stimulation**）といい，神経伝導検査では最大上刺激で得られた反応を評価対象とする．なお，刺激電流は最大で持続時間 1 ms の 100 mA までは安全に使用できる．刺激頻度は 0.5〜1 Hz で行うことが多いが，同じ刺激強度でも刺激頻度が高いと患者には刺激が強い（痛い）と感じられるため，特に強い刺激が必要な場合には，連続刺激ではなく 1 回 1 回区切って刺激するとよい．

> **活動電位の発生**
> 活動電位は刺激電極の陰極直下で発生する（図 3-C-12 参照）．

5) 運動神経伝導検査

運動神経伝導検査では，末梢運動神経を遠位と近位の 2 カ所以上で刺激し，

表3-C-1 神経伝導検査における主な末梢神経の正常範囲（参考値）

運動神経	CMAP振幅[*2]（mV）	伝導速度（m/s）	遠位潜時（ms）
正中神経	>5	50〜70	<4
尺骨神経	>5	50〜70	<3
後脛骨神経	>5	40〜60	<5
深腓骨神経	>2	40〜60	<5

感覚神経[*1]	SNAP振幅（μV）	伝導速度（m/s）
正中神経	>10 [*2,3]	50〜70
尺骨神経	>10 [*2,3]	50〜70
腓腹神経	>5 [*4]	40〜60

[*1]：逆行性記録法による．[*2]：基線から陰性頂点までの値．[*3]：手関節部刺激による値．
[*4]：陰性頂点への立ち上がり点から陰性頂点までの値．

その支配筋のCMAPを記録する（**図3-C-14**）．CMAPは，正常であれば数百個ある大きさの異なるMUP（「Ⅲ 針筋電図検査」参照）の総和である．計測するパラメータは以下のとおりで，CMAPのサイズにかかわるパラメータは運動単位数＝運動神経線維の本数を反映する．時間や速度のパラメータは神経活動電位の伝導具合を表すが，有髄神経である運動神経のそれは髄鞘に大きく依存しているので，髄鞘の状態を知る手がかりになる．

検査対象となることが多い主な神経の正常範囲（参考値）を**表3-C-1**に示すが，検査法や記録条件などで異なるため施設ごとに設定されていることが多く，表の値はあくまでも目安である．

(1) 振幅・面積（amplitude, area）

振幅は基線から陰性頂点まで（陰性頂点振幅），または陰性頂点と陽性頂点の間（頂点間振幅）を計測する．面積は基線よりも上（陰性）の部分を計測する．正常では，遠位部刺激と近位部刺激のCMAPの大きさはほぼ同じである．

(2) 運動神経伝導速度（motor nerve conduction velocity；MCV）

遠位と近位，2カ所の刺激点（陰極を置いた点）の間の距離（mm）を神経の走行に沿って測り，それを，誘発された遠位CMAPと近位CMAPの潜時差（ms）で除して算出する（単位はm/s）（**図3-C-14**）．なお，CMAPの起始潜時（onset latency）は，CMAPを構成するすべての運動単位のうちで伝導が最も速いものの潜時なので，起始潜時を用いて算出するMCVは正確には最大MCVである．

(3) 遠位潜時（distal latency；DL）あるいは終末潜時（terminal latency；TL）

遠位部の刺激で誘発されたCMAPの起始潜時である．この潜時は，運動神経の伝導時間以外に神経筋接合部での伝達時間を含んでいるので，これを使ってMCVを算出することはできない．そのため，運動神経最末梢の神経伝導は，MCVでなく潜時のまま評価する．

> **CMAPサイズ**
> CMAPは神経ではなく筋肉の活動電位なので，神経筋接合部での伝達障害をきたす疾患（重症筋無力症やLambert-Eaton（ランバート・イートン）筋無力症候群など）や筋疾患では，末梢運動神経が正常でもCMAPが小さくなりうる．

> **潜時**
> 潜時とは刺激から反応が誘発されるまでの時間のこと．反応の起始点（基線からの立ち上がり）で計測する場合が多い．

(4) 持続時間 (duration)

　MCVは，記録筋を支配している複数の運動神経線維のうち最も伝導の速い線維の速度で，それより遅い運動神経線維の情報を反映しない．これを補完するのが持続時間で，支配神経の伝導速度分布を反映するパラメータといえる．CMAPの起始から陰性部分が最後に基線と交わるまでの時間（陰性部持続時間），または陽性部分を含めてCMAPが基線に完全に戻るまでの時間（全持続時間）を計測する．

6）F波伝導検査およびH反射

(1) F波伝導検査

　運動神経伝導検査は，刺激点から支配筋へと向かう順行性の神経伝導を調べる検査であるが，神経線維には両方向性伝導の性質があり，刺激点で発生した活動電位は，同じ運動神経線維を中枢側である脊髄にも逆行性に伝導する．逆行した活動電位は脊髄前角にある細胞体を発火させ，その活動電位が同じ運動神経線維を今度は順行性に伝導していき，支配筋に筋活動電位を生じさせる．このように，神経活動電位が刺激点から脊髄前角の細胞体まで同じ運動神経線維を往復した結果誘発される反応が，**F波**である（**図3-C-16a**）．F波は刺激点よりも中枢側を含む末梢運動神経全長の情報を含んでおり，刺激点より末梢側の情報しか得られない運動神経伝導検査を補完する．

　ただし，逆行性の活動電位により細胞体が発火する確率は数％と低く，正常であれば数百本ある運動神経線維のすべてを最大上刺激で発火させても，F波として戻ってくるのはそのごく一部に限られる．そのため，F波の振幅はCMAPの数％と低い．またF波を構成するMUPの組み合わせは刺激ごとに変わるため，F波の振幅，潜時，波形は刺激ごとに変化するばかりか，F波が誘発されない場合もある（**図3-C-16b**）．F波のこうした特徴のため，F波の評価は1回の刺激だけでは不十分で，最低でも10回以上連続した最大上刺激を行って記録する．F波のパラメータを以下に示す．

① **出現頻度（persistence）**：連続した刺激による記録で全刺激のうち，何回F波が誘発されたかその割合（％）を算出する．被検神経によって異なるが，上肢で50％以上，下肢の後脛骨神経は100％が正常の目安である．

② **最短潜時（shortest latency，あるいは最小潜時：minimal latency）**：誘発されたF波のうち最短の潜時を計測する．なお，最短潜時は身長あるいは腕や脚の長さに影響されるため，正常範囲内かどうかの判定は身長ごとの正常範囲をグラフ化したノモグラムや表を用いる．目安としては，遠位刺激で上肢は25～30 ms程度，下肢は45～50 ms程度である．

　時間的パラメータは，最短潜時のほかに最長潜時と最短潜時との差で表される潜時のばらつき（chronodispersion）や，F波の起始から基線に戻るまでの持続時間がある．

③ **F波伝導速度（F wave conduction velocity；FWCV）**：F波最短潜時と

順行・逆行

生理的な伝導方向を順行，それと逆向きを逆行という．すなわち，運動神経は中枢から末梢への伝導が順行で，感覚神経は逆に末梢から中枢への伝導が順行である．

F波の出現頻度

F波の出現頻度は下位運動ニューロンの興奮性によっても大きく影響され，たとえば眠気があると低下するので，検査中は被検者に十分覚醒していてもらう必要がある．また，個人差も大きい．

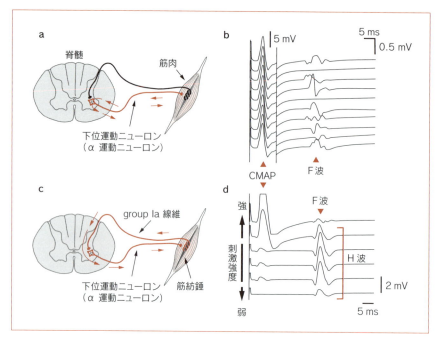

図3-C-16 F波とH波
a：F波の経路．F波は，同じ運動神経線維上を活動電位が脊髄前角の細胞体まで往復した結果，誘発される．b：正中神経手関節部刺激による短母指外転筋のF波の記録例．刺激ごとに潜時や振幅，波形が異なり，誘発されない場合もみられる．c：H波の経路．入力は感覚神経であるgroup Ia線維で，シナプスを介して下位運動ニューロンから出力される反射である．d：後脛骨神経膝窩部刺激による下腿三頭筋のH波の記録例．F波と違い，同じ刺激強度での反応は一定である．刺激を強くして運動神経に生じる逆行性の活動電位が増えるとH波は小さくなり，やがてF波が誘発される．

その伝導距離を用いて算出するが，伝導距離を正確に計測することは必ずしも容易でないため，その誤差の影響を受けやすい．計算式は次のとおりである．

$$FWCV = D \times 2/(F - M - 1)$$

（D：F波伝導距離．上肢では刺激点から第7頸椎棘突起まで，下肢では第12胸椎棘突起までの距離．F：F波最短潜時．M：CMAPの起始潜時）

④ 振幅（F/M振幅比）：振幅は陰性頂点と陽性頂点の頂点間で計測する．またF波振幅とCMAP振幅（頂点間振幅）との比をF/M振幅比といい，下位運動ニューロンの興奮性をある程度反映する．

(2) H反射

筋紡錘からの求心線維である**group Ia線維**という末梢感覚神経を電気刺激すると，その入力はシナプスを1つ介して脊髄前角の下位運動ニューロン（α運動ニューロン）を興奮させ，筋肉の反応が誘発される（**図3-C-16c, d**）．この反射を**H反射**といい，誘発される筋電図を**H波**とよぶ．この単シナプス性反射路はすべての骨格筋にあるが，安静時にH波を誘発できるのは，健常者では下腿三頭筋にほぼ限られる．そのため日常検査としての適応は限られるが，上位運動ニューロン障害時には，神経伝導検査の通常の記録部位であ

FWCVの算出
FWCVを算出するのに用いる伝導時間の計算式（$F-M-1$）で1を引くのは，逆行性の活動電位が脊髄前角の細胞体を興奮させて順行性に転じるのにかかる時間が，動物実験などから1 msと推定されているためである．

筋紡錘
骨格筋内にあって，筋線維の長さの変化を検出する働きをもつ器官．

下腿三頭筋
ふくらはぎの筋肉で，腓腹筋の内側頭，外側頭およびヒラメ筋からなる．

H波の誘発
一部の健常者では，前腕筋でも誘発・記録できる場合がある．

表3-C-2 F波とH波の違い

	F波	H波
経路	同じ運動神経線維を細胞体まで往復．	group Ia 線維（感覚神経）→ 下位運動ニューロン
誘発可能な筋肉（記録筋）	ほぼすべての四肢遠位筋で可能（ただし，出現頻度は筋肉により異なる）．	健常者では下腿三頭筋のみにほぼ限られる．
最適な刺激強度	最大上刺激	CMAPがわずかに誘発される程度の弱い刺激．
誘発のされ方	刺激ごとに1回1回潜時，振幅，波形が変化．誘発されないこともある．	刺激ごとの潜時，波形は一定で，100%の確率で誘発される．

る手や足の筋肉にも正常であれば誘発されないH波が記録されることがあり，F波との鑑別が必要となる．F波とH波の違いを**表3-C-2**に示す．

H反射の検査は，下腿三頭筋の筋腹に表面記録電極をつけ，膝窩で後脛骨神経を電気刺激して行う．刺激強度は，group Ia 線維の刺激閾値が運動神経線維より低いため，CMAPがわずかに誘発される程度の弱い強度でよい．刺激を強くすると運動神経線維も合わせて刺激されるため，それにより生じた逆行性の活動電位とH反射とが運動神経線維上で衝突してしまい，H波の振幅は小さくなる（**図3-C-16d**）．

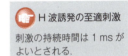
H波誘発の至適刺激
刺激の持続時間は1msがよいとされる．

7）感覚神経伝導検査

運動神経伝導検査が反応として筋肉の活動電位を記録するのに対し，感覚神経伝導検査では感覚神経直上の皮膚に設置した記録電極から，感覚神経活動電位（sensory nerve action potential；SNAP）そのものを記録する．そのため，運動神経伝導検査とは以下のような違いがある．

(1) 順行性記録法と逆行性記録法

末梢神経には両方向性伝導の性質があるので，神経を刺激し神経から記録する感覚神経伝導検査では，感覚神経の生理的な伝導方向である末梢から中枢へという向き，すなわち末梢側で感覚神経を刺激してそれより中枢側でSNAPを記録することも（**順行性記録法**），逆に中枢側の感覚神経あるいは混合神経を刺激して末梢側の感覚神経からSNAPを記録することも可能である（**逆行性記録法**）（**図3-C-15**参照）．どちらを用いるかは，被検神経や検査目的，あるいは施設によっても異なる．正中神経や尺骨神経では末梢側（指）のほうが中枢側よりも神経が皮膚の浅いところを走行しているため，逆行性記録法のほうがSNAPの振幅が大きく記録しやすいが，混合神経刺激となり運動神経も一緒に刺激されるため記録電極近くに誘発されたCMAPが重畳したり，動きのアーチファクトが混入しやすいという欠点もある．

(2) 加算平均法

SNAPの振幅は，CMAPの約百〜千分の一で5〜100μVほどしかないため，1回の刺激の記録だと信号雑音比（S/N比）が低く，起始潜時が正確に計測で

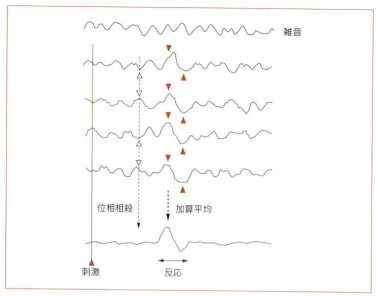

図3-C-17　加算平均法の原理
刺激からある一定時間の記録波形を切り出し，刺激のタイミングで揃えて複数の記録波形を加算平均すると，雑音は刺激と無関係に波形の山と谷を形成するため，どれかの記録と山と谷の打ち消し合い（位相相殺：△と▽）が起こってだんだん平らになっていく．一方，刺激で誘発される反応は，刺激から一定の時間で山と谷を生じるため（▼，▲），加算平均しても打ち消し合いを起こすことなく残る．

きなかったり，神経障害でSNAP振幅が低下している場合には，SNAPと背景雑音の区別さえ容易でなくなる．そのため，反応が明瞭となるまで複数回（通常は5〜20回程度）の刺激の記録を加算平均する必要のあることがしばしばである（図3-C-17）．

(3) 感覚神経伝導速度（sensory nerve conduction velocity；SCV）

感覚神経伝導検査では反応として神経活動電位そのものを記録するので，反応時間に運動神経における神経筋接合部のような神経伝導以外の時間を含まない．したがって，運動神経伝導検査では遠位潜時として評価していたような最遠位部でも，SCVを算出することができる．

(4) 生理的な時間的分散と位相相殺の影響

神経伝導検査で評価できる大径有髄神経の太さはさまざまあり，伝導の速い（太い）線維から遅い（細い）線維まで混在している．神経伝導速度のこうした線維間でのばらつきは，伝導の速い線維と遅い線維の伝導時間の差として，CMAPやSNAPの持続時間に反映される．線維間での伝導時間の差は，刺激部位から記録部位までの距離（伝導距離）が長くなるほど大きくなるため，CMAPやSNAPの持続時間は伝導距離とともに延長する．健常者にも認められる，こうしたCMAPやSNAPの時間的ばらつきの増大を，**生理的な時間的分散**という．

時間的分散が大きくなると，反応である活動電位の陰性相・陽性相のタイミングが神経線維間で同期しなくなり，異なる神経線維の陰性相（山）と陽性相

(谷) が重なるようなタイミングのずれが生じると，山と谷で互いに打ち消し合うという現象が生じる．これを**位相相殺**（phase cancellation）といい，反応の振幅はその分だけ小さくなる．伝導距離に応じて生理的な時間的分散は連続的に大きくなるので，それとともに位相相殺を起こす神経線維数も増え，その結果，反応の振幅は伝導距離とともに連続的に低下する．ただし，振幅低下の程度は CMAP より SNAP のほうがはるかに大きい（**図 3-C-18a**）．それは，SNAP を構成している神経活動電位の持続時間が CMAP を構成している MUP の持続時間と比べ短いためで，持続時間が短いほど，少しのタイミングのずれでも位相相殺を起こしやすいからである（**図 3-C-18b**）．

4 異常所見

神経伝導検査の評価対象となる大径有髄神経は軸索と髄鞘からなっており，**末梢神経障害**（neuropathy）の病態も，それぞれの障害によって軸索変性（あるいは**軸索障害**：axonopathy）と**脱髄**（demyelination）の 2 つがある．検査の異常所見もそれぞれで異なる特徴を示す（**図 3-C-19**）．

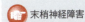

末梢神経障害
「神経炎」という用語もしばしば同義に使われるが，厳密には，神経炎は炎症による末梢神経障害のことである．

1）軸索変性（軸索障害）

変性し機能を喪失した軸索の本数分だけ，CMAP，SNAP のサイズ（振幅・面積）が小さくなる（**図 3-C-19b, -20b**）．遠位と近位の刺激部位によって途中で不連続に小さくなることはなく，伝導距離に依存した生理的な時間的分散による連続的振幅低下のパターンを示す．神経伝導速度はおおむね正常範囲内だが，通常使用している神経伝導速度は最大神経伝導速度なので，伝導の最も速い神経線維が障害されると最大神経伝導速度はその分だけ遅くなる．しかし，正常下限値の 80％を下回ることは一般にないとされる．

2）脱髄

髄鞘は絶縁体の役割をしているため，それが障害されると，横孔の開いたホースに水を流したときのように，軸索内を流れる駆動電流が軸索外へと漏出し，隣のランヴィエ絞輪に到達する電流量が減ってしまう．電流量が減少すると脱分極に時間がかかるため，活動電位の発生するタイミングが正常より遅くなり（**図 3-C-12**，刺激電流 c と b の差），その分伝導速度が低下する（**伝導遅延**：conduction delay）．電流量が正常の 20％以下にまで減ってしまうと，脱分極はするものの閾膜電位には達することができなくなるため活動電位が発生しなくなり（**図 3-C-12**，刺激電流 a），そのランヴィエ絞輪部で神経伝導が途絶えてしまう（**伝導ブロック**：conduction block）．髄鞘が再生（再髄鞘化：remyelination）すると途絶えていた神経伝導は回復するが，再生間もない幼弱な髄鞘は絶縁が十分でなかったり絞輪間距離が短かったりするため，その部位の伝導は遅い．伝導遅延と伝導ブロックは，1 つの末梢神経でしばしば併存する．なお，脱髄病変部では，正常よりも強い刺激を行わないと神経線

伝導ブロック
伝導ブロックはこれまで脱髄の所見とされてきたが，現在では軸索の機能障害でも起こりうることが知られている（reversible conduction failure）．

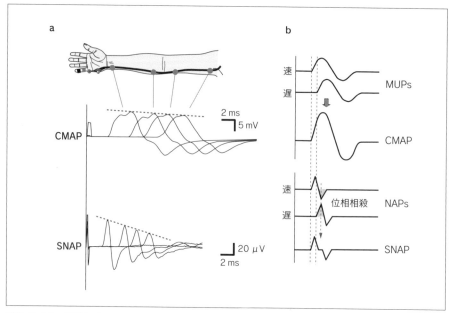

図3-C-18 刺激部位による記録波形の変化と位相相殺
a：右尺骨神経の多点刺激によるCMAP（小指外転筋で導出）とSNAP（逆行性記録法）の記録例．記録電極と刺激点との距離に応じて振幅は連続的に低下するが，その度合いはSNAPのほうが大きい．b：位相相殺の模式図．伝導の速いものと遅いもの，2つの神経線維がある場合にその反応には時間差が生じるが，運動神経の反応であるMUPは持続時間が長く，ずれても2つの反応は互いの山と山，谷と谷がほぼ重なるため，その総和であるCMAPはほぼ2つのMUPを足した大きさになる（上段）．感覚神経の反応である神経活動電位（NAP）の持続時間は短く，同じ時間差でも山と谷が重なって打ち消し合い（位相相殺）を起こすため，SNAP振幅は1+1＝2にならない（下段）．

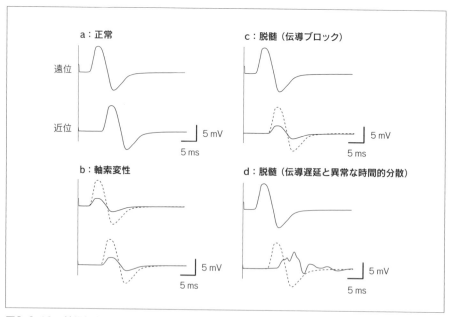

図3-C-19 神経伝導検査の異常所見

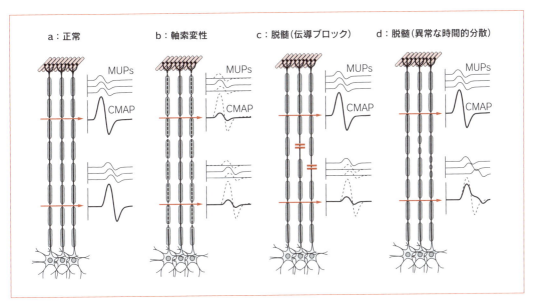

図3-C-20 軸索変性,脱髄におけるCMAP異常の模式図
3本の運動神経による模式図. 遠位および近位部刺激(図中の矢印)による各運動神経線維の反応(MUP)(上段)と,その総和であるCMAP(下段)を示す.
a:正常. b:軸索変性. 変性した運動神経線維の分だけMUPが減り,各MUPの総和であるCMAP振幅もその分低下する. c:脱髄(伝導ブロック). 脱髄巣より遠位部の刺激による反応は正常だが,それより近位の刺激では脱髄巣で活動電位が途絶えてしまい(図中の=),その神経線維のMUPが誘発されなくなるため,その分だけ近位部刺激によるCMAP振幅が低下する.
d:脱髄(異常な時間的分散). 脱髄巣あるいは再髄鞘化された病変部では伝導速度が遅くなるため,それより近位部での刺激により誘発される各MUPは潜時がばらつき,その総和であるCMAPに異常な時間的分散が生じる.

維を興奮させられない,刺激閾値の上昇も特徴的である.
(1) 伝導ブロックの検査所見(図3-C-19c, -20c)
　運動神経伝導検査で,脱髄巣よりも遠位での刺激によるCMAPと比べ,近位での刺激によるCMAPが,伝導の途絶えた神経線維の本数分,小さくなる(不連続なサイズの低下). 近位部刺激のCMAPサイズ(振幅・面積)が遠位部刺激の半分以下に低下していれば,診断は確実である. なお,SNAPは位相相殺が起こりやすく,時間的分散のみでも容易にサイズが低下してしまい,極端な場合はそれだけで無反応となってしまうことさえある. そのため,SNAPで伝導ブロックの有無を判定することは困難である.
(2) 伝導遅延の検査所見(図3-C-19d, -20d)
① 最大神経伝導速度の低下:最も伝導の速い神経線維を含めて伝導遅延が生じれば,通常パラメータとして使っている神経伝導速度が低下する.
② 異常な時間的分散(abnormal temporal dispersion):複数の神経線維間で伝導遅延の程度が異なって伝導速度のばらつきが大きくなると,生理的な範囲を超えた時間的分散を呈する. なお,SNAPは時間的分散による位相相殺がCMAPより容易に起こるため,CMAPと比べ持続時間の延長が分かりにくいことがあり,異常を判定するにはCMAPのほうが確実である.

　異常な時間的分散
CMAPでは,近位部刺激によるCMAPの持続時間が遠位部刺激の1.3倍を超えるとき,異常な時間的分散と診断する(ただし,後脛骨神経の場合は2倍を超えるとき).

5　関連する主要な神経筋疾患

1）糖尿病性多発ニューロパチー（diabetic polyneuropathy，遠位対称性感覚運動多発ニューロパチー）

　最も頻度の高い末梢神経障害の一つで，経過の長い糖尿病患者では高頻度にみられる合併症である．長い末梢神経ほど障害されやすく，下肢優位に，四肢の遠位部優位に左右対称性の感覚症状を呈する（手袋靴下型）．年余にわたって慢性かつ緩徐に進行する軸索変性が主病態である．運動神経も同じように変性するが，神経再支配による代償のため，運動症状（および CMAP の振幅低下）は変性がかなり進行してからでないと顕在化しない．

2）絞扼性末梢神経障害（entrapment neuropathy）

　末梢神経は，その走行の途中に，関節の屈曲伸展などによるストレスを受けやすかったり，外部からの機械的な圧迫を受けやすい解剖学的部位が複数ある．そうした部位での物理的な障害によりその神経支配領域に麻痺をきたす一群の疾患を，絞扼性末梢神経障害とよぶ．手根部正中にある手根管での正中神経障害である手根管症候群（carpal tunnel syndrome），肘での尺骨神経障害の一つである肘部管症候群（cubital tunnel syndrome），腓骨頭部での総腓骨神経の圧迫による腓骨神経麻痺（peroneal nerve palsy）などがある．絞扼部における脱髄のほか，軸索変性もきたす．

3）ギラン・バレー症候群（Guillain-Barré syndrome；GBS）

　自己免疫機序（抗ガングリオシド抗体など）によると考えられている末梢神経障害で，急性に四肢対称性の筋力低下をきたす．眼球運動障害や顔面麻痺を伴うこともある．多くは発症から 1～2 週で症状はピークに達し，重症の場合は呼吸筋麻痺をきたして人工呼吸器管理が必要となることもあるが，その後徐々に回復する．*Campylobacter jejuni* などによる下痢や上気道炎などの先行感染を，発症 1～3 週前に認めることが多い．軸索障害を呈する軸索型（acute motor axonal neuropathy；AMAN など）と脱髄型（acute inflammatory demyelinating polyradiculoneuropathy；AIDP）がある．

4）慢性炎症性脱髄性多発根神経炎（chronic inflammatory demyelinating polyradiculoneuropathy；CIDP）

　2 カ月以上にわたって四肢の運動・感覚障害が慢性に進行する脱髄性の多発神経障害で，寛解と再発を繰り返す場合もある．GBS と異なり，脳神経障害の頻度は低く，呼吸筋麻痺もまれで，先行感染はみられない．病因として何らかの免疫機序が考えられている．

5）シャルコー・マリー・トゥース病（Charcot-Marie-Tooth disease；CMT）

遺伝性の運動感覚神経障害で，20歳以前に発症し，四肢，特に下肢に強い遠位部の筋萎縮と筋力低下がゆっくり進行する．下肢では腓骨神経支配の伸筋群に障害が目立ち垂れ足となるほか，凹足変形や大腿部下 1/3 以下の筋萎縮が目立つ逆シャンペンボトル型の脚などが特徴である．感覚症状は軽度のことが多い．病態として脱髄と軸索変性があり，正中神経前腕部での MCV が 38 m/s 未満のものを脱髄型 CMT，それより速いものを軸索型 CMT と大別するが，現在では多数の原因遺伝子が同定され，それに基づき分類されている．なお脱髄型 CMT は，脱髄型 GBS や CIDP のように伝導ブロックや異常な時間的分散を呈することは通常なく，全身どの神経線維も同じように伝導速度が遅い uniform slowing を呈することが特徴である．

6）筋萎縮性側索硬化症（amyotrophic lateral sclerosis；ALS）

運動神経のみが変性・脱落する ALS では，運動神経伝導検査でのみ異常を示し（軸索変性パターン），感覚神経伝導検査は正常である（疾患の概要については p.142 参照）．

Ⅵ 反復神経刺激検査

1 反復神経刺激検査とは —適応と禁忌—

反復神経刺激検査（repetitive nerve stimulation test；RNST）は，神経筋接合部での伝達機能を評価するための検査法である．最初の報告者の名を冠して **Harvey-Masland test**（HMT）ともよばれる．筋の易疲労性や筋力低下のある患者に対し，それが神経筋接合部での伝達障害のためではないかと疑う場合やその病勢評価のために行われる（図 3-C-1 参照）．主な対象疾患は，重症筋無力症と Lambert-Eaton（ランバート・イートン）筋無力症候群である．禁忌は特になく，注意事項は神経伝導検査と同じである．

2 反復神経刺激検査の理解に必要な解剖および生理学的事項

神経筋接合部はシナプスの一種で，約 50 nm の間隙を挟んで相対する運動神経終末（シナプス前膜）と骨格筋細胞の運動終板（シナプス後膜）からなる（図 3-C-2¹)．運動神経終末に活動電位が到達すると，シナプス前膜にある電位依存性カルシウムチャネルから細胞外の Ca^{2+} が神経終末内に流入し，シナプス小胞内のアセチルコリンがシナプス間隙へと放出される．アセチルコリンが運動終板にあるアセチルコリン受容体に結合すると，骨格筋細胞内に陽イオンが流入し終板電位が発生，それが閾値を超えると骨格筋細胞膜にある電位依存性ナトリウムチャネルから Na^+ が一気に流入して，筋活動電位が発生する．

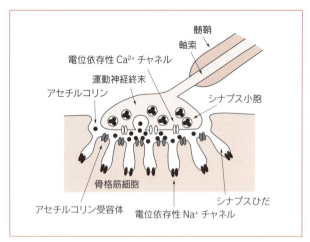

図3-C-21　神経筋接合部

3　検査の実施

　末梢運動神経を電気刺激してCMAPを記録できる筋であれば，原理的にどの筋でも検査は可能だが，臨床症状のある（あるいはその近傍の）筋で検査するのが基本である．重症筋無力症の多くは眼瞼下垂や複視（外眼筋の筋力低下による眼球運動障害）がみられるが，これらにかかわる神経・筋は刺激も記録も困難なため，代わりに顔面筋を記録筋として顔面神経を刺激する．四肢では遠位筋より近位筋に症状が出やすいため，僧帽筋や三角筋などで検査することが多く，遠位筋では固定のしやすい小指外転筋がしばしば選択される．診断感度を高めるため，これら複数の筋で検査することが望ましい．筋電計の設定や記録条件は，運動神経伝導検査と同じである．刺激は2〜5 Hzの低頻度で，最大上刺激を維持しながら連続した10回前後の刺激のCMAPを記録する．Lambert-Eaton筋無力症候群が疑われる場合には，尺骨神経を20 Hz以上の高頻度で40〜50回以上連続して刺激し，小指外転筋のCMAPを記録する，と従来はされてきた．しかし最近は，随意的な最大収縮時の末梢運動神経の発火頻度が30 Hz以上であることを利用して，それなりに苦痛を伴う高頻度電気刺激の代わりに記録筋を10秒間随意的に最大収縮してもらい，その前後で1回ずつ支配神経を最大上刺激して2つのCMAP振幅を比較する，というより簡便な方法が行われるようになってきている．

　なお，検査中記録筋の長さが変化すると，それだけでCMAP振幅が変わってしまうため，刺激の間はできるかぎり記録筋の長さを一定に保つよう関節の位置などをしっかりと固定することが大事である．また，記録筋の温度が低いと結果が偽陰性となることがあるため，記録部位の皮膚温をできるだけ35℃近くに維持することが推奨されている．正常ではいずれの刺激条件でも，CMAP振幅は有意な変化を示さない．

 低頻度刺激
3 Hzで行われることが多い．

 筋の長さの変化によるCMAP振幅
自然な長さより筋肉を短縮した状態でCMAPを記録すると，持続時間はより短く振幅はより大きくなる．伸長した状態で記録すると，持続時間は長く振幅は小さくなる．

 記録筋の長さの固定
小指外転筋の場合は，小指を他の指とともにバンドなどで縛って固定する．物理的に固定のできない顔面筋では，被検者に自然に目を閉じてもらい，刺激中はできるだけ顔の力を抜いてもらうように依頼する．

 記録筋の温度と異常検出感度
温度が低いとアセチルコリンの分解酵素であるアセチルコリンエステラーゼの活性が低下し，放出されたアセチルコリンが神経筋接合部に長くとどまって伝達効率がよくなるため，偽陰性となりやすく，異常検出感度が低下する．

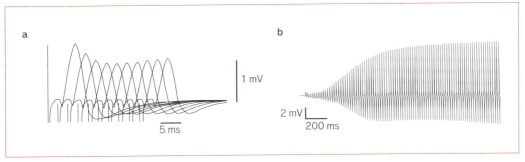

図3-C-22　反復神経刺激検査の記録例
a：重症筋無力症での漸減現象．顔面神経 3 Hz 刺激，眼輪筋導出．b：Lambert-Eaton 筋無力症候群での漸増現象．尺骨神経 50 Hz 刺激，小指外転筋導出．

4 異常所見

1) 漸減現象（waning phenomenon あるいは decrement）（図 3-C-22a）

運動神経の生理的な発火頻度よりも遅い 2～5 Hz の低頻度刺激では，1 回の刺激で放出されるアセチルコリンの量が刺激の度に漸減し，4～5 回目の刺激で最低量となる．それでも正常な神経筋接合部では伝達に影響することはないが，神経筋接合部に障害があると，アセチルコリンの放出量に応じ第 1 刺激から刺激ごとに CMAP 振幅が順次滑らかに低下していき，第 4 あるいは第 5 刺激で最低となる．この最低の CMAP 振幅が第 1 刺激に対し 10％以上低下している場合に，漸減現象陽性と判定する．重症筋無力症で最も特徴的にみられる所見だが，その陽性率は症状が全身にある全身型で約 70～80％，症状が眼の周辺に限局した眼筋型では約 40％にとどまるため，漸減現象が陰性だからといって重症筋無力症を否定することはできない．一方，低頻度刺激での漸減現象は Lambert-Eaton 筋無力症候群でも認め，筋萎縮性側索硬化症など運動ニューロン疾患でも陽性になる場合があることが知られている．

2) 漸増現象（waxing phenomenon あるいは increment）（図 3-C-22b）

Lambert-Eaton 筋無力症候群では，運動神経終末の電位依存性カルシウムチャネル障害のためアセチルコリンの放出量が減少し，第 1 刺激の CMAP 振幅が正常より小さいことが特徴である．20 Hz 以上の高頻度で刺激し続けると，神経終末内に Ca^{2+} が蓄積していきアセチルコリンの放出量が次第に増え，それに応じて CMAP 振幅が漸増していく．最終的に得られた最大の CMAP 振幅が第 1 刺激の 2 倍以上であれば，漸増現象陽性と判断する．高頻度電気刺激の代わりに随意最大収縮を用いる方法も，その前後で CMAP 振幅が 2 倍以上となれば陽性である．

5 関連する主要な神経筋疾患

1) 重症筋無力症（myasthenia gravis；MG）

神経筋接合部のシナプス後膜（運動終板）にあるアセチルコリン受容体に対

漸減率
$(M1-M5) \div M1 \times 100$（％）を漸減率という．なお，M1 は第 1 刺激の CMAP 振幅，M5 は第 5 刺激の CMAP 振幅で，第 4 刺激の CMAP 振幅（M4）が最低の場合は，M5 の代わりに M4 を使う．

重症筋無力症の診断感度
重症筋無力症の診断感度は**単線維筋電図**（single fiber electromyography；SFEMG）という針筋電図検査が最も高く，97～99％である．RNST の結果は陰性だが重症筋無力症を疑う，という場合は SFEMG を行う．

漸増現象
漸増現象は第 1 刺激で低下していた神経筋伝達が改善していく過程をみているものであり，CMAP は最大でも正常な大きさになるだけで，正常範囲を超えて異常に増大するわけではない．

する抗体などによって，シナプス後膜側で神経筋伝達が阻害され，眼瞼下垂や外眼筋麻痺による複視，嚥下障害，四肢筋力低下などをきたす．重症例では呼吸筋麻痺となることもある．反復する運動により症状が増強され（易疲労性），朝より夕方や夜のほうが症状が悪くなる日内変動がみられる．胸腺腫を伴うことがある．

> **重症筋無力症における自己抗体**
> 抗アセチルコリン受容体抗体のほか，筋特異的チロシンキナーゼに対する抗体（抗MuSK抗体）やlow-density lipoprotein receptor-related protein 4 に対する抗体（抗Lrp4抗体）が検出されるタイプもある．

2）ランバート・イートン筋無力症候群（Lambert-Eaton myasthenic syndrome；LEMS）

神経筋接合部のシナプス前膜にある電位依存性カルシウムチャネルに対する抗体（抗VGCC抗体）により，神経終末へのCa^{2+}の流入障害をきたし，アセチルコリンの放出量が減少することで神経筋伝達が障害される．易疲労性を伴う四肢筋力低下と，口渇，発汗低下，インポテンツなどの自律神経症状をきたす．重症筋無力症と異なり，反復運動で一過性に筋力が増強し，その後再び低下する．傍腫瘍性神経症候群の一つであり，肺小細胞がんが50〜70％と高頻度に合併する．がんの存在が明らかでない時期から発症する場合もある．

> **傍腫瘍性神経症候群**
> 腫瘍に関連して起こる神経筋障害で，腫瘍の直接浸潤や転移などによらず免疫学的機序により生じるものをいう．

VII 運動誘発電位

1 運動誘発電位とは —適応と禁忌—

運動誘発電位（motor evoked potential；MEP）とは，大脳運動野を刺激することにより手足などの筋肉に誘発される筋活動電位のことであるが，検査名としても広く使われている．通常の検査では，専用の磁気刺激装置を用いて頭皮上から頭蓋内にある大脳を刺激してMEPを誘発する（**経頭蓋磁気刺激検査**）．運動麻痺や筋力低下といった運動症状がある場合に，それが脳や脊髄の異常によるものではないかと疑う場合に行う（図3-C-1参照）．末梢の運動神経伝導検査と合わせて行うことで，上位運動ニューロンなどの機能を評価することができる．またMEPは，脳・脊髄・脊椎の手術やこれらへの血流に影響しうる血管を手術しているときにも行われる（**術中モニタリング**）．MEPで運動系の神経機能を監視しながら手術を進めることで，手術操作による神経損傷を最小限にするためである．なお，術中の刺激は通常，電気刺激が用いられるが（**経頭蓋電気刺激検査**），その理由は刺激の特性（p.168側注参照）や磁気刺激と比べて刺激電極がはるかに小さく固定性がよいことなどによる．

経頭蓋磁気刺激検査で禁忌となるのは，刺激で変動磁場が発生するため，磁性体金属が頭蓋内にある患者やペースメーカーなど植え込み型電気機器を装着している患者である．てんかん患者では発作を誘発する可能性があるため，その危険性と得を検討し，行う場合は十分な管理のもと慎重に行う．術中モニタリングにおける経頭蓋電気刺激検査も注意すべき患者は同様だが，合併症はまれである．禁忌はいずれも相対的であり，モニタリングに伴う合併症と手術による神経障害の危険性を考えて，モニタリングを実施するかどうか決める．

> **感覚症状に対する検査**
> 感覚症状に対する中枢神経系の電気生理学的検査は，体性感覚誘発電位（somatosensory evoked potential：SEP）である．

> **磁気刺激の応用**
> 磁気刺激は検査としてだけでなく，反復刺激による治療への応用も研究が進んでおり，薬物治療に抵抗性のうつ病に対する反復経頭蓋磁気刺激療法は2019年から保険適用となっている．

> **経頭蓋磁気刺激検査における注意**
> 検査の際の注意として，クレジットカードなど磁場が影響するものは，被検者，検者とも体から離しておくようにする．

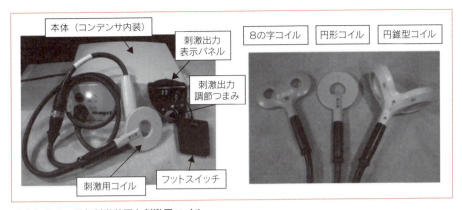

写真3-C-2 磁気刺激装置と刺激用コイル

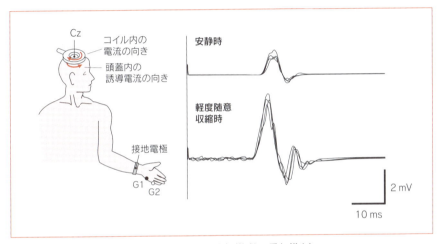

図3-C-23 左小指外転筋からのMEPの記録例（複数の重ね描き）
随意収縮時のほうが，上位運動ニューロンからの随意的な活動電位により安静時よりも多くの下位運動ニューロンが脱分極を起こしているため興奮しやすく，MEPの潜時は早くなり振幅も増大する．

2 経頭蓋磁気刺激検査
1）経頭蓋磁気刺激検査の原理と関連する解剖および生理学的事項

　刺激に磁気刺激装置を用いるため磁気刺激検査とよばれるが，実際に神経を刺激するのは，電磁誘導の原理で脳内に誘導された電流である．頭蓋骨のような電気抵抗の高い構造物も磁場には影響がないため，頭皮上から直接電気刺激をするよりもずっと容易に大脳を刺激することができる．磁気刺激装置はコンデンサと刺激用コイルからなり（**写真3-C-2**），コンデンサにためた電気を円形の刺激コイルに放出すると，コイル内を流れる変動電流によってコイルの水平面と垂直方向に変動磁場が誘導される．発生した変動磁場は脳内にコイル内と反対向きの渦電流を誘導し，それが脳内の神経を刺激する（**図3-C-23**）．

　磁気刺激で刺激されるのは基本的に上位運動ニューロンに投射している介在ニューロンで，上位運動ニューロンはシナプスを介して間接的に興奮する．末梢神経と異なるのは，一次運動野が1回の磁気刺激で約1.5 msの間隔で数回

繰り返し発火することである．時間差をもって発生したこれら複数の活動電位により下位運動ニューロンの細胞体に生じる EPSP は時間的・空間的に加重し，それが下位運動ニューロンの発火閾値を超えると MEP が誘発される（図 3-C-23，-24a）．

2）検査の実施
(1) 記録電極
運動神経伝導検査と同じように，記録筋の上に表面皿電極を筋腹-腱法で貼付する．

(2) 筋電計の設定
運動神経伝導検査と基本的に同じだが，足から記録する場合の掃引時間は，MEP が画面に収まるよう 1 目盛り 10 ms とする．また，磁気刺激と同時に筋電計での記録ができるよう，外部トリガー端子を通して磁気刺激装置を筋電計と接続し，トリガー設定をそれに合わせる必要がある．

(3) 運動神経伝導検査
磁気刺激に先立ち，まず末梢の支配神経を遠位部で電気で最大上刺激し，記録筋の CMAP を記録する．続いて F 波も記録する．

(4) 神経根磁気刺激
刺激コイルを，上肢からの記録では頸椎上に，下肢からの記録では腰椎〜仙椎上に置き，記録筋の支配神経根を磁気刺激する．

(5) 経頭蓋磁気刺激
刺激用コイルとして円形コイルを使用する場合，手からの記録では Cz が円の中心となるような位置にコイルを置き（図 3-C-23），足の場合はコイル自体が Cz 上に乗るように置く．手に MEP を誘発するのに至適な刺激電流（磁気刺激で脳内に誘導される電流）の向きは，記録と反対側の大脳半球にある手の一次運動野を後ろから前へと流れる向きで，足の場合は大脳の正中内側面にある一次運動野に対して正中面から脳内へと流れる向きである（いずれもコイル内を流れる電流はこれと逆向き）．記録は記録筋の力を完全に抜いた安静時と，軽く力を入れた状態とで行うが，一次運動野刺激による MEP は，刺激の度に少しずつ潜時や大きさ，波形が異なるため，それぞれ複数回記録する（図 3-C-23）．

3）結果の解析
経頭蓋磁気刺激および神経根磁気刺激による MEP の潜時，振幅，面積を計測するほか，末梢運動神経電気刺激による CMAP の潜時，振幅，面積および F 波最短潜時を計測し，以下のパラメータを算出する．正常範囲を表 3-C-3 に示す．

(1) 中枢運動伝導時間（central motor conduction time；CMCT）（図 3-C-24）
経頭蓋磁気刺激による MEP の潜時は，上位運動ニューロンと下位運動

経頭蓋磁気刺激による神経活動電位
経頭蓋磁気刺激によって皮質脊髄路（p.132 側注「皮質脊髄路（錐体路）」参照）を繰り返し下降する神経活動電位の波を multiple descending volleys といい，潜時の早い順に I1-wave，I2-wave，I3-wave…とよばれる．

EPSP：excitatory post-synaptic potential，興奮性シナプス後電位

神経根磁気刺激
記録筋により支配髄節が異なるため，コイルの位置はそれに合わせて変える．なお，神経根刺激に最適な刺激電流（磁気刺激で体内に誘導される電流）の向きは，近位から遠位の方向である（コイル内を流れる電流はこれと逆向き）．

Cz
脳波電極配置法である 10-20 法の Cz．鼻根と後頭極を結ぶ頭蓋の正中線と両耳介前部を結ぶ線との交点（第 3 章「B 脳波検査」参照）．

MEP の潜時
軽度の随意収縮時に経頭蓋磁気刺激で誘発される正常な MEP の潜時は，手からの記録で約 20 ms，足からの記録で約 40 ms である．

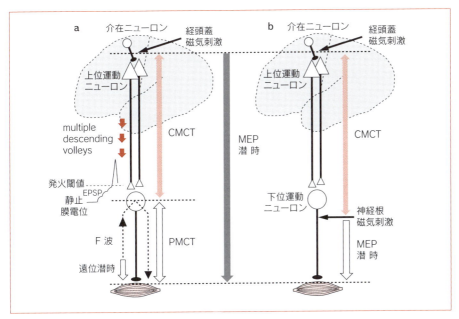

図3-C-24 中枢運動伝導時間（CMCT）の2つの算出法
a：F波を用いる方法．b：神経根磁気刺激のMEP潜時を用いる方法．下位運動ニューロン（末梢）の近位部をCMCTに含んでいることに注意．PMCT：末梢運動伝導時間．

表3-C-3 MEPの正常範囲〔平均値（標準偏差）〕

		上肢 第一背側骨間筋 （FDI）	下肢 母趾外転筋 （AH）
CMCT (ms)	神経根磁気刺激法	6.1 (0.7)	15.1 (1.2)
	F波法	4.8 (1.1)	13.0 (1.7)
MEP/M比（振幅）(%)		39 (13)	14 (11)

ニューロンを含んだ一次運動野から記録筋まですべての伝導時間である．中枢神経の伝導にかかった時間であるCMCTを算出するには，MEP潜時から末梢運動神経の伝導にかかった時間を引けばよいが，それには以下の2通りの計算法がある．

① **F波を用いる方法**：F波は下位運動ニューロンの全長をほぼ往復した結果誘発される反応なので，その潜時を利用することで，下位運動ニューロンの細胞体から記録筋までの伝導時間（**末梢運動伝導時間，peripheral motor conduction time；PMCT**）を算出することができる．具体的には以下の計算式による．

$\quad$ PMCT＝(F＋M－1)÷2 　(F：F波最短潜時，M：遠位潜時)
$\quad$ CMCT＝経頭蓋磁気刺激によるMEP潜時－PMCT

理論的にはF波を用いた方法が正しいが，F波は常にすべての下位運動ニューロンに均等に誘発されるとはかぎらず，疾患によっては一部の下位

運動ニューロンに非常に偏って誘発されたり，あるいは F 波が誘発されない場合もあるという欠点がある．

② 神経根磁気刺激による MEP 潜時を用いる方法：経頭蓋磁気刺激による MEP 潜時から神経根磁気刺激による MEP 潜時を単純に引き算して算出する．

神経根磁気刺激は下位運動ニューロンの途中を刺激しているので，この方法で算出した CMCT は，F 波を用いた方法と違い，純粋な中枢神経の伝導時間ではなく下位運動ニューロン近位部の伝導時間を含んでいることに注意が必要である．

(2) MEP/M 比

経頭蓋磁気刺激による MEP の振幅（あるいは面積）と，末梢運動神経電気刺激（最大上刺激）による CMAP の振幅（あるいは面積）との比である．

4）異常所見

CMCT の延長と MEP/M 比の低下が代表的な異常所見である．

CMCT の延長は，上位運動ニューロンの伝導時間が脱髄などにより遅くなっている場合が代表的であり，多発性硬化症などでしばしば認められる．そのほか，伝導速度の速い上位運動ニューロンが脱落した場合や，上位運動ニューロンの減少などで multiple descending volleys（p.164 側注，**図 3-C-24a** 参照）の量が減っても，下位運動ニューロンの発火までに時間がかかり延長しうる．なお，神経根刺激の MEP 潜時を用いて算出した CMCT は，上位運動ニューロン障害がない場合でも，下位運動ニューロンでの伝導遅延や伝導速度の速い下位運動ニューロンの消失があると延長しうるので注意を要する．

MEP/M 比の低下は，機能している上位運動ニューロンの数が下位運動ニューロンの数に対して相対的に減少していることを示唆する．脳血管障害による運動麻痺などが代表的である．上位・下位運動ニューロンがともに変性・消失する筋萎縮性側索硬化症ではさまざまである．

5）関連する主要な神経筋疾患

(1) 多発性硬化症（multiple sclerosis；MS）

中枢神経の髄鞘が侵される疾患で，それを標的とした自己免疫疾患と考えられている．炎症性脱髄性病変が大脳・脊髄の白質に多発し，寛解と再発を繰り返す（時間的・空間的多発）．症状は病巣部位に応じてさまざまである．比較的若年の女性に多い．

3 経頭蓋電気刺激検査（術中モニタリング）

1）検査の実施

(1) 記録電極

運動神経伝導検査と同じように，記録筋の上に筋腹-腱法で装着する．どの

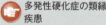
多発性硬化症の類縁疾患
中枢神経に再発性の炎症性脱髄病変をきたす疾患は，多発性硬化症のほかに，特異的な自己抗体である抗アクアポリン 4 抗体が陽性で視神経と脊髄が障害される視神経脊髄炎（neuromyelitis optica；NMO）や，中枢神経だけでなく末梢神経にも脱髄病変を生じる中枢末梢連合脱髄症（combined central and peripheral demyelination；CCPD）などがある．

記録電極の装着
手術によっては筋ではなく，脊柱管内に記録電極（脊髄硬膜外記録電極）を挿入し，脊髄近傍から皮質脊髄路（p.132 側注，**図 3-C-2** 参照）を下降する活動電位を記録する場合もある．

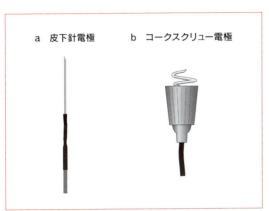

図3-C-25 針電極

(叶内 匡:運動誘発電位検査・体性感覚誘発電位検査に係る電極装着(針電極含む)・脱着, 最新臨床検査学講座[別冊PDF]. p39, 医歯薬出版, 2023を一部改変)

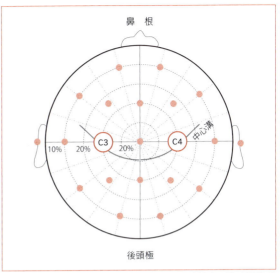

図3-C-26 経頭蓋電気刺激における刺激電極の装着部位の例
装着部位は施設によっても異なるが,図は10-20法のC3とC4に装着する方法.刺激したい皮質の側の電極を陽極,対側を陰極として刺激する.

(叶内 匡:運動誘発電位検査・体性感覚誘発電位検査に係る電極装着(針電極含む)・脱着, 最新臨床検査学講座[別冊PDF]. p41, 医歯薬出版, 2023を一部改変)

筋で記録するかは手術により異なる.使用する記録電極は表面電極(皿電極やシール型ディスポーザブル電極)のほか,皮下針電極(図3-C-25a)も用いられる.なお,臨床検査技師が針電極を刺入することはかつて法律で認められていなかったが,臨床検査技師等に関する法律の一部が改正され,それが施行された2021(令和3)年10月1日から臨床検査技師も行うことが可能となった.

(2) 筋電計の設定

経頭蓋磁気刺激検査と基本的に同じだが,記録感度は高めに設定する(たとえば,1目盛り50〜1,000 μV).

(3) 経頭蓋電気刺激

刺激電極は,表面皿電極を使うこともできるが,針電極の一種で固定性がよく脱落しにくいコークスクリュー電極(図3-C-25b)を用いることが多い.装着部位は刺激する一次運動野の上の頭皮とし,脳波検査で標準的な電極配置法である **10-20法**を基準にしながら決めるのが一般的である(図3-C-26).刺激は矩形波刺激を用いるが,麻酔下で筋のMEPを記録する場合は単発刺激でなく,短い一定の間隔で刺激を複数回連続させるトレイン刺激を行う(図3-C-27).その理由は,単発刺激では,全身麻酔薬により抑制された下位運動ニューロンを,シナプスを介して興奮させることがむずかしいためである.トレイン刺激では,下位運動ニューロンにおけるEPSPの時間的加重が増加するので,これを興奮させることができる.適切な刺激強度は記録筋や手術によ

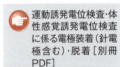

運動誘発電位検査・体性感覚誘発電位検査に係る電極装着(針電極含む)・脱着[別冊PDF]
手技については[別冊PDF]をご参照ください(URLはp. xvを参照).

刺激電極の装着部位
手術によっては頭皮上でなく,開頭して脳表電極を脳表に設置し大脳皮質を直接刺激したり,専用の刺激プローブや針電極を脳に刺入して大脳白質を刺激することもある.

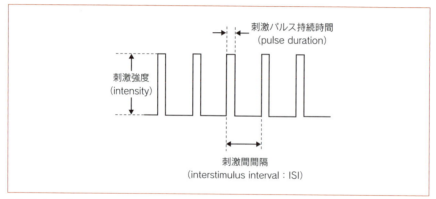

図3-C-27 トレイン刺激
刺激パルス持続時間は定電流刺激で 0.5 ms，定電圧刺激では 0.05 ms とし，刺激間間隔は 2 ms，トレイン回数は 5 回に設定することが多い．

り異なるが，同じ条件下で記録される MEP 波形が刺激ごとに安定していることが重要である．刺激と記録は手術前や主要な手術操作，特に運動機能が障害される可能性のある操作の前と操作中，操作後など必要に応じて適宜繰り返し行う．

2）評価項目
(1) MEP 振幅
手術による運動神経の機能障害をモニターするうえで最も重要な項目である．なお，手術前や主要な手術操作前の MEP は，ベースライン MEP とよばれる．

(2) MEP 潜時
計測する場合は起始潜時を用いることが多い．ただし，トレイン刺激の場合何発目の刺激で下位運動ニューロンが発火したかわからないため，潜時の計測はあまり行われない．

3）異常所見（アラームポイント）
ベースライン MEP と比べてその後記録した MEP の振幅が低下した場合に，運動神経の機能障害を疑う．具体的にどの程度低下した場合に疑うか（アラームポイント）についての統一した見解はないが，ベースラインの振幅の 50% 未満としている施設が多い．なお，MEP 振幅は手術操作による運動神経障害以外に，麻酔深度や筋弛緩のレベル，血圧，体温などによっても変化しうるため，判定にあたっては手術操作の影響を受けない部位（たとえば右大脳の手術であれば，手術をしていない対側左大脳が支配する右手など）から記録した MEP（コントロール MEP）の振幅も参考にする．

全身麻酔薬の運動神経への影響
全身麻酔薬は，運動野刺激による介在ニューロンを介した上位運動ニューロンの興奮も起こりにくくするため，multiple descending volleys (p.164 側注，図 3-C-24a) が減少〜消失する．これも麻酔下の運動野刺激で下位運動ニューロンが興奮しにくくなる一因である．

運動野の電気刺激による運動ニューロンの興奮
運動野の電気刺激は，介在ニューロンだけでなく，上位運動ニューロンの軸索も直接興奮させる．その神経活動 (D-wave) は，介在ニューロンを介した I-waves と異なり，通常の全身麻酔下では抑制されない．術中モニタリングに電気刺激が用いられる理由の一つであり，トレイン刺激では複数の D-waves による EPSP の時間的加重が下位運動ニューロンで起こる．

第4章 呼吸器系検査

A 呼吸器系検査の基礎

I 呼吸生理の基礎

　肺を中心とする呼吸器の主たる機能は，肺を循環する血液のガス交換である．血液はエネルギー産生に必要な酸素を外界から取り入れ，不必要な二酸化炭素を体外に排出する．この血液は心臓を介して末梢組織に至り，細胞レベルの代謝に必要な酸素を放出し，産生された二酸化炭素を取り入れる．血液は再び心臓を経て肺に戻る．肺でのガス交換は**外呼吸**，組織におけるガス交換は**内呼吸**ともよばれる．通常，呼吸機能検査といえば，外呼吸，すなわち肺機能検査が主に取り扱われる．

1 肺の構造と機能

　気道は鼻腔または口から始まり，咽頭，喉頭を経て気管となる．気管は左右の主気管支に分かれ，左は8本，右は10本の区域気管支に分かれる．左肺は上下の2肺葉から，右肺は上中下の3肺葉からなる．気管支はそれぞれ2〜3本の亜区域枝となり，以降は原則として2分岐を繰り返しながら多数の細気管支に分かれる．およそ16分岐で終末細気管支となり，ここまではガスの通路であり，ガス交換に関与しない死腔として扱う（図4-A-1）．気管支壁には軟骨があるが，細気管支壁は薄い筋層からなり，軟骨はない．

　気道はさらに呼吸細気管支，肺胞管，肺胞嚢となり終わる（図4-A-1）．呼吸細気管支以遠はガスの通路とガス交換の両方の機能を有し，末梢になるほど後者の機能が大きくなる．また，この部分を肺の最も小さな単位として，細葉とよぶ．気管を0次として肺胞まで23次分岐すると推定され，次数を増すごとに1本1本の気道径は減少するが，気道の数は2倍ずつ増加することになるので，総断面積は末梢にいくに従い，ラッパの先端のように急速に増加し，その容積も増大する（図4-A-2）．したがって，末梢気道では気道の抵抗は小さくなり，ガスの流速も急速に低下する．肺胞付近において，ガスの移動は拡散によってなされる．

　酸素と二酸化炭素の交換は，肺胞気と肺毛細血管の間で拡散によって行われる．肺胞の総数は推定でおよそ3億個，有効肺胞面積は身長によって差はあ

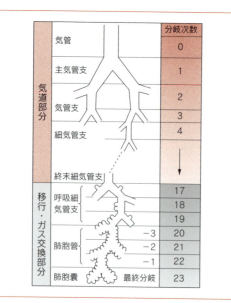

図4-A-1　気道の模式図

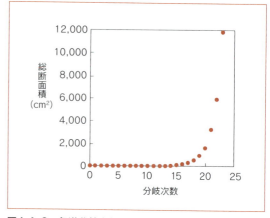

図4-A-2　気道分岐次数と全気道総断面積
呼吸細気管支以下のガス交換部分で気道断面積は急激に増加する．その結果，吸入ガスの流入速度は小さくなり，ガス拡散が主体となる．

るが40〜80 m²，個々の肺胞の直径は深吸気時にはおよそ250 μmといわれる．

　肺胞壁はⅠ型とⅡ型の肺胞上皮細胞でおおわれ，肺胞内面の肺サーファクタントが肺胞の虚脱を防止している．肺胞隔壁間を，毛細血管がくまなく網目状に走り，肺動脈から肺静脈へ流れる短い肺循環時間内の，さらに肺胞を通過する1秒以内でガス交換が行われる．肺胞表面から毛細血管までの肺胞壁の厚さは均等ではないが，平均およそ1 μm以下とされている．

　このように，肺は気管支肺胞系と肺血管系で構成されている．そして，胸郭内にあり，胸腔内は常時，陰圧である．胸腔を構成する胸郭は主として肋骨，肋間筋，横隔膜よりなり，そのほかに胸膜，胸骨，脊椎，補助呼吸筋や，それらを包む結合組織，皮膚などがある．

　呼吸は，これらの筋肉の収縮により生ずる胸郭の容積の変化により行われる．すなわち，呼吸筋の収縮により胸郭が広がると，胸腔内はより陰圧となり，肺が伸展されて気道肺胞内へ空気が流れ込み，吸気が起こる．呼気では，これらの筋の弛緩により胸郭が縮小すると，胸腔内陰圧は小さくなり，肺の弾性および肺胞の表面張力によって，肺も収縮して肺内ガスが呼出される．

　努力呼出は，肋間筋や腹筋の強い収縮によってなされる．気道閉塞や狭窄がある場合，これらの筋の仕事量は大きくなる．逆に，間質性肺炎や胸膜肥厚・癒着があり肺や胸郭が固くなった場合，吸気には大きな胸腔内陰圧を必要とするため，吸気筋の仕事量が増す．

KL-6

Ⅱ型肺胞上皮細胞由来の血清マーカーに，シアル化糖鎖抗原KL-6がある．KL-6は活動性の間質性肺炎で上昇する．

肺サーファクタント

肺胞腔内は組織間液（水分）でおおわれている．肺サーファクタントはⅡ型肺胞上皮が分泌する界面活性物質で，肺胞細胞内側の表面をおおうことにより，組織間液の表面張力を低下させて肺胞が縮まないようにしている．

吸気筋と呼気筋

吸気筋の主体は横隔膜で，ドーム型を呈し横隔神経に支配されている．その他，斜角筋，胸鎖乳突筋，外肋間筋，傍胸骨の内肋間筋で構成される．呼気筋で最も重要なのは腹壁筋群で，内肋間筋も作用している．安静換気は吸気筋，主に横隔膜の活動が主であり，呼気はほぼ受動的である．

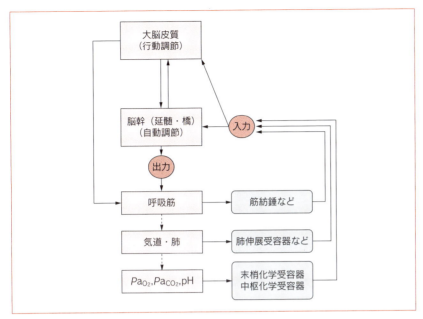

図4-A-3 呼吸調節機構

2 呼吸調節機能

生体が要求する酸素量は，活動状態によって刻々と変化する．生体の要求量を感知し，それに応じて換気量を変化させるために呼吸の調節が行われる．しかし，呼吸に関して行われる空気の出入りには，ガス交換の目的ばかりでなく，意識的に行われる発声や深呼吸のほかに，反射として行われる咳やクシャミもあり，呼吸調節の仕組みはきわめて複雑である．呼吸の基本的なリズムの形成は，**延髄・橋**を中心とする脳幹部にある．この脳幹部呼吸中枢で生ずる呼吸出力は，脊髄経路を下降し呼吸筋の活動を促して換気運動を起こす．その際，胸壁の動きによって呼吸筋内などにある**機械的受容器**が刺激され，求心性神経経路を介して呼吸中枢に影響を与える（**神経調節**）．一方，血液ガス分圧の変化は，末梢および中枢にある**化学受容器**を介してこれらが恒常性を保つように呼吸中枢に影響を与える（**化学調節**）．呼吸は，これらの自動調節に加えて，大脳皮質からの直接的な行動調節によっても支配される（**図4-A-3**）．これらの調節は，覚醒時と睡眠時では全く異なり，覚醒時であっても安静時と運動時では異なる．

1）神経調節

上気道および肺に存在する機械的受容器（肺伸展受容器など）から迷走神経を介して上行する自律神経系の反射と，体性神経系の呼吸筋に存在する機械的受容器（筋紡錘など）からの反射がある．

> **換気応答検査**
> 呼吸調節機能を評価する方法には，換気応答検査がある．低酸素負荷により換気の変化を検査する**低酸素換気応答**，高二酸化炭素負荷により換気の変化を検査する**高二酸化炭素換気応答**がある．呼吸出力の指標として，分時換気量（$\dot{V}_E$）や$P_{0.1}$（吸気開始0.1秒後の口腔閉鎖内圧，"ピーポイントワン"と読む）が測定される．

2) 化学調節

体内の血中酸素が減少したり，二酸化炭素が蓄積したり，また代謝異常が生じて血液のpHが変動した場合，その変動に応じて換気状態を変化させて恒常性を維持しようとする呼吸の調節を，化学調節という．

(1) 末梢化学受容器

末梢化学受容器には，**頸動脈小体**と**大動脈小体**がある．頸動脈小体は頸動脈分岐部に位置するわずか数mm大の小器官で，Pa_{O_2}の低下を感知すると，その情報を脳幹の呼吸中枢に伝え，不随意的に呼吸の深さを増す．ヒトでは大動脈小体の呼吸調節への関与はほとんどないか，あってもきわめて小さい．

Pa_{O_2}：動脈血酸素分圧

(2) 中枢化学受容野

二酸化炭素は，主として延髄腹側に存在する中枢化学受容野を介して換気を刺激する．Pa_{CO_2}の上昇に対する換気量増加の関係は，生理的範囲ではほぼ直線であるが，Pa_{CO_2}をさらに上昇させると，あるところから換気がそれ以上増加しなくなり，逆に麻酔作用により低下してくる．換気量はH^+の上昇に対しても生理的範囲で直線的に増加するが，Pa_{CO_2}のほうがH^+よりも，同じpHの変化に対する換気応答が大きい．

中枢化学受容野
延髄腹側にあるが，末梢化学受容器のように明確な境界をもつ構造ではなく，領域が推定されているのみである．そのため，「受容器」とはよばず，中枢化学受容野と表現される．

Pa_{CO_2}：動脈血二酸化炭素分圧

(3) 行動調節

ヒトは意識的に呼吸を変えることができる．また，嚥下，不安，怒りなどの情動，睡眠覚醒などで呼吸のリズムが変化する．これらの呼吸の行動調節は随意的なものと不随意的なものとを含み，随意的なものは大脳皮質運動野を主体とし，不随意的な情動系の行動調節は大脳辺縁系を主体としている．

3 呼吸機能検査の基本事項

1) 呼吸機能検査で使用する記号

呼吸機能検査で使用される記号には，圧力や容積など物理的状態を示す1次（基本）記号（**表4-A-1**）と，その性状や由来を示す2次記号（**表4-A-2**）がある．

1次記号は通常サイズの大文字のアルファベットで，2次記号は1次記号より小さく書く．ガスの成分を表すにはその化学記号を用いる．原則として，1次記号と2次記号および化学記号は，それぞれ段をつけて，「Pa_{O_2}」と記載することになっているが，印刷の活字の都合などで必ずしもそのようにできない場合もある．1次記号の上に「・」（ドット）がつくと単位時間（通常1分間）あたりの量を示す．また，2次記号の上に「－」（バー）がつくと平均（混合）を意味する．

肺機能検査で使用される記号の例
Pa_{O_2}：動脈血酸素分圧
$F_{E_{CO_2}}$：呼気二酸化炭素濃度
$\dot{V}_{O_2}$：酸素摂取量
$C\bar{v}_{O_2}$：混合静脈血酸素含量

2) 呼吸生理学に必要な化学の知識

(1) 水蒸気圧

気液平衡の状態にあるときの蒸気圧を，その液体の飽和蒸気圧という．液体の飽和蒸気圧は一定の温度で一定の値をとり，温度が高いほど高くなる．体温

呼吸生理学で用いる表示単位
呼吸生理学で用いる表示単位は，必ずしも統一されていない．SI単位（国際単位系，système international d'unités）以外に，圧力ではmmHg，mmH₂Oなど，従来使用されていた単位がしばしば用いられている．

表4-A-1　1次記号

記号		内容
V	volume	容量・体積
$\dot{V}$	flow	気流量
P	pressure	圧力・分圧
C	content, concentration	含量，濃度
C	compliance	コンプライアンス
F	fractional concentration	ガス濃度
S	saturation	飽和度
$\dot{Q}$	blood flow per unit time	血流量
D	diffusion coefficient	拡散係数
R	respiratory exchange ratio	ガス交換率
R	resistance	抵抗
G	conductance	コンダクタンス

表4-A-2　2次記号

	記号		内容
気相	I	inspiratory	吸気
	E	expiratory	呼気
	A	alveolar	肺胞気
	T	tidal	1回換気
	D	dead space	死腔気
	B	barometric	大気
	L	lung	肺
液相	b	blood	血液
	a	artery	動脈血
	c	capillary	毛細血管血
	v	venous	静脈血
	$\bar{v}$	mixed venous	混合静脈血
	w	water	水

37℃の飽和水蒸気圧は47 mmHgである．

(2) 気体の法則

① Boyle-Charles（ボイル・シャルル）の法則

一定物質量の気体の体積（V）は，圧力（P）に反比例し，絶対温度（T）に比例する．

$$P \cdot \frac{V}{T} = 一定$$

これを **Boyle-Charlesの法則** という．後述するATPSからBTPS，STPD（p.174）への変換は，この法則に基づいている．

② Dalton（ドルトン）の法則

混合気体の全圧は，各成分気体の分圧の和に等しい．これを **Daltonの法則** という．たとえば，肺胞気圧（P_A）は，$P_A = P_{AO_2} + P_{ACO_2} + P_{AN_2} + P_{H_2O}$ である．大気圧（P_B）と分画濃度（F）から分圧を求めるときは，$P_{IO_2} = (P_B - P_{H_2O}) \cdot F_{IO_2}$ のように，水蒸気圧を引いてから分画濃度を乗ずる．これは，水蒸気が理想気体の法則に従わないこと，F は乾燥ガスの濃度であることによる．

③ Henry（ヘンリー）の法則と溶解ガス

溶解度の小さい気体は，温度が一定ならば，一定量の溶媒に溶ける気体の質量は，その気体の圧力（混合気体の場合は分圧）に比例する．これを **Henryの法則** という．Henryの法則が適用される気体は，酸素（O_2）や窒素（N_2）のように溶解度が小さく，溶媒と反応しないものに限られる．アンモニア（NH_3）や二酸化炭素（CO_2）のように水と反応する気体には，Henryの法則はあてはまらない．気体の溶解度は，通常，溶媒1Lに溶ける気体の体積（L）を，0℃，1気圧の体積に換算した値で示す．

> **mmHgとTorr**
>
> 圧力の単位記号である「mmHg」と「Torr」は日本の計量法において標準大気圧（101,325 Pa）の1/760と定義されており，両者の数値に違いはない．「mmHg」は血圧の測定と生体内の圧力の計量に限定して使用することが認められている．「Torr」は気圧計の原理を発見した物理学者のEvangelista Torricelli（エヴァンジェリスタ・トリチェリ）に由来し，生体内の圧力の計量に限定して使用することが認められている．

④ 不活性ガス

物理学上，狭義の定義では，不活性ガスとは，単原子分子であり化学的に全く不活性で，同じ元素同士または他の元素と結合しないガスである．これには，ヘリウム（He），ネオン（Ne），アルゴン（Ar），クリプトン（Kr），キセノン（Xe），ラドン（Rn）の6種類がある．呼吸生理学の分野では，血液と化学的に結合せず，生体内で代謝されないガスも不活性ガスとよばれ，N_2 がその例である．

> **血液に含まれる溶解酸素量**
> 37℃における酸素の血漿に対する溶解度は0.0238である．$Pa_{O_2}=100$（mmHg）のとき，血液100mLあたりの溶解酸素量は，0.0238×100/760×1,000/10＝0.31（mL）と少ない．

3）気体の表示法

気体は，温度や圧力により体積が変化するため，呼吸機能検査で得られた気量を比較するには，これらの物理的条件を一定にして表示する必要がある．それには，ATPS，BTPS，STPD などの表示法がある．

(1) ATPS（ambient temperature and pressure, saturated with water vapor）

測定時の室温，大気圧で水蒸気飽和した状態を表す．通常，この表現による気量を結果値として用いることはなく，次に述べる BTPS あるいは STPD に換算して表記する．

(2) BTPS（body temperature, ambient pressure, saturated with water vapor）

測定時の大気圧で，体温（37℃）で水蒸気飽和した状態を表す．この表現は気体が体内に存在したままの状態を表しているため，肺気量分画，換気量などは BTPS で表す約束になっている．Boyle-Charles の法則に基づき，測定時の容積（V_{ATPS}）から変換する．

$V_{ATPS} → V_{BTPS}$ への変換式

$$V_{BTPS} = V_{ATPS} \cdot \boxed{\frac{273+37}{273+t} \times \frac{P_B - P_{H_2O}(t)}{P_B - 47}}$$

（t：測定時の温度，P_B：測定時の気圧，$P_{H_2O}(t)$：測定時の飽和水蒸気圧，47：37℃の飽和水蒸気圧）

□ の計算値を **BTPS ファクター** とよぶ．

(3) STPD（standard temperature and pressure, dry）

0℃，1気圧（760 mmHg），乾燥状態，いわゆる標準状態を表す．酸素摂取量（$\dot{V}_{O_2}$），二酸化炭素排出量（$\dot{V}_{CO_2}$）などの表示に用いられる．

V_{ATPS} から V_{STPD} への変換式

$$V_{STPD} = V_{ATPS} \cdot \boxed{\frac{273}{273+t} \times \frac{P_B - P_{H_2O}(t)}{760}}$$

□ の計算値を **STPD ファクター** とよぶ．測定時の温度と気圧に対応する STPD ファクターを V_{ATPS} に乗ずることにより，V_{STPD} が得られる．

4）換気に関する方程式

1回換気量（V_T）が0.50 L，呼吸数（f）が1分間に15回とすると，1分間に肺から排出されるガス量は0.50×15＝7.50（L/min）で，これを**分時換気量**（$\dot{V}_E$）という．しかし，口から入った空気がすべて肺胞に達するわけではなく，毎回おおよそ0.15 Lが気道部分，すなわち解剖学的死腔にとどまる．したがって，解剖学的死腔を0.15 Lとすると，ガス交換部分に達する気量は(0.50−0.15)×15＝5.25（L/min）である．これを**肺胞換気量**（alveolar ventilation；$\dot{V}_A$）という．以下に，$\dot{V}_A$と**肺胞気酸素分圧**（P_{AO_2}）を求める式について述べる．

> **略 死腔**
> 死腔を0.15 Lとしているが，小柄な成人や小児にはあてはまらない．計算式として，死腔＝2.2 mL×体重（kg）が用いられることがある．

(1) 肺胞換気式（alveolar ventilation equation）

分時換気量（$\dot{V}_E$）は死腔（dead space）換気量（$\dot{V}_D$）も含んでおり，肺胞換気量（$\dot{V}_A$）は，

$$\dot{V}_{ESTPD} = \dot{V}_{ASTPD} + \dot{V}_{DSTPD} \quad \cdots\cdots ①$$

となる．しかし，空気中の$F_{ICO_2} \fallingdotseq 0$であり，呼気ガス中に含まれる$CO_2$はすべて肺胞腔から出てきたものなので，

$$\dot{V}_{ESTPD} \cdot F_{ECO_2} = \dot{V}_{ASTPD} \cdot F_{ACO_2} = \dot{V}_{CO_2} \quad \cdots\cdots ②$$

となる．$\dot{V}_{ASTPD}$はこの式を変換して，

$$\dot{V}_{ASTPD} = \frac{\dot{V}_{CO_2}}{F_{ACO_2}} \quad \cdots\cdots ③$$

ここで，$F_{ACO_2} = \dfrac{P_{ACO_2}}{P_B - 47}$ であり，また，$\dot{V}_{ASTPD}$を$\dot{V}_{ABTPS}$に変換して，

$$\dot{V}_{ABTPS}\,(\text{L/min}) \fallingdotseq \frac{\dot{V}_{CO_2 STPD}(\text{mL/min}) \cdot \dfrac{310}{273} \cdot \dfrac{760}{P_B - 47} \cdot \dfrac{1}{1{,}000}}{\dfrac{P_{ACO_2}}{P_B - 47}}$$

$$= \frac{\dot{V}_{CO_2 STPD} \cdot 0.863}{P_{ACO_2}} \quad \cdots\cdots ④$$

$P_{ACO_2} \fallingdotseq Pa_{CO_2}$なので，**肺胞換気式**（alveolar ventilation equation）は次のように導かれる．

$$\dot{V}_{ABTPS} = \frac{\dot{V}_{CO_2 STPD} \cdot 0.863}{Pa_{CO_2}} \quad \cdots\cdots ⑤$$

この式は，$\dot{V}_{CO_2}$の変化が少なければPa_{CO_2}は$\dot{V}_A$と反比例すること，すなわち$\dot{V}_A$はPa_{CO_2}を決定する重要な因子であることを示している（図4-A-4）．

(2) 肺胞気式（あるいは肺胞式，alveolar air equation）

肺胞気酸素分圧（P_{AO_2}）は，以下の**肺胞気式**（あるいは**肺胞式**：alveolar air equation）によって求められる．

$$P_{AO_2} = P_{IO_2} - \frac{P_{ACO_2}}{R} + \boxed{F_{IO_2} \cdot \left(\frac{P_{ACO_2}}{R} - P_{ACO_2}\right)} \quad \cdots\cdots ⑥$$

〔R：呼吸商（二酸化炭素排出量（$\dot{V}_{CO_2}$）と酸素摂取量（$\dot{V}_{O_2}$）の比〕

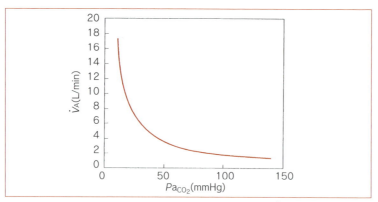

図4-A-4 動脈血二酸化炭素分圧（Pa_{CO_2}）と肺胞換気量（$\dot{V}_A$）の関係

式⑥の □ を**補正項**という．空気呼吸 $F_{I_{O_2}}=0.209$，$P_{A_{CO_2}}\fallingdotseq Pa_{CO_2}$ であり，R（呼吸商）（p.220）を 0.8 として補正項を省略すると以下のような簡易式となり，動脈血ガス分析結果から計算することができる．

$$P_{A_{O_2}} \fallingdotseq 149 - \frac{Pa_{CO_2}}{0.8} \quad \cdots\cdots\cdots\cdots\cdots\cdots\cdots\cdots\cdots\cdots\cdots ⑦$$

 補正項

肺胞気式の補正項は，$F_{I_{O_2}}=0.209$，$Pa_{CO_2}=40$ mmHg のとき，2.1 mmHg と小さく無視できるため，空気呼吸下の $P_{A_{O_2}}$ の計算は補正項を省略した簡易式が用いられる．

5）ソーダライム（soda lime）

ソーダライムは，He を指示ガスとする閉鎖回路法による機能的残気量測定や，1 回呼吸法による肺拡散能力測定に際し，呼気の CO_2 吸収の目的で使用されている．

ソーダライムは，水酸化ナトリウム（NaOH），水酸化カルシウム〔Ca(OH)$_2$〕，水を主成分とする顆粒状の製剤で，呼気中の二酸化炭素（CO_2）に接触すると次式の反応が起こり，CO_2 を吸収する．

$CO_2 + H_2O \rightarrow H_2CO_3$

$H_2CO_3 + 2NaOH \rightarrow Na_2CO_3 + 2H_2O$

Na_2CO_3 ができると徐々に次式の反応が起こり，NaOH が再生され，CO_2 の吸収力が回復する．

$Na_2CO_3 + Ca(OH)_2 \rightarrow 2NaOH + CaCO_3$

しかし，NaOH，Ca(OH)$_2$ がともに消費されると CO_2 吸収能力がなくなる．NaOH が減少するとアルカリ性が減弱し，pH が低下する．ソーダライムには指示薬エチルバイオレット（強アルカリで無色）が入っており，pH が低下すると青紫色に着色し，CO_2 吸収能力が低下したことを示す．

 ソーダライム

NaOH を含まない二酸化炭素吸収剤も市販されている．

B 呼吸機能検査

I 換気機能検査

1 換気力学の概念と定義

換気力学とは，呼吸筋のつくり出す力が胸腔内圧，肺実質，気道，肺胞などの呼吸器に作用し，呼吸運動を生じさせ，肺内に空気が出入りする生理現象を力学的に検討することである．

1）換気力学の測定の3要素

換気力学では，**圧力**（pressure；P），**換気量**（ventilation；V），**気流量**（flow；$\dot{V}$）の3つの要素の測定が行われる．これらを測定3要素という．

2）換気力学の3特性

物体には，弾性・粘性・慣性という3つの物理的特性がある．気道，肺組織，胸郭にもそれぞれ3つの特性があり，換気力学ではこれらの3特性を表す指標として，**compliance**（C），**resistance**（R），**inertance**（I）が用いられる．

静肺コンプライアンスや肺気量分画は，気道に気流がなく肺が静止している静的（static）な状態を反映する指標であり，抵抗は気道に気流が流れ，肺が動いている動的（dynamic）な状態を反映する指標である．

2 肺気量分画

肺の容積は，胸郭系の拡張によりもたらされる胸腔内の陰圧の大きさと，肺の弾性収縮力の均衡により変動する．その肺気量は，4つの基本的な呼吸の位置で分画される4つの基本分画（volume）と，それらを組み合わせた4つの2次分画（capacity）がある（図4-B-1）．

1）呼吸の深さを表す4つの位置

① **安静呼気位**（基準位）：安静呼吸をしているときの呼気の位置．機能的残気量の位置でもある．
② **安静吸気位**：安静呼吸をしているときの吸気の位置．
③ **最大吸気位**：できるだけ大きく吸入したときの吸気の位置．
④ **最大呼気位**：できるだけ大きく呼出したときの呼気の位置．

2）4つの基本分画（volume）

① **1回換気量**（tidal volume；TV）：安静呼吸をしているときの1回の呼吸量．

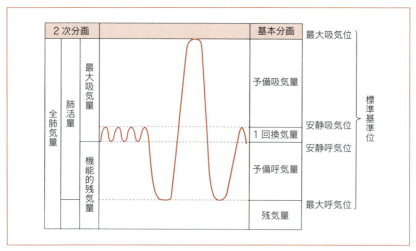

図4-B-1　肺気量分画

② **予備呼気量**（expiratory reserve volume；ERV）：安静呼気位からさらにできるだけ呼出して，最大呼気位に至るまでの量．
③ **予備吸気量**（inspiratory reserve volume；IRV）：安静吸気位からさらにできるだけ吸入して，最大吸気位に至るまでの量．
④ **残気量**（residual volume；RV）：最大呼気位の状態で，なお気道および肺内に残存している気量．

3）組み合わせによる4つの2次分画（capacity）

① **肺活量**（vital capacity；VC）：最大呼気位から最大吸気位までの量．1回換気量（TV），予備吸気量（IRV），予備呼気量（ERV）の和である．努力肺活量とは異なる．
② **機能的残気量**（functional residual capacity；FRC）：安静呼気位（基準位）において，気道および肺内に存在する気量．予備呼気量（ERV）と残気量（RV）の和である．
③ **最大吸気量**（inspiratory capacity；IC）：安静呼気位から最大吸気位までの気量．1回換気量（TV）と予備吸気量（IRV）の和である．
④ **全肺気量**（total lung capacity；TLC）：最大吸気位において，気道および肺内に取り入れられたすべての気量．予備吸気量（IRV），1回換気量（TV），予備呼気量（ERV），残気量（RV）の和である．

3　スパイロメトリとフローボリューム曲線

肺から出入りする空気の量を時間記録した曲線を**スパイログラム**（spirogram）といい，これから**肺活量**（VC），**一秒量**（FEV_1），**努力肺活量**（FVC），**一秒率**（FEV_1％），**最大換気量**（MVV）などを計測あるいは算出して，換気の状態を把握することを**スパイロメトリ**（spirometry）という．

FEV_1：forced expiratory volume in one second

FVC：forced vital capacity

FEV_1％：forced expiratory volume ％ in one second

MVV：maximal voluntary ventilation

スパイロメトリで測定できない肺気量
残気量（RV）を含む気量，すなわち残気量（RV），機能的残気量（FRC）と全肺気量（TLC）の3つの気量は，スパイロメトリで測定できない．後述の機能的残気量（FRC）を測定し，その結果から予備呼気量（ERV）を減じて残気量（RV）を，最大吸気量（IC）を加えて全肺気量（TLC）を算出する．

1) スパイロメータの構造と種類

スパイログラムを測定する装置を**スパイロメータ**といい，測定原理の異なる**容積型**と**気流型**の2つの型がある．いずれの型も，温度・気圧・湿度，被検者の性別，年齢，身長，体重を測定前に機器に入力しておけば，測定された気量のBTPSへの変換，予測値との比較などは自動的に計算されて結果が表示される．スパイロメトリのみの機種から，1台で機能的残気量，肺拡散能，クロージングボリュームなどの総合的な測定も可能な機種まで，さまざまなタイプが市販されている（**写真4-B-1**）．

(1) 容積型スパイロメータ

閉鎖回路系であり，気量（V）を測定し，対応する気流量（$\dot{V}$）は気量を時間で微分して算出する．現在は**ローリングシール型**が主流である（**図4-B-2**）．

(2) 気流型スパイロメータ

開放回路系であり，気流計で気流量（$\dot{V}$）を測定し，これを時間で積分して気量（V）を算出する．気流計には，**差圧式流量計（ニューモタコグラフ）**，**熱線流量計**，**超音波式流量計**がある．

2) 機器の精度管理とメンテナンス

検査を開始する前に，測定結果の信頼性と測定装置の精度を保つために，装置のウォーミングアップ，**較正**と**精度確認**を行っておく．気流型の装置は，較正用シリンジを用いて気量の較正と精度確認を毎日行う．気量型の装置は，気量の精度確認を毎日行う．また，装置全体が正確に作動していることを確認するために，定期的に既知健常者の測定を行う．メーカーによる機器の定期点検を，半年あるいは1年ごとに行うことが望ましい．

3) 検査時の感染予防

検査者は，被検者ごとに手洗いまたは手指消毒を行う．飛沫病原体を補集するディスポーザブルマウスフィルターとマウスピースは被検者ごとに交換する．検査終了後は，被検者ごとに装置の口元に近い部分を消毒用エタノールで消毒する．容積型ではベルを5回以上押し引きし，内部の空気を洗い出す．

4) 測定手技

測定前に依頼された測定項目と被検者の体調を確認する．スパイロメトリは被検者の最大努力に依存するため，被検者の理解と協力を必要とするので，検査の目的と呼吸の仕方や要領をわかりやすく具体的に説明して理解してもらう．着衣がきつくないように注意し，座位または立位で顎を軽く上に向け，背中をまっすぐに伸ばした姿勢をとらせる．マウスピースをくわえてもらい，ノーズクリップをつけたのち（**写真4-B-2, -3**），呼吸に際して口元から換気の漏れがないかをチェックする．マウスピースなど患者の口に入る部分は手で

Benedict-Roth（ベネディクト・ロス）型スパイロメータ
容積型スパイロメータの原型で，台上に固定された二重の円筒で形成された水槽と，その中に浮いて上下する円筒蓋（ベル）からなる．ベル内の下部に空気の出入り口があり，2本の太いゴム管より三方活栓を経てマウスピースが装着される．ベルは滑車で鎖につるされており，呼吸によるベルの動きは滑車を介してスパイログラフペンにより，一定速度で回転する電動式キモグラフの記録紙に記録される．

フライシュ型ニューモタコグラフ
気流が層流状態で流れるとき，粘性抵抗によって生じる圧力較差が流量に比例するというPoiseuille（ポアズイユ）の法則，$\dot{V}=\frac{P\pi r^4}{8\eta l}$（$\eta$：粘性抵抗，$P$：長さ$l$の間の圧力差，$r$：管内の半径）を応用して流量を測定する．

熱線流量計
熱線流量計は，流体中に置かれた熱線から単位時間に失われる熱量が，流速と一定の関係にあるというKing（キング）の式を応用して，375℃に加熱した白金線の電気抵抗線を張り，気体の流速による冷却によって生じる電気抵抗ないしは電流を測定することにより流体の速度を求める．流速を積分して流量算定する．

ディスポーザブルマウスフィルター
マウスピースと一体型のディスポーザブルマウスフィルターもある．

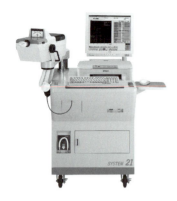

写真4-B-1 熱線流量式オートスパイロメータ

スパイロメトリ，フローボリューム曲線に加え，FRC（N_2洗い出し法），クロージングボリューム，D_{LCO}の測定も可能である．

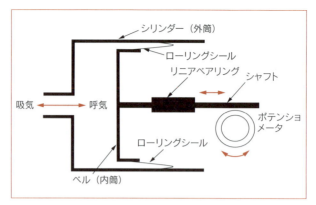

図4-B-2 ローリングシール型スパイロメータの構造

水平に置かれたシリンダー（外筒）とベル（内筒）は薄いラバー膜で密閉されている．呼吸によりシリンダー内に空気が出入りすることによるベルの移動を，ポテンショメータ（回転式可変抵抗器）で電気信号に変換し，計測する．移動距離にベルの断面積を乗じて肺気量を求める．

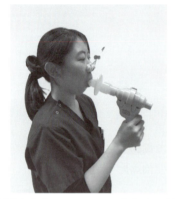

写真4-B-2 マウスフィルタとノーズクリップ

スパイロメトリ実施時，ノーズクリップを装着し，マウスフィルタ（あるいはマウスピース）を介して装置と接続し，計測する．

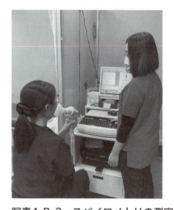

写真4-B-3 スパイロメトリの測定

検査者は，スパイログラムを確認しながら，被検者に適切な声掛けをして検査を進める．検査中，被検者の様子を注意深く観察する．

スパイロメトリの目的

スパイロメトリは，呼吸器疾患リスクを有する者のスクリーニング，換気機能障害の程度の評価，術前評価，予後評価，疾患の進行評価，疾患の増悪と回復のモニタリング，治療効果の判定，健康診断などを目的として行われる．

スパイロメトリの相対的禁忌

スパイロメトリのリスクと利点を評価して，実施するかどうかを依頼医師が判断する．1週間以内の急性心筋梗塞，重症高血圧，気胸，妊娠後期などが該当する（ATS/ERS，2019年）．

さわらないように気をつける．被検者が測定中に痛みを感じた場合は測定を中止する．

(1) 肺活量（VC）の測定

少なくとも連続した3回の安静呼気位がそろうまで，被検者に安静呼吸をさせる．それを確認したあと，ゆっくり最大限まで呼出させ最大呼気位に達したら，引き続き，できるかぎり深吸気をさせる（吸気肺活量）．最大吸気位が得られたら，再び最大呼気位まで呼出させる（呼気肺活量）（図4-B-3）．測定後，安静呼気位が安定している，最大吸気位と最大呼気位のプラトー（気量の変化がほとんどない）が確認できる，吸気肺活量と呼気肺活量がほぼ同じであることを確認できれば妥当な結果と判断する．

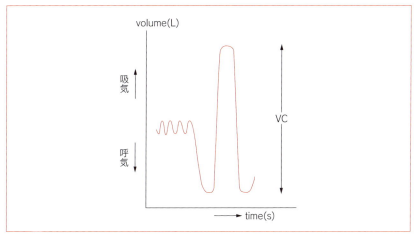

図4-B-3 肺活量のスパイログラム

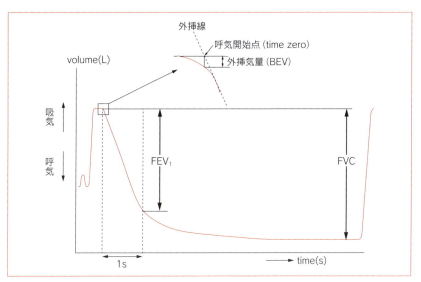

図4-B-4 努力肺活量のスパイログラムと外挿気量の求め方

　測定は2回以上行う．妥当な測定結果で最大のＶＣと2番目に大きいＶＣの差が，0.15Ｌ以下および最大ＶＣの10％以下であること（再現性）を確認し，最大のものを採択する．

(2) 努力肺活量（FVC）の測定

　安静呼気位から最大吸気位まで十分に吸気させ，最大吸気位が確認できたのち，一気にできるだけ早く最大呼出を行わせ，最大呼気位まで完全に呼出させる．呼出努力は6秒以上続けるように声かけし，2秒以上呼気量が変化しないことを確認する．呼気終了後，最大限の力で一気に努力吸気をさせて，最大吸気位まで吸気させて測定を終了する（**図4-B-4**）．

　測定後，結果の妥当性を確認する．妥当性の判断は，フローボリューム曲線（p.185参照）のパターンが良好であること，呼気開始が良好であること，十

> **努力肺活量の測定**
> 努力肺活量測定は，通常，努力呼出終了で測定を終了することが多いが，呼吸機能検査ハンドブック（日本呼吸器学会，2021年）では，努力呼気終了後に努力吸気肺活量を測定することを推奨している．

分な呼気が得られていること，吸気努力肺活量と呼気努力肺活量の差が小さいことを基準とする．

呼気開始点は，努力呼気曲線の最大の傾き部分の直線を外挿して最大吸気位と交わる点とみなす（back extrapolation 法）（**図 4-B-4**）．この呼気開始点で，実際の曲線で呼出している量を外挿気量（back extrapolated volume；BEV）という．これが大きいときは，呼出開始の補正量が大きいことを示し，望ましくない．BEV が FVC の 5% 未満（FVC が 2.00 L 以下のときは 0.10 L 未満）であれば，呼気開始が良好と判断する．

測定は 3 回以上行う．妥当な測定結果 3 回を比較し，最もよい 2 つの測定値の FEV_1，FVC のおのおのの差が 0.15 L 以内であること（再現性）を確認する．ピーク到達までの呼気量が少なく，ピークフロー（PEF）が大きい，呼気努力の最も良好な曲線の測定を採択する．FVC と FEV_1 の和が大きいことも参考にする．一度の検査では，最大 8 回までの測定にとどめる．

(3) 最大換気量の測定

できるだけ深く，できるだけ速い呼吸をさせ 12 秒間記録する．12 秒間の換気量を 5 倍して測定値とする．12 秒間に 15〜20 回の換気数で，1 回換気量を肺活量の 1/3〜1/2 程度に保つとき，最大の値が得られる．換気障害が強い場合，ゆっくりと大きい換気を行わせたほうが，よりよい値が得られる．通常 2 回測定し，大きい方の値を採択する．測定間隔は 5 分程度とるのが望ましい．

5）スパイロメトリの指標と評価

(1) 肺活量（vital capacity；VC）

最大呼気位から最大吸気位までの気量を肺活量とする．

肺活量は身長が高い人のほうが大きく，男性は女性より大きい．また，成人では加齢とともに低下する．人種差もある．

肺活量の評価は，実測された値と予測値（予測肺活量，predicted VC）を比較して行う．予測肺活量は男女別に予測式があり，年齢と身長を代入して計算する．

$$\% VC = \frac{実測\ VC}{予測\ VC} \times 100\ (\%)$$

① 日本呼吸器学会による予測式（2001 年）：**表 4-B-1** に示す．
② Baldwin（ボールドウィン）の予測式（臥位）
　　男性：予測 VC（mL）＝［27.63－（0.112×年齢）］×身長（cm）
　　女性：予測 VC（mL）＝［21.78－（0.101×年齢）］×身長（cm）

 % VC が 80% 以上を正常とする．80% 未満の場合は拘束性換気障害とする．

PEF：peak expiratory flow

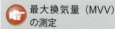 **最大換気量（MVV）の測定**
MVV 測定の妥当性を判断するために $FEV_1 \times 40$（あるいは 35）を使用する．このことから，予測 $FEV_1 \times 40$（あるいは 35）を正常予測値として使用する場合がある．

 LMS 法による日本人のスパイロメトリー新基準値（日本呼吸器学会肺生理専門委員会，2014 年）
男女別に，年齢と身長を代入すると予測値を算出できる．同時に正常下限値を算出する予測式があり，下限値は一律ではない．すなわち，正常下限値が %VC 80%，FEV_1% 70% という従来の判定基準とは異なる．

 LMS 法
LMS（ラムダ ミュー シグマ $\lambda,\ \mu,\ \sigma$）法とは，正規分布しない左右に偏ったデータにおいて，おもに年齢に関連する予測式を構築するときに使用される統計手法である．分布の歪み度合いである歪度（L，λ）を推定して，中央値（M，μ），変動係数（S，σ）を定義する．正常基準値に加え，正常下限値を求めることもできる．近年の呼吸機能検査の予測式は，一般にこの方法が用いられている．

Baldwin の肺活量予測式
Baldwin の肺活量予測式は，長い間広く用いられてきた．これは臥位で測定した値から求められた式であるため，座位測定による予測式よりも予測 VC は低い．そのため，健常者の %VC は平均約 110% となり，あまい判定である．

表4-B-1　日本人の予測式（18～95歳）

項目	男性	女性
VC (L)	$0.045 \times Ht (cm) - 0.023 \times yr - 2.258$	$0.032 \times Ht (cm) - 0.018 \times yr - 1.178$
FVC (L)	$0.042 \times Ht (cm) - 0.024 \times yr - 1.785$	$0.031 \times Ht (cm) - 0.019 \times yr - 1.105$
FEV_1 (L)	$0.036 \times Ht (cm) - 0.028 \times yr - 1.178$	$0.022 \times Ht (cm) - 0.022 \times yr - 0.005$
FEV_1% (T) (%)	$0.000 \times Ht (cm) - 0.215 \times yr + 93.216$	$-0.063 \times Ht (cm) - 0.283 \times yr + 106.223$
FEV_1% (G) (%)	$0.028 \times Ht (cm) - 0.190 \times yr + 89.313$	$-0.090 \times Ht (cm) - 0.249 \times yr + 111.052$
$\dot{V}_{50}$ (L/s)	$0.043 \times Ht (cm) - 0.046 \times yr - 0.385$	$0.014 \times Ht (cm) - 0.038 \times yr + 3.150$
$\dot{V}_{25}$ (L/s)	$0.021 \times Ht (cm) - 0.031 \times yr - 0.073$	$0.003 \times Ht (cm) - 0.025 \times yr + 2.155$

Ht：身長, yr：年齢. （日本呼吸器学会肺生理専門委員会報告 2001年4月より, 改変）

(2) 努力呼気曲線

① 一秒量 (forced expiratory volume in one second；FEV_1)

努力呼気曲線の呼気開始点から1秒間に呼出された気量がFEV_1である. 予測値に対する百分率，すなわち%FEV_1で評価する（表4-B-1）.

$$\% FEV_1 = \frac{実測\ FEV_1}{予測\ FEV_1} \times 100\ (\%)$$

[評価] %FEV_1 80%以上を正常とする. 慢性閉塞性肺疾患の重症度の指標として用いる.

② 努力肺活量 (forced vital capacity；FVC)

努力呼気曲線で，最大吸気位から最大呼気位まで一気にできるだけ早く呼出した気量をいう. 予測値に対する百分率，すなわち%FVCで評価する（表4-B-1）.

$$\% FVC = \frac{実測\ FVC}{予測\ FVC} \times 100\ (\%)$$

[評価] %FVC 80%以上を正常とする.

③ 一秒率 (forced expiratory volume % in one second；FEV_1%)

FEV_1のFVCに対する百分率を，一秒率（FEV_1%）という.

$$FEV_1\% = \frac{FEV_1}{FVC} \times 100\ (\%)$$

[評価] FEV_1% 70%以上を正常とする. 70%未満の場合，閉塞性換気障害とする.

(3) スパイロメトリのその他の指標

① 空気とらえ込み指数 (air trapping index；ATI)

通常，健常者ではVCとFVCはVC≧FVCでほぼ等しい（ATIは+5%以下）. しかし，閉塞性換気障害がある場合は，FVCがVCに比べて明らかに小さい値を示すことがあり，ATIが高値を示す. 一方，正常と思われる被検者で，ATIが大きい場合は努力肺活量の努力不足，ATIがマイナスとなった場合

一秒率

一秒率には，以下の3つがある. 通常，臨床的にいう一秒率はゲンスラー（Gaensler）の一秒率を指す. 予測肺活量一秒率は「身体障害者福祉法」で呼吸器機能障害の認定申請時に使用される.

・Gaensler（ゲンスラー）の一秒率
 [FEV_1%(G)]
 $= \frac{FEV_1}{FVC} \times 100(\%)$

・Tiffeneau（ティフノー）の一秒率
 [FEV_1%(T)]
 $= \frac{FEV_1}{VC} \times 100(\%)$

・予測肺活量一秒率
 $= \frac{FEV_1}{予測\ VC} \times 100(\%)$

最大呼気中間流量 (maximal midexpiratory flow；MMF)

努力肺活量の1/4～3/4までの中間呼気時平均流量である. 一秒率より有意義とされてきたが，最近ではフロー値を指標とすることが一般的である. 閉塞性換気障害で低下する.

は肺活量の努力不足が考えられ，適切な検査結果が得られているか否かを判断する指標の一つでもある．

$$\mathrm{ATI} = \frac{\mathrm{VC} - \mathrm{FVC}}{\mathrm{VC}} \times 100 \ (\%)$$

評価 ATI 5％以下を正常とする．

② 最大換気量（maximal voluntary ventilation；MVV）

総合的な呼吸の予備能力の指標であり，拘束性換気障害，閉塞性換気障害でともに低下する．特に中〜高度の閉塞性換気障害では，空気のとらえ込み現象のために著しく低下する．予測 MVV と実測 MVV の比の百分率を％ MVV といい，80％以上を正常とする．運動負荷試験で，換気予備能を調べるために測定される（p.224 側注）．

$$\% \, \mathrm{MVV} = \frac{実測\ \mathrm{MVV}}{予測\ \mathrm{MVV}} \times 100 \ (\%)$$

Baldwin の予測式（立位）
　　男性：predicted MVV（L/min）＝（86.5－0.522×年齢）×体表面積（m²）
　　女性：predicted MVV（L/min）＝（71.3－0.474×年齢）×体表面積（m²）

評価 ％ MVV 80％以上を正常とする．

6）換気機能障害の分類

スパイログラムにより測定される2つの指標，％ VC と FEV_1％の値によって，正常，拘束性，閉塞性，混合性の4つに区分し，換気機能障害の有無とパターンを評価する（図 4-B-5）．

① 拘束性換気障害：％ VC が 80％未満かつ FEV_1％ が 70％以上のものをいう．肺の弾性力の変化による伸展障害，胸郭の狭小，呼吸筋の運動障害のために十分な吸気が行えず，最大吸気位が減少し，肺活量が減少する．拘束性換気障害とは肺気量の減少する障害であり，厳密には肺の大きさ，すなわち全肺気量の低下と定義される．

・拘束性換気障害を呈する疾患または病態
　　肺が硬くなる疾患：間質性肺炎，肺水腫など．
　　肺容量減少：肺切除後など．
　　胸郭の狭小・拡張障害：胸水貯留，胸膜肥厚・癒着，腹水・妊娠による横隔膜の運動制限など．
　　胸郭変形：脊椎側弯症，漏斗胸など．
　　呼吸筋力の低下：重症筋無力症や筋萎縮性側索硬化症などの神経・筋疾患など．

② 閉塞性換気障害：FEV_1％が 70％未満かつ％ VC が 80％以上のものをいう．努力呼出時，呼気閉塞により呼出が阻害されるために起こる．肺気腫，慢性気管支炎を含む慢性閉塞性肺疾患（chronic obstructive pulmonary disease；COPD），気管支喘息の発作時，気管の腫瘍などによる狭窄でみ

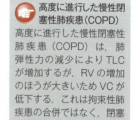
高度に進行した慢性閉塞性肺疾患（COPD）
高度に進行した慢性閉塞性肺疾患（COPD）は，肺弾性力の減少により TLC が増加するが，RV の増加のほうが大きいため VC が低下する．これは拘束性肺疾患の合併ではなく，閉塞性換気障害のさらなる進行の結果である（図 4-B-13 参照）．

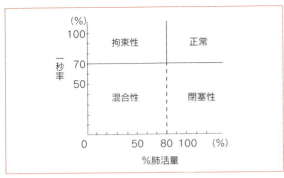

図4-B-5　換気機能障害のパターン

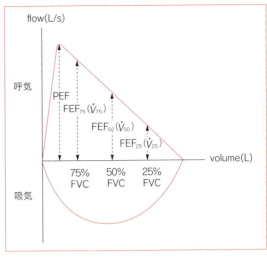

図4-B-6　フローボリューム曲線の指標

られる．
③ 混合性換気障害：%VC が80%未満かつ FEV_1% が70%未満のものをいう．気管支喘息に間質性肺炎を合併した患者などでみられる．

FEF：forced expiratory flow

7）フローボリューム曲線の評価

フローボリューム（flow-volume）曲線は，呼気（あるいは吸気）流量（フロー，$\dot{V}$）をy軸に，肺気量（ボリューム，V）をx軸にとって，努力呼出時の関係を記録した曲線である．

(1) フローボリューム曲線の指標

フローボリューム曲線の指標には，最大のフロー値であるピークフロー（PEF），努力肺活量の75%，50%，25%における呼気流量を表す FEF_{75}（$\dot{V}_{75}$），FEF_{50}（$\dot{V}_{50}$），FEF_{25}（$\dot{V}_{25}$），ならびに FEF_{50}/FEF_{25}（$\dot{V}_{50}/\dot{V}_{25}$）がある（図4-B-6）．

(2) フローボリュームパターンの識別

フローボリューム曲線の形や大きさは，努力呼出が十分かどうかを確認するための指標であると同時に，疾患によって特徴的なパターンを示す（図4-B-7）．若年健常者は，ピークフロー後の下降脚はほぼ直線的に低下する．肺気腫では，ピークフロー後急峻に低下し，下に凸の形を呈することが特徴である．重症の肺気腫では，フローは全体的に著しく小さく安静換気のフローよりも小さくなる．間質性肺炎では比較的急峻なフローの低下がみられる．

8）ピークフローメータ

気管支喘息患者において，ピークフローを用いた自己管理の指導を行うと，治療成績が改善する．携帯用のピークフローメータで患者みずから毎日計測し，絶対値と日内変動を指標として喘息の重症度を評価し，それに応じた管理を行う．

フローボリューム曲線
強制呼出の気流量は，呼出直後の高肺気量域では呼出努力に大きく影響される．この範囲は**努力依存性**（effort dependent）である．一方，努力肺活量のおよそ20%を呼出した後の中・低肺気量域の気流量は，呼出努力の影響を受けず肺の換気力学的因子によって規定される．この範囲は**努力非依存性**（effort independent）である．

フローボリューム曲線の中枢気道狭窄パターン
悪性腫瘍や炎症性瘢痕などによる上気道や気管の狭窄でみられるパターンで，典型的には高，中肺気量位でいわゆる流量のプラトーがみられる．狭窄が胸郭内か胸郭外か，固定性か可変性かの判断には，吸気フローボリューム曲線の併用が有用である．

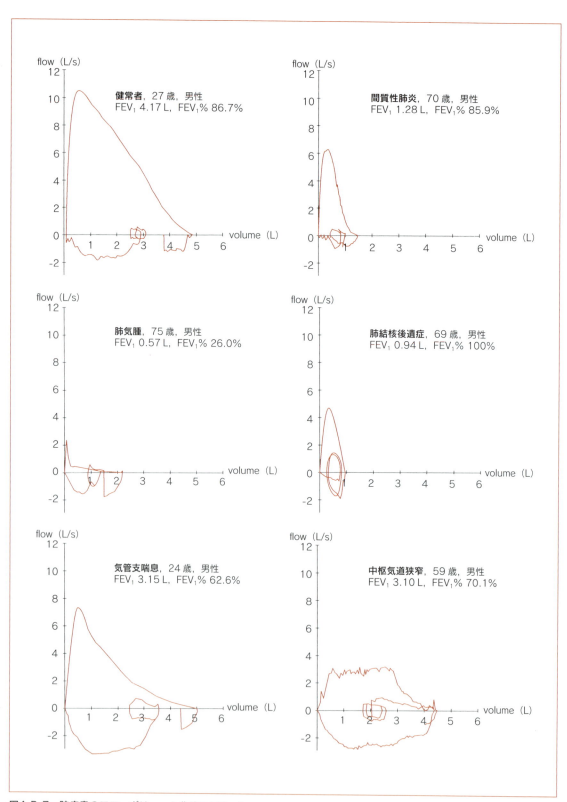

図4-B-7　肺疾患のフローボリューム曲線のパターン

(1) 測定方法

ノーズクリップは必要としない．姿勢を正しくし最大吸気後一気に強く呼出する．呼出開始の約 150 ms 以内，数百 mL の呼出で十分であり，フローボリューム曲線測定時のように最後まで呼出し続ける必要はない．3 回測定し最高値を記録する．単位は L/min で表す．

4 気管支拡張薬反応性検査（気道可逆性検査）

閉塞性換気障害が認められた場合，気管支拡張薬吸入の反応性を判定する検査である．気管支喘息が疑われる場合に行う．

(1) 測定方法

試験に影響する薬物は，あらかじめ検査前に中止するよう指導する．サルブタモールなどの短期間作用性 $β_2$ 刺激薬を吸入させ，吸入前後の一秒量を測定する．次式より改善率と改善量を計算する．

$$改善率（\%）= \frac{吸入後 FEV_1 - 吸入前 FEV_1}{吸入前 FEV_1} \times 100$$

$$改善量（mL）= 吸入後 FEV_1 - 吸入前 FEV_1$$

(2) 評価

改善率が 12％以上，かつ改善量が 200 mL 以上を「気管支拡張薬反応性（気道可逆性）あり」と判定する．気管支拡張薬反応性ありの場合は気管支喘息が最も考えられる．ただし，軽度の反応性は慢性閉塞性肺疾患でもみられる場合がある．

5 機能的残気量（functional residual capacity；FRC）の測定

1）測定法と測定原理

残気量（RV） は，最大呼気位でも肺内に残存している気量で，スパイロメトリで測定できない分画である．通常，機能的残気量（FRC）を測定して，これより予備呼気量（ERV）を差し引いて求める．FRC の測定方法には，**ガス希釈法**と**体プレチスモグラフ（body plethysmograph）法**がある．ガス希釈法には，**He を指示ガスとする閉鎖回路法**と **N_2 を指示ガスとする開放回路法**があり，前者は容積型装置で，後者は気流型装置で測定する．FRC 測定は，いずれの測定法も安静呼気位で回路を切り換えて測定する．測定開始時に安静呼吸が十分に安定していることを確認することが重要である．

(1) He を指示ガスとする閉鎖回路法

① 測定原理

He が不活性ガスで，肺内で吸収されないことに基づく．まず，回路内に約 10％の He ガスと酸素，窒素バランスの混合ガスを充填する（回路容積：V_1，He 濃度：F_1）．次に，安静呼気位で活栓を開き，閉鎖回路内の混合ガスを安静呼吸で再呼吸させる．呼吸とともに混合ガスは肺内に広がって希釈され，測定装置内と肺で He 濃度が平衡に達し，このときの回路内容積を V_2，He 濃度

> ピークフローの表示単位
> ピークフローメータのピークフロー値は L/min で表す．一方，フローボリューム曲線でのピークフロー値は L/s で表すので，フローボリューム曲線のピークフロー値を 60 倍すると，ピークフローメータのピークフロー値と同じ単位になる．

> ピークフローメータを用いた気管支喘息の自己管理
> 自己の最良値を基準として，その 80〜100％をグリーンゾーン（安全），50 以上 80％未満をイエローゾーン（要注意），50％未満をレッドゾーン（要警戒）として，各ゾーンに応じて早期に家庭での対応が行われる．治療の遅れによる重症化の回避に有用である．

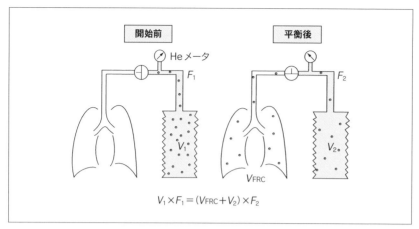

図4-B-8　Heを指示ガスとする閉鎖回路法によるFRCの測定原理
V_1：開始前の回路容積，F_1：開始前のHe濃度，V_2：平衡後の回路容積，F_2：平衡後のHe濃度．

を F_2 とする．検査開始時と終了時のHeの絶対量は同じであることから，次式より肺容量（V_{FRC}）が計算される（**図4-B-8**）．

$$V_1 \times F_1 = (V_{FRC} + V_2) \times F_2 \quad \cdots\cdots\cdots\cdots ①$$

となり，FRCは，

$$V_{FRC_{ATPS}} = \frac{V_1 \cdot F_1}{F_2} - V_2 \quad \cdots\cdots\cdots\cdots ②$$

で算出される（変量式）．本法は閉鎖回路であるから，呼出された CO_2 は回路内のソーダライムで吸収され，回路内のガス量は消費された O_2 の分だけ減量する．これに相当する量の O_2 を，適宜回路に補充することにより回路の容積を一定に保つと（恒量式），$V_1 = V_2$ なので，式②は以下となる．

$$V_{FRC_{ATPS}} = V_2 \cdot \frac{F_1 - F_2}{F_2} \quad \cdots\cdots\cdots\cdots ③$$

装置とマウスピースの死腔を差し引き，ATPSからBTPSに変換する．

必要な O_2 量を最初から装置内に満たして行うのが変量式閉鎖回路法，消費される O_2 分だけ一定量となるよう補充しながら行うのが恒量式閉鎖回路法である．

(2) N_2 を指示ガスとする開放回路法

空気呼吸をしているかぎり，肺内には一定濃度の N_2 が存在する．この N_2 を O_2 で洗い出し，その N_2 量から肺気量を逆算する方法である．双方向T型非再呼吸バルブを用いて吸入された100% O_2 により N_2 を洗い出し，その呼気をすべてバッグに集める（**図4-B-9**）．洗い出し前の肺内の N_2 濃度を F_1（$F_1 = 0.81$），終了時の肺内 N_2 濃度を F_2，バッグ内の呼気量を V_E，その平均 N_2 濃度を $\bar{F}_{N_2}$ とすると，以下のように計算される．測定値はBTPSに換算して表示する．

$$V_{FRC} \times (F_1 - F_2) = V_E \times \bar{F}_{N_2} \quad \cdots\cdots\cdots\cdots ④$$

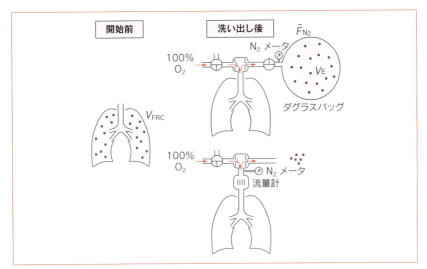

図 4-B-9 N_2 を指示ガスとする開放回路法による FRC の測定原理

現在は，周波数特性のよい N_2 メータと流量計を用いて 1 呼吸ごとの呼気量と N_2 濃度の積を合計して，呼出した N_2 の総量を計測する（**図 4-B-9**）．洗い出し中の呼気終末 N_2 濃度が少なくとも 3 回以上開始濃度の 1/40 未満になるまで累積して，以下のように計算する．

$$FRC = \frac{呼出した N_2 の総量}{開始時 F_{ET_{N_2}} - 終了時 F_{ET_{N_2}}}$$

$F_{ET_{N_2}}$：呼気終末 N_2 濃度

センサーから被検者までの装置死腔量を減じたのち，BTPS で表示する．本測定法では，各呼吸の N_2 濃度を片対数グラフにプロットした N_2 洗い出し曲線より，漸差法による換気分布のコンパートメント解析が可能である（**図 4-B-39, -40 参照**）．

(3) 体プレチスモグラフ法

外気道を閉じて被検者をいきませると，気道・肺胞内圧が上昇し，肺気量が圧縮により減少する．この際，肺内を等温性とみなすと Boyle（ボイル）の法則が成立し，

$$P \cdot Vtg = (P + \Delta P) \cdot (Vtg - \Delta V) \quad \cdots\cdots ⑤$$

〔P：気道閉鎖前の気道肺胞内圧（大気圧とみなす），Vtg：肺気量，ΔP：気道閉鎖後の気道肺胞内圧の変化量，ΔV：気道閉鎖後の肺気量の変化量〕

となる．

$\Delta P \times \Delta V$ は小さいので無視すると，

$$Vtg \fallingdotseq \frac{\Delta V}{\Delta P} \times P \quad \cdots\cdots ⑥$$

で計算される（**図 4-B-10, -11**）．安静呼気位で外気道を閉鎖すると，Vtg は FRC に相当する．ΔV は体プレチスモグラフから求める．すなわち，被検者

FRC の測定間隔

ガス希釈法による FRC の測定間隔は，洗い出し時間の 2 倍以上の待機時間をおく．重度の閉塞性換気障害がある場合は，より長い待機時間が必要となることがある．体プレチスモグラフ法は短時間で測定でき，測定間の待機時間は不要である．

Vtg：thoracic gas volume, 肺気量，肺腔内ガス量

体プレチスモグラフの種類

プレチスモグラフとは容積変化記録を意味する．体プレチスモグラフは，ΔV の求め方の違いにより3種類ある．
①圧型：ΔV を，ボックス内圧変化として測定する．周波数応答が良い．
②量型：ΔV を，装置についているスパイロメータで測定する．感度・周波数応答が悪い．
③圧量型：ボックス壁に外気と通ずる気量計を置き，その積分値による容積と，ボックス内圧の変化に伴う容積変化を加算して ΔV を計測する．

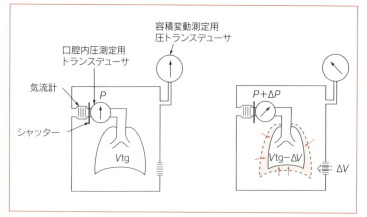

図4-B-10 体プレチスモグラフによる肺気量の測定原理
$Vtg ≒ \frac{\Delta V}{\Delta P} \times P$ で計算される.

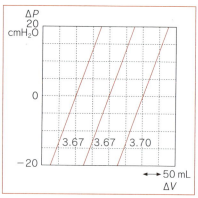

図4-B-11 体プレチスモグラフによる FRC 測定時の口腔内圧変化（ΔP）と箱内容量変化（ΔV）のリサジュー

が容量既知の密閉されたボックス内で外気道を閉じていきむと，胸郭の圧縮に伴う肺気量の減少とともにボックス内空気の拡張が起き，ボックス内圧は低下する．このとき，ΔV はボックス内圧の変化を容量換算して求める（圧型）．

2）測定手技

(1) ガス希釈法
① 被検者に安静呼吸を続けてもらい，呼吸のリズムや安静呼気位が安定していることを確認する．
② 安静呼気位で回路と接続し，そのまま安静呼吸を続けるよう指示する．
③ 閉鎖回路法では He ガスの肺内と回路内の濃度平衡が得られた時点，開放回路法では呼気終末の N_2 濃度が少なくとも 3 呼吸で開始濃度 1/40 未満になった時点で，測定を終了する．
④ 検査中，リークがないことを指示ガス濃度曲線を観察しながら確認する．

(2) 体プレチスモグラフ法
① 被検者はボックス内で座位をとり，ドアを閉じ，各信号が安定するまで待つ．
② 被検者にマウスピースをくわえてもらい，自分の両手で頬を軽く押さえるように指示して頬が膨らまないようにし，呼吸が安定していることが確認できたら，安静呼気位でシャッターを閉じ，シャッターに逆らって 1～2 Hz の浅い呼吸（パンティング呼吸）を指示する．5～6 呼吸したらシャッターを開き，普通の呼吸に戻すよう指示する（**写真 4-B-4**）．
③ シャッター閉鎖中の口腔内圧変化（ΔP）と箱内容積変化（ΔV）の形が直線状になっていることを確認する（**図 4-B-11**）．

3）肺気量を規定する因子と病態

肺と胸郭にはバネのような弾性力がある．その弾性収縮力は肺気量位によって異なる（**図 4-B-12**）．胸郭は，最大吸気位では収縮する方向（＋）に，最

リサジュー

リサジューとは，互いに直角方向に振動する単振動を合成して得られる平面図形である．ここでは，口腔内圧変化と体プレチスモグラフの箱内容積変化の相互関係を表す図形であり，適切に測定できれば直線となる．

リーク（空気の吸い込み）

N_2 を指示ガスとする開放回路法による FRC の測定において，測定中は呼気 N_2 濃度をモニターする．呼気 N_2 濃度が急に大きくなった場合はリーク（空気の吸い込み）が考えられる．その場合は検査を中止する．

パンティング呼吸

犬が舌を出してハアハアと激しい呼吸をする行為をパンティング（あえぎ呼吸）という．体プレチスモグラフで機能的残気量を測定するとき，シャッターを閉じた際の口腔内圧を肺胞内圧に等しくするため，掛け声に合わせて犬のあえぎ呼吸のように，「フッ，フッ，フッ」と小さく吹くようにしてもらう．このとき，被検者自身に頬が膨らまないよう両手掌で押さえてもらう．

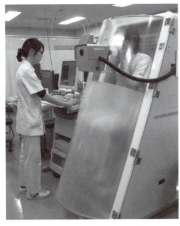

写真4-B-4 体プレチスモグラフによる測定
被検者は，密閉したボックスの中に座って検査を受ける．

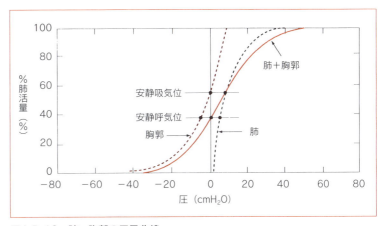

図4-B-12 肺・胸郭の圧量曲線

大呼気位では伸展する方向（－）に力が働いている．

安静呼気位（基準位）では，胸郭が伸展しようとする力と肺が収縮しようとする力が等しい．つまり，呼吸筋の力が働かずリラックスした状態である基準位の肺気量（機能的残気量）は，肺と胸郭の弾性力のバランスで決定される．

(1) 生理的変動

肺気量分画の予測式は，多くの場合男女別に，身長（または体表面積），年齢で構成されている．VC，FRCは身長と最もよく相関する．成人では，同年齢，同身長でも，女性は男性よりFRCが約10%少ない．

健常者では加齢に伴いRVは増加し，VCは低下するがTLCはほとんど変わらない．したがって，残気率（RV/TLC）は加齢とともに増加する．FRCは加齢とともに増加するが，RVの増加より小さい．

体位変換，横隔膜位置の変化，胸郭横径，前後径の変化，重力の影響に伴う肺血流分布の変化などにより肺気量は変化する．立位から仰臥位への変換では，VCが約10%，FRCが約20%減少する．

(2) 種々の疾患の肺気量分画

進行した肺気腫では，肺弾性収縮圧の減少，呼気時の気道抵抗の増加によってRV，FRC，TLCが増加し，残気率（RV/TLC）も増加する．

神経疾患により吸気筋力，呼気筋力が低下した場合は，IRV，ERVは低下し，TLCは低下するが，FRCは変わらない．

間質性肺炎では，肺弾性収縮圧の増加によりFRC，TLCともに低下する（図4-B-13）．

6 肺コンプライアンス

1）肺圧量曲線と測定原理

肺・胸郭の呼吸運動は次式で表される．肺・胸郭に加わった圧をPとすると，

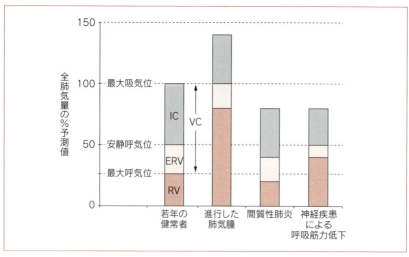

図4-B-13 疾患による肺気量分画の特徴

$$P = V \times \frac{1}{C} + R \times \dot{V} + L \times \ddot{V} \quad \cdots\cdots\cdots\cdots ①$$

（V：肺気量変化，C：コンプライアンス，R：肺・胸郭系の気道抵抗，$\dot{V}$：気流量，L：肺・胸郭系の慣性抵抗，$\ddot{V}$：加速度）

である．気流量，加速度が0の状態（静的，static）では，

$$P = V \times \frac{1}{C} \quad \cdots\cdots\cdots\cdots ②$$

となる．この空気の出入りのない状態での肺気量と圧の変化の関係を，肺の**圧量曲線**（pressure volume curve；*P-V*曲線）といい（**図4-B-12**，右側の点線），この曲線の傾き，

$$C = \frac{\Delta V}{\Delta P} \, (\text{L} \cdot \text{cmH}_2\text{O}^{-1}) \quad \cdots\cdots\cdots\cdots ③$$

がコンプライアンスである．肺の圧量曲線は，胸腔内圧と気量変化を測定することにより求められる．胸腔内圧は食道内圧とほぼ等しいため，食道バルーンを挿入して食道内圧を測定する（**図4-B-14**）．静肺コンプライアンス（static lung compliance；*C*st）は，FRCより0.5 L吸気を行ったときの ΔV（= 0.5 L）/ΔP で表される．動肺コンプライアンス（dynamic lung compliance；*C*dyn）は，換気中に動的状態で測定されたコンプライアンスで，吸気終末時および呼気終末時に口のレベルで測定された気流が0になった時点の食道内圧と肺気量の関係から得られる．肺がメカニカルに完全に均等であれば*C*stと*C*dynは等しいが，気道閉塞や肺弾性異常が不均等に存在すると*C*dynは低下する．この低下は換気回数を増加させると著しくなる（動肺コンプライアンスの周波数依存性）．

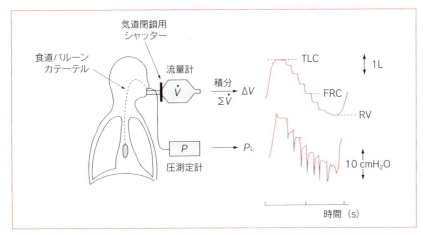

図4-B-14 静肺コンプライアンスの測定法
P_L：口腔内圧－食道内圧

2）静肺コンプライアンスの測定手順

① 食道バルーンを鼻孔より挿入して固定し，他端を圧トランスデューサに三方活栓で接続する．
② シャッターつきの気流計にマウスピースをつけてくわえてもらい，ノーズクリップで鼻をつまむ．
③ 肺気量の変化（volume history）を一定とするために，測定前に最大吸気を2〜3回行ったあと，最大吸気位から小刻みにシャッターを V と P が平衡になる程度に短時間閉じながら，ゆっくり呼出させる．このときの圧と気量を経時的に記録する．
④ 前述のとおり静肺圧量曲線を求め，気量がFRCとこれより0.5 L吸気した点との傾斜が静肺コンプライアンス（Cst）である．

3）評価

加齢により，圧量曲線は左上方にシフトする．肺気腫では圧量曲線は左上方にシフトし，傾斜も急となり，Cst は増加する．肺線維症（間質性肺炎）では，圧量曲線は右下方にシフトし Cst は低下する（図4-B-15）．

基準範囲 $C\text{st} : 0.15 \sim 0.25 \text{ L} \cdot \text{cmH}_2\text{O}^{-1}$

7 気道抵抗（airway resistance；Raw）

気道に気流が生ずると，向き，気体の性質，流れ方などにより抵抗を生ずるが，流れが止まると消失する．この性質を粘性抵抗（resistance；R）といい，空気の"通りにくさ"を表す．**気道抵抗**（**Raw**）は，気道入口部と肺胞間の気道の粘性抵抗であり，気道入口部圧（Pao）と肺胞内圧（Palv）の差圧〔Pres(aw)〕と気流（$\dot{V}$）との比で表される．

$$Raw = \frac{\text{Pres(aw)}}{\dot{V}} \quad \cdots\cdots\cdots\cdots\cdots\cdots\cdots\cdots\cdots\cdots\cdots\cdots\cdots\cdots\cdots\cdots ①$$

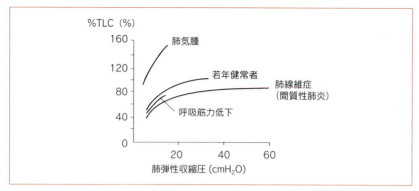

図4-B-15　疾患による典型的な静肺圧量曲線

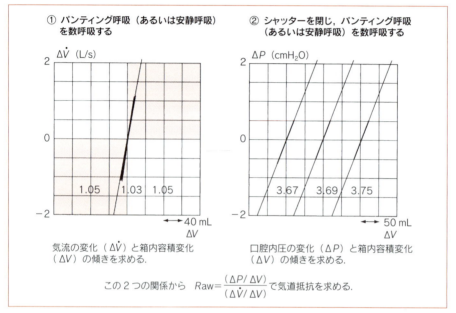

図4-B-16　気道抵抗の求め方

1) 体プレチスモグラフ法による気道抵抗の測定原理

被検者に，体プレチスモグラフ内で気流計を介して呼吸させる．そのときの気流の変化（$\Delta\dot{V}$）と箱内容積の変化（ΔV）の関係を記録し，その傾き（$\Delta\dot{V}/\Delta V$）を測定する．その後，シャッターを閉じてパンティング呼吸中の口腔内圧変化（肺胞内圧と等しいとする）（ΔP）と箱内容積の変化（ΔV）を記録し，その傾き（$\Delta P/\Delta V$）を測定する．この2つの傾きから，

$$Raw = \frac{\dfrac{\Delta P}{\Delta V}}{\dfrac{\Delta \dot{V}}{\Delta V}} = \frac{\Delta P}{\Delta \dot{V}} \quad \cdots\cdots\cdots\cdots\cdots\cdots\cdots ②$$

で計算される（図4-B-16）．

> **体プレチスモグラフの測定項目**
> 本装置による主な測定検査項目は，肺気量（Vtg），肺気量分画，気道抵抗である（p.189）．

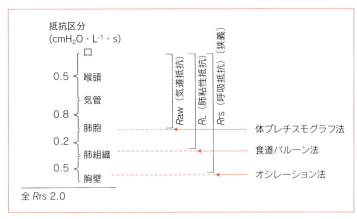

図4-B-17　健康成人の呼吸器系抵抗と測定方法

2）評価

気道径を変化させる最も大きな要因は，肺の弾性である．肺の弾性収縮力は，肺気量が大きいほど小さくなる．病的には，気道狭窄（特に太い気道の狭窄），肺実質量の減少（肺切除，結核後遺症など），肺の強い不均等性（肺気腫など）があると，気道抵抗値は増加する．

基準範囲　$Raw = 1.50〜2.50\ cmH_2O・L^{-1}・s$

8　呼吸抵抗（respiratory resistance；Rrs）

呼吸抵抗は，全呼吸器（気道，肺組織，胸郭）の粘性抵抗という意味で用いられる場合（respiratory resistance；Rrs）〔狭義〕（図4-B-17）と，全呼吸器の粘性抵抗，弾性抵抗，慣性抵抗のすべてを合わせたものという意味で用いられる場合（respiratory impedance；Zrs）〔広義〕がある．呼吸リアクタンス（Xrs）は，呼吸器系と測定系内に存在する空気の弾性と慣性を反映し，次式の関係がある．

$$Zrs = \sqrt{Rrs^2 + Xrs^2}$$

1）測定原理

スピーカーなどで3〜35 Hz程度の空気の振動（オシレーション）を機械的に発生させ，マウスピースを通じて被検者に送り込み，口腔気流量と口腔内圧を連続的に測定する．加えた圧力波の振幅と，その圧力によって出入りする気流量の振幅との比がZrsである．現在は，複数の周波数成分を同時に負荷して，周波数ごとに抵抗成分（Zrs，Rrs，Xrsなど）を解析する広域周波オシレーションが用いられている．

> **オシロメトリー（強制オシレーション法）の評価項目**
> 5 Hzで測定したRrs（cm$H_2O・L^{-1}・s$），5 Hzで測定したXrs（cm$H_2O・L^{-1}・s$），20 Hzで測定したRrs（cm$H_2O・L^{-1}・s$）などが用いられる．

2）測定方法

被検者はノーズクリップで鼻を閉じ，装置に接続したマウスピースを介して

安静呼吸させる．

3）評価

5Hz で測定した Rrs（$cmH_2O \cdot L^{-1} \cdot s$）は，気管支喘息や COPD で上昇する．

9　気道過敏性試験

「気道過敏性」とは，気道がなんらかの刺激を受けたとき，通常よりも過剰な収縮反応を起こすことをいい，気管支喘息の特徴的な生理学的異常である．そのため，気道過敏性試験は，気管支喘息の確定診断が困難な場合などに有用である．測定方法には標準法とアストグラフ法がある．いずれの方法を用いる場合も，検査を行う前に，①被検者は呼吸困難や喘鳴を有さない，②FEV_1%が70%以上である，③喘息薬の服用を中止していることを確認する．

(1) 標準法

標準法は，非特異的な気管支平滑筋収縮物質であるメタコリン，アセチルコリン，ヒスタミンなどの薬物を吸入させ FEV_1 を測定する．吸入薬物は，低濃度のものから段階的に高濃度のものへ変えていく．吸入前の FEV_1 と比べ，20%以上 FEV_1 が低下すれば陽性と判定し，その時点で検査を終了する．この時の薬物濃度を閾値とする．終了後，気管支拡張薬を吸入させる．

(2) アストグラフ法

アストグラフは，オシレーション法によって求められる呼吸インピーダンス（Zrs）から，粘性抵抗に相当する部分を電気的に分離して呼吸抵抗（Rrs）を連続測定する装置である．安静呼吸下で，まず生理食塩水吸入下で Rrs の初期値を測定する．続いて，メタコリン，アセチルコリン，ヒスタミンなどの薬物を，低濃度から高濃度まで1分ごとに切り替えて吸入させ，吸入中の Rrs を連続的に測定する．Rrs が吸入前初期値の2倍になるまで吸入を続ける．2倍になった時点で気管支拡張薬を吸入させ，Rrs が初期値に改善したことを確認して終了とする．Rrs が上昇しはじめる時点までの薬物の累積投与量を閾値とする．

メタコリンの禁忌

メタコリンは，気流制限が高度の場合（%FEV_1<50%または FEV_1<1 L）および明らかな呼吸困難や喘鳴の症状がある患者，3カ月以内に心筋梗塞または脳梗塞を発症した患者，コントロール不良の高血圧患者，脳動脈瘤または大動脈瘤がある患者の使用は禁忌である．

10　呼吸筋機能検査

1）評価法

呼吸筋力の測定は，呼吸筋疲労，神経筋疾患などの診断，呼吸リハビリテーションの効果判定，人工呼吸器ウィーニング（離脱）時期判定を目的に行われる．呼吸筋力の評価法には，横隔神経の電気刺激，磁気刺激による神経伝導速度の測定や，横隔膜筋電図などがある．簡易検査法には，座位と臥位の肺活量測定，最大口腔内圧測定などがある．健常者では，仰臥位の肺活量は，座位に比し約10%低下する．横隔膜の筋力低下時には肺活量が低下するが，仰臥位でさらに大きく低下する．

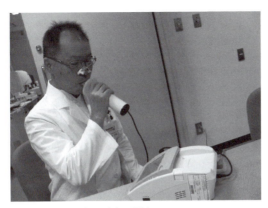

写真4-B-5 最大口腔内圧測定

2）最大口腔内圧測定

（1）測定方法

最大呼気圧（P_{Emax}）は，最大吸気位で気道を閉塞し，最大呼出努力をしたときの口腔内圧を測定する．最大吸気圧（P_{Imax}）は，最大呼気位で気道を閉塞し，最大吸気努力をしたときの口腔内圧を測定する（**写真4-B-5**）．ともに3回測定し，最大値を採用する．

（2）評価

男性は女性よりも高値を示し，加齢とともに低下する．正常値が得られれば有意な呼吸筋力低下は否定できる．基準範囲は報告者によって差があり，筒型マウスピースを使うほうがつば付きマウスピースを使うより大きい．P_{Emax}が正常でP_{Imax}が低下していれば，横隔膜筋力低下が疑われる．

> 基準範囲〔Wilsonら（1984年），つば付きマウスピース使用〕
>
> ・P_{Emax}　（平均±SD）
>   男性（18歳以上）148 ± 34 cmH$_2$O
>   女性（18歳以上）93 ± 17 cmH$_2$O
> ・P_{Imax}　（平均±SD）
>   男性（18歳以上）106 ± 31 cmH$_2$O
>   女性（18歳以上）73 ± 22 cmH$_2$O

II 肺胞機能検査

1 換気の不均等分布の検査法

肺の換気機能において，吸入気が肺内各部に均等に配分されて肺胞気となり，効率よくガス交換を行うことが重要である．健常肺においても，吸入された空気の肺内ガス分布は厳密には均等ではない．慢性閉塞性肺疾患など気道肺胞系に病変を有する肺疾患では，種々の程度の肺内ガス分布異常を有する．この吸気の不均等分布の検査法には，**単一呼吸法**（single breath method），多呼吸窒素洗い出し法（multi-breath N$_2$ washout method），肺換気シンチグラ

口腔内圧測定装置
スパイロメータに呼吸筋力計を接続して測定するタイプと，小型の携帯型呼吸筋力測定器が市販されている．

最大口腔内圧の基準範囲
多くの基準範囲が報告されているが，日本人には当てはめにくい．また，個人差が大きい検査である．おおよその基準範囲は，P_{Emax} 100～200 cmH$_2$O，P_{Imax} －100 cmH$_2$Oである．

多呼吸窒素洗い出し法
FRC測定法であるN$_2$を指示ガスとする開放回路法（p.188）において，肺胞気N$_2$濃度が漸減していく過程を，横軸に時間（あるいは呼吸数），縦軸に肺胞気N$_2$濃度の対数をとって記録する．健常者ではほぼ1本の直線になる．肺気腫など換気の不均等が強い場合は，N$_2$がすみやかに洗い出される部分と遅い部分が混在し，N$_2$の洗い出し曲線はいくつかのコンパートメントに分かれる（図4-B-39参照）．

フィがある．

1) 単一呼吸法 (single breath method)

(1) 測定装置

スパイロメータ，リザーババッグ，N_2濃度計などからなる．100% O_2ガスを必要とする．

(2) 測定手技

① リザーババッグにあらかじめ100% O_2ガスを満たしておく．
② 被検者にノーズクリップをつけ，マウスピースを通して空気呼吸をさせておき，次に最大呼出させる．
③ 最大呼気位から，リザーババッグ内の100% O_2ガスを最大吸気位までゆっくり吸入させる（0.4〜0.5 L/s）．
④ 次いで，再びゆっくりと一定流量（0.4〜0.5 L/s）で最大呼気位まで呼出させる．呼気N_2濃度を縦軸，呼出気量を横軸にとり，グラフを作成する．

2) 測定上の注意と採択の基準

① 吸気流量と呼気流量が0.4〜0.5 L/sの範囲に入っていること．
② 吸気肺活量と呼気肺活量の差が5%以内であること．
③ 測定間隔は4〜5分程度おくこと．
④ 各測定の呼気肺活量の差が10%以内であること．
⑤ 最低3回は妥当な測定を行い，最適なものを選択する．

3) 評価

単一窒素呼出曲線（single breath N_2 washout curve，**クロージングボリューム曲線**ともいう）（図4-B-18）は，はじめ死腔に相当する純酸素（0% N_2）が呼出され（第Ⅰ相），次に死腔気と肺胞気が混合してN_2濃度が急激に上昇し（第Ⅱ相），それからN_2とO_2が混和された肺胞気の比較的平坦な曲線（第Ⅲ相）となり，終わりに急峻な立ち上がり（第Ⅳ相）がみられる．第Ⅳ相は末梢気道の閉塞を反映するといわれ，第Ⅲ相から第Ⅳ相への変曲点からRVまでの気量を，**クロージングボリューム**（**CV**；closing volume）という．肺内の換気の不均等性は，第Ⅲ相の傾斜（ΔN_2, $\Delta N_2/L$）に反映される．Comroe & Fowlerの方法は呼出750 mLから1,250 mLまでのN_2濃度差（ΔN_2, %）を指標とし，Buistらの方法は呼出初期の30%を捨てて第Ⅲ相（alveolar plateau）に最も適合する直線を引き，その傾き（1 LあたりのN_2濃度変化）（$\Delta N_2/L$, %/L）を指標としている．換気の不均等分布が強いほど第Ⅲ相の勾配が急となる（図4-B-19）．加齢によっても増加する．

CVは，スパイロメトリが正常でも，喫煙者や軽度の気道病変が疑われる被検者で増大することから，早期に末梢気道病変を検出する可能性を有するとされている．CVの評価は，CVとVCの%比（CV/VC, %）や，CVとRVとの

肺換気シンチグラフィ

不活性ガスは，吸入しても肺内から血流に拡散しにくい．そのため，^{81m}Kr（クリプトン81m）などの不活性ガスを使った放射性気体を利用して肺内のガス分布を体表から測定し，画像化したものである．

リザーババッグ

ガスを貯めておくバッグをリザーババッグという．

$\Delta N_2/L$の求め方

第Ⅳ相の影響を避けるため，呼出量の25〜75%の間の傾きを$\Delta N_2/L$とする（ERS/ATS consensus statement. 2013）．

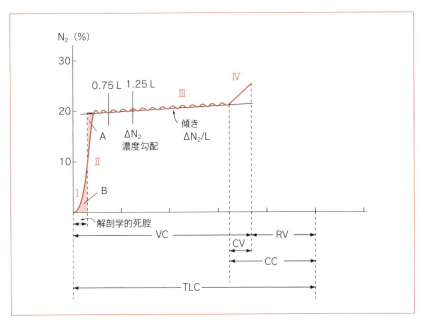

図4-B-18 単一窒素呼出曲線（クロージングボリューム曲線）
CV：クロージングボリューム，CC：クロージングキャパシティ，RV：残気量，VC：肺活量，TLC：全肺気量，解剖学的死腔：領域 A と領域 B の面積が等しくなるように引いた垂線までの呼気量（Fowler 法）．第Ⅲ相（alveolar plateau）は心拍動に一致して N_2 濃度の振動がみられる（cardiogenic oscillation）．

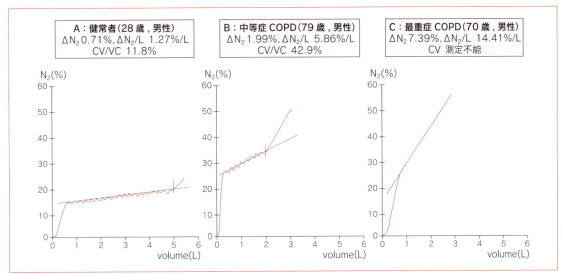

図4-B-19 単一窒素呼出曲線における換気の不均等分布
B（中等症のCOPD）ではCVが増加し，第Ⅲ相の傾きも大きくなっている．C（最重症のCOPD）では，第Ⅲ相の傾きがさらに増大し第Ⅳ相との変曲点がはっきりしない．cardiogenic oscillation は消失している．

和であるクロージングキャパシティ（closing capacity；CC），CC と TLC との％比（CC/TLC, %）を指標とする．

> 基準範囲

- ΔN₂（呼吸機能検査ハンドブック，2021年）
  1.0 ± 0.14%（平均± SD）
- ΔN₂/L 予測式（Buist & Ross，1973年）
  男性：ΔN₂/L（%/L）＝0.710＋0.01×年齢± 0.3
  女性60歳以下：ΔN₂/L（%/L）＝1.036＋0.009×年齢± 0.57
  女性60歳以上：ΔN₂/L（%/L）＝－1.777＋0.058×年齢± 1.30

2　一酸化炭素の拡散能力 (diffusing capacity for carbon monoxide)

1) 拡散の法則

肺胞内ガス（気相）と肺毛細血管血液（液相）の間の拡散は，Fickの法則に従う．組織面を通って移行するガス量は，その面積 (A)，拡散係数 (D)，分圧差 (P_1-P_2) に比例し，厚さ (T) に反比例する（図4-B-20）．

$$\dot{V} \propto \frac{A}{T} \cdot D \cdot (P_1-P_2) \quad \cdots\cdots\cdots ①$$

となる．ここで，$\frac{A}{T} \cdot D = D_L$ とすると，

$$\dot{V} \propto D_L \cdot (P_1-P_2) \quad \cdots\cdots\cdots ②$$

と表すことができる．D_L は肺拡散能とよばれ，面積，厚さ，拡散特性などをすべて含んだ機能を意味する．

拡散係数 (D) はガスの溶解度に比例し，ガスの分子量の平方根に反比例する．CO_2 は O_2 より溶解度が高く分子量に大きな差がないので，CO_2 の拡散係数は O_2 に比し約20倍大きい．そのため，肺に大きな異常があっても，肺胞気と肺毛細血管終末部に CO_2 の分圧差が生じることはない．肺の拡散能が問題になるのは O_2 である．

比例記号
「∝」は，左右が比例していることを表す記号．

2) O_2 の肺胞-毛細血管輸送

O_2 の肺胞-毛細血管輸送は，血流量と拡散の両方に依存する．

肺毛細血管内血液が肺胞と接する時間は約0.75秒である．血液は肺胞内の O_2 の拡散により，通常約0.25秒で血中内圧が肺胞ガス分圧に等しくなる．そのため，安静時は血流量が多くなると O_2 輸送量も増す．一方，激しい運動時は血液の通過時間が短くなるが，健常者は余裕があるので対応は可能である（図4-B-21）．

拡散障害がある患者では，D_L が低下するため，O_2 移動速度が低下し，飽和状態になるのに時間がかかる．血液が毛細血管を通る間に拡散平衡に達する場合には低酸素血症にはならない．しかし，運動により血液の接触時間が短くなると，低酸素血症になりやすい．

血流限界
アセチレン (C_2H_2) は肺胞から血中に拡散してもHbとは結合しないため，血中 C_2H_2 濃度は急速に上昇し短時間で肺胞ガス分圧に等しくなり，これ以降 C_2H_2 は移動しない．C_2H_2 のようにHbと反応しないガスの肺胞-毛細血管輸送は，拡散ではなく利用しうる血液量（心拍出量）に依存する．これを**血流限界**という．

拡散限界
COは，きわめて狭い血液空気関門を通って肺胞から血液中に拡散する．血中ではヘモグロビンと強固に結合するため，血中CO分圧はほとんど変化しない．この状態を**拡散限界**という．

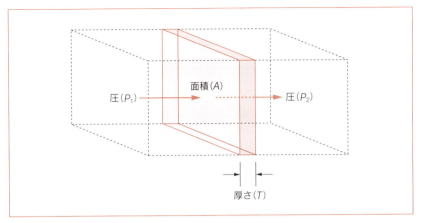

図4-B-20 組織面の拡散
単位時間あたりのガス拡散量（$\dot{V}$）は，面積（A），拡散係数（D），分圧差（P_1-P_2）に比例し，厚さ（T）に反比例する（Fickの法則）．$\dot{V} \propto \frac{A}{T} \cdot D \cdot (P_1-P_2)$
拡散係数（D）は，ガス溶解度（α）に比例し，分子量（MW）の平方根に反比例する．$D \propto \frac{\alpha}{\sqrt{MW}}$

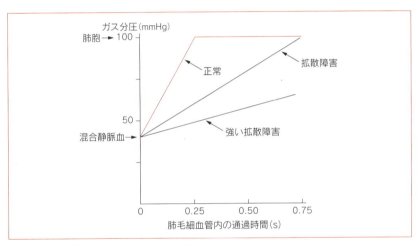

図4-B-21 肺胞レベルの O_2 拡散と血流の関係

3）肺拡散能の測定法

　肺拡散能測定の目的は，O_2 の拡散能を評価することである．O_2 の拡散能を求めるには，O_2 移動量と O_2 分圧差が必要だが，肺胞気と毛細血管内血液の酸素分圧を求めることは困難である．そこで，毛細血管内の分圧が無視できる指示ガスとして，一酸化炭素（CO）を使用して測定する．

　COは，ヘモグロビンとの親和性が O_2 の210倍あり，人体に影響を与えない程度の低濃度（0.3％）で測定できる．血液中のCO分圧を0とみなせること，COと O_2 の拡散能力比は0.832でほぼ同程度であることによる．

4）1回呼吸法による D_{LCO} 測定

(1) 測定原理

　被検者に0.3％ COを含む4種混合ガスを吸入させ，10秒間呼吸停止させ，

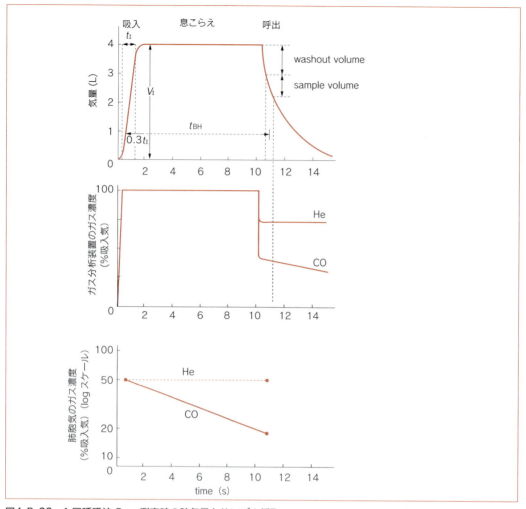

図4-B-22　1回呼吸法 D_{LCO} 測定時の肺気量とサンプル採取
V_I：吸入気量，t_I：吸入時間，t_{BH}：呼吸停止時間．肺胞気 CO ガス濃度は片対数プロット上で直線となる．

その間に血中に移行した CO 量を求める方法である（**図 4-B-22**）．

　拡散能は次式より求める．

$$D_{LCO}(\mathrm{mL \cdot min^{-1} \cdot mmHg^{-1}}) = \frac{V_{ASTPD} \cdot 60}{(P_B-47) \cdot t} \cdot \ln\left[\frac{F_{ACO}(0)}{F_{ACO}(t)}\right] \cdots ③$$

〔V_A (mL)：肺胞気量（alveolar volume during the test），P_B：大気圧，ln：自然対数，t (s)：　呼吸停止時間（breath holding time），F_{ACO} (0)：CO 拡散開始直前の肺胞気 CO 濃度，F_{ACO} (t)：CO 拡散開始 t 秒後の肺胞気 CO 濃度〕

　$F_{ACO}(0)$ は，He の肺胞内の希釈率を利用して計算する．

$$F_{ACO}(0) = F_{ICO} \cdot \frac{F_{AHe}}{F_{IHe}} \cdots\cdots\cdots\cdots\cdots\cdots\cdots\cdots\cdots\cdots\cdots ④$$

〔F_{ICO}：吸入混合ガス中の CO 濃度，F_{IHe}：吸入混合ガス中の He 濃度，F_{AHe}：肺胞気

> **D_{LCO} の測定法**
> D_{LCO} の測定法には，1回呼吸法のほかに，恒常状態法（steady state method），再呼吸法（rebreathing method），高速応答型ガスアナライザーを使用した intra-breath 法という，1回呼吸法と再呼吸法の両方の要素を含む定常呼吸による測定法がある．

ヘリウム濃度（ヘリウムは血流へ拡散しないので，サンプリングガスのHe濃度を用いる）］

肺胞気量（V_A）は，測定時の吸入気量（V_I）と，あらかじめ測定されたRV（残気量）の和として求めることができる．

$$V_A = V_I + RV \quad \cdots\cdots\cdots\cdots\cdots\cdots\cdots\cdots\cdots\cdots\cdots\cdots ⑤$$

また，測定時のHeの希釈率からも算出できる．

$$V'_A = V_I \cdot \frac{F_{I_{He}}}{F_{A_{He}}} \quad \cdots\cdots\cdots\cdots\cdots\cdots\cdots\cdots\cdots\cdots ⑥$$

測定時の同時性の点から近年はV'_Aがよく用いられる．これによって求められたCO拡散能は，原則的には「D_{LCO}'」と表記することになっている．

(2) 測定装置

装置はスパイロメータ，リザーババッグ，サンプルバッグ，赤外線COアナライザー，Heメータより構成される．4種混合ガス（0.3% CO，10% He，20% O_2，残りはN_2）を用いる．COの赤外線吸収波長はCO_2に近いため，市販装置のサンプリングガスはソーダライムでCO_2を吸着させてからCO濃度を測定する仕組みになっている．ガス回路の切り替え，測定・算出はすべて自動制御で行われる．

(3) 装置の準備

測定装置を安定させるため，使用する30分以上前に電源を入れ，気量とガス分析計の精度確認を行っておく．

(4) 測定方法

① 測定ごとにガス分析計の2点（ゼロとスパン濃度）較正と調整が自動的に行われるので，装置のモニターで確認する．リザーババッグに4種混合ガスが満たされる．
② 被検者にマウスピースとノーズクリップをつけ，空気呼吸させる．
③ 呼吸が安定したら最大呼気位まで呼出させたのち，リザーババッグに切り替え，最大吸気位まで急速に混合ガスを吸入させる．そのまま，最大吸気位で10秒間息止めしたのち，急速に呼出させる．
④ 呼気ガスは，最初の0.75〜1.00 Lは死腔を洗い出すために捨て，次の0.50〜1.00 Lをサンプルバッグに採取し，CO濃度とHe濃度を測定する．式③により計算して求める．

(5) 測定上の注意と採択基準

① 混合ガス吸入気量（V_I）は，VCの90％以上であること．
② 混合ガスの吸入時間は健常者は2.5秒以内（高度のCOPDでは4秒以内）であること．
③ リラックスして息こらえが行われており，呼吸停止時間が9〜11秒であること．
④ 呼気開始4秒以内に呼気採取が終了していること．
⑤ 4分以上あけて2回以上測定を繰り返し，測定値の差が$2\,mL \cdot min^{-1} \cdot$

D_{LCO}'
最近は，従来D_{LCO}'としていたものもD_{LCO}と表示されている．

呼吸停止時間（t_{BH}）の測定法
呼吸停止時間の開始点は，吸入時間の開始30％とし，終了点はサンプリングガスの1/2が回収された時間とする（Jones Meed法）（図4-B-22）．

高地，臥位，運動とD_{LCO}
D_{LCO}は，肺胞上皮，基底膜，毛細血管，毛細血管内皮，血漿，赤血球膜，赤血球原形質を通る際の膜拡散能力（$D_{M_{CO}}$）とヘモグロビン（Hb）との化学反応（$\theta \cdot V_C$）で構成され（θ：COとHbの反応速度，V_C：肺毛細血管血液量），

$$\frac{1}{D_{LCO}} = \frac{1}{D_{M_{CO}}} + \frac{1}{\theta \cdot V_C}$$

と表すことができる．HbにO_2の結合が少ないと，ヘムの空いている部分が多くなり，COとHbの反応速度は速くなる．つまり，D_{LCO}は酸素分圧が低いと（低酸素環境）高くなる．また，肺毛細血管血液量が多いと（運動時，臥位）高くなる．

D_M：membrane conductivity，膜拡散能力

V_C：volume of alveolar capillary blood，肺毛細血管血液量

mmHg^{-1} 以内であれば，最も妥当な値を報告する．あるいは 2 回以上の妥当な値の平均値を報告する．その場合，ⓐ V_I が多いもの，ⓑ V'_A が多いもの〔V'_A が TLC（全肺気量）に近いもの〕，ⓒ呼吸停止時間（肺胞接触時間）が 10 秒に近いものに注目して，総合的に評価する．

(6) 正常値と影響を及ぼす因子

実測値と予測値から求める % D_{LCO}，% D_{LCO}/V_A（単位容積あたりの拡散能力）を指標とし，80％以上を正常とする．

D_{LCO} は，成人では年齢に伴って減少する．臥位は座位より 5〜30％増加する．また，運動時は増加する．D_{LCO} は貧血があると低下し，肺胞気酸素分圧が低下すると（高地など）増加し，COHb 濃度が上昇すると（喫煙など）低下する．

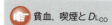

貧血，喫煙と D_{LCO}
貧血では CO の受け取り手である有効ヘモグロビン濃度が低下し，D_{LCO} は低下する．喫煙者は，COHb 濃度が上昇するため有効ヘモグロビン濃度が低下する．また，肺毛細血管の CO 分圧 (CO back-pressure) を生じるため CO 分圧差が小さくなり，D_{LCO} は低下する．

基準範囲

D_{LCO}：約 20〜30 mL・min^{-1}・mmHg^{-1}

D_{LCO}/V_A：約 5.0 mL・min^{-1}・mmHg^{-1}・L^{-1}

- D_{LCO} の予測式（西田ら，1976 年）

  男性：予測 $D_{LCO}=(20.6-0.086\times 年齢)\times 身長$ (m)

  女性：予測 $D_{LCO}=(15.9-0.038\times 年齢)\times 身長$ (m)

- D_{LCO}/V_A の予測式（西田ら，1976 年）

  男性：$D_{LCO}/V_A=6.50-0.031\times 年齢$

  女性：$D_{LCO}/V_A=6.60-0.023\times 年齢$

- Hb による補正式（ERS/ATS，2017 年）

  男性：Hb 補正 $D_{LCO}=$ 実測 $D_{LCO}\times\dfrac{10.22+\text{Hb (g/dL)}}{1.7\times\text{Hb(g/dL)}}$

  女性：Hb 補正 $D_{LCO}=$ 実測 $D_{LCO}\times\dfrac{9.38+\text{Hb (g/dL)}}{1.7\times\text{Hb(g/dL)}}$

(7) 評価

D_{LCO} は，

$$D_{LCO}=\frac{D_{LCO}}{V_A}\text{（単位容積あたりの拡散能力）}\times V_A\text{（肺胞気量）}$$

であるから，D_{LCO} が低下する原因は，D_{LCO}/V_A が小さいか，V_A が小さいか，あるいはその両方である．D_{LCO}/V_A の低下は，①肺胞から毛細血管内腔への拡散障害（間質性肺炎など），②肺毛細血管血液量の減少（肺梗塞，肺動脈の狭窄や閉塞など），③肺血管床の破壊（肺気腫など）が関与している．肺胞気量（V_A）の減少に基づく D_{LCO} の低下は，肺切除後，広範な無気肺，間質性肺炎などでみられる．

D_{LCO} の変化
D_{LCO} が 10％以上あるいは 3 mL・min^{-1}・mmHg 以上変化した際は，有意な変化としてとらえる．

3 シャント（短絡）測定

1) シャントの概念と定義

肺のシャント血流量（Q_S）とは，「肺血流のうちでガス交換にかかわらない

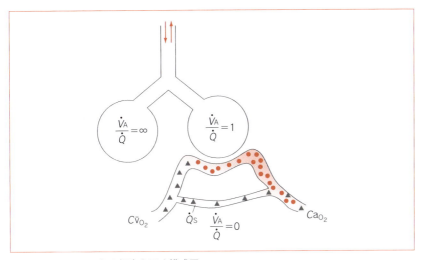

図4-B-23　シャントの概念を示す模式図
●動脈血，▲静脈血．$\dot{V}_A/\dot{Q}$：換気血流比，$C\bar{v}_{O_2}$：混合静脈血酸素含量，Ca_{O_2}：動脈血酸素含量，$\dot{Q}_S$：シャント血流量．

部分」を指し，全体の血液量（$\dot{Q}_T$）に対する割合をシャント率（$\dot{Q}_S/\dot{Q}_T$）という（図4-B-23）．シャントには，①肺毛細血管を経由せずに左心系に還流する「解剖学的シャント」，②肺毛細血管を経由するが酸素化を受けない「毛細血管シャント」，③換気血流比不均等分布のため酸素化に関してガス交換の効率が低下したものとみなされる「静脈血混合」がある．これらのシャントの合計は，シャント式によって測定される．100％酸素吸入によって求める簡易法は古典的シャントとよばれ，解剖学的シャントと毛細血管シャントを表し，静脈血混合は含まないと考えられてきた．換気血流比（$\dot{V}_A/\dot{Q}$）＝0の領域の血流を反映するため，真性シャントともよばれる．

2）100％酸素吸入による簡易法
（1）測定原理

$$\frac{\dot{Q}_S}{\dot{Q}_T} = \frac{Cc'_{O_2} - Ca_{O_2}}{Cc'_{O_2} - C\bar{v}_{O_2}} \quad \cdots\cdots\cdots\cdots\cdots\cdots\cdots\cdots\cdots\cdots\cdots\cdots \text{①}$$

（Cc'_{O_2}：肺毛細血管酸素含量，$C\bar{v}_{O_2}$：混合静脈血酸素含量，Ca_{O_2}：動脈血酸素含量）をシャント式という．100％酸素吸入により肺胞気のN_2をO_2で置換する．シャントが大きくなく，肺毛細血管血流と混合したあともその高い溶解酸素によりシャント血のHbがすべて酸素化されてしまう（Sa_{O_2}＝100％）と考えれば，$Cc'_{O_2} - Ca_{O_2}$ は溶解酸素の差と考えることができる（p.213）．すなわち，$Cc'_{O_2} - Ca_{O_2} = 0.003 \times (P_{A_{O_2}} - Pa_{O_2})$ となる．$Ca_{O_2} - C\bar{v}_{O_2}$ は5 mL/dLと仮定し，$P_{A_{O_2}} - Pa_{O_2} = \text{A-aD}_{O_2}$ （p.212）なので

> **100% O_2吸入時の A-aD_{O_2}計算法**
> 空気呼吸下の場合，A-aD_{O_2}の計算は肺胞気式の補正項をゼロとみなして省略し，簡易式が用いられる（p.176）．しかし，$F_{I_{O_2}} = 1$ では補正項が大きくなり無視できない．$F_{I_{O_2}} = 1$ のとき，肺胞気式は $P_{A_{O_2}} = P_{I_{O_2}} - Pa_{CO_2}$ と非常に簡単な式になる．よって，$F_{I_{O_2}} = 1$ のとき，A-aD_{O_2}＝$P_{A_{O_2}} - Pa_{O_2}$＝$(P_B - 47 - Pa_{CO_2}) - Pa_{O_2}$ で計算できる．

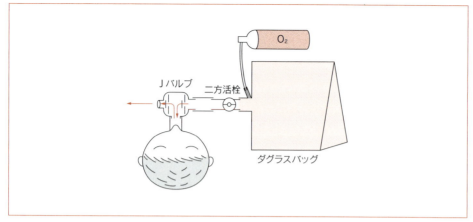

図4-B-24　100% O_2 吸入によるシャント率測定の簡便法

$$\frac{\dot{Q}_S}{\dot{Q}_T} = \frac{Cc'_{O_2} - Ca_{O_2}}{Cc'_{O_2} - Ca_{O_2} + Ca_{O_2} - C\bar{v}_{O_2}}$$

$$= \frac{0.003 \times (P_{AO_2} - Pa_{O_2})}{0.003 \times (P_{AO_2} - Pa_{O_2}) + 5}$$

$$= \frac{0.003 \times \text{A-aD}_{O_2}}{0.003 \times \text{A-aD}_{O_2} + 5} \quad \cdots\cdots\cdots\cdots\cdots\cdots\cdots\cdots \text{②}$$

となり，血液ガス分析の結果から計算することができる（p.212参照）．

(2) 測定手順

① ダグラスバッグに酸素を充填する．
② ダグラスバッグ，Jバルブ，マウスピースを接続する．このとき，ダグラスバッグはJバルブの吸気側に接続する（図4-B-24）．
③ ダグラスバッグの側管から酸素を充填しながら，被検者に100% O_2 を20分吸入させ，酸素吸入を行いながら動脈血採血を行い，式②より計算する．

(3) 評価

健常者でもテベシウス静脈，気管支静脈などの解剖学的シャントが2～4%存在する．先天性心疾患（右-左シャント），肺動静脈瘻，急性呼吸促迫症候群（acute respiratory distress syndrome；ARDS），無気肺などで増大する．特に，急性呼吸不全ではシャント率と重症度に強い相関があるといわれている．

4　換気血流比（$\dot{V}_A/\dot{Q}$）不均等

健常肺では，全体として肺胞換気量と血流量の比（$\dot{V}_A/\dot{Q}$）は約0.8であるが，肺の各部分によって一様ではない．$\dot{V}_A/\dot{Q}$ が大きすぎれば無駄な換気が生じ（死腔効果），$\dot{V}_A/\dot{Q}$ が小さすぎれば十分な酸素を得られない血液が生じる（シャント様効果）（図4-B-25）．病的に不均等が増大すると，特に $\dot{V}_A/\dot{Q}$ が低下した部分が増える場合，Pa_{O_2} は低下する．肺疾患でみられる低酸素血症の多くはこれが主因である．

>  $\dot{V}_A/\dot{Q}$ の評価法
>
> $\dot{V}_A/\dot{Q}$ の評価法には，肺胞気-動脈血酸素分圧較差（A-aD_{O_2}），多種不活性ガス洗い出し法（multiple inert gas washout technique）がある．A-aD_{O_2} は簡便であるが，拡散障害やシャントの増加でも開大する（p.212）．

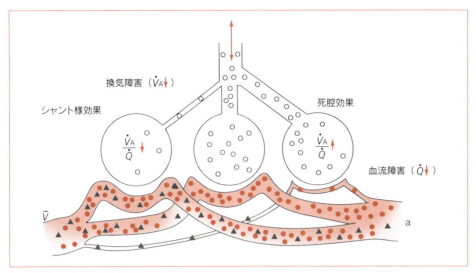

図4-B-25 換気血流比不均等の模式図
●動脈血，▲静脈血，○酸素．

III 血液ガス

1 血液ガス分析

1）血液ガス（blood gas）とは

血液ガスとは，本来，「血液中に存在するガス状の物質」を指し，O_2，CO_2，N_2，アルゴンを含むが，医学の領域で「血液ガス」というと，血中の O_2 と CO_2 を意味する習慣になっている．また，「血液ガス測定」とは，現在では，電極法により O_2 と CO_2 の分圧（P_{O_2}，P_{CO_2}）を実測し，同時に同じ自動分析装置で測定する pH も含んだものを指している．機種によってはヘモグロビン濃度も同時に測定できるものもあり，pH，血液ガス値，ヘモグロビン濃度から，血漿重炭酸イオン濃度（HCO_3^-），base excess（BE），酸素飽和度（S_{O_2}）など，さまざまなパラメータを演算で求めることができる．

2）血液ガス分析の目的

動脈血酸素分圧（Pa_{O_2}），動脈血二酸化炭素分圧（Pa_{CO_2}）を測定する目的は，酸素を取り込み，二酸化炭素を排出する肺の働きを知るためと，身体への酸素供給能を調べることである．また，Pa_{CO_2} とともに pH を測定することは，体内の酸塩基平衡の状態を知るのにきわめて有用である．

2 血液ガス測定の原理

1）電極法

血中 pH，P_{O_2}，P_{CO_2} は電極法で直接測定する．pH 測定はガラス電極，P_{O_2} 測定は Clark（クラーク）電極，P_{CO_2} 測定は Stow-Severinghaus（ストウ・セベリングハウス）電極が用いられている．

●代謝による血液ガスの変化

ガラス注射器で採取した検体の場合，10分間室温に放置すると，P_{O_2} は4（P_{O_2} が 100 mmHg 前後の場合）〜20 mmHg（P_{O_2} が 250 mmHg 以上の場合）低下し，P_{CO_2} は約 0.5 mmHg 増加し，pH は約 0.006 低下する．

●血液ガス分析測定を特に急ぐべき検体

酸素吸入中などで高い P_{O_2} が予想される検体，シャント測定用の検体，白血球数や血小板数が著増している検体は，P_{O_2} が急速に低下するので，可及的速やかに，5分以内に測定する．

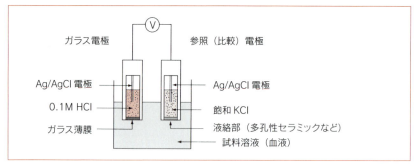

図4-B-26　pH電極

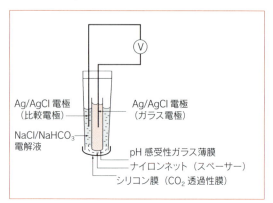

図4-B-27　P_{CO_2}電極

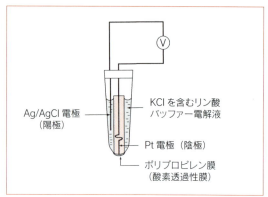

図4-B-28　P_{O_2}電極

(1) pH電極（図4-B-26）

ガラス電極の薄いガラス膜を隔てて，pHの異なる2種類の溶液を置くと，この2つの溶液の間に電位差を生じ，その大きさは両液間のpHの差に比例するという原理に基づき測定する．電位差はガラス膜の両表面でイオン交換が行われるときの差によって生じる．したがって，一方の溶液をpHが一定の既知のものとし，そこに生じた電位差を測定することにより，もう一方の溶液，すなわち測定したい血液検体のpHを知ることができる．

(2) P_{CO_2}電極（Stow-Severinghaus電極）（図4-B-27）

pHガラス電極の応用であり，基本的にはシリコン膜のついたpH電極である．ガラス電極と銀/塩化銀（Ag/AgCl）比較電極の組み合わされた電極で，比較電極は炭酸水素ナトリウム（NaHCO₃）で満たされたジャケット内に取り付けられている．pHガラス膜の表面にナイロンネットがあり，その外側をCO_2メンブレン（テフロンまたはシリコン膜）がおおっている．血液に接触すると，血液中のCO_2がメンブレンを通過して電解液に拡散し，水素イオン濃度を変化させる．このpHの変化をガラス電極で測定して，P_{CO_2}に換算して表示する．

(3) P_{O_2}電極（Clark電極）（図4-B-28）

白金（Pt）電極を陰極，銀/塩化銀比較電極を陽極とし，KCl（塩化カリウ

> **ガラス電極法における参照電極の役割**
> ガラス電極と参照電極の2本の電極を用いて，この2つの電極の間に生じた電圧（電位差）を測定して試料（血液）のpHを測定する．この際，ガラス電極に生じた電位差を正確に測定するための電位基準として，参照電極が用いられる．参照電極は，どのような試料に対しても一定の既知の電位をもつよう設計されている．参照電極は液絡部で試料（血液）との電気的導通（電気的につながっている状態）が図られている．

ム）を含むリン酸バッファー電解液に浸された一種の還元電池である．先端は酸素（O_2）透過性のメンブレン（ポリプロピレン）でおおわれている．白金電極に約-0.6Vの一定電圧をかけた検体（血液）に接触すると，検体から電極方面に O_2 が拡散する．このとき，白金電極端（陰極）では，

$$2H_2O+O_2+4e^- \rightarrow 4OH^-$$

銀/塩化銀電極（陽極）では，

$$4Ag+4Cl^- \rightarrow 4AgCl+4e^-$$

の反応が起こる．これらの反応に伴って両電極間に生ずる還元電流を測定し，P_{O_2} に換算して表示する．

重炭酸イオン濃度（HCO_3^-），base excess（BE）は，演算で求められる（p.214, 215）．

2）吸光度分析

Hbには酸素と結合しうる活性ヘモグロビン（active Hb）の酸素加ヘモグロビン（O_2Hb），脱酸素ヘモグロビン（RHb）と，酸素との結合能力がない不活性ヘモグロビン（inactive Hb）である一酸化炭素ヘモグロビン（COHb），メトヘモグロビン（MetHb）がある．これらのHbはそれぞれ光の吸収スペクトルに違いがある．この違いを利用して波長の異なる光を血液に当てて透過光線を測定し，各Hb濃度を測定する．光源として発光ダイオードを用いる．酸素飽和度は，その定義より次式で求めることができる．

$$S_{O_2} = \frac{O_2Hb}{O_2Hb + RHb} \times 100 \;(\%)$$

> **酸素加ヘモグロビン**
> ヘモグロビンと O_2 の結合は，ヘモグロビンの酸素加（oxygenation）であって酸化（oxidation）ではない．酸化ヘモグロビンとよぶのは正しくないが，慣用的に使われている．

> **一酸化炭素ヘモグロビン（COHb）**
> 酸素よりもヘモグロビンとの親和性が約210倍高く，Hbと結合すると数時間は離れない．HbにCOが結合している間は O_2 結合能力はない．

> **メトヘモグロビン（MetHb）**
> メトヘモグロビンはヘムの第一酸化鉄が酸化されて第二酸化鉄となったもので，酸素結合能力はない．

3 血液ガス分析装置

pH電極，P_{O_2}電極，P_{CO_2}電極が組み合わされ，1検体で同時に3項目測定できる機器，ヘモグロビン濃度（Hb, COHb, MetHb, O_2Hb, RHb）も同時に測定する機器がある．これらの結果からコンピュータの演算により，HCO_3^-，BE，S_{O_2} などが求められる．検体の圧入または吸引後は，測定，洗浄，較正まですべて自動的に行われる．電解質（Na^+, K^+, Cl^-, Ca^{2+}）や乳酸，血糖，Cr，総ビリルビンなども同時測定できる多機能型装置もある（**写真4-B-6**）．災害時やベッドサイド測定を目的とした小型機器や充電式の機器もある．測定に必要な検体量は，測定項目数にもよるが，40〜200 μL である．注射器のデッドスペースや再測定の可能性も考慮すると，採血量として1〜1.5 mL は必要である．

4 動脈血採血と検体の取り扱い

1）動脈血採血

動脈血採血は医師が行う．
① 用意するもの：動脈採血用ディスポーザブル注射器セット（**写真4-B-7**）と

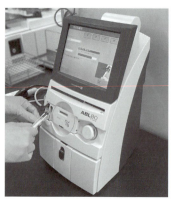

写真4-B-6 血液ガス分析装置

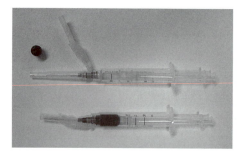

写真4-B-7 血液ガス測定用採血キット
抗凝固剤ヘパリンリチウム入り採血用サンプラー，採血針，針刺し防止カバー（シール材入り）．

消毒用アルコール綿．
② 医師が上腕動脈，橈骨動脈，大腿動脈から採血する．採取部位の拍動を指で確認して穿刺位置を定めたのち，アルコール綿で消毒する．利き手と反対の人差し指と中指で動脈の拍動を確認しながら，利き手で針を刺す．動脈内に針が入ると，動脈圧で自然に注射器内に血液が流入する．
③ 適量（1～1.5 mL）採取したら針を抜き，穿刺部位を固く絞ったアルコール綿で5分くらい圧迫止血する．

2）検体の取り扱い

検体が空気に接触すると，空気呼吸下で採血した検体のP_{O_2}は上昇し，酸素吸入下でP_{O_2}が150 mmHg以上の場合は低下する．空気中のP_{CO_2}はきわめて低いため，検体のP_{CO_2}は低下し，pHは上昇する．通常使用されるプラスチック製注射器は，ガラスシリンジとは異なり壁面を介してガスが拡散する．常温に検体を放置すると血液内で代謝が進むため，P_{O_2}は低下，P_{CO_2}は上昇しpHは低下する．また，凝血塊が機器に混入すると，回路が閉塞する．したがって，以下の注意が必要である．
① 採血した注射器は，気泡があれば，針先を上にして内筒を押して気泡を押し出したのち，針を外してゴム栓をするか，シール用キャップで針先を空気から遮断し，凝固しないよう両手掌間でキリモミ状に十分回転する．
② 代謝やプラスチック製注射器壁面を介してのガスの拡散を最小限にするため，できるだけ早く，30分以内に測定する．

3）自動血液ガス分析装置での測定の仕方
① 両手の掌で検体の入った注射器をはさみ，キリモミ状に十分に回転させる．
② 検体注入前に少量の血液をガーゼの上などに押し出す．
③ 気泡が入らないように注意しながら検体を吸引（圧入）する．
④ 自動的に計測され，結果が表示される．

> 自動血液ガス分析装置での測定（手順②）
> 注射器口部には凝血塊があることが多いため，最初の2～3滴を押し出す．

5 測定結果の判定

基準範囲

- pH：7.35〜7.45
- Pa_{CO_2}：35〜45 mmHg
- Pa_{O_2}：80〜100 mmHg
- HCO_3^-：22〜26 mmol/L
- BE：−2〜+2 mmol/L
- 酸素含量（Ca_{O_2}）：19.2（17.8〜21.8）mL/dL
- 二酸化炭素含量（Ca_{CO_2}）：48.5（44.0〜53.8）mL/dL
- Sa_{O_2}：96〜99%
- P_{50}：26〜28 mmHg

P_{50}

Hbの50%が酸素と結合する（S_{O_2} 50%）P_{O_2}をP_{50}といい、ヘモグロビン酸素解離曲線の移動方向と程度を示す指標として用いられる。37℃、pH 7.40の血液のP_{50}は27 mmHgである（図4-B-30）。

1）基準範囲に影響する因子

pHとPa_{CO_2}は年齢、性別で差はない。Pa_{O_2}は加齢とともに低下し、また、臥位は座位より低値をとる。体温が上昇すると、pH、P_{O_2}、P_{CO_2}ともに値が変化する。自動血液ガス分析装置は37℃の条件で測定しているため、発熱や低体温療法などで体温変化がある場合は、測定結果が患者における数値を表さない。その場合、37℃での測定値から患者体温での値を算出するため、**温度補正**が必要となる。

Pa_{O_2}と加齢

成人のPa_{O_2}は、臥位では約0.4 mmHg/年、座位では約0.3 mmHg/年ずつ低下するといわれている。

2）動脈血ガス分析結果の解釈

(1) 動脈血酸素分圧（Pa_{O_2}）

Pa_{O_2}はガス交換の指標である。室内気吸入時Pa_{O_2}が低下した場合を**低酸素血症**といい、Pa_{O_2}が60 mmHg以下を**呼吸不全**という。呼吸不全のうち、Pa_{CO_2}が45 mmHg以下をⅠ**型呼吸不全**、Pa_{CO_2}が45 mmHgを超えるものを**Ⅱ型呼吸不全**という。

① 低酸素血症の原因

低酸素血症をきたす原因はさまざまであり（**表4-B-2**）、いくつかの原因が重なっていることもある。

大気中の酸素が肺から血液に取り入れられ、利用する末梢組織のミトコンドリアに行き着くまでに、酸素分圧は段階的に低下していく。滝を水が落ちるさまに似ていることから、**酸素カスケード（酸素瀑布）**ともいわれる（図4-B-29）。

a. 吸入気酸素分圧（$P_{I_{O_2}}$）の低下

吸入気酸素分圧（$P_{I_{O_2}}$）は、

$$P_{I_{O_2}} = (P_B - 47) \times F_{I_{O_2}}$$

で求められる。海抜0 m、1気圧の場合、$F_{I_{O_2}}$は0.209であるから、$P_{I_{O_2}} ≒ 149$（mmHg）となる。$P_{I_{O_2}}$は、P_B（大気圧）が低下する場合（高地や飛行中の機内）に低下する。

b. 肺胞気酸素分圧（$P_{A_{O_2}}$）の低下

肺胞気酸素分圧（$P_{A_{O_2}}$）は、補正項を省略すると（p.176参照）

$$P_{A_{O_2}} = P_{I_{O_2}} - \frac{Pa_{CO_2}}{R}$$

表4-B-2　低酸素血症を規定する因子

要因		病態・疾患など
吸入気酸素分圧 (P_{IO_2}) の低下	大気圧 (P_B) 低下	高地・飛行中の機内
	吸入気酸素濃度 (F_{IO_2}) の低下	酸素欠乏環境
肺胞気酸素分圧 (P_{AO_2}) の低下	肺胞換気量 ($\dot{V}_A$) 低下	肺・胸郭系の異常 神経・筋疾患による呼吸筋低下 呼吸中枢機能異常
肺胞気-動脈血酸素分圧較差 (A-aD_{O_2}) の開大	換気血流比 ($\dot{V}_A/\dot{Q}$) 不均等分布の増大	肺気腫
	拡散能力 (D_L) 低下	間質性肺炎
	シャント率 ($\dot{Q}s/\dot{Q}t$) の増大	無気肺

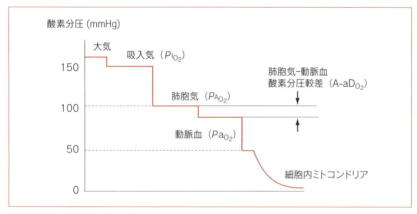

図4-B-29　酸素カスケード

で求められ，健常者であれば，$P_{AO_2} \fallingdotseq 149 - \dfrac{40}{0.8} \fallingdotseq 99$ (mmHg) となる (R：呼吸商，p.220)．

P_{IO_2} が不変の場合，Pa_{CO_2} が増加すると P_{AO_2} は低下する．Pa_{CO_2} は肺胞換気量 ($\dot{V}_A$) と反比例の関係にあるので (p.175)，Pa_{CO_2} の増加は肺胞換気量の低下を意味する．

c. 肺胞気-動脈血酸素分圧較差（alveolar-arterial oxygen difference；A-aD_{O_2}）の開大

肺胞気と動脈血のガス分圧の差は，CO_2 ではみられない．すなわち，$P_{ACO_2} \fallingdotseq Pa_{CO_2}$ とみなせる (p.200)．しかし，O_2 については明らかに差がみられ，これを肺胞気-動脈血酸素分圧較差（A-a$D_{O_2} = P_{AO_2} - Pa_{O_2}$）という．A-a$D_{O_2}$ が生ずるメカニズムは，正常肺でも肺循環と大循環系を直接つなぐシャント血が心拍出量の2〜4%あり，また，換気血流比不均等によるシャント様効果が存在することによる．病的な解剖学的シャントの増大，換気血流比不均等の増大，拡散障害がある場合は A-aD_{O_2} が開大する．

A-aD_{O_2} は，

A-a$D_{O_2} = P_{AO_2} - Pa_{O_2}$

$$A-aD_{O_2} = \left[P_{I_{O_2}} - \frac{Pa_{CO_2}}{R} \right] - Pa_{O_2}$$

空気呼吸下なら,

$$A-aD_{O_2} = \left[149 - \frac{Pa_{CO_2}}{0.8} \right] - Pa_{O_2}$$

となり，動脈血ガス分析の結果のみから計算することができる．

基準範囲 10 mmHg 以下を基準範囲，10～20 mmHg を境界値，20 mmHg 以上を明らかな異常とする．

(2) 酸素含量（C_{O_2}）

血液中の O_2 は，血液中に溶解している溶解酸素（disolved O_2）と，赤血球中のヘモグロビン（Hb）と化学的に結合して存在する O_2 の2種類がある．両者の和を酸素含量（C_{O_2}；O_2 content）という．

$$Ca_{O_2}\ (\text{mL/dL}) = 0.003\ (\text{mL} \cdot \text{dL}^{-1} \cdot \text{mmHg}^{-1}) \times Pa_{O_2}\ (\text{mmHg}) + 1.39\ (\text{mL/g}) \times \text{active Hb}\ (\text{g/dL}) \times Sa_{O_2}(\%)/100$$

〔0.003：1 mmHg の圧差があるとき血液 100 mL に溶解する O_2 量（mL），1.39：活性ヘモグロビン（active Hb）1 g あたりに理論的に結合できる O_2 量（mL，STPD），Sa_{O_2}：動脈血酸素飽和度〕

総 Hb を用いた次式で，そのなかに不活性ヘモグロビン（inactive Hb）を含むことを考慮し，ヘモグロビン 1 g あたりに結合できる O_2 量を 1.34 mL として計算することが多い．

$$Ca_{O_2}\ (\text{mL/dL}) = 0.003 \times Pa_{O_2} + 1.34 \times \text{Hb} \times Sa_{O_2}/100$$

健常者の場合，動脈血の溶解酸素はごくわずかであり大部分が Hb と結合して運搬される．臨床上，単位時間に運ばれる酸素量を規定するのは，①Hb，②Sa_{O_2}，③心拍出量（$\dot{Q}$）である．

(3) 動脈血酸素飽和度（Sa_{O_2}）

酸素飽和度（S_{O_2}）は酸素分圧（P_{O_2}）によって規定される．P_{O_2} を横軸に，S_{O_2} を縦軸に表したグラフを**ヘモグロビン酸素解離曲線**（図 4-B-30）といい，S字状の曲線を示す．P_{O_2} が 60 mmHg 以上では，S_{O_2} の低下はわずかである．これは，肺において P_{O_2} が低くても O_2 摂取を行いうることを意味する．一方，P_{O_2} が低い組織においては，解離曲線が急峻なため，わずかな P_{O_2} の低下でも大量の O_2 がヘモグロビンから放出される．これらは，生体にとってきわめて都合のよいことである．

ヘモグロビン酸素解離曲線は，体温，pH，P_{CO_2}，2,3-DPG（2,3-diphosphoglycerate：赤血球内に存在する有機リン酸）などの変化によって左右に移動する（図 4-B-30）．

(4) 動脈血二酸化炭素分圧（Pa_{CO_2}）

Pa_{CO_2} は，ガス交換と酸塩基平衡両方の指標である．肺胞換気式（p.175）より，二酸化炭素排出量（$\dot{V}_{CO_2}$）が一定であれば，Pa_{CO_2} は肺胞換気量に反比

酸素容量（O_2 capacity）
脱酸素ヘモグロビンがすべて酸素加ヘモグロビンになり飽和した場合の酸素含量を酸素容量（O_2 capacity）という．

二酸化炭素含量（C_{CO_2}）
二酸化炭素含量（C_{CO_2}）は O_2 と比べると複雑である．CO_2 は血漿中に入り一部溶解する．また，血漿中で，$CO_2 + H_2O \rightleftarrows H_2CO_3 \rightleftarrows H^+ + HCO_3^-$ の反応を起こす．また，血漿蛋白とカルバミノ化合物をつくる．CO_2 は赤血球内にも入り，一部溶解し，炭酸脱水素酵素の存在下に $H^+ + HCO_3^-$ となる．HCO_3^- は赤血球外に移動する．赤血球内の一部の CO_2 もカルバミノ化合物となる．

2,3-DPG
2,3-diphosphoglycerate. 別名 2,3-BPG（2,3-bisphosphoglycerate）．グルコース代謝のエムデン・マイヤーホフ経路の側路で産生される物質であり，Hb と O_2 の親和性を調節している．Hb の β サブユニット間に 2,3-DPG が結合することによって，Hb と O_2 の親和性を低下させる．すなわち，O_2 が遊離して，組織に O_2 を供給しやすくする．

Bohr（ボーア）効果
pH のヘモグロビン酸素解離曲線に対する影響は Bohr 効果とよばれ，O_2 運搬に重要な意味をもつ．すなわち，動脈血が組織で O_2 を解離し，CO_2 が組織から血中に移行すると，pH は低下して解離曲線は右方へ移動する．すると，Hb と O_2 の解離性はいっそう増強され，より多くの O_2 を組織に放出する．肺においては，CO_2 の拡散による放出で血液の pH は上昇し，解離曲線は左方へ移動して，O_2 は Hb により結合する．

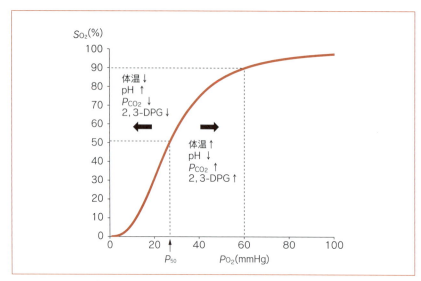

図4-B-30　ヘモグロビン酸素解離曲線

例する．したがって，肺胞低換気になるとPa_{CO_2}は上昇し，過換気になるとPa_{CO_2}は低下する．Pa_{CO_2}の変化は，pHの変化をもたらす（pHの項参照）．

(5) 血漿重炭酸イオン濃度（HCO_3^-）

　HCO_3^-は酸塩基平衡の指標であり，主に腎臓の働きによって調整される．自動血液ガス分析装置では，pHとP_{CO_2}の実測値から演算で求められる．HCO_3^-の変化はpHの変化をもたらす．

(6) pH

　血液のpHは，生体の内部環境の恒常性を保つため，常に一定の値をとるよう酸塩基平衡が保たれている．最も重要なのは重炭酸緩衝系で，Henderson-Hasselbalch（ヘンデルソン・ハッセルバルフ）の式，すなわち，

$$pH = 6.10 + \log\frac{HCO_3^-}{0.03 \times P_{CO_2}}$$

が成り立っている．

　pHが低下した病態を**アシデミア**，pHが上昇した病態を**アルカレミア**という．

① 酸塩基平衡障害

　動脈血のpHをHenderson-Hasselbalchの式から臨床的に考えると，

$$pH = 6.10 + \log\frac{腎の働き}{呼吸の働き} = \frac{代謝性因子の変動}{呼吸性因子の変動}$$

と書き表せる．たとえば，動脈血のpHは，腎で調節されるHCO_3^-が増えれば大きくなり，呼吸で調節されるCO_2が増えれば小さくなる．

　pHの値にかかわらず，酸塩基平衡を酸性側に傾かせる異常病態を**アシドーシス**，アルカリ側に傾かせる異常病態を**アルカローシス**という．アシドーシ

表4-B-3 酸塩基平衡障害の分類と主な原因

	pH	Pa_{CO_2}	HCO_3^-	病態・疾患例
呼吸性アシドーシス	↓	↑	腎性代償で ↑	肺胞低換気を呈する疾患
呼吸性アルカローシス	↑	↓	腎性代償で ↓	過換気症候群,間質性肺炎,肺塞栓症など
代謝性アシドーシス	↓	呼吸性代償で ↓	↓	腎不全,飢餓,乳酸アシドーシス,糖尿病性ケトアシドーシスなど
代謝性アルカローシス	↑	呼吸性代償で ↑	↑	大量の嘔吐,Cushing 病,利尿剤投与など

ス,アルカローシスはそれぞれ呼吸性と代謝性に分類され,酸塩基平衡障害は,**呼吸性アシドーシス,代謝性アシドーシス,呼吸性アルカローシス,代謝性アルカローシス**の4種類に分けられる(表 4-B-3).

呼吸性アシドーシス,アルカローシスが生じると,腎臓で HCO_3^- の排泄を調節することによって,生体はできるだけ pH を 7.4 の方向へ引き戻そうとする.これを**腎(性)の代償**といい,2〜5日間を要する.**代償された呼吸性アシドーシス**,あるいは**アルカローシス**という.

代謝性アシドーシスやアルカローシスが生じると,肺の換気量を増減させて Pa_{CO_2} の値を変化させることにより調節する.これを**呼吸(性)の代償**といい,この調節はすみやかに行われる.そのため,代謝性アシドーシス,アルカローシスは常に呼吸性の代償を伴っている.

(7) 過剰塩基(base excess;BE)

37℃,O_2 完全飽和,P_{CO_2} 40 mmHg のとき,1 L の血液の pH を 7.4 に戻すために必要な酸(ないし塩基)の量を示す代謝性の指標である.血液ガス分析装置では,ヘモグロビンの緩衝能から近似式によって演算される.

$$BE = (1-0.014\times Hb) \times [(HCO_3^- -24.8)+(1.43\times Hb+7.7)\times(pH-7.40)]$$

pH,P_{CO_2} は実測値から,Hb はオキシメータ内蔵型測定機器であれば実測値から,そうでなければあらかじめ入力された Hb の正常値で計算される.

BE も HCO_3^- と同様,酸塩基平衡障害が呼吸性か代謝性かを見分けるパラメータであり,たとえば,アシドーシスがあって BE が正常ならば呼吸性アシドーシス,BE がマイナスの値であれば代謝性アシドーシスの要素が加わっていることを示している.

6 パルスオキシメータ

非観血的,リアルタイムに動脈血酸素飽和度と脈拍数を連続的に測定する装置である.操作が簡単なため,術中・集中治療室における連続モニタリング,病棟・外来・訪問看護でのワンポイント測定,睡眠時・運動時の連続測定など

COHb 濃度,MetHb 濃度を測定できるパルスオキシメータ

パルスオキシメータは,赤色光,赤外光の2波長のLEDで Sp_{O_2} と脈拍数を測定する.最近では,多波長の LED を使用することにより,COHb 濃度(%),MetHb 濃度(%)もあわせて測定できるパルスオキシメータが市販されている.

パルスオキシメータのプローブ

パルスオキシメータのプローブは多種ある.最も一般的なのはフィンガータイプで,爪床を挟んで測定する.イヤーセンサー(耳朶を挟むタイプ)もある.ディスポーザブルの粘着式センサーは手の指,手の甲,足の指,足の甲に添付し,持続モニター時に使用する.前額部に添付するタイプもある.これは,反射式センサーで発光部と受光部が同じ面にあり,骨で反射させて受光する.

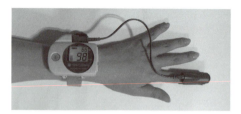

写真4-B-8　メモリ機能付きパルスオキシメータ
データ保存が可能なメモリ機能を搭載した，連続測定用の腕時計型パルスオキシメータ．呼吸器疾患患者の酸素飽和度・脈拍数の動態把握，睡眠時無呼吸症候群のスクリーニング検査などで使用される．

広く活用されている（**写真4-B-8**）．パルスオキシメータで測定された動脈血酸素飽和度は，動脈血で測定されたものと区別して，経皮的動脈血酸素飽和度（Sp_{O_2}）と表記される．

1）パルスオキシメータの測定原理

血液ガス測定の吸光度分析（p.209）と同様の原理を用い，血中の O_2Hb と RHb の吸光度の差を利用して測定する．指尖部に赤色光と赤外光の2波長の光を交互に当て，透過する光のうち拍動成分のみを取り出してそのスペクトルを分析，吸光度比から O_2Hb と RHb の比率を計算し，動脈血酸素飽和度を求める．同時に脈拍数も計測する．

2）測定範囲と精度

70〜100％の範囲で正確に測定でき，精度は±2％程度である．不活性ヘモグロビン（COHb，MetHb）はないものとして測定しているため，一酸化炭素中毒やメトヘモグロビン血症では誤差を生ずる．また，脈波を正確に測定できない病態など（末梢循環障害，不整脈，体動，マニキュアなど）も誤差要因となる．

3）測定方法

電源を入れ，指尖あるいは耳朶などにプローブを装着するだけで，すぐに結果が表示される．装着時，脈波が正確に測定できていることを確認する．装置の較正は必要としない．

IV エネルギー代謝と呼気ガス分析

1　エネルギー代謝

ヒトは食物として取り入れた栄養素を，呼吸によって取り入れた O_2 によって酸化し，この際に発生するエネルギーを利用して生命を維持している．栄養素のエネルギーの大半は，熱エネルギーとして体温維持，心臓の拍動，呼吸運

経皮的血液ガス分圧測定

皮膚のガス透過性を利用して経皮的，非観血的に血液ガス分圧を測定する．皮膚の表皮下，真皮の乳頭内には多数の毛細血管のループが伸びている．皮膚が加温（42〜44℃）されると，これらの毛細血管が拡張し，血流が増加して動脈血化される．この血液ガスが皮膚を透過拡散するので，皮膚表面で酸素分圧（Ptc_{O_2}），二酸化炭素分圧（Ptc_{CO_2}）を測定する．血液ガス分析と同様，Ptc_{O_2} は Clark 電極，Ptc_{CO_2} は Severing-haus 電極で測定する．

経皮的血液ガス分圧測定値の補正

皮膚表面でのガス分圧は，加温によるヘモグロビン酸素解離曲線の右方移動，表皮胚芽細胞の代謝亢進による酸素消費量増加や二酸化炭素の産生，表皮角質細胞の酸素消費，皮膚の厚さや毛細血管の量などの影響で，実際の動脈血ガス分圧と同じにはならない．したがって，経皮的血液ガス分圧測定値には種々の補正が必要となる．

経皮的血液ガス分圧の測定方法

使用前に較正をしてから，装着部位の角質層を消毒用アルコール綿でよく拭き，電極のメンブレンを両面テープ（あるいはフィッティングリング）で皮膚に装着する．装着時に専用のコンタクト液を使用．皮膚とセンサーの間に気泡が入らないよう注意する．センサーには皮膚を加温するためのヒータがついているため，低温熱傷を起こさないよう4〜5時間ごとに装着位置を変える．

動，組織修復などの生命活動に用いられ，一部は運動などの仕事エネルギー，残りは貯蔵エネルギーとして脂質や糖質のかたちで体内に蓄えられる．体内の物質代謝をエネルギーの出入りとして考えることを**エネルギー代謝**という．

1）食物エネルギー

食物の主なエネルギー源は，糖質，脂質，蛋白質である．これらが体内で燃焼エネルギーを遊離する．糖質と脂質は体内で燃焼して CO_2 と水（H_2O）になり，蛋白質は CO_2 と H_2O と不完全酸化物（尿素など）を生ずる．燃焼に必要な O_2 は，換気により肺から取り入れる．分解されてできた CO_2 は換気により肺から排出し，H_2O は尿や汗として，窒素（N）は尿から排出される（**図4-B-31**）．1 g あたりの試験管内での燃焼により発生する熱量は，糖質が約 4.1 kcal，脂質が約 9.3 kcal，蛋白質が約 4.1 kcal である〔Rubner（ルブナー）係数〕．

2）代謝量の測定原理

被検者を熱量計の中に入れて発生する熱量を測定する**直接法**と，酸素摂取量（$\dot{V}_{O_2}$），二酸化炭素排出量（$\dot{V}_{CO_2}$）から代謝量を計算する**間接法**がある．

3）基礎代謝

体内で消費されるエネルギーの量は運動量や体内活動に応じて変化するが，同時に，ホルモンや神経の作用でも変化する．そこで，消費エネルギー量を測定することによって代謝調節機構の異常の有無を診断することが可能である．そのためには，代謝状態が最低となる状態，すなわち生命維持に必要な最低エネルギー状態になったときに消費されるエネルギー量を**基礎代謝量**として，この量と正常予測値との差が正常値の何パーセントの増減になるかを求める．これを**基礎代謝率**（basal metabolic rate；BMR）という．臨床の現場ではほとんど行われなくなったが，呼吸と代謝の関係を理解するためには大切な検査法である．

(1) 基礎代謝の測定機器

最近では，ローリングシール型スパイロメータ（p.179）を搭載した総合測定システムで測定できる（間接法）．

(2) 基礎代謝量の計算と表し方

単位時間に消費した酸素量（V_{O_2}）を測定し，酸素摂取量（$\dot{V}_{O_2}$）に換算する．呼吸商（RQ，p.220）は 0.82 と仮定し，そのときの温当量 4.825 kcal を用いて**基礎代謝量**を計算する．

60分間の基礎代謝量(kcal/hr)＝4.825(kcal/L)×$\dot{V}_{O_2}$(L/min)×60(min/hr)

さらに体表面積で除し，性別，年齢別の正常基礎代謝量（**表 4-B-4**）と比較して**基礎代謝率**（BMR）を計算する．

> **温当量**
> 燃焼により酸素 1 L を消費するときに発生する熱量をいう．たとえば，糖質であるブドウ糖が完全燃焼すると，$C_6H_{12}O_6+6O_2 \rightarrow 6CO_2+6H_2O$ となり，RQ＝CO_2/O_2＝6/6＝1 である．飽和脂肪酸のパルミチン酸が完全燃焼すると，$C_{16}H_{32}O_2+23O_2 \rightarrow 16CO_2+16H_2O$ となり，RQ＝16/23≒0.7 となる．すなわち，糖質と脂質の燃焼の比率によって温当量は異なる．

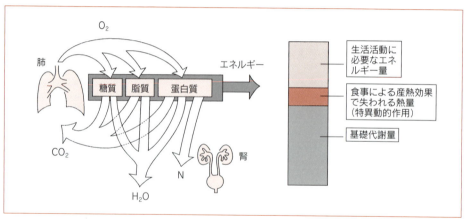

図4-B-31　肺の換気と栄養素の燃焼によるエネルギー

表4-B-4　基礎代謝基準値（kcal/kg 体重/日）

年齢（歳）	男性	女性
1〜2	61.0	59.7
3〜5	54.8	52.2
6〜7	44.3	41.9
8〜9	40.8	38.3
10〜11	37.4	34.8
12〜14	31.0	29.6
15〜17	27.0	25.3
18〜29	23.7	22.1
30〜49	22.5	21.9
50〜64	21.8	20.7
65〜74	21.6	20.7
75以上	21.5	20.7

（日本人の食事摂取基準（2025年版），一部改変）

$$基礎代謝率(BMR) = \frac{実測基礎代謝量 - 正常基礎代謝量}{正常基礎代謝量} \times 100 \;(\%)$$

(3) 基礎代謝の測定法

基礎代謝は，食物摂取による特異力学的作用の影響のない早朝空腹時に，安静恒常状態で測定する．

① 検査前日の指示

心身の過労を避け，夜10時には就寝する．夕食は普通にとり，多量の肉食や多量の飲食は避ける．夕食後は原則として服薬などは中止する．

② 検査当日の指示

検査当日朝は，飲食，喫煙はしない．検査は最後の食事から12〜14時間後に測定するのがよい．女性は月経時を避ける．

③ 少なくとも，検査30分前から（外来患者の場合は，1時間前になるべく静かに来院させる）検査室のベッドに安静臥床させる．

④ 検査室は窓や扉を閉じ，室温も適度なものとし，不快な感覚を起こさせな

表4-B-5 基礎代謝の変化

	上昇	低下
生理的変化	生後から2～3歳 妊娠中（とくに後期） 授乳中 冬季 精神興奮	～20歳ごろまでに急速に減少，以降漸減 夏季
薬品の影響	甲状腺薬 カフェイン アドレナリン	抗甲状腺薬 モルヒネ バルビタール ヨウ素
病的原因	甲状腺機能亢進症 先端巨大症 Cushing病（下垂体性ACTH分泌亢進症） 褐色細胞腫 本態性高血圧 尿崩症 発熱時 白血病 赤血球増加症	甲状腺機能低下症 下垂体機能低下症 Addison病（慢性副腎皮質機能低下症） 低栄養状態 ショック 重症貧血

いようにする．読書や談話は禁ずる．また，検査者および被検者以外は室内に入れない．
⑤ 被検者には検査の目的や呼吸の仕方を説明し，不安をもたせないようにする．
⑥ 回路内に5～6LのO₂をあらかじめ入れておく．
⑦ 被検者にノーズクリップとマウスピースを装着し，まず外気を呼吸させ，呼吸が安定するのを待つ．
⑧ 安静呼気位で回路を切り替えて検査を開始し，呼吸曲線を記録する．
⑨ 6分間安静呼吸を続けさせて測定を中止する．
⑩ 呼吸曲線の傾きから酸素消費量（$\dot{V}_{O_2}$）を求め，基礎代謝量と基礎代謝率（BMR）を演算する．

(4) 基礎代謝の評価

　基準範囲　基礎代謝率±15%

　基礎代謝は，年齢，性別，身長，体重などにより差がある．生理的変動や異常の原因となる状態を表4-B-5に示す．

2 呼気ガス分析

酸素摂取量（$\dot{V}_{O_2}$），二酸化炭素排出量（$\dot{V}_{CO_2}$）は，生体全体の代謝を総合的に表す指標である．以前は，早朝安静時の酸素消費量を測定して基礎代謝量を演算する基礎代謝測定が行われていた．近年では，主に運動代謝測定を目的として，連続的呼気ガス分析装置を用いた呼気ガス分析が行われる．連続的呼気ガス分析装置は，流量計とO₂濃度計，CO₂濃度計を有し，コンピュータにより解析する．主な測定項目を以下に示す．

基礎代謝量
体表面積あたりの基礎代謝量は，2～3歳ごろが最も高く，20歳ごろまでに急速に減少し，以降は徐々に減少する．女性は男性より低い．しかし，年齢による傾向は男女の間にあまり差はない．

連続的呼気ガス分析装置①（breath by breath法）
流量計で，呼気および吸気の気流量を測定する．流量計に接続したサンプリングチューブから同時サンプリングしてガス濃度を測定し，両者から1呼吸ごとの$\dot{V}_{O_2}$，$\dot{V}_{CO_2}$を求める．ガス分析の遅れ時間分だけ，呼吸流量信号を補正して計算する．

1）酸素摂取量（$\dot{V}_{O_2}$）

呼吸によって取り入れた単位時間あたりのO_2量を酸素摂取量（$\dot{V}_{O_2}$）といい，STPDで表す．運動強度が増すと$\dot{V}_{O_2}$も増加する．

2）二酸化炭素排出量（$\dot{V}_{CO_2}$）

呼吸によって呼出された単位時間あたりのCO_2量を二酸化炭素排出量（$\dot{V}_{CO_2}$）といい，STPDで表す．運動強度が増すと$\dot{V}_{CO_2}$も増加する．

3）呼吸商，ガス交換率（RQ，R）

$\dot{V}_{O_2}$に対する$\dot{V}_{CO_2}$の比率（$\dot{V}_{CO_2}/\dot{V}_{O_2}$）を**呼吸商**（respiratory quotient；RQ）あるいは**ガス交換率**（respiratory exchange ratio；R）という．安静時は0.80〜0.82であり，強い運動時は$\dot{V}_{CO_2}$が$\dot{V}_{O_2}$を超え，1以上となる．

4）分時換気量（$\dot{V}_E$）

1分間の換気量をいい，BTPSで表す．1回換気量（TV）×呼吸数（f）である．

> **連続的呼気ガス分析装置②（mixing chamber法）**
> 流量計で呼気および吸気の気流量を測定する．呼気ガスをmixing chamberに集め，ここからサンプルを測定部へ導き，そのガス濃度を測定し，呼吸流量との演算から$\dot{V}_{O_2}$，$\dot{V}_{CO_2}$を求める．数呼吸の呼気ガスを混合して，一定時間ごとに処理する．呼吸流量との遅れ時間は，演算の段階で補正される．

3 呼気一酸化窒素濃度（FeNO）

一酸化窒素（NO）はNO合成酵素（nitric oxide synthase；NOS）によりL-アルギニンを基質として産生される．NOSには神経細胞や血管内皮細胞などに存在する構成型NOSと炎症性サイトカインなどにより誘導される誘導型NOSがあり，気道にはこれらすべてのNOSが存在する．呼気で測定されるNOの大部分は誘導型NOS由来と考えられている．NOは健常者でも微量に検出されるが，気管支喘息など気道の慢性炎症性疾患では，高濃度のNOが産生されるため診断的価値がある．

1）測定法

FeNOは，呼気流量や呼出時の肺気量位などさまざまな要因に影響を受けるため，測定条件を一定にする必要がある．推奨される標準法は以下のとおりである．①鼻腔からのNO混入を可能なかぎり避けるため，ノーズクリップは使用しない．②最大吸気位まで吸入後，息止めはしないで呼出を開始する．③50mL/秒±10％の一定流量で呼出する．④鼻腔由来のNOを下気道由来のNOと分離するため，呼出時に口腔内圧を5〜20 cmH_2Oに維持して軟口蓋を閉鎖する．⑤FeNOは呼出初期に鼻腔や死腔由来のNOが混入したピーク相を形成し，その後一定のプラトー相を形成する．このプラトー相のNO値を下気道由来のFeNOとする．

2）評価

携帯型測定装置で測定した日本人健常成人のFeNOの平均値は15 ppb，正

> **FeNOの測定原理**
> FeNOの分析方法には，据置型測定装置に用いられる化学発光法と，携帯型測定装置に用いられるイオン電極法がある．わが国では，携帯型測定装置が日常診療の場で広く普及している．

> **ppb（parts per billion）**
> 10億分のいくつであるかを表す単位．
> 1 ppb＝0.0000001％．
> 1,000 ppb＝1 ppm．

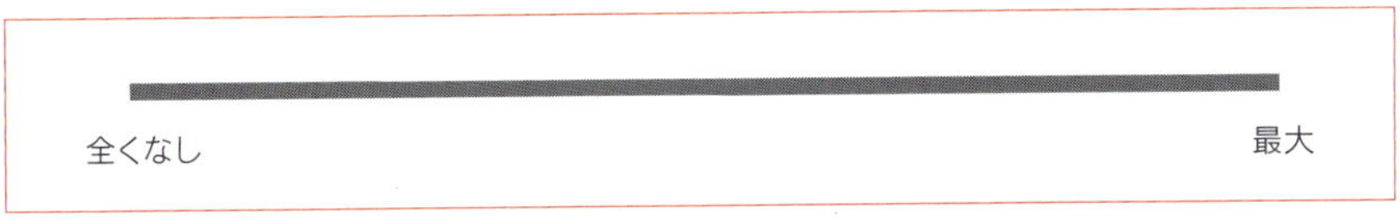

図4-B-32　VAS

	ボルグ・スケール (Borg scale)		修正ボルグ・スケール (modified Borg scale)
6		0	なにも感じない
7	非常に楽である	0.5	非常に弱い
8		1	かなり弱い
9	かなり楽である	2	弱い
10		3	ちょうどよい
11	楽である	4	ややきつい
12		5	きつい
13	ややきつい	6	
14		7	かなりきつい
15	きつい	8	
16		9	
17	かなりきつい	10	非常にきつい
18		・	最大
19	非常にきつい		
20	もうだめ		

図4-B-33　ボルグ・スケール（Borg scale）と修正ボルグ・スケール（modified Borg scale）

常上限値は37 ppbである．

FeNOは，気管支喘息で上昇する．また，アレルギー性鼻炎で上昇し，喫煙者やステロイド薬使用で低下する．

4　呼吸困難の評価

呼吸困難とは呼吸運動に伴う不快な呼吸感覚であり，患者の主観的な訴えである．呼吸困難を定量化する指標には，visual analogue scale（VAS），ボルグ・スケール（Borg scale），修正ボルグ・スケール（modified Borg scale）がよく使われる．visual analogue scaleは100 mmの水平直線の左端を「全くなし」，右端を「最大」として，被検者に自分の呼吸困難感の強さに応じてスケール上の1点を選ばせ，左端からの距離をもって呼吸困難の定量的評価とする（図4-B-32）．VASは，同一患者において条件が変化した場合を評価する時に有用であるが，ほかの患者との比較やグループ間の比較をする場合には問題が多い．ボルグ・スケール，修正ボルグ・スケールは，数字の横に呼吸困難の程度を表現する言葉を並べ，患者に数字を指してもらう．運動負荷試験など負荷時の呼吸困難の定量的評価に用いられる（図4-B-33）．

> **呼気一酸化窒素濃度測定**
> 気管支喘息では，好酸球性炎症によりNOの産生が亢進する．呼気一酸化窒素濃度（FeNO）は，未治療の気管支喘息患者で高値を示し，吸入ステロイドなどの投与により低値となるため気道炎症の評価に有用である．

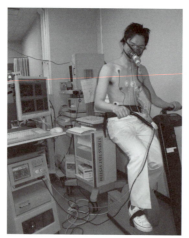

写真4-B-9 自転車エルゴメータによる運動負荷試験
呼気ガス分析,心電図を連続測定している.

Ⅴ 運動負荷試験

　酸素摂取や二酸化炭素の排出が正常に行われるためには,呼吸器系だけでなく,循環器系,組織レベルでのガス交換の歯車が円滑にかみ合って機能する必要がある.運動負荷試験で運動能力や心肺機能を調べることにより,運動能力に加え運動制限因子や潜在する病態も検出することができる.
　運動負荷試験には以下の方法がある.

1) トレッドミルあるいは自転車エルゴメータによる運動負荷試験
　　　（cardiopulmonary exercise testing；CPET）

　負荷装置としてトレッドミルあるいは自転車エルゴメータを使用し,呼気ガス,心電図,Sp_{O_2}などを連続的に,血圧や自覚症状(呼吸困難感,足の疲労感)などを一定間隔で測定して評価する(**写真4-B-9**).負荷法には定量負荷と漸増負荷がある.運動能力の評価,運動療法の処方とその効果判定には最も望ましい試験であるが,負荷装置や負荷用心電計,連続的呼気ガス分析装置が必要である.

(1) 運動負荷試験で得られる運動耐容能の評価
① 最大酸素摂取量（$\dot{V}_{O_2}max$）

　最大酸素摂取量($\dot{V}_{O_2}max$)とは,定負荷試験の負荷量を増加していったとき,$\dot{V}_{O_2}$がそれ以上増えなくなる運動レベルの$\dot{V}_{O_2}$と定義されている(**図4-B-34**).漸増負荷テストでも,$\dot{V}_{O_2}$が増加せずプラトーとなることが観察される.つまり,運動強度を上げてもそれ以上$\dot{V}_{O_2}$が増加しなくなる(レベルオフ現象)最高の$\dot{V}_{O_2}$を$\dot{V}_{O_2}max$といい,運動耐容能の指標となる.

> **最高酸素摂取量（peak $\dot{V}_{O_2}$）**
> 漸増負荷で,$\dot{V}_{O_2}max$(レベルオフ現象)は常に確認できるとはかぎらない.被検者が十分協力的である場合,下肢や全身の疲労などの自覚症状のため,運動の連続が不可能となる点の最高の$\dot{V}_{O_2}$を最高酸素摂取量(peak $\dot{V}_{O_2}$)という.$\dot{V}_{O_2}max$とpeak $\dot{V}_{O_2}$の定義は異なる.

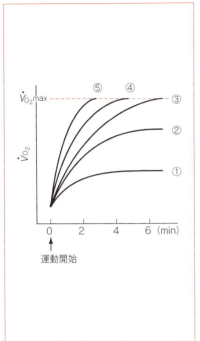

図4-B-34 定負荷試験による $\dot{V}_{O_2}$max の決定法

定負荷の運動強度を①から⑤へとだんだん強くしていくと, $\dot{V}_{O_2}$ はある点から運動強度を上げても増加しなくなる. その最高の $\dot{V}_{O_2}$ を $\dot{V}_{O_2}$max とする.

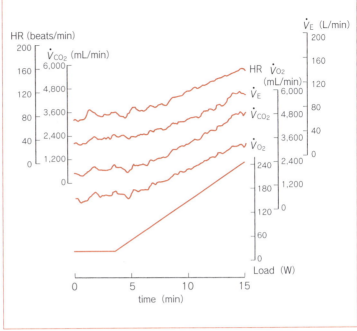

図4-B-35 健常者における自転車エルゴメータによる漸増負荷試験

自転車エルゴメータを使用して 20 W 4 分間のウォーミングアップの後, 3 秒間に 1 W ずつ負荷量を増加した. HR, $\dot{V}_E$, $\dot{V}_{CO_2}$, $\dot{V}_{O_2}$ は負荷量の増加に伴って増加する. HR：心拍数, Load：負荷量.

② その他の指標

漸増負荷試験において, 心拍数 (heart rate；HR), 血圧, 二酸化炭素排出量 ($\dot{V}_{CO_2}$), 換気量 ($\dot{V}_E$) も増加する. 心拍数と $\dot{V}_{O_2}$ はほぼ比例関係にある (図 4-B-35). 呼気ガス分析を毎回実施することは煩雑であるため, このことを利用して運動処方を行うときの運動強度の指針として心拍数が用いられている.

③ 運動制限因子の評価

運動能力が低下しているとき, 換気予備能 (ventilatory reserve；VR), 心拍予備能 (heart rate reserve；HRR) からその原因を分析することができる.

2) 6 分間歩行試験 (6-minute walk test；6MWT)

室内の平坦なスペースを 6 分間できるだけ速く歩き, その距離を測定することで運動耐容能を評価する. 通常, 運動前後にボルグ・スケール (p.221) による呼吸困難感を記録する. また, パルスオキシメータによる Sp_{O_2} の変化を記録する場合もある. 特別な道具を必要とせず, 自立歩行が可能ならほとんどの患者で実施できる. 重症の肺疾患者において, この歩行距離とエルゴメータなどで求めた peak $\dot{V}_{O_2}$ との間によい相関が得られることが知られている.

> **無酸素代謝閾値 (anaerobic threshold；AT)**
> 運動中に乳酸が蓄積する強い運動強度になると, HCO_3^- の緩衝により産生される CO_2 が上乗せされるため, $\dot{V}_{CO_2}$ は $\dot{V}_{O_2}$ より増加して高値 (R が 1 以上) となる. 有酸素的エネルギー産生が無酸素的エネルギー産生により補足され, その結果, 筋肉や血液内の乳酸が上昇しはじめる点のことを無酸素代謝閾値 (AT) という. AT は動脈血中乳酸濃度の上昇点, あるいは呼気ガス分析において $\dot{V}_{CO_2}$ が $\dot{V}_{O_2}$ より速く増加するようになる点 (屈曲点) として求めることができる.

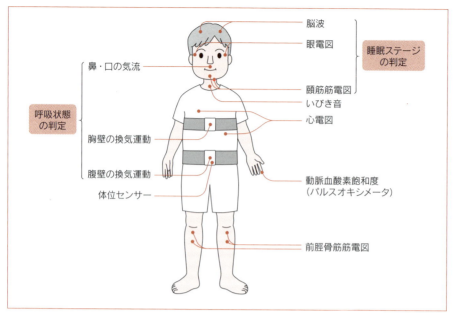

図4-B-36　終夜睡眠ポリグラフィの測定項目

3）シャトルウォーキング試験（shuttle-walking test；SWT）

室内の平坦なスペースに10 mのコースを設け，両端から50 cmのところに置かれたコーンの間を，オーディオから一定間隔で発せられる信号音に合わせて往復歩行し，発信音の時間間隔を1分ごとに短くすることで歩行速度を徐々に上げていく多段階負荷試験である．決められた時間内に10 mの歩行が完遂できなかった時点でテスト終了となり，最大歩行距離で評価する．SWTは，歩行スピードを記録したCD等の音源が必要であるが，それ以外には6MWT同様特別な道具を必要とせず簡便に実施できる．SWTの歩行距離は，6MWTより peak $\dot{V}_{O_2}$ との相関が強いことが知られている．

VI 睡眠時無呼吸検査

睡眠時無呼吸症候群を代表とする睡眠呼吸障害の検査法としては，簡易睡眠呼吸検査装置などによるスクリーニング検査と，睡眠障害の有無を含めた精密な検査である終夜睡眠ポリグラフィ（polysomnography；PSG）がある．

1）終夜睡眠ポリグラフィ（図4-B-36）

終夜睡眠ポリグラフィ（PSG）とは，睡眠中の生体活動を表す複数の測定項目を，同一時間軸で電気的に記録する検査である．記録を自動解析，目視確認し，診断や重症度判定に用いる．

換気予備能（ventilatory reserve；VR）
VRは1−最大換気量（$\dot{V}_{Emax}$）/MVV で表す．通常，健常者では0.3〜0.4に相当し，呼吸予備能がある．COPDなどの肺疾患患者では換気制限のためVRが低下し，時にマイナスになる．

心拍予備能（heart rate reserve；HRR）
HRRは，予測最大心拍数−最大心拍数（HR_{max}）で表す．成人の場合，予測最大心拍数は，[220−年齢（歳）] あるいは [210−0.65×年齢（歳）] で推定される．心疾患患者では心拍数をめどに運動を中止するので，HRRは小さいがVRは大きい．反対に，呼吸器疾患では換気が運動制限因子となるため，HRRは大きいがVRは小さい．

① 睡眠の判定：脳波（EEG），眼電図（EOG），頤筋筋電図（EMG）を記録し，レム睡眠，ノンレム睡眠と睡眠ステージ，覚醒を判定する（p.100）．
② 無呼吸，低呼吸の判定：鼻・口に気流センサーを装着し，胸腹部の呼吸運動をみるために胸部，腹部にバンドを巻き記録し，無呼吸を分類する．
③ その他：心電図，Sp_{O_2}，マイクロフォンによるいびき音の測定，体位センサーによる体位の判定，周期性下肢運動（periodic leg movement；PLM）の検出のための前脛骨筋表面筋電図の測定が行われる．

2）簡易睡眠呼吸検査

睡眠呼吸障害のスクリーニング検査として，簡易睡眠呼吸検査を行う．小型で持ち運びが容易なため，在宅で検査が可能である．測定方法を患者に指導して装置を持ち帰ってもらい，就寝前に患者自身で装着し検査を開始する．多くの場合，脳波，眼電図，筋電図は省かれ，鼻気流，Sp_{O_2}，脈拍数が測定される．胸腹呼吸，体位，心電図が測定される場合もある．

3）呼吸イベントの判定

無呼吸と低呼吸の基準は種々あり，施設によって異なる場合がある．一般的には，鼻口センサーで呼吸信号が基準振幅から90％以上の低下が10秒以上持続する場合を**無呼吸**，基準振幅から30％以上の低下が10秒以上持続するとともにSp_{O_2}が3％以上低下，もしくは覚醒反応を伴う場合を**低呼吸**とする．無呼吸と低呼吸の総数を総睡眠時間で除したもの（睡眠1時間あたりの無呼吸と低呼吸の回数）を無呼吸低呼吸指数（apnea-hypopnea index；AHI）とする．呼吸イベントは呼吸努力の有無により，閉塞性，中枢性，混合性に分ける（図4-B-37）．

(1) 閉塞性無呼吸（obstructive apnea）

上気道の閉塞による無呼吸で，口・鼻気流は停止しているが，換気努力を伴い胸腹壁の奇異性運動がみられる．

(2) 中枢性無呼吸（central apnea）

呼吸中枢の換気ドライブの減少により，口・鼻気流は停止し，胸腹壁の呼吸運動も停止する．

(3) 混合性無呼吸（mixed apnea）

中枢性と閉塞性が混合したものである．呼吸停止の前半は換気努力がみられない中枢性無呼吸であるが，その後換気努力がみられ，閉塞性の無呼吸になる．

4）閉塞性睡眠時無呼吸症候群（obstructive sleep apnea syndrome）

成人の場合，AHIが5以上でいびきや，日中のねむけ，中途覚醒，起床時の頭痛などの睡眠障害を認める場合，あるいは症状がなくてもAHIが15以上の場合を睡眠時無呼吸症候群と診断する．睡眠時無呼吸症候群の90％以上は，閉塞性睡眠時無呼吸症候群である．

簡易睡眠呼吸検査におけるAHI
簡易睡眠呼吸検査は簡便であるが，睡眠状態や正確な睡眠時間はわからないので総睡眠時間を測定できない．そのため，総睡眠時間を総記録時間で代用する．また，覚醒反応に基づく低呼吸がわからない．そのためAHIは過小評価される．

閉塞性睡眠時無呼吸症候群の診断
睡眠障害国際分類第3版（2014年）の成人閉塞性睡眠時無呼吸症候群の診断基準では，AHI 5以上で①眠気，休まらない睡眠，疲労感，不眠の訴え，②呼吸停止，喘ぎ，窒息感で覚醒，③ベッドパートナーによる睡眠中の習慣性いびき，呼吸中断の報告，④高血圧，気分障害，認知障害，冠動脈疾患，脳血管疾患，うっ血性心不全，心房細動，2型糖尿病の診断のうち，①～④の1つ以上を満たすことが条件とされる．

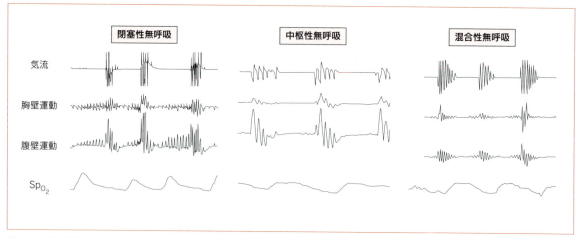

図4-B-37 閉塞性，中枢性，混合性無呼吸
閉塞性無呼吸は，①無呼吸の基準を満たし，②呼吸停止時に換気努力があり，③胸腹壁の奇異性運動がみられる．
中枢型無呼吸は，①無呼吸の基準を満たし，②呼吸停止時に換気努力がみられず，③胸壁腹壁運動が停止する．
混合型無呼吸は，①無呼吸の基準を満たし，②初期部で換気努力が消失し，③その後に換気努力が再開する．

VII 主な呼吸器疾患の呼吸機能検査所見

1）気管支喘息

　気管支喘息とは，気管支粘膜の慢性炎症により，気管支がさまざまな刺激に対して過敏になる結果，発作性の呼吸困難，喘鳴，咳などの症状が急に起こり，繰り返す病態である．誘因・原因はさまざまだが，小児では，ダニやハウスダストなどをアレルゲンとするアトピー型が多い．成人では非アトピーの割合が高くなる．

　呼吸機能検査では閉塞性換気障害を呈し，ピークフローの低下がみられる．気道抵抗，呼吸抵抗が上昇する．気流閉塞により残気量（RV），残気率（RV/TLC）が増加する．肺胞破壊はないので D_{LCO} は低下しない．気流閉塞は可逆性である（**図 4-B-38**）．非発作時の気管支喘息では必ずしも閉塞性換気障害を認めない．その場合，気道過敏性の亢進が証明できれば診断に有用である（気道過敏性試験，p.196）．

2）慢性閉塞性肺疾患（COPD）

　慢性閉塞性肺疾患（COPD）は，「タバコ煙を主とする有害物質を長期に吸入曝露することなどにより生ずる肺疾患であり，呼吸機能検査で気流閉塞を示す．気流閉塞は末梢気道病変と気腫性病変がさまざまな割合で複合的に関与し起こる．臨床的には徐々に進行する労作時の呼吸困難や慢性の咳・痰を示すが，これらの症状に乏しいこともある．」と定義されている．肺気腫と慢性気管支炎が含まれる．

　呼吸機能検査では，短時間作用型気管支拡張薬吸入後のスパイロメトリで

> **末梢気道病変と気腫性病変**
> 末梢気道病変とは，末梢気道（内径2mm以下の細気管支）への粘液分泌物の貯留，炎症細胞の浸潤，平滑筋の肥厚などによる気道の変形と狭窄および細気管支の破壊による気道の消失をいう．気腫性病変とは，終末細気管支より末梢の気腔が肺胞壁の破壊を伴いながら異常に拡大し，明らかな線維化は認められない病変を指す．

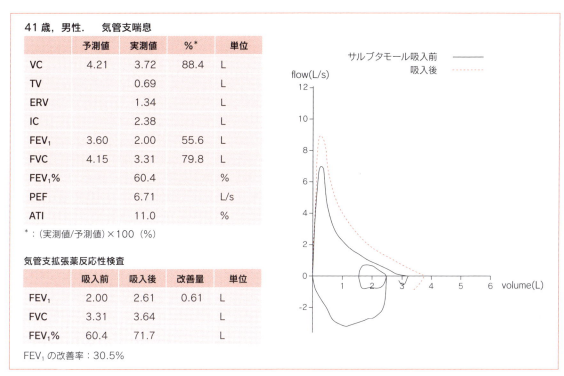

図4-B-38　気管支喘息の呼吸機能検査

$FEV_1\%$が70％未満を呈する．％FEV_1で重症度を分類する．肺の過膨張のためRV，FRC，TLCが上昇し，残気率（RV/TLC）も上昇する．気道抵抗，呼吸抵抗，静肺コンプライアンスも増加する．拡散能力は低下し，換気の不均等分布が増大するため，クロージングボリューム曲線のΔN_2の増加がみられる（図4-B-39）．

3）間質性肺炎

間質性肺炎は，肺間質に病変の主座をもち，炎症，線維化など多彩な病変を呈し，両側肺野にびまん性陰影を認める疾患の総称である．間質性肺炎の原因は多岐にわたり，職業や環境要因などの原因が明らかな場合，膠原病やサルコイドーシスなどの全身性疾患に付随する場合，原因が特定できない場合がある．自覚症状は咳や労作時呼吸困難を高頻度に認める．呼吸機能検査では，拘束性換気障害を呈し，TLC，VC，FRC，静肺コンプライアンスが低下する．また，拡散障害（D_{LCO}の低下）を認める（図4-B-40）．安静時の動脈血ガス分析のPa_{O_2}に低下がなくても，労作時にPa_{O_2}の低下（Sp_{O_2}の低下）を認める場合がある．

79歳, 男性. 肺気腫

	予測値	実測値	%*	単位
VC	3.19	4.20	126.0	L
TV		0.73		L
ERV		1.41		L
IC		2.61		L
FEV_1	2.41	1.21	50.2	L
FVC	3.20	3.99	124.7	L
FEV_1%		30.3		%
PEF		3.70		L/s
MVV	72.07	50.30	69.8	L/min

	予測値	実測値	%*	単位
RV	2.54	3.44	135.4	L
FRC	3.76	4.85	129.0	L
TLC	5.91	7.45	126.1	L
RV/TLC		46.1		%
D_{LCO}	12.68	9.30	73.3	mL/min/mmHg
D_{LCO}/V_A	4.136	2.217	53.6	mL/min/mmHg/L
CV		測定不能		L
ΔN_2		2.93		%
ΔN_2/L		8.80		%/L

*:(実測値/予測値)×100 (%)

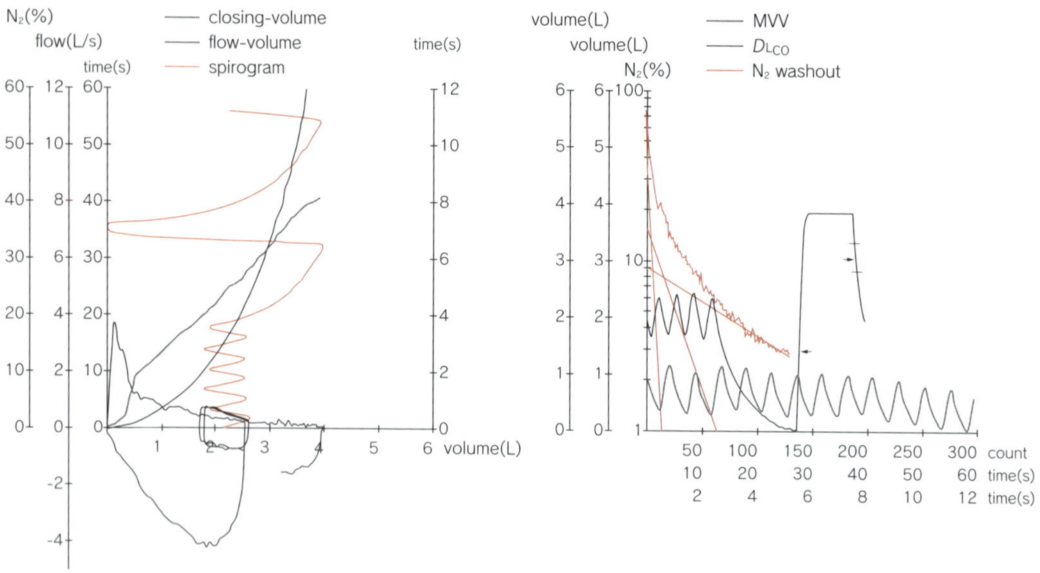

図4-B-39 肺気腫の呼吸機能検査

4) 呼吸不全

　大気中から酸素を体に取り入れ，体内でできた二酸化炭素を体外に放出するという肺の本来の働きを果たせなくなった状態を呼吸不全といい，Pa_{O_2} が60 Torr以下になることを呼吸不全の定義としている (p.211参照).

64歳，男性． 特発性間質性肺炎

	予測値	実測値	%*	単位
VC	3.93	1.96	49.9	L
TV		0.60		L
ERV		0.80		L
IC		1.15		L
FEV$_1$	2.93	1.65	56.3	L
FVC	3.71	1.99	53.6	L
FEV$_1$%		82.9		%
PEF		8.02		L/s

	予測値	実測値	%*	単位
RV	2.38	0.93	39.1	L
FRC	3.97	1.73	43.6	L
TLC	6.51	2.89	44.4	L
RV/TLC		32.2		%
D_{LCO}	17.33	8.03	46.3	mL/min/mmHg
D_{LCO}/V_A	4.583	2.925	63.8	mL/min/mmHg/L

＊：(実測値／予測値)×100（％）

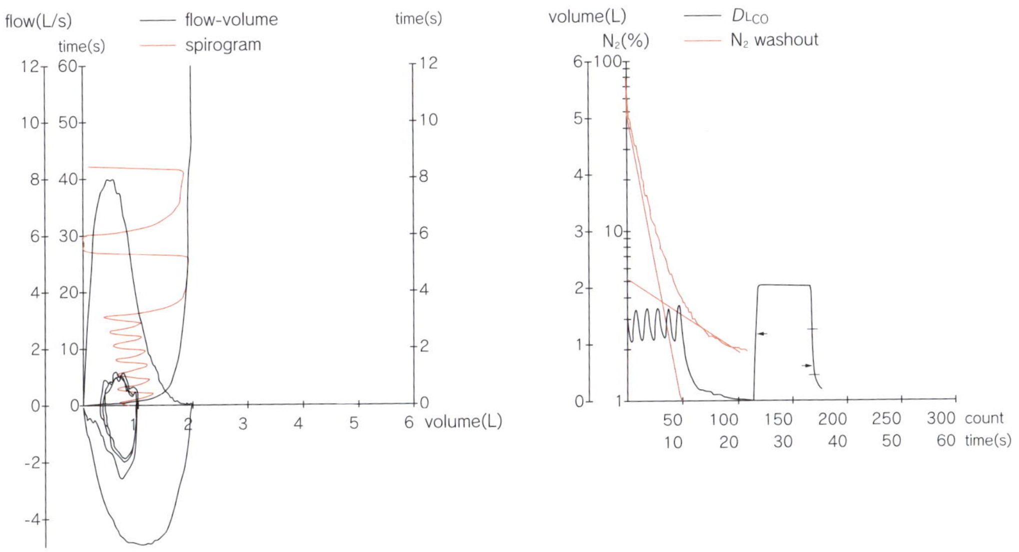

図4-B-40　特発性間質性肺炎の呼吸機能検査

第5章 感覚機能検査

A 平衡機能検査

I 平衡機能検査とは

　人間は目（視覚情報），耳（前庭・三半規管からの前庭覚情報），筋肉・関節（体性感覚情報）などからの知覚情報を中枢神経系で統合，制御し，運動器に適切な出力指令を出すことで体のバランスをとっている．この経路のいずれかが障害を受けることで，"めまい"や"平衡障害"が引き起こされる．
　"めまい"とは，臨床的には，
「静止時あるいは運動中に，自己の身体の空間に対する定位が，そのあるべき状態と異なっていると感じ，不快感を伴うもの」
「空間識の異常としてとらえた平衡障害を自覚する全身的仮性運動感覚（不快感を伴う）」
などと定義されている．これらは"めまい"が自覚症状を表す言葉であることを示しているが，一方，臨床の現場では，この"めまい"を他覚的に評価することが必要となる．"めまい"や"平衡障害"を呈する症例では，前庭動眼系の障害に伴う異常眼球運動と，前庭脊髄系の障害による体幹・四肢の平衡障害を認めることが多く，これらが客観的，定量的評価の対象となる．

II 前庭の解剖と機能

　内耳は側頭骨内にあり，加速度情報を感知する前庭系と，聴覚情報を感知する蝸牛に分けられる．前庭系はさらに，回転加速度を感知する**前・後・外側半規管**と，直線加速度・重力・慣性力などを感知する**耳石器（卵形嚢，球形嚢）**に分けられる（**図5-A-1**）．

1 耳石器

　耳石器は卵形嚢，球形嚢という2つの嚢からなり，それぞれ感覚上皮をもつ平衡斑（卵形嚢斑，球形嚢斑）を入れている．直立した状態で球形嚢斑はほぼ垂直，卵形嚢斑はほぼ水平に位置する．平衡斑の感覚細胞（有毛細胞）は感覚毛とよばれる毛をもち，その上に耳石膜と，炭酸カルシウムの結晶である耳

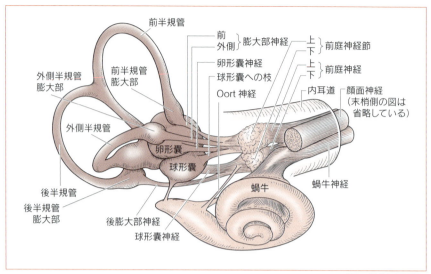

図5-A-1　膜迷路　　　　　　　　　　　　　　　　　　　　　（Max Brödel 改変）

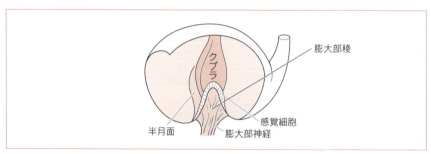

図5-A-2　半規管膨大部の構造

石が集積している．この耳石の重さが感覚毛を動かすことで，感覚毛内のイオンチャネルが開き脱分極が起きて直線加速度が感知される．直線加速度には重力（引力），慣性力，遠心力なども含まれる．地球上の1Gの重力環境下では，頭部の傾斜を感知することが可能となる．

2　三半規管

　前・後・外側の三半規管はそれぞれ90°の角度をなす平面内にあり，それぞれの一側に感覚細胞をもつ膨大部が存在する．膨大部の中には膨大部稜とよばれる隆起があり，その上に感覚細胞が存在する（図5-A-2）．感覚細胞の感覚毛上にはクプラとよばれるゼラチン状の物質が乗っており，頭の回転によって内リンパ流動が起こると，クプラが偏倚して感覚毛を傾斜させ，これにより半規管活動電位を変化させる．頭部（前庭迷路）に回転加速度が負荷されると，それぞれの平面の方向に分解された加速度の大きさに応じて，各半規管の内リンパ流動が起こる．この流動により各半規管の求心線維の活動電位が変化する．外側半規管では膨大部へ向かう内リンパ流が活動電位を増加させ，前・後半規管では膨大部から遠ざかる内リンパ流が活動電位を増加させる．たとえ

> **有毛細胞の配列**
>
> 有毛細胞は感覚毛をもち，その配列の方向（倒れる方向）によって感知する加速度の方向が決定される．有毛細胞はその感覚毛の配列から極性をもち，ストリオラ（分水嶺）とよばれる境界線を境として逆方向の極性を示すように並んでいる．球形嚢と卵形嚢の位置関係，感覚細胞の極性，ストリオラが直線ではなく曲線状になっていることなどにより，耳石器はあらゆる向きの加速度を感知できるようになっていると考えられる．

> 偏倚
>
> かたよること．

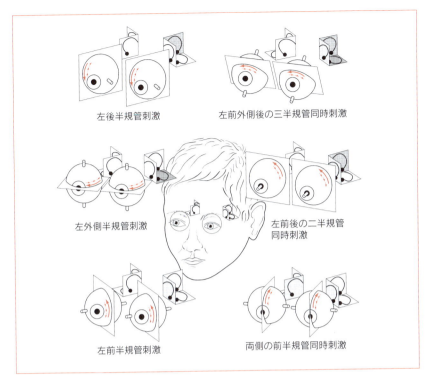

図5-A-3　半規管刺激による眼球偏倚

ば頭部を左に回転させると（**図5-A-3**），左の外側半規管に膨大部へ向かう内リンパ流が起こる．これにより眼球が外側半規管面で右に偏倚し，視線が保持される．

3　前庭の神経

　前庭迷路からの求心線維は，上・下前庭神経に分けられる．上前庭神経は前・外側半規管，卵形囊および球形囊の一部を支配し，下前庭神経は後半規管および球形囊の大部分を支配する．末梢前庭からの求心線維の神経終末の大部分は脳幹（橋）の前庭神経核に終わる．

　前庭神経核からの遠心線維の投射経路のうち，体平衡の反射への関与の深いものとして前庭脊髄系と前庭動眼系がある．前庭脊髄系は前庭からの刺激に対する出力を骨格筋に伝えるのに対し，前庭動眼系は前庭からの刺激に対応して外眼筋への出力がなされる．

4　前庭動眼反射

　動物が走るなど運動をする際，頭部は上下左右へ揺れるため，視線が頭部に対しまっすぐ前方へ固定されていると，視覚入力は頭部とともに激しく揺れることになる．これを防ぐため，視線方向（眼球）は常に頭部と反対方向へ動いており，これを**前庭動眼反射**とよぶ．前庭動眼反射の経路は，①前庭神経，②同側前庭神経核からの二次ニューロン，③運動神経核（動眼，滑車，外転）か

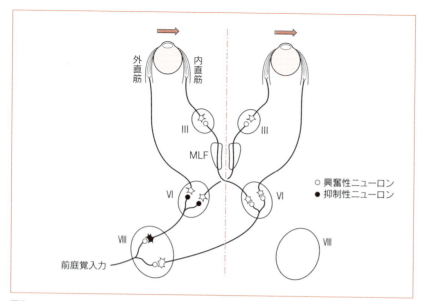

図5-A-4　外側半規管刺激時の前庭動眼反射の神経回路
Ⅲ：動眼神経核，Ⅵ：外転神経核，Ⅷ：前庭神経核，MLF：内側縦束．

らの運動ニューロンの3ニューロン弓で構成される．二次ニューロンには興奮性と抑制性の2種類があり，たとえば左の外側半規管が刺激されると，左前庭神経核の興奮性二次ニューロンが対側の外転神経核運動ニューロンを刺激するのと同時に，抑制性二次ニューロンが同側の外転神経核運動ニューロンを抑制する．右の外転神経核はMLFを介して左の動眼神経核を刺激，左の外転神経核は右の動眼神経核を抑制する（**図5-A-4**）．これにより両眼が右へ偏倚する．

MLF：medial longitudinal fasciculus，内側縦束

5　前庭脊髄反射

　前庭脊髄系は前庭神経核から脊髄を下降し，頸筋，躯幹，四肢の筋への出力を介して頭部や体幹の姿勢の立ち直り反射を行っている．たとえば，足場が右下に傾くと，右下肢を伸展，左下肢を屈曲することで体全体のバランスをとることができる．

　前庭脊髄路のうち，外側前庭脊髄路は主に耳石からの入力を受け，頸部・体幹・上下肢のすべてに投射し，全身の前庭脊髄反射に関与する．これに対し，内側前庭脊髄路は主に半規管からの入力を受け，大部分は頸部の筋に投射して前庭頸反射に寄与している．

6　前庭性眼振

　一側前庭神経が刺激されると，前庭動眼反射により対側への緩徐な共同性眼球偏倚（緩徐相＝前庭動眼反射）が惹起され，それに続いて同側へ向かう急速な眼球運動（急速相）が生じる．この緩徐相と急速相の律動的な眼球運動の反復を**眼振**とよぶ．眼振の方向は急速相の方向と定義される．

急速相の神経機構

脳幹のポーズニューロンからの抑制の解除により興奮性バーストニューロンが同側の外転神経核および対側の動眼神経核を興奮させ，同時に抑制性バーストニューロンが対側の外転神経核および同側の動眼神経核を抑制する．これにより同側への急速眼球運動が惹起され，偏倚していた眼球が元へ戻る．

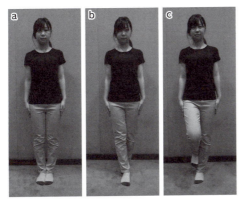

写真5-A-1　直立検査
a：両脚直立検査，b：Mann検査，c：単脚直立検査．

III 体平衡機能検査

1　静的平衡機能検査

ヒトは常に視覚・前庭覚・体性感覚の3入力を統合し，随意的および反射的な四肢・体幹筋の運動調節を行うことで姿勢を制御している．この制御機構に破綻をきたすと姿勢の保持が不安定となる．

1）直立検査（写真5-A-1）

ヒトは直立する際，わずかな動揺を繰り返しながら平衡を保持する．前出の姿勢保持機構に破綻をきたすと，この平衡の保持が不安定となる．この機能を評価するため，①両脚直立，②Mann（マン），③単脚直立と，順に接地状態を不安定にして姿勢の安定性を観察する．検査時間内に転倒または姿勢を維持できない場合を陽性とする．転倒・動揺に一定の方向性がある場合は，それも記録する．また開眼・閉眼での検査を比較することにより，前庭・体性感覚系の機能を推定することができる（**ロンベルグ現象**の検出：開眼で起立可，閉眼で不可となる場合をロンベルグ現象陽性とする）．検者は，常に被検者が転倒した場合に備え，支える準備をする必要がある．

① **両脚直立検査（ロンベルグテスト）**：両足をそろえて直立させ，30秒間観察する．
② **Mann（マン）検査**：両足を前後に一直線上に置き，前に置いた足のかかとに後ろ足のつま先が接した状態で直立させ，30秒間観察する．次に，前後の足を入れ替えて同様に観察する．
③ **単脚直立検査**：単脚にて直立し，他側の足を軽く挙上して30秒間観察する．次に，挙上する足を変えて検査する．検査時間内に3回，挙上する足が接地した場合を陽性とする．

2）重心動揺検査

重心動揺計は，正三角形の各頂点に加重検出計を配置し，その上に被検者を直立させて，その身体動揺に伴う足圧中心位置の変化を記録する装置である．

(1) 検査法

実際の検査では両脚直立検査と同様の起立姿勢で行うが，直立維持が不安定で検査困難な場合は，開足または足尖のみを開いて起立させて行う．開眼においては正面・眼の高さに設置した視標を注視した状態で施行する．記録時間は60秒とする（直立困難例では30秒）．検査は，開眼と閉眼で行う．

(2) 測定項目

① 重心動揺図：計測した軌跡のパターンは求心型，びまん型，左右型，前後型，多中心型，不規則型などに分類されるが，臨床的意義は少ない．

② 重心動揺軌跡長：一定時間内（通常60秒）における動揺の軌跡長のことで，不安定さの指標として重要である．X軸成分とY軸成分の相関が，動揺の特徴を示す指標として用いられることもある．

③ 重心動揺面積：外周面積（動揺軌跡の最も外側の部分で囲まれる面積）と矩形面積（X軸方向とY軸方向の最大径の積），実効値面積（動揺図の近似円の半径）の3種類の計測法があり，外周面積が一般的である．

④ 単位面積軌跡長：60秒間の総軌跡長を外周面積で割った値である．

⑤ 周波数分析：フーリエおよびMEM法による変換を行ってパワースペクトルを解析する．視覚入力・前庭覚入力・体性感覚入力の欠損によって生じる動揺の増大は，それぞれ特徴周波数をもつとされる．

⑥ ロンベルグ率：健常者は視覚・前庭覚・体性感覚の3入力によって動揺を制御しているが，前庭障害ないしは体性感覚障害の症例では閉眼によって3つの入力のうち1つしか用いることができなくなるため，開眼時と閉眼時の動揺の差が顕著となる（ロンベルグ現象陽性）．動揺面積もしくは軌跡長の開閉眼時の比率（閉眼時/開眼時）を計算する．

⑦ ラバー負荷検査：重心動揺計の検査台上にやわらかいフォームラバーを置いてその上に直立すると，体性感覚外乱が負荷された状態となり，姿勢を維持するために視覚と前庭覚入力への依存度が高くなる．さらに閉眼を負荷し視覚入力を遮断すると，前庭覚入力に高度に依存した状態を評価することができる．

実際の検査では，通常の重心動揺検査を開閉眼で行った後，検査台上にフォームラバーを置き，被検者の両足のかかとが接しつま先が30°開いた状態でフォームラバー上に直立させる．開閉眼それぞれの状態で，1分間の重心動揺記録を行う．通常の検査と比べ転倒しやすいため注意を要する．結果の評価については，ラバーを使用した状態で重心移動の速度により算出したロンベルグ率（開眼時と閉眼時の速度の比率：ラバーロンベルグ率）と，ラバー使用時と非使用時における閉眼時の速度比率（速度ラバー比）をパラメータとして使用し，前庭障害の可能性を判定する．

 重心動揺検査

標準的な装置は体重による割算回路を有し偏倚（cm）で出力されるため，被検者の体重による補正は不要である．重心位置と足圧中心位置は完全静止時には一致するが，実際には健常者でも動揺があるため，両者の間にはずれが生じることを考慮すべきである．たとえば，右への重心の偏倚に際しては，必ず足圧中心の左への偏倚が先行する．

MEM法：maximum entropy method，最大エントロピー法

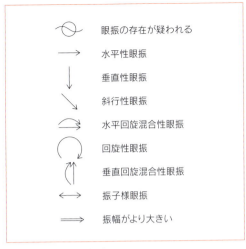

図5-A-5　眼振記載法

図5-A-6　skew deviation

2　動的平衡機能検査

1）書字試験
開閉（遮）眼で縦書きの文字を書く．前庭障害例では閉（遮）眼にて患側への偏倚がみられる．中枢障害例では，視覚の有無にかかわらず文字が失調様となる．

2）足踏み検査
床に30°ずつ分度した半径0.5 mと1 mの同心円を描き，その上に閉（遮）眼で100歩足踏みをさせる．結果は，身体の回転角度，中心からの移行角度，移動距離，移動軌跡で評価する．

3）歩行検査
身体障害者福祉法に基づく平衡機能障害の等級診断・認定の際に必要となる．
- 「平衡機能のきわめて著しい障害」（3級）：四肢体幹に器質的異常がなく，他覚的に平衡機能障害を認め，閉眼で起立不能，または開眼で直線を歩行中10 m以内に転倒もしくは著しくよろめいて歩行を中断せざるをえないものをいう．
- 「平衡機能の著しい障害」（5級）：閉眼で直線を歩行中，10 m以内に転倒または著しくよろめいて歩行を中断せざるをえないものをいう．

IV　眼球運動の検査（図5-A-5）

1　裸眼下での観察

1）眼位の異常
(1) skew deviation（図5-A-6）
静止眼位で側方視時に外転位眼が上方へ，内転位眼が下方へ転位し，同時に

> **失調**
> 調和を失うこと．ある機能について調節ができなくなること．

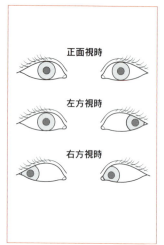

図 5-A-7　右 MLF 症候群

図 5-A-8　注視眼振の種類

> **内側縦束（MLF）症候群**
> 側方注視時の共同運動を行うため，外転神経核と対側の動眼神経核の間に内側縦束（MLF）とよばれる神経経路が存在する．この2つの神経核が同期して活動することにより，水平性の共同眼球運動が可能となる．右のMLFの障害により，左方注視時左眼は外転するが右眼は内転しない状態が起こる．これを右MLF症候群とよぶ（図5-A-7）．これに加え，右PPRF（側方注視中枢）が同時に障害され，右注視も不能となったものをone-and-a-half 症候群とよぶ．

内転位眼方向への回旋を伴う．両側性のものもある．小脳や脳幹の急性障害により起こるとされ，橋・延髄レベルより吻側（上方）の障害では健側眼が低位に，尾側（下方）の障害では患側眼が低位となる．

(2) 共同偏視

　急激な側方注視麻痺は対側への眼球の偏倚をきたす．これを共同偏視という．側方注視刺激の遠心線維は対側大脳皮質の運動野から下降し，動眼神経核と滑車神経核の間の視運動交叉で同側に移り，同側外転神経核へ至る．つまり，この視運動交叉より吻側での病変では障害側への共同偏視が起こり，視運動交叉より尾側の病変の際には健常側への共同偏視となる．錐体交叉（延髄）との高位の差から，共同偏視と片麻痺の患側の組み合わせにより高位診断が可能となる．

2）注視眼振検査（図 5-A-8）

　正面・左右上下30°を注視させた状態で，眼振の有無と方向・性状を検査する．また，視標をゆっくりと移動させ，追視が円滑に行えるかどうかを観察する．さらに，視標の急速な移動に対して注視が的確に行えるかも検査する．強い一側前庭障害の急性期では，定方向性水平回旋混合性の注視眼振が観察される．これは本来，視覚によって抑制される前庭性眼振が，抑制しきれないほど強いために注視下でも観察されるもので，強い回転性めまいの自覚を伴う．これに対し，脳幹や小脳障害由来の注視眼振では，患者は強いめまいを訴えないことが多い．また，円滑な追視や急速に移動する視標への的確な注視が障害されることがある．

(1) 定方向性水平回旋混合性眼振

　一側の強い急性前庭障害時に健側方向へ向かう眼振が観察される．図5-A-8でaはⅢ度，bはⅡ度，cはⅠ度の注視眼振とよばれる．

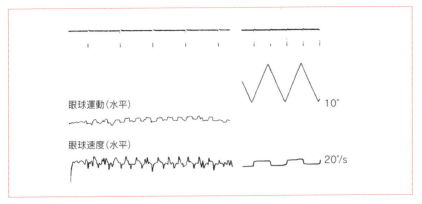

図5-A-9　square-wave jerk

> **square-wave jerk（図5-A-9）**
> 0.5～5°程度の急速な左右への眼球運動が，200 ms以内の間隔をもって（intersaccadic interval）繰り返される．非注視下ではよく観察されるが，注視時に観察された場合に病的意義をもつ．小脳障害症例で認められる．振幅が5～15°と大きいsquare-wave jerkをmacrosquare-wave jerkとよぶ．

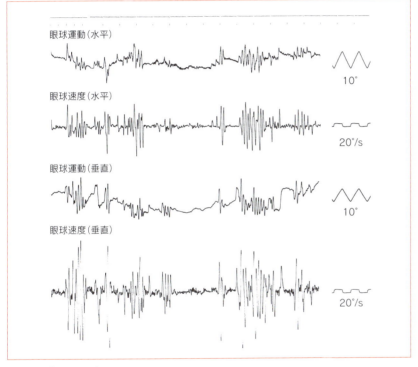

図5-A-10　opsoclonus

> **opsoclonus（図5-A-10），ocular flutter**
> 水平・垂直・回旋の種々の方向への速い眼球運動が，intersaccadic intervalなしに繰り返される．10～15 Hz程度の周波数で起こる．小脳辺縁核の障害で認められる．小脳室頂核から水平注視中枢（橋に存在）への抑制のみが障害されると，水平方向のみのocular flutterとなる．

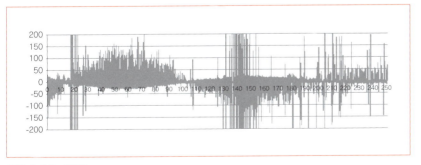

図5-A-11　PAN

> **PAN（periodic alternating nystagmus）**
> 小脳や脳幹部の障害により，急速相の方向が経時的に変化するPANがみられることがある（図5-A-11）．

(2) 左右側方注視眼振

右方注視時に右向き，左方注視時に左向き眼振が認められる．脳幹の側方注視中枢の障害によるとされる．片側は振幅が大きく頻度が小さく，対側では逆に低振幅で高頻度の眼振が観察される場合をBruns（-Cushing）眼振とよぶ．大打性（大きく動く）の方向が患側とされる．

(3) 垂直性眼振

垂直性眼振には上眼瞼向きと下眼瞼向き眼振がある．上眼瞼向き眼振は非常にまれで，その病巣の局在についても定説はないが，進行性核上性麻痺などの中脳の障害される疾患において認められることが多い．下眼瞼向き眼振は，小脳正中部障害により起こるとされる．

(4) 回旋性眼振

正面視で純回旋性眼振を認めることはまれであるが，もし認めた場合は病巣の局在診断の意義が大きい．延髄空洞症やWallenberg（ワレンベルグ）（延髄外側）症候群のような，下部延髄の障害により出現するとされる．

3）先天性眼振

注視時に側方への眼振（図5-A-12a）や，急速相と緩徐相の差がはっきりしない振子様眼振（図5-A-12b）が先天的に観察される．一般に，自覚症状としてめまいを訴えることはないが，眼振が高度となると動揺視を訴える症例もある．弱視性の斜視を伴うことも多い．後述する視運動性眼振で，急速相と緩徐相が逆転するinversion（図5-A-12c）が比較的よく観察される．また，左右単眼視で眼振方向が変化する潜伏眼振や，1〜2分周期で眼振方向が変化する交代性眼振も観察されることがある．

先天性眼振には一定の眼位で眼振が弱くなるneutral pointが存在し，その位置が正面にくるように頭位を保つため，捻転した頭位をとる習慣があることが多い．

2 非注視下での観察

末梢前庭障害による眼振は固視にて抑制を受ける．この固視を除去することで，眼振が明瞭に観察されるようになる．

1）フレンツェル眼鏡，赤外線CCD/CMOSカメラ（写真5-A-2）

約20ディオプトリーの凸レンズがついた眼鏡で，中に豆電球が点灯する．強い凸レンズのため，被検者は眼鏡を装着すると外部固視が不可能となる．ただし，白内障の術後（水晶体摘出）症例では眼球内にレンズ作用がないため，かえって固視が可能となってしまう場合があり，注意が必要である．最近では，フレンツェル眼鏡のレンズ部に赤外線CCDカメラを装着した眼球運動観察装置が広く普及している．これは，被検者の眼球をモニターに映し出して明確に観察することができるほか，被検者を絶対暗所の状態におくことが可能と

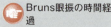
Bruns眼振の時間経過
眼振の時間経過として，初期には健常注視時の低振幅・高頻度の眼振が出現し，障害の進行とともに患側注視時の高振幅・低頻度の眼振がみられるようになる．さらに障害が進むと，注視中枢機能が完全になくなり，患側注視が不可能となる．

垂直性眼振
末梢前庭障害では，半規管面の各ベクトルの総和に沿って眼振が起こると考えられるため，垂直性眼振が起こるには左右の対応する垂直半規管が全く同程度に障害される必要があり，実際に臨床の場で目にすることは非常にまれである．

眼振の検出率
フレンツェル眼鏡よりも赤外線CCDカメラのほうが眼振の検出率が高い．赤外線CCDカメラ下の観察では，健常者でも自発眼振が観察されることがある．

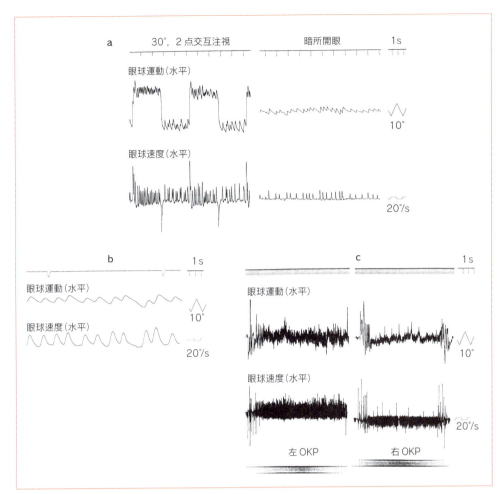

図5-A-12 先天性眼振
OKP：optokinetic pattern.

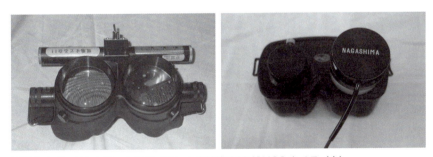

写真5-A-2 フレンツェル眼鏡（左）と赤外線CCD/CMOSカメラ（右）

なる利点もある．

2）頭位眼振検査

フレンツェル眼鏡を装着した状態で，座位または仰臥位で眼振を観察する．

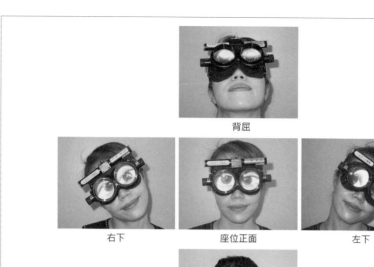

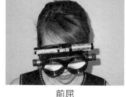

写真5-A-3 頭位眼振（座位）

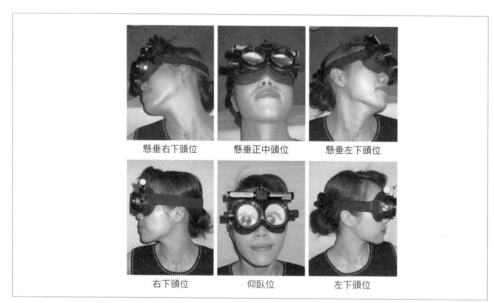

写真5-A-4 頭位眼振（仰臥位）

仰臥位としたほうが眼振の検出率が高い．座位の場合（**写真5-A-3**）は，座位正面，右下，左下，前屈，背屈で行う．また，仰臥位の場合（**写真5-A-4**）には，仰臥位に加え，右下頭位，左下頭位，さらに懸垂正中頭位，懸垂右下頭位，懸垂左下頭位で観察する．正面位では眼振が認められなくても，頭位を変えることで耳石器に加わる刺激が変化し，眼振が顕在化することが多い．頭位

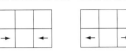

図5-A-13 頭位眼振の種類

　眼振検査は本来静的な加速度負荷（重力方向の変化）を行うものであるが，頭位を変える際のスピードによっては動的な加速度負荷の影響が現れることになり，頭位変換をゆっくり行うなどの注意が必要である．

(1) 定方向性眼振（図5-A-13a）

　水平回旋混合性と純水平性の場合がある．末梢性，中枢性のいずれでも起こりうるが，末梢性の場合，健側向きの眼振が起こりやすい．

(2) 方向交代性眼振（図5-A-13b）

　頭位の変化によって眼振の向きも変わる．仰臥位では向地性と背地性がある．背地性の場合，中枢性疾患が疑われるといわれてきたが，末梢性疾患（良性発作性頭位めまい症など）でも高率に観察される．

(3) 垂直性眼振（図5-A-13c）

　純垂直性頭位眼振が観察された場合，中枢性疾患を示唆する重要な所見である．ただし，眼振の見え方は眼位によって大きく左右され，垂直成分の強い垂直回旋混合性眼振との区別が困難なこともあり，注意深い観察が必要である．

3）頭位変換眼振検査

　頭位の変換により動的な加速度変化を負荷して眼振を観察する．頭位変換は座位と懸垂頭位の間の矢状断面で行う（図5-A-14）．この際，頭位は正面位とする場合〔Stenger（ステンガー）法〕と左右45°に頭位を捻転して行う場合〔Dix-Hallpike（ディックス・ホールパイク）法〕がある．頭位変換の最中，前庭動眼反射の働きにより視線を保持する方向への緩徐相と，その逆方向への急速相をもつ眼振が健常者においても観察される．しかし，頭位変換終了後に観察される眼振は，病的な意義をもつ．

(1) 方向固定性（図5-A-15a）

　一側の末梢前庭障害や，脳幹などの中枢性病変が偏在する場合に出現する．

(2) 回旋性（図5-A-15b）

　座位にしたときと懸垂頭位としたときで逆向きの眼振が観察される．末梢性めまいの原因疾患として最も多くみられる良性発作性頭位めまい症に特徴的な眼振である．この疾患では，眼振の出現に数秒間の潜時と疲労現象（頭位変換を繰り返すと眼振が減弱，消退していく）が認められる．原因半規管の同定のため，Stenger法だけでなくDix-Hallpike法を施行することが望ましい．

(3) 垂直性（図5-A-15c）

　小脳正中部・脳幹の障害で，懸垂頭位時に下眼瞼向き眼振が観察されること

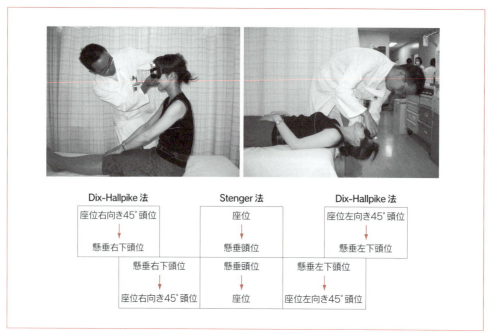

図 5-A-14 頭位変換眼振検査法 (写真は Stenger 法)

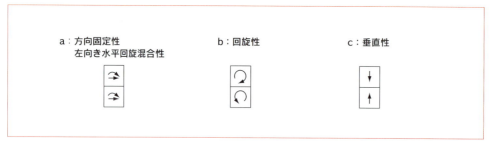

図5-A-15 頭位変換眼振の種類

が多い．また，座位では上眼瞼向き眼振が観察されることもある．

3 前庭性眼振

1) 温度刺激検査 (カロリックテスト，caloric test)

　外耳道内に温度刺激を加えると，外耳道後壁から最も近い距離にある外側半規管にその熱量は最も多く伝わる．被検者を仰臥位，30°頭部前屈とした場合，外側半規管は重力に対して垂直となるため，半規管内に内リンパ流動が起こる．体温よりも高温の刺激であれば，内リンパ液は温められて上向きの（半規管膨大部へ向かう）対流が，また低温であれば逆向きの対流が起こる．この前庭への刺激は，前庭動眼反射経路を介して眼振を惹起させる．これにより温度刺激検査は，半規管の機能を左右別々に調べることのできる唯一の検査として現在まで受け継がれている．また，温度眼振を誘発しておき，その視性抑制をみる検査は visual suppression test として広く用いられている (p.252 参照)．

 温度刺激検査
外耳道に加えられた温度刺激は外側半規管だけでなく，前後の半規管にもわずかではあるが影響を与える．また，感覚細胞自体においても，温度刺激によりその発生するスパイクの頻度が変化する．よって，温度眼振検査は純粋に外側半規管の機能だけを正確に計測できるわけではない．

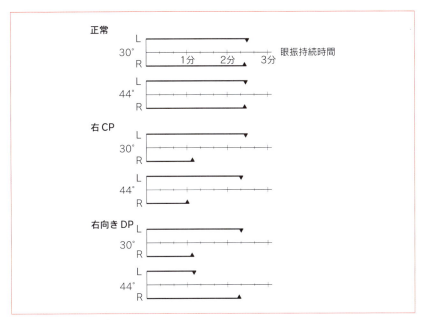

図5-A-16　カロリグラム

温度刺激としては温水・冷水が長年用いられてきたが，鼓膜穿孔症例では感染の危険性があること，また法律上の制約（日本では，臨床検査技師は単独で外耳道内への水の注入は行えない）などの問題から，気流を用いるエア・カロリック（air caloric）が普及しつつある．

(1) 冷温交互試験

体温（37℃）を中心に±7℃の30℃と44℃の水を刺激として負荷し，眼振の持続時間を計測する．Hallpikeの原法では40秒間の注入としているが，現在は50 mL注水法が広く用いられている．エア・カロリックの刺激条件は，冷風26℃以下，温風46℃以上で流量6～8 L/分，60秒間刺激が，日本めまい平衡医学会から推奨されている．左右の耳に2つの温度刺激を与え，その結果（眼振持続時間）をカロリグラムに記入（**図5-A-16**）すると同時に，その反応から一側半規管の機能低下を表す**半規管麻痺**（canal paresis；**CP**）と，一方向へ向かう眼振の出やすさの目安となる**眼振方向優位性**（directional preponderance；**DP**）を下記のように計算する．

右　　　$CP (\%) = \dfrac{(30℃L + 44℃L) - (30℃R + 44℃R)}{30℃L + 30℃R + 44℃L + 44℃R} \times 100$

右方向　$DP (\%) = \dfrac{(30℃L + 44℃R) - (30℃R + 44℃L)}{30℃L + 30℃R + 44℃L + 44℃R} \times 100$

（例――30℃L：30℃の水を左耳へ注入した際の右向き眼振持続時間）

しかし，近年では後述するENG（電気眼振図）による記録が一般的となり，眼振持続時間の代わりに最大緩徐相速度の値をパラメータとしてCPやDPが計算されるようになっている．CP，DPとも20％以上が病的とされる．

カロリックテスト

近年，バラニー学会（めまいに関する国際学会）において，カロリックテストは冷温交互試験を標準とするとの提言がなされた．一方，わが国では冷水刺激試験が広く普及しており，その結果の間に乖離があることが報告されている．今後国際学会や国際誌への投稿に際しどのような方針をとるか，現在国内学会において議論がなされている．

判定がむずかしい場合

単一の温度刺激のみによる検査では，自発眼振がある症例においては特に，その眼振を増強させるはずの刺激（たとえば，左向き自発眼振のある症例での右冷水刺激）の効果を判定することがむずかしい場合がある．その場合，被検者を座位・前屈頭位とすることで外側半規管の向きを180°逆転させ，自発眼振が逆転するかどうかを観察し半規管機能の廃絶の有無を確かめる必要がある．

(2) 冷水刺激試験

検査時間と被検者の負担を軽減するため，20℃の水やアルコール，エア・カロリックでは15℃以下の冷風などを用いて，一側につき一度だけ検査を行う方法も広く行われている．また，これらの方法で明らかな反応が認められない場合，半規管機能の完全な廃絶を確認する目的で氷水による刺激も行われる．

(3) 中枢障害時の評価

脳幹に障害のある症例では，側方注視中枢の障害や急速眼球運動解発経路の障害により，CP（％）の計測値は末梢前庭機能の定量化としては信頼性を失う．

解発
眼振や眼球運動が観察される場合，「解発される」という表現が一般に用いられる．

2）回転検査

頭部（前庭）に回転刺激を加えると，それに対して視線を保つ方向への眼球運動が前庭動眼反射を介して生じる．本来，生理的条件下においては前庭器へ入力される唯一の情報は加速度であり，前述の温度刺激検査と比べて，回転検査はきわめて生理的な刺激を用いた検査法であるといえる．

頭部に回転刺激を与える際には，その回転軸についていくつかの条件を考慮する必要がある．1つは回転軸と頭部（前庭）の位置関係で，この2つが重なる場合，回転によって与えられるのは三半規管への角加速度であり（図5-A-17a），頭部を回転軸が通らない場合，それに加えて直線加速度が負荷される（図5-A-17b）．次に，回転軸と頭部が重なる場合，回転軸と頭部の角度によって刺激される半規管が決定される．逆に，頭部の回転方向を各半規管面に一致させることで，それぞれの半規管を個別に刺激することが可能となる（実際には，同一平面内にある対側の半規管も同時に刺激を受けることになる）．そしてもう1つ，回転刺激を与える際には，重力方向との関係にも留意する必要がある．重力軸を回転軸として等速回転刺激を負荷し，前庭動眼反射消失後に回転軸を重力に対して傾斜させると，重力方向の連続的変化により被検者は強いめまい感を感じ，普段みることのできない特異な眼球運動が観察される．これはOVAR（off vertical axis rotation）とよばれる（図5-A-17c）．

この検査法では，肉眼での眼球運動の観察は困難であり，後述するENG記録ないしは赤外線フレンツェルのビデオ記録が必要となる．実際に頭部に与えられた刺激と眼球運動の比較から，前庭動眼反射の利得が算出される．

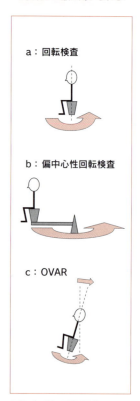
a：回転検査
b：偏中心性回転検査
c：OVAR

図5-A-17 回転検査

4 電気眼振図（electronystagmography；ENG）

電気眼振図（ENG）は，眼振や異常眼球運動を他覚的に記録することができる．これにより，眼球運動の振幅や頻度，速度などを計測することができるようになった．また，眼球の運動を電気的に計測するため，絶対暗所や閉眼でも記録できることが大きな利点となる．逆に欠点としては，眼球の回旋運動が記録できないことがあげられる．

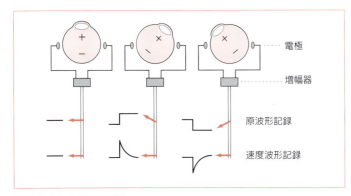

図5-A-18　ENGの原理
角膜網膜電位は眼球の偏倚角の大きさに比例して変化する．これを増幅，記録する．

写真5-A-5　電極の装着部位

1）ENGの原理（図5-A-18）

　眼球の角膜はプラスに，網膜はマイナスに帯電しており，眼球が回転するとこの角膜網膜電位差のベクトルの向きも変化する．眼窩の両側に貼った電極でこの電位の変化を拾うことで，眼球運動を記録することができる．

2）実際の記録法

(1) 電極

　電極は，両眼の外側と片眼の上下に，瞳孔の位置と合わせて4つ設置し，さらに前額部にアースをおく（**写真5-A-5**）．この場合，水平眼球運動記録は両眼記録となるが，単眼で記録を行いたい場合，鼻根部（両眼瞳孔線上正中）に電極をおき，単眼記録とする．

(2) 誘導

　電極から得られた電位は増幅器を介して増幅される．直流（DC）増幅器を介して得られた波形（**DC記録**）は，眼位の変化をそのまま反映した波形を忠実に記録することができる．しかし，電極の抵抗値が高いと波形の基線が徐々にずれていく現象（ドリフト）を呈するという欠点がある．一方，交流（AC）増幅器を介して得られた波形（AC記録）では，眼位による電位変化が設定された**時定数**（通常3秒）をもって指数関数的に0点へと戻っていくため，ドリフトによる影響を受けにくい．しかし，AC記録は眼位の変化を忠実に反映していないため，実際の検査では極力電極を安定させて可能なかぎりDC記録をするよう努力すべきである．

　一方，速度波形は理論上はDC記録波形を微分したものであるが，実際の記録では時定数0.03秒のAC記録を近似的に用いる．

　4チャンネルの記録では一般に，一番上に左右の原波形，二段目に左右の速度波形，三段目に上下の原波形，四段目に上下の速度波形を記録する．また，刺激波形は適切なチャンネルに適宜挿入する．左右の記録波形では上が被検者の右方，下が左方となる．

(3) 校正波

　ENG の記録の振幅は，電極抵抗の変化に伴い経時的に変動する．また，検査の都合上，増幅器の感度を変化させる必要が生じることも多い．このため，検査を行ううえで校正が必須となる．

　実際には，一定振幅（通常は 10°）の 2 点交互注視を行い，その振幅が記録紙上で 10 mm となるように感度を調整する．次に，校正電圧（通常 0.5 Hz の三角波）を出力し，その振幅が 10 mm となるように電圧を調整する．これにより，速度波形には 20°/s の校正波が記録される．また，増幅器の感度の変化を記録するために，100 μV などの電気的校正を入れておくことも有用である．

3）アーチファクト（artifact）

　ENG にかぎらず，生体現象の記録には常にアーチファクトの問題がつきまとう．アーチファクトは機械的，電気的なものと生体的なものに分けられる．機械的，電気的アーチファクトの代表として交流雑音があり，これを除去するために，アースのほかに一般に 20〜25 Hz 程度の高周波遮断フィルタをかける．生体的アーチファクトには下記のようなものがあげられる．

(1) 瞬目（図 5-A-19a）・眼輪筋筋電図（図 5-A-19b）

　開眼での記録時には瞬目（まばたき）が垂直誘導に記録される．眼振と比較して，速度波形が 2 相性となるのが特徴である．閉眼記録時には眼輪筋の筋電図が記録されることがあるが，被検者の上眼瞼を軽く押さえることで軽減される（図 5-A-19b 右）．

(2) 咬合筋筋電図

　咬合時の咬筋・側頭筋由来のものがよくみられる．被検者に軽く開口させることで改善する．

(3) 心電図（図 5-A-19c）

　頻度としてはまれであるが，心電図が波形に混入することがある．脈拍との比較で確認できる．

(4) 脈波

　きわめてまれではあるが，浅側頭動脈の上に電極がある場合に，脈波がアーチファクトとして記録される場合がある．

4）追跡眼球運動検査（eye tracking test；ETT）

　頭部を固定して左右にスムーズに動く視標を眼だけで追わせ，眼球の追従能（滑動性眼球運動）を評価する．視標の動きとしては，正弦波と三角波が主に用いられる．周期は 3〜6 秒，振幅は 40〜60° で，水平・垂直方向に行う．眼振計の記録は，紙送り速度 10 mm/s，眼球運動は DC 記録ないしは時定数 3 秒の AC 記録，眼球速度は時定数 0.03 秒の AC 記録で行う．視標の動きも記録上に入れておく．「視標を眼で追う」ように指示するよりも，「視標をじっと

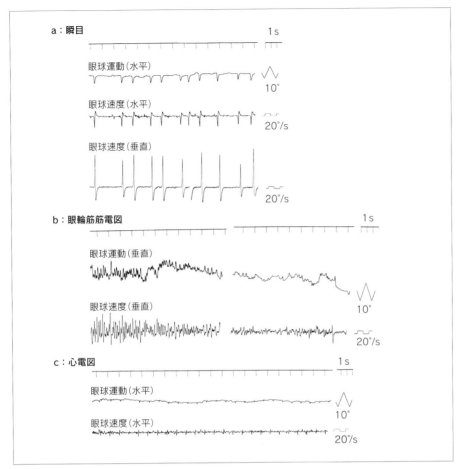

図5-A-19　アーチファクト

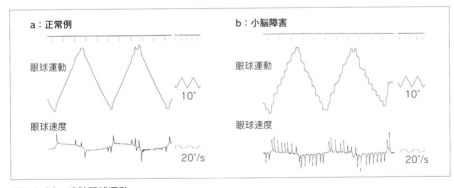

図5-A-20　追跡眼球運動

見つめる」という指示のほうがスムーズな動きが得られる．

(1) 正常例（図5-A-20a）

円滑な追跡眼球運動を示す．

(2) 一側前庭障害

一般には追跡眼球運動は障害されないが，障害が大きい場合，自発眼振の

A　平衡機能検査／Ⅳ　眼球運動の検査　249

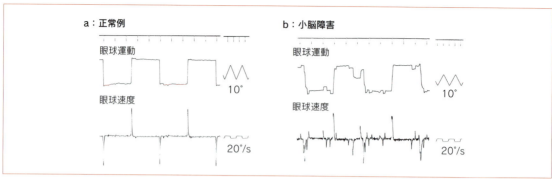

図5-A-21　急速眼球運動

オーバーラップにより，健側向きの追視時のみ若干階段状（saccadic）となることがある．

(3) 小脳障害（図 5-A-20b）

階段状，失調性の眼球運動を呈する．

(4) 先天性眼振

階段状で，一見，小脳障害様の追跡運動を示す．小脳失調では追視のゲインの低下とそれを補う急速相（catch up saccade）により階段状となるのに対し，先天性眼振では注視眼振のオーバーラップのため視標と逆方向へ眼球が動くことで見分けられる場合がある．

5）急速眼球運動検査

矩形波状に記録される視標刺激を用いて，急速眼球運動の速度や追従機能を評価する．視標の動きは通常，視角20°，40°，60°の2点の間を，周期2秒程度で交互に動く（2点交互刺激）．Parkinson（パーキンソン）病の疑われる症例などで，予測可能な動きと不可能な動きの比較をする場合など，視標をランダムに動かす方法を併用することもある．紙送り速度は10 mm/s，急速相速度を計測する場合には100 mm/sなどの速い紙送り速度を用いる．振幅を大きくすると急速眼球運動速度も大きくなるが，ある一定速度（500°/s）程度で頭打ちとなる．

(1) 正常例（図 5-A-21a）

円滑な急速眼球運動が観察される．視標を瞬時に的確にとらえることができる．

(2) 小脳障害（図 5-A-21b）

急速眼球運動速度は保たれるが，視標をとらえる正確性を欠き，視標の手前で停止するundershootや視標を通りすぎるovershootがみられる．加えて，眼位の保持の障害も認められる．

(3) 橋障害

急速眼球運動速度の低下がみられることがある．

　急速眼球運動速度

一般に，外転よりも内転の速度のほうが速い．眼球運動の開始は外転眼が内転眼と比べ1,000分の3～4秒ほど先行する．これは，側方注視の刺激が一側の外転神経核からMLF（内側縦束）を介して対側の動眼神経核へと伝わることによる．

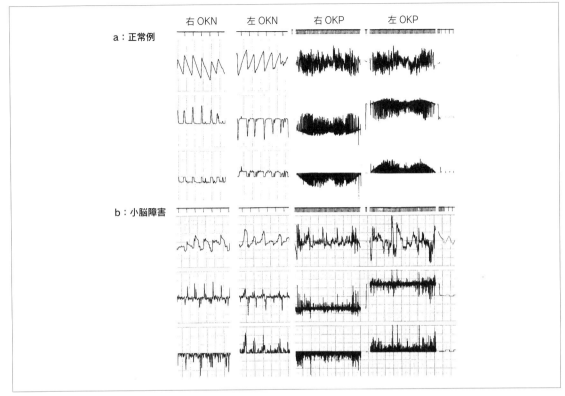

図5-A-22 OKN および OKP
a：正常例．OKN では緩徐相はスムーズに追従できている．OKP では緩徐相（左 OKP で基線下，右 OKP で上）は視標速度の加速・減速に伴い，80〜100°/s 前後まで追従できている．
b：小脳障害．緩徐相での追従がきわめて悪く，指標の動きに眼球運動が追い付かない状態で，緩徐相速度が上昇しない．また，緩徐相中に不十分な追視を補う急速相（catch up saccade）が混じって階段状となるため，緩徐相の向きに多数の急速相の混入を認める．上記所見が両側性に認められる．

(4) 眼筋麻痺

麻痺した眼筋の作用方向への急速眼球運動速度の低下を認める．

6) 視運動性眼振検査 (optokinetic nystagmus test；OKN)

滑動性眼球運動が対象物を網膜の中心窩でとらえるための随意的眼球運動であるのに対して，視運動反射は周辺視野も含めた視野全体の動きに誘発される反射的眼球運動である．30°間隔に並んだ縦縞ないしは不規則に配置されたさまざまな大きさの点（random dot pattern）が刺激として用いられる．通常，60°/s 程度の等速度刺激（**OKN**）と，等角加速度 4°/s² で 180°/s 程度まで加速し，同等の加速度で減速する（optokinetic pattern；**OKP**）方法がある．OKN では利得（平均眼振緩徐相速度/刺激速度）0.8 以上を正常とする．**図 5-A-22a, b** は正常例および小脳障害症例の OKN と OKP の記録で，それぞれ上から原波形，速度波形，眼振急速相を電気的にクリップして緩徐相速度のみを記録した速度波形で，紙送り速度を OKN は 1 cm/s，OKP は 0.1 cm/s としたものである．左から右 OKN，左 OKN，右 OKP，左 OKP の順に記録さ

れている．OKN，OKP の左右は急速眼球運動の方向とする．OKP は正常では90〜100°/s までは追従できるが，それ以上は緩徐相速度が増大しなくなる（図5-A-22a）．内耳障害では一般に OKN，OKP は障害されないが，高度の急性前庭障害で健側向きの自発眼振が著明な場合，患側の OKN，OKP が障害され，左右差を認める．小脳・橋の障害では緩徐相速度の増大が悪くなるだけでなく，緩徐相側に急速眼球運動が混じるようになる（緩徐相が階段状・失調性となるため）（図 5-A-22b）．また，先天性眼振では，OKP の方向が逆転する錯倒現象（inversion）が特徴的である．

7）視運動性後眼振検査（optokinetic after nystagmus test；OKAN）

視運動性後眼振は OKN のあとに解発される眼振である．OKN 刺激の直後に暗所とすることで，OKN と同じ方向の第 I 相のあとに，逆方向の第 II 相が認められる．暗所でよく解発され，また先行する視運動性眼振の強さが強いほどよく解発される．視運動刺激中に眼振反応が中枢神経系の速度蓄積機構（velocity storage integrator；VSI）に蓄積され，それが刺激消失後も持続的に出力されるものと解釈されている．

8）温度刺激検査

前述のカロリックテストは，ENG 下では眼振持続時間ではなく最大緩徐相速度をもって半規管麻痺の算出のパラメータとする．

9）visual suppression test

温度眼振のような前庭性眼振は固視によって抑制される．これを visual suppression とよぶ．暗所開眼時の平均緩徐相速度を a，明所固視時の平均緩徐相速度を b とすると，

$$\text{visual suppression}（\%）= \frac{a-b}{a} \times 100$$

で表される．

中枢の障害によりこの抑制が障害される（サルを用いた破壊実験では，小脳片葉を破壊することにより，患側へ向かう温度眼振に対する visual suppression が減少した．また，小節の破壊により両側の温度眼振に対する visual suppression の減少がみられた）．一般に 10〜40％ を visual suppression の減少，10％ 以下を消失とする．橋の障害では，明所固視下で逆に温度眼振の増強がみられることがある（visual enhancement）．

5　ビデオ眼振検査（videonystagmography；VOG）

近年，赤外線 CCD カメラや CMOS センサを利用した眼球運動記録を定量評価する検査装置が普及してきている．ENG と比較して，電極を必要としないため電気的ノイズが問題となることがなく検査時間も短縮できる．また，回

---

video head impulse test (vHIT)
頭部を急速に振った際の眼球運動を高いフレームレートで記録することにより，前庭動眼反射の利得と，利得低下がある場合に視線を補正する catch up saccade（CUS）を記録する．各半規管の機能を個別に定量評価することができる．

旋方向の眼球運動も可能になるなどの利点がある．一方で，閉眼では記録ができず，また，眼瞼下垂や睫毛により瞳孔・虹彩が隠れると計測が不安定となる，時間解像度がビデオの規格（60 fps など低いもの）に制限されるなどの欠点もある．

1) VOG の原理

水平・垂直方向は，二値化した瞳孔の中心座標を追跡することで解析する．回旋方向の解析についても，虹彩紋理のパターンマッチングなどで可能となる．

透過型のミラーなどを利用して外部の視覚刺激をそのまま利用できるようにした機器に加え，ヘッドマウントディスプレイを利用し視標呈示を可能とした機器も開発・市販されている．

2) 実際の記録法

瞳孔・虹彩を正確に認識することが欠かせないため，被検者に眼をできるだけ大きく開き，まばたきを減らすよう注意を促す必要がある．ビューラーで睫毛を上げる，上眼瞼をテープで留めて持ち上げるなどの工夫も行われる．

上下左右の視標を用いた校正を行った後，検査については ENG と同様に行う．

B 眼底検査

　この項では，眼底カメラ，蛍光眼底造影検査，OCT（光干渉断層検査），眼底自発蛍光を用いた眼底検査法について述べる．眼底カメラは眼科日常診療のみならず，健康診断において眼底疾患の早期発見に多大に貢献しており，眼底疾患の早期治療に重要な役割を担っている．その他の眼底検査も，眼底カメラだけでは検出できない眼底病変を検出することができるため，鑑別診断や治療方針を決定する際に非常に威力を発揮している．これらの機器を用いて眼底検査を行うには，前もって眼の構造を理解する必要がある．このため，眼底検査法について述べる前に，まず眼の構造について解説する．眼底疾患は代表的なものについてのみ解説する．

I 眼の構造 （図5-B-1）

1 眼球外膜

1）角膜

　角膜は，眼球外壁の前壁をなす，膠原線維が規則正しく配列した透明な膜である．直径約 12 mm，厚さは中心部が約 0.5 mm の血管のない組織である．光を透過するだけでなく，水晶体とともに光を屈折させ，レンズとして働く．屈折の 2/3 は角膜で行われる．組織学的には，前方より上皮，ボウマン膜，実質，デスメ膜，内皮の 5 層からなる．

2）強膜

　強膜は角膜に続き，眼球後方の外壁を構成する，膠原線維が不規則に配列した白色不透明な膜である．厚さは約 1 mm で，後方の視神経が出る部位では，眼球内側の半層が網目構造となり，その網目を通って視神経線維が束になって眼球外へ出ていき，眼球外側の半層が視神経髄膜の硬膜に移行する．

2 眼球中膜 （ぶどう膜）

1）虹彩

　虹彩はぶどう膜の前部にある膜状組織で，血管，神経，メラニン色素を多く含む．色素量には人種差があり，白人では青く，日本人では茶褐色になる．中央に瞳孔があり，瞳孔括約筋が縮瞳を行い，瞳孔散大筋が散瞳を行う．明るさによって眼球に入る光の量を調節したり，近方視に際して縮瞳したりして，カメラの絞りの役割を行う．

眼の構造

眼は，眼球，視神経，視中枢および眼球付属器からなる視覚器から構成されている．眼球は直径約 24 mm，重量 7〜8 g の球形の臓器である．眼球壁は外膜，中膜，内膜からなる 3 層の膜から構成されている．外膜は角膜と強膜からなる．中膜は，虹彩，毛様体，脈絡膜からなり，メラニン色素と血管に富んでおり，その色調からぶどう膜とよばれる．内膜は網膜である．眼球の内容は房水，水晶体，硝子体で形成されている．

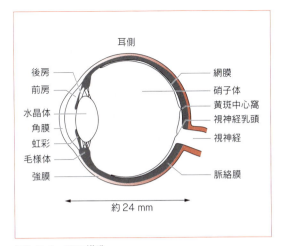

図5-B-1　眼の構造

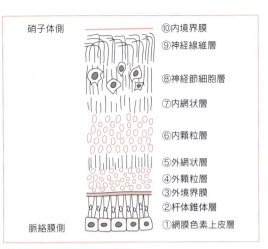

図5-B-2　網膜の10層構造

2）毛様体

　毛様体は，ぶどう膜の前部にある虹彩と後部の脈絡膜の間にあり，環状をなしている．毛様体の働きは，房水を産生し，毛様体筋の働きにより水晶体の厚みを変えて調節を行うことである．房水は，水晶体と角膜の栄養と老廃物の排泄を行う役割がある．房水の流れが停滞すると，眼内圧が上昇し，緑内障の原因となる．調節は，チン氏帯（毛様小体）により吊り下げられた水晶体が，毛様体筋によって屈折力を増減させることによって行われる．網膜上に明瞭な像を結ばせる機能であり，カメラのフォーカス（ピント合わせ）に相当する．

3）脈絡膜

　脈絡膜は強膜と網膜の間にある層で，血管と色素に富んでいる．厚さは0.1～0.5 mmで，Bruch膜，血管層，上脈絡膜に分けられる．網膜外層の栄養と酸素補給，老廃物の運搬を担い，またメラニン色素による暗幕の役割も果たす．血管に富む組織であり，全身疾患に関連する眼疾患の発症の主座となることが多い．

3　眼球内膜

1）網膜

　網膜は，内膜を形成する厚さ0.1～0.4 mmのほぼ透明な薄い膜である．カメラのフィルムに相当し，組織学的には10層の構造をもっている（図5-B-2）．網膜に到達した光は，網膜視細胞にある色素に吸収され，そこで光エネルギーは化学エネルギーに変換され最終的に電気エネルギーに変化する．視細胞には錐体と杆体の2種類がある．錐体は明るいところで働き，視力や色覚を司り，網膜後極部に多い．杆体は暗いところで働き，光を感じその強さの程度を識別する光覚を司っており，網膜周辺部に多い．網膜の10層構造のうち，最も外層にある網膜色素上皮は，網膜の代謝を司るのみならず，脈絡膜と網膜の間での物質の移動を制限する血液網膜柵としても重要である．

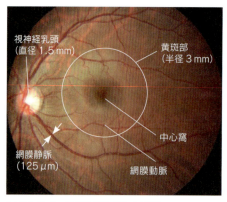

写真5-B-1　正常眼底写真（左眼）

　網膜の後極部には，半径約3mmの暗褐色の黄斑部とよばれる部位がある（写真5-B-1）．黄斑部の中央は凹んでおり，中心窩という．中心窩の約4mm鼻側には視神経乳頭がある．視神経乳頭には，網膜からの神経線維が集まり，眼球外に出た網膜神経線維は視神経となって，視中枢に視覚情報を伝達する．

　網膜の内層は，網膜中心動脈で栄養され，外層は脈絡膜血管で栄養される．網膜の動静脈は，表層の神経線維の中を走行している．これら網膜の動脈と静脈はほぼ平行して走行しており，視神経の中心部から網膜内に入っている．網膜内に入った網膜中心動脈は，視神経乳頭で上下に分かれ，次に左右4方向に分岐する．分岐した動脈は網膜毛細血管となり，静脈として乳頭方向に帰ってきて，視神経中心を通り，眼外へ出る．

4　眼球内容

1）眼房

　角膜と虹彩前面の間を前房といい，虹彩後面・毛様体・水晶体・硝子体に囲まれる部分を後房という．前房と後房には房水が循環しており，前房と後房は瞳孔で連絡している．房水の産生と排出により，眼圧は日内変動や季節変動があるものの，一定に保たれている（正常21mmHg以下）．

2）水晶体

　水晶体は虹彩の後ろで，毛様体につながるチン氏帯により瞳孔中央に吊り下げられた凸レンズ状の透明な組織である．厚さは調節によって変化するが4〜5mmで，直径は約9mmである．水晶体嚢（前嚢と後嚢），水晶体皮質，水晶体核からなる．加齢などにより水晶体皮質や核が混濁するものを，白内障という．

3）硝子体

　硝子体は眼球内容の大部分であり，約4/5を占める．4〜5mLの透明無色なゲル状組織であり，水晶体の後方で眼球の内容を満たしている．眼球の形態を保ち，外力による変形に抵抗し，網膜まで光を通過させる．

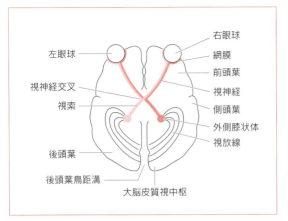

図5-B-3 視覚路

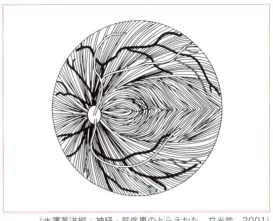

(水澤英洋編:神経・筋疾患のとらえかた.文光堂,2001)

図5-B-4 網膜神経線維の走行

5 視覚路
1) 視覚路の構成（図5-B-3）

網膜の視細胞に与えられた光刺激は，視神経を経て後頭葉にある大脳皮質視中枢に達する．この視覚伝達の経路を視覚路という．網膜神経線維は視神経となって眼球後部から出て，視神経交叉，視索を経て，外側膝状体でようやく別の神経細胞へと中継し，視放線となり，視中枢である後頭葉鳥距溝へ達する．視神経は視神経交叉では半交叉している．

2) 網膜神経線維（図5-B-4）

視神経は脳の一部が伸びて出た眼球と脳を結ぶ特殊な構造物であり，第Ⅱ脳神経であり，末梢神経ではない．網膜の神経節細胞から出た神経線維の眼底後極部における線維の走行を，**図5-B-4**に示す．神経線維は球後では有髄であるが，眼球内では無髄である．

6 眼の血管系（図5-B-5）
1) 動脈系

眼球およびその付属器に分布する多くの動脈血管は，内頸動脈から分枝する．そのうち網膜に分岐するものは**網膜中心動脈**であり，脈絡膜に分布するものは短後毛様体動脈である．網膜中心動脈は，眼球後方6〜12 mmで視神経中心に下方から入り，視神経乳頭の中央から網膜内に入る．短後毛様体動脈は4〜6本あるが，さらに分岐して約20本となり，強膜を貫いて脈絡膜に分布する．

2) 静脈系

網膜静脈は，動脈にほぼ平行に随伴し分布する．網膜毛細血管から集合した静脈は約4本の主幹静脈となり，視神経乳頭で**網膜中心静脈**となり眼球外に出る．一方で，脈絡膜の静脈血は通常，眼球赤道部に4本ある渦静脈に集まり，

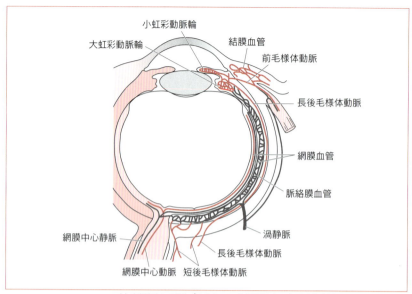

図5-B-5　眼の血管系
(大鹿哲郎編：眼科プラクティス6 眼科臨床に必要な解剖生理. 文光堂, 2005)

強膜を貫いて眼球外に出る．眼球外に出た網膜中心静脈と渦静脈は，眼静脈を経て海綿静脈洞へ入る．

眼底カメラ

　眼底カメラの種類には，①散瞳型，②無散瞳型，③手持ち型がある．近年の眼底カメラは，画像ファイリングシステムと連結した機種が主流である．また，撮影画角200°で，網膜の80％以上の領域の高解像度画像を，無散瞳，非接触で撮影可能な機種が発売され，網膜周辺部も無散瞳眼底カメラで撮影可能となっている．健康診断においては，従来どおりの撮影画角45°の無散瞳眼底カメラが用いられる（**写真5-B-2**）．周辺部眼底の観察は困難であるが，眼底病変の早期発見・早期治療に多大に貢献している．

　散瞳型の眼底カメラでは，散瞳（瞳孔を散大すること）した状態で，眼底を撮影する．種々の画角を選択でき，患者に眼球の向きを変えてもらうことにより，眼底周辺部まで撮影を行うことが可能となる．

　無散瞳眼底カメラは，散瞳の必要がなく，健康診断での眼底検査で広く用いられている．しかし，無散瞳眼底カメラであっても，瞳孔径が直径4 mm以上ないと撮影が困難である．また，高齢者では，加齢とともに瞳孔径が縮小している傾向があるため，暗室で数分間，暗順応させるとよい．しかし，縮瞳薬の点眼や，炎症で虹彩と水晶体に癒着（虹彩後癒着）があると，暗順応を行っても散瞳が得られず，撮影は困難となる．また，角膜混濁，白内障，硝子体混濁など，軽度の中間透光体の混濁であっても，散瞳カメラに比較し撮影困難となる場合が多い．

> **散瞳**
> 散瞳を得るには，散瞳薬であるトロピカミド（ミドリンP）を点眼し20分待つ．散瞳状態による羞明や，調節麻痺作用による近方視が困難な状況は5〜8時間続く．重要な点として，前房が浅く隅角が狭い人では，散瞳すると急性閉塞隅角緑内障発作を誘発する危険がある．このため，散瞳前には，医師が散瞳の可否を判断する．無散瞳眼底カメラでは，上記の散瞳に伴う問題点に配慮する必要がない．

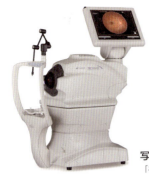

写真5-B-2　無散瞳眼底カメラ
「株式会社トプコン製 無散瞳眼底カメラ TRC-NW400」

　手持ち型眼底カメラは，寝たきりの患者や乳幼児などに対するベッドサイドでの撮影に有用である．通常の眼底カメラに比べて固定されているわけではないため，撮影には訓練を要する．

III 正常眼底

　眼科検診では眼底写真撮影をすることが多いが，異常所見を判定するにはまず正常所見を知ることが重要であり，正常のバリエーションや加齢に伴う変化を知っておく必要がある．眼底写真をみるポイントは，**視神経乳頭・黄斑部・網膜血管・網膜**の所見を把握することである．**写真 5-B-1**（前出）に，若年者の正常眼底写真を示した．

1　視神経乳頭

　視神経乳頭の位置は中心窩の約 4 mm 鼻側で，直径（縦径）約 1.5 mm である．中央には網膜中心動脈・静脈が出入りしている．乳頭の中心には**生理的陥凹**がある．乳頭陥凹/乳頭径の比（C/D 比）は，通常 0.3 以下である．緑内障では C/D 比が増大する．

C/D比：Cup/Disc 比

2　黄斑部

　視神経乳頭の約 4 mm 耳側，わずかに下方に**中心窩**がある．中心窩は，中心視力にかかわるきわめて重要な領域である．中心窩に網膜血管はなく無血管帯である．若年者では中心窩反射とよぶ反射が認められる．また，中心窩から半径 3 mm（直径 6 mm）の領域は黄斑部とよばれる．

3　網膜動脈・静脈

　視神経乳頭面上の網膜中心動脈・静脈は，4 つの主幹血管（上耳側・上鼻側・下耳側・下鼻側動静脈）に分岐する．バリエーションとして黄斑部に向かう黄斑動脈・静脈がある．網膜動脈は吻合のない終末動脈であり，分岐しながら伸展し，毛細血管を介して静脈となる．静脈は動脈より太い（正常の血管径

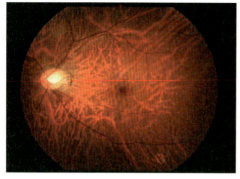
写真5-B-3　豹紋状眼底

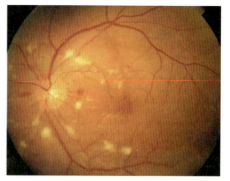
写真5-B-4　高血圧性網膜症

の比はおよそ3：2).また動脈は鮮紅色であり,静脈は暗紅色である.視神経乳頭に入る静脈径は125μmとされ,病変の大きさの推定に用いられる.

4　網膜

眼底の色調は,網膜が透明な薄膜であることから,網膜色素上皮・脈絡膜および強膜からの反射光線を反映したものとなる.日本人では黄褐色で,白人では淡赤色である.網膜色素上皮の色素が白人で少ない場合,脈絡膜の血管が透けてみえ,その間が脈絡膜の色素のため暗くみえる.加齢や近視の進行で網膜色素上皮が変性すると,日本人であっても同様の所見が生じ,これを豹紋状眼底変化（**写真5-B-3**）という.

Ⅳ　眼底疾患

無散瞳眼底カメラを用いた眼科検診において,スクリーニングの対象となる代表的な眼底疾患には,高血圧性眼底または高血圧性網膜症,糖尿病網膜症,緑内障などがある.

1）高血圧性眼底，高血圧性網膜症（写真5-B-4）

高血圧の代表的な眼底評価分類に,Scheie分類（**表5-B-1**）とKeith–Wagner分類（**表5-B-2**）がある.これらは健康診断での高血圧性眼底病変の判定に用いられる.Scheie分類は,高血圧をきたす基礎疾患に関係なく,二次性高血圧においても使用され,高血圧に対する内科的診断がなくても用いることができる.一方,Keith–Wagner分類は,本態性高血圧において,内科的所見（血圧・腎機能など）,生命予後を眼底所見と関連づけた分類である.

動脈の狭細化の判定は,主幹動脈（A）と主幹静脈（V）の比で行う（**図5-B-6**）.A/V比は正常では2/3以上,高度狭細は1/3以下と定義される.また口径不同（**表5-B-3**）とは,限局的に血管の太さに変化があるものを指し,最近の高度な血圧上昇を示唆する所見である.細動脈壁反射は,網膜細動脈の血柱径に対する生理的な反射幅の比を用いて評価され,正常は約40〜

> **Scheie 分類と網膜症の定義**
> Scheie分類のH2以下は高血圧性眼底,H3以上は高血圧性網膜症と定義される.ただし,同じような網膜症でも,腎障害が原因と考えられる場合には腎性網膜症と定義される.

表 5-B-1 Scheie 分類

	高血圧性変化（H）	動脈硬化性変化（S）
1度	細動脈の軽度狭細化	細動脈壁反射の軽度亢進と軽度の動静脈交叉現象
2度	細動脈の高度狭細化，口径不同	1度の変化の亢進
3度	2度の変化の亢進に加えて網膜出血，白斑	2度の変化の亢進に加えて銅線動脈
4度	3度の変化の亢進に加えて乳頭浮腫	3度の変化の亢進に加えて銀線動脈

表 5-B-2 Keith-Wagner 分類

	眼底所見	全身所見
Ⅰ群	軽度の細動脈の狭細化，硬化	高血圧（安静にて下降）
Ⅱ群	高度の細動脈の狭細化，硬化	高血圧（動揺少ない）
Ⅲ群	網膜出血，白斑	心・腎障害
Ⅳ群	乳頭浮腫	高度心・腎障害および脳障害

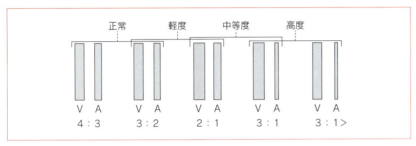

図5-B-6 動脈の狭細化の判定
V：静脈，A：動脈．A/V 比は正常では 2/3 以上，高度狭細は 1/3 以下と定義される．

表5-B-3 細動脈の口径不同

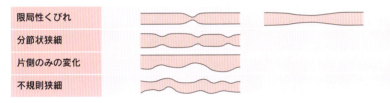

限局性くびれ	
分節状狭細	
片側のみの変化	
不規則狭細	

50％である（**表 5-B-4**）．反射幅が 60％以上となり，反射の色調が変化すると銅線動脈，さらに白みがかった光沢を増すと銀線動脈と定義される．交叉現象に関しては，交叉部の静脈径に変化がなければ正常，50％以上保たれていれば軽度，50％未満なら中等度，認められなければ（0％）高度となる（**図5-B-7**）．

2）糖尿病網膜症（写真 5-B-5）

　糖尿病網膜症は，わが国の失明の原因疾患の上位を占める．糖尿病網膜症は，進行に対する患者の自覚症状が乏しいため，定期的な眼底検査が非常に重要である．糖尿病網膜症には**単純・増殖前・増殖糖尿病網膜症**がある．単純型は，網膜血管瘤，点状出血，しみ状出血，限局性浮腫，白斑などが認められる．このうち，静脈異常，軟性白斑，網膜内細小血管異常を伴ったものを増殖前糖尿病網膜症という．増殖前型に至った場合は光凝固療法を行うべきである．増殖糖尿病網膜症に至った場合は，血管新生を主として硝子体出血，網膜

表5-B-4 細動脈壁反射の判定

網膜細動脈	程度	R/A比*
	正　常（−）	40〜50%
	軽　度（＋）	45〜55%
	中等度（＋＋）	60%以上
	高　度（＋＋＋）	60%以上**

＊：反射線の幅（R）/動脈血柱（A）.
＊＊：銅，銀線状などの反射色調の変化.

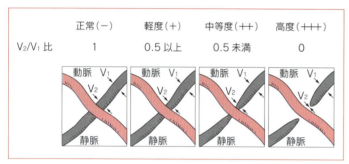

図5-B-7　交叉現象の判定

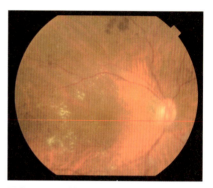

写真5-B-5　糖尿病網膜症

前線維膜形成，網膜剥離を生じ予後不良である．臨床的には，新福田分類（**表5-B-5**）が内科医との連携もあり，現在でも汎用されている．

3）緑内障（写真5-B-6）

緑内障は，現時点におけるわが国の失明の原因疾患の第1位である．視神経乳頭後方にある視神経乳頭篩板で，眼圧上昇などによる機械的圧迫や，虚血により網膜神経線維が障害され，特徴的な視野障害を起こす．眼底写真では，視神経乳頭陥凹拡大によるC/D比の拡大，視神経乳頭近辺の網膜神経線維層の欠損，視神経乳頭周囲の網脈絡膜萎縮がみられ，末期になると視神経萎縮から失明に至る．

> C/D比
>
> 乳頭陥凹／乳頭の縦径（C/D比）は，正常では0.3以下であるが，緑内障が進行すると0.6を超えて1.0に近づく．一度欠損した網膜神経線維が再生することはないため，眼科検診で緑内障が疑われる場合は視野検査が必要である．緑内障と診断された場合は，降圧点眼薬による加療を開始する．

Ⅴ その他の代表的な眼底検査法

1　蛍光眼底造影検査

蛍光眼底造影検査で使用する造影剤には，フルオレセインとインドシアニングリーンがある．フルオレセインでは青色光を，インドシアニングリーンでは赤外光を照射すると，造影剤は蛍光を発する．肘静脈などから注入した造影剤は，やがて眼内循環系に到達するが，蛍光眼底造影検査は，この状態を造影剤

表5-B-5　新福田分類

	網膜症病期分類	眼底所見
良性網膜症 (A)	A1：軽症単純網膜症	毛細血管瘤，点状出血
	A2：重症単純網膜症	しみ状出血，硬性白斑，少数の軟性白斑
	A3：軽症増殖停止網膜症	陳旧性の新生血管
	A4：重症増殖停止網膜症	陳旧性の硝子体出血
	A5：重症増殖停止網膜症	陳旧性の（線維血管性）増殖組織
悪性網膜症 (B)	B1：増殖前網膜症	網膜内細小血管異常，軟性白斑，網膜浮腫，線状・火焰状出血，静脈拡張（網膜無血管野：蛍光眼底造影）
	B2：早期増殖網膜症	乳頭に直接連絡しない新生血管
	B3：中期増殖網膜症	乳頭に直接連絡する新生血管
	B4：末期増殖網膜症	硝子体出血・網膜前出血
	B5：末期増殖網膜症	硝子体への（線維血管性）増殖組織を伴うもの
合併症	黄斑病変（M），虚血性視神経症（N），牽引性網膜剥離（D），血管新生緑内障（G），光凝固療法（P），硝子体手術（V）	
網膜症の進行様式	0 → A1 → A2　　A3　　A4 → A5 　　　↓↑　↗↘　↑　↑↘ 　　　B1 → B2 → B3 → B4 → B5 → D	

治療により6カ月間以上鎮静化している場合には，増殖停止網膜症とする．

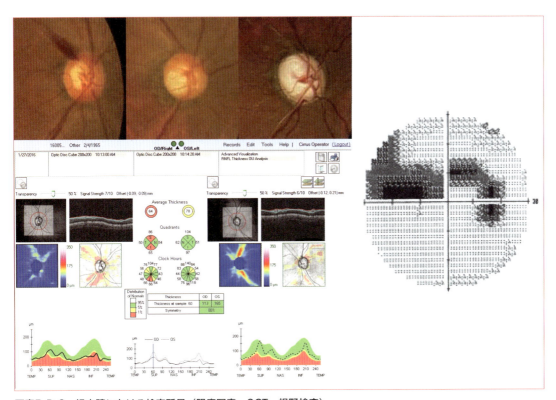

写真5-B-6　緑内障における検査所見（眼底写真，OCT，視野検査）

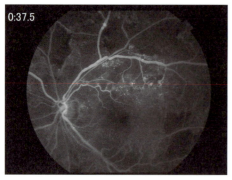
写真5-B-7　糖尿病網膜症のフルオレセイン蛍光眼底造影検査

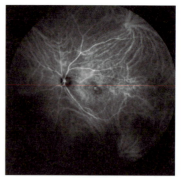
写真5-B-8　加齢黄斑変性における脈絡膜新生血管のインドシアニングリーン蛍光眼底造影検査

による蛍光下で眼底カメラで連続撮影し，観察することで行われる．これにより，通常の眼底検査では得られない網脈絡膜循環の状態（動脈→毛細血管→静脈への蛍光色素の移動状態）や，血管性病変の微細変化が観察される．フルオレセインは主に網膜および網膜色素上皮レベルの病変の評価に有用であり（**写真 5-B-7**），糖尿病網膜症の病期判定などに用いられる．インドシアニングリーンは脈絡膜血管レベルの評価に有用であり（**写真 5-B-8**），加齢黄斑変性の診断などに用いられる．検査は通常散瞳状態で行われる．

2　OCT（光干渉断層検査）

　OCTは，近赤外光線を利用して網膜の断面像を得ることができる検査である．1997年にわが国にOCTが導入されて以降，画像解析技術の向上により，OCTは組織切片を観察するかのごとく鮮明な網膜断層像を数秒で構築できるほどに進化した（**写真 5-B-9**）．加齢黄斑変性，黄斑円孔，黄斑前膜，黄斑浮腫などの眼底疾患（**写真 5-B-10**）だけではなく，緑内障の診断にも応用可能であり，OCTは眼科臨床に必要不可欠な検査装置となっている．

OCT：optical coherence tomography

3　眼底自発蛍光

　眼底自発蛍光は，非侵襲的に網膜色素上皮の機能が評価できる眼底写真を用いた検査である．網膜色素上皮細胞内の色素顆粒には，リポフスチンとメラニンがある．眼底自発蛍光では，励起光として青～緑色光（SW-AF）と赤外光（IR-AF）を用い，各々リポフスチンとその前駆物質，またはメラニンを観察する．撮影方法は，散瞳型の眼底カメラと同様である．SW-AFで高輝度領域として観察されるリポフスチンとその前駆物質は細胞障害性をもっており，なんらかの色素上皮障害を示唆する．**写真 5-B-11**に加齢黄斑変性におけるSW-AFを示す．また，低輝度領域は色素上皮の萎縮・消失を示唆する．一方で，IR-AFで観察されるメラニンは光障害に対する色素上皮の防御システム

SW-AF：short-wave autofluorescence

IR-AF：infrared autofluorescence

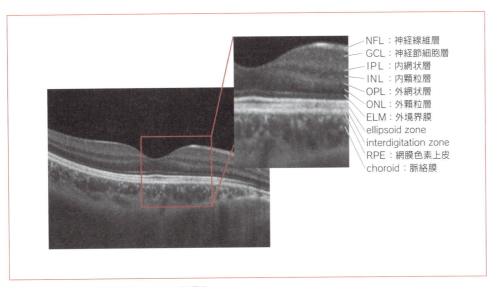

写真 5-B-9　正常眼の黄斑部の OCT 断層像

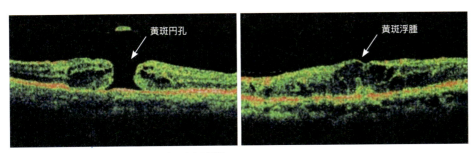

写真 5-B-10　黄斑円孔，黄斑浮腫の OCT 画像

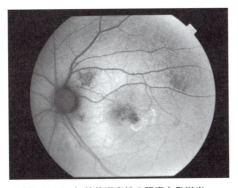

写真5-B-11　加齢黄斑変性の眼底自発蛍光
（short-wave autofluorescence）

として働いており，メラニンの存在を示唆する高輝度領域は，色素上皮の機能の指標となる所見として利用できる．

C | その他の検査（聴覚・味覚・嗅覚）

1 聴覚機能検査

音とは伝播する圧力波であり，これは耳介で集音されて外耳道での共鳴により増幅され，鼓膜を振動させる．この振動は3つの耳小骨を経て内耳（蝸牛）へと伝わる（**図5-C-1**）．蝸牛に伝わった振動は神経の活動電位へと変換され，聴神経・脳幹を伝わり大脳皮質へと到達して音として認知される．聴覚機能検査は，これらの総和としての聴力がどの周波数でどの程度障害されているかを評価し，またその障害が外耳・中耳の伝音機構由来のものか，あるいは蝸牛・神経伝導路由来のものかを知ることができる．さらに，中耳腔圧の異常，蝸牛障害の有無，神経伝導機能の障害などを調べることも可能となる．

1 音の強度

ヒトが普通に聞くことのできる最小音圧に近い $20\,\mu$Pa を基準圧力とした音の強度を dBSPL（sound pressure level）とよぶ．また，日本産業規格（JIS）で規定された純音オージオメータの基準強度を用いたものを dBHL（hearing level）とよぶ．さらに，純音オージオメータ以外を用いた各種検査においては，その検査の施行条件下で正常被検者を用いた閾値検査を行ってスタンダード（0 dB）を定めるのが現実的であり，このようにして定めた尺度を dBnHL（normal hearing level）と表す．

2 聴覚の解剖と生理

外耳は耳介および外耳道からなり，音源の方向の定位と，反響による音圧の増幅の機能をもつ．外耳の音圧増幅は 2.5 kHz でピークをもち，最大で 20 dB 程度まで達する．

中耳では，鼓膜の振動をツチ骨・キヌタ骨・アブミ骨の3つの耳小骨を介して蝸牛の前庭窓へと伝える．中耳は鼓膜張筋とアブミ骨筋という2つの中耳筋をもつ．これらは横紋筋からなり，それぞれ三叉神経・顔面神経による支配を受ける．これらは鼓膜やアブミ骨を固定して低周波音の伝導を抑制することにより，強大音から蝸牛を守り，また低周波による高周波域のマスキング効果を弱め，低周波入力に対する増幅の自動調整をするなどの機能を担うと考えられる．

蝸牛は2回転半のカタツムリ状の骨に囲まれた器官で，その中に細胞外液と組成の似た外リンパ液を入れている．これを骨迷路とよぶ．骨迷路の中には高カリウムの内リンパ液を入れた膜迷路があり，蝸牛軸を中心にらせんを形成している．蝸牛の回転断面は前庭階・蝸牛管（中央階）・鼓室階に分かれ，前

音の物理学

音は圧力波によってつくり出された大気分子の振動の変位波である．この振動の周波数は主観的な音の高さ（ピッチ）に相当し，圧力変動の振幅（あるいは強度）は主観的な音の大きさに相当する．
周波数は1秒あたりのサイクル数（Hz）で表される．音波の強度は，Pa（パスカル）のような物理量尺度で表すこともできるが，尺度の増加分が感覚的増加分におおむね一致し，かつ現実に用いられる範囲の強度を表示する数値が広くなりすぎないようにするため，基準強度との比を対数表示する下記のような尺度が実際には用いられる．
デシベル数 = $10 \times \log_{10}$（音の強度／基準強度）= $20 \times \log_{10}$（音圧／基準音圧）

マスキング効果

2つの音が同時に発生する場合，低い音にマスクされて高い音が聞こえにくくなる．

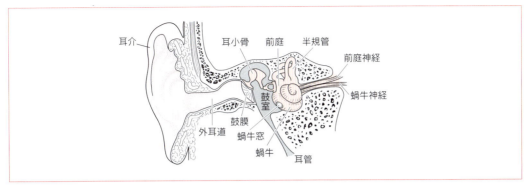

図5-C-1　聴覚伝導路

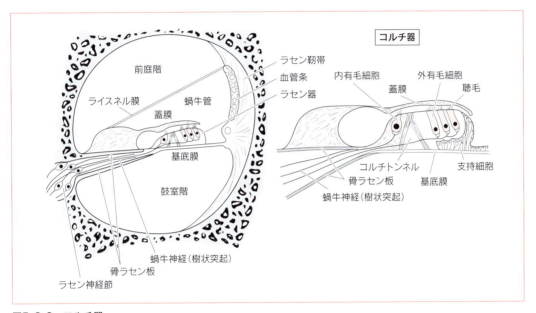

図5-C-2　コルチ器

庭階と鼓室階は外リンパ腔であり，接地電位に近い電位をもつ．蝸牛管は内リンパ腔で，その電位は正となっている．音が入力されると蝸牛内リンパが偏倚し，基底膜上に進行波を形成する．高周波音では進行波のピークは基底回転寄り，低周波では先端寄りとなる．つまり，高い音は基底回転寄りで，低い音は頂回転寄りで，活動電位に変換される．蝸牛管では基底膜にコルチ器が乗っている（図5-C-2）．コルチ器には1列の内有毛細胞と3列の外有毛細胞があり，そのほかに支持細胞がある．有毛細胞先端部には多くの毛（聴毛）が生えていて，外有毛細胞では聴毛が蓋膜に刺入している．聴毛の間にはイオンチャネルがあり，基底膜が振動すると聴毛が曲がってこのイオンチャネルが開閉する．基底膜振動により内有毛細胞に電位変化が起こり伝達物質が放出され，聴神経線維に活動電位が起こる．内有毛細胞の入出力比は，特にその特徴周波数近傍で非線形性をもつ．入力される音が約40 dBSPLまでに比べ，それ以上の音圧が入力されると出力の振幅の上昇が鈍くなる．外有毛細胞は音に対して機

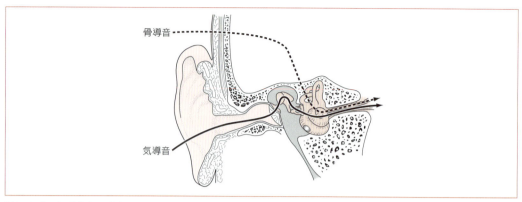

図5-C-3 気導音と骨導音

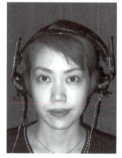

写真5-C-1 気導受話器

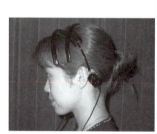

写真5-C-2 骨導受話器

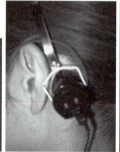

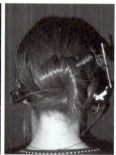

械的に細胞自体を運動させる能動運動機能をもち，この能動的な力学過程が基底膜の振幅に与える非線形性を形成するといわれる．

聴神経に惹起された活動電位は上オリーブ複合体，外側毛帯，下丘，内側膝状体と伝わって大脳の聴覚皮質へと投射し，音として感知される．

3　標準純音聴力検査

純音聴力検査はすべての聴覚機能検査の基本となるものであり，実際にはオージオメータから発振させた特定の周波数の純音に対する自覚的な聴取閾値を測定する．

純音聴力検査では，内耳への2種類の音の伝導系路（**図 5-C-3**）での聴覚閾値を計測することができる．気導受話器（**写真 5-C-1**）から出た音は外耳道を通って鼓膜を振動させ，その振動が耳小骨で増幅され内耳へと伝わる．この伝導様式を空気伝導または**気導**とよぶ．これに対し，骨導受話器（**写真 5-C-2**）から出た音は頭蓋骨を経て直接内耳へ振動として伝えられる．この伝導様式を骨伝導または**骨導**とよぶ．外耳道を閉鎖した状態で骨導聴力検査を行うと，低い周波数帯域において骨導聴取閾値が実際よりも低下する（外耳道遮蔽効果）．これを防ぐため，骨導聴力検査時には，検査耳の外耳道は開放の状態にしておかなければならない．

1）測定の手順

検査前に必ず耳鏡にて観察を行い，耳垢・耳漏など検査の障害となる因子を確認，除去しておく．また検査は，防音室など雑音の極力少ない場所で行う．検者は被検者が観察でき，逆に被検者は検者のオージオメータの操作が見えないような位置で行う．

検査音は，一般に気導聴力検査では125，250，500，1,000，2,000，4,000，8,000 Hzを用いる．一方，骨導聴力検査では，125 Hzと8,000 Hzを除いた5周波数を用いる．またMeniere（メニエール）病症例については，米国AAO-HNS（American Academy of Otolaryngology-Head and Neck Surgery）の定めた治療判定基準に沿って，3,000 Hzでの測定を追加することが望ましい．検査の順番としては，まず1 kHzから始め，2，(3)，4，8 kHzと順に高い周波数へと進め，次いで再度1 kHzを測定したあと，500，250，125 Hzと順に周波数を下げていく．

各周波数での実際の測定では，まず明らかに聞こえると思われる音圧で音を呈示し（通常50 dBHL程度），次に10～20 dBステップで音圧を下げて大まかな聴取閾値を調べる．その後，閾値以下の音圧から5 dBステップで音をゆっくりと強くして聴取閾値を正確に決定する．

2）マスキング

気導受話器を装着して呈示音圧を徐々に上げていくと，ある一定音圧から対側耳でも聴取されるようになる．これを**陰影聴取**（cross hearing, shadow hearing）という．これは気導音が骨導を介して対側へ伝導されるもので，そのときの気導音圧を両耳間移行減衰量という．この値は周波数によって異なるが，おおむね50～60 dBとなる．したがって，検査側の気導聴力レベルが対側耳骨導聴力レベルと比べ40 dB以上低下している場合は，対側耳に遮蔽音を呈示する必要があり，これを**マスキング**とよぶ．純音聴力検査のマスキングには通常低～高周波数の音からなる白雑音（white noise），または一定の周波数からなる帯域雑音（band noise）を用いる．この場合，検査音が対側骨導で聴取されるのを防ぎ，かつマスキング音が検査耳骨導に伝わって検査音聴取閾値に影響を与えることのないように，マスキング音圧を決定する必要がある．通常40～60 dBHLの雑音が使用される．

これに対し，骨導音の陰影聴取では，両耳間移行減衰量は0～10 dB程度で，ほとんどそのまま対側耳骨導へ伝わることになる．このため，骨導聴力検査時には原則として常にマスキングを行う．

3）オージオグラムの記載法

純音聴力検査の結果はオージオグラムに記載する．オージオグラムは横軸に周波数，縦軸に聴取閾値を示すようになっており，1オクターブと20 dBの間隔が等しくなるように定められている．実際の記載では，右耳の気導聴取閾

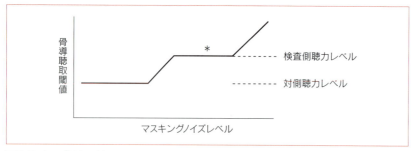

図5-C-4　プラトー法

> **プラトー法**
>
> 図5-C-4に，マスキングノイズレベルを横軸に，検査耳骨導聴取閾値を縦軸にとったグラフを示す．マスキング音が小さいと，検査音が対側骨導で聴取されるため，マスキング音圧の上昇に従い骨導聴取閾値も上がっていく．逆にマスキング音が大きすぎると，検査耳でマスキング音が聴取されてしまい，やはりマスキング音が大きくなるに従い骨導聴取閾値も大きくなる．したがって，この間でマスキング音を大きくしても骨導聴取閾値が変化しないようなプラトー部分（図5-C-4の＊部分）の骨導聴取閾値を求めることで，正確な検査が可能となる．これをプラトー法とよぶ．

値を○，左耳を×で記入し，右を直線，左を破線で結ぶ（ただし，難聴が高度で閾値の測定が不能の場合は記号の下に下向き矢印をつけ，直線／破線では結ばない）．また，右耳の骨導は［で，左耳の骨導は］で記入する．骨導聴取閾値は直線で結ばない．色で区別する場合は一般に右を赤，左を青とする．

4）難聴の種類

　純音オージオグラムから，**伝音難聴**，**感音難聴**，**混合難聴**の3種類の難聴が特定できる（図5-C-5）．伝音難聴は耳垢塞栓や中耳炎・耳硬化症など，外耳・中耳における音の伝導障害によって生じる．オージオグラム上，骨導聴取閾値は正常だが気導聴取閾値は上昇し，両者の間に**気骨導差（A-B gap）**を認める．感音難聴は突発性難聴・メニエール病・聴神経腫瘍など内耳から脳までの経路の障害でみられ，気導聴力と骨導聴力が同じ閾値まで低下したオージオグラムを呈する．混合難聴は上の両者が合わさったもので，伝音系・感音系の両者に障害がある場合に生じる．

A-B gap：Air-Bone gap

4　閾値上検査

　聴取閾値より十分に強い純音を用いて行う，補充現象を検出するための検査である．

1）補充現象とは

　補充現象（recruitment）とは，蝸牛障害症例で，刺激音圧の変化に対する感覚的な受容音圧の変化（一定の刺激音圧変化をどれだけの音圧変化と感じるか）が正常例と比べて大きくなる，つまり一側耳がなんらかの障害によって閾値上昇しているにもかかわらず，音圧を大きくしていくと健側耳と同じくらいの大きさに聞こえてくる現象をいう．2つの音の強さの相違を認知するために必要な最小の強さの差は，強さの弁別閾（difference limen for intensity；DL, IDL）とよばれ，補充現象陽性例ではこのDL値が減少している．同時に，補充現象陽性例では周波数弁別能が低下する．

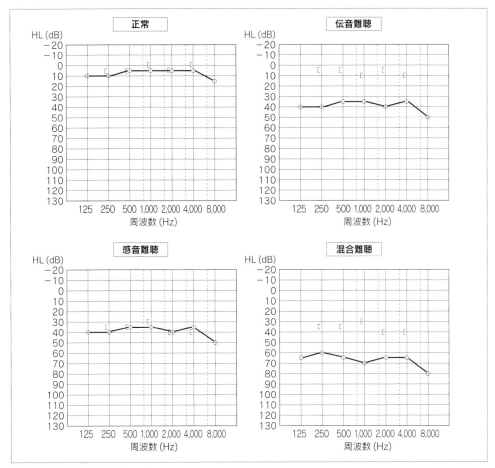

図5-C-5　オージオグラム

2) ABLB 検査（alternate binaural loudness balance test, バランステスト）

　一側耳が正常であり，かつ両耳間の閾値差が 20～50 dB ある場合に，検査結果が信頼性をもつといわれる．難聴側と正常側で同じ大きさに聞こえる音を記録し，それぞれの音圧の変化の大きさを比較する．

　検査する周波数を選び，患側閾値上 10～20 dB 程度の音を呈示し，健側で同じ大きさに聞こえる音の強さを求める．患側に呈示する音圧を 10～20 dB ずつ増量しながら，同様の操作を繰り返していく．呈示音は 1 秒程度の短い音とし，必ず左右交互に聞かせて検査する．

　左右の測定点を線で結び，その線がすべて平行であれば補充現象陰性である．音圧の増強に従って線の勾配が次第になだらかになり，最後に平行になれば補充現象陽性（**図 5-C-6**），途中まではなだらかになるが水平にまで至らない場合は不完全陽性と判定する．

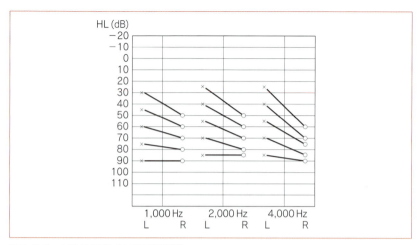

図5-C-6　ABLB検査（右感音難聴例）

3）SISI検査（short increment sensitivity index test）

　ABLB検査同様，補充現象を検出する検査であるが，片耳のみで検査可能である．通常は純音オージオメータに付属するSISI機能を用いて閾値上20 dB程度の持続音を聞かせ，それを5秒に一度増音する．増音は1 dBで，50 msのrise-decay（立ち上がり・減衰），持続時間は200 msとする．この増音を20回行い，そのうち何回気づいたかを調べ，％で表す．60％以上を補充現象陽性，15％以下を補充現象陰性，20～55％を補充現象疑陽性とする．

5　自記オージオメトリ

　Békésy（ベケシー）によって考案された自記オージオメータ（Békésy型オージオメータ）により行う．持続的に音圧の変化する検査音を被検者に聞かせて，閾値を自動的に計測する．刺激音としては持続音と断続音を用い，得られた鋸歯状波形の振幅やパターンから補充現象の有無や感音難聴の細別診断が可能となる．

1）実際の検査法

　被検者には気導受話器を装着してもらい，押しボタン（スイッチ）を持たせる．検査音が聞こえている間はスイッチを押し続け，検査音が聞こえなくなったらスイッチを離すように指示する．スイッチが押されている間は検査音は一定の速度で弱くなっていき，逆にスイッチが押されていない間は検査音は一定の速度で増強する．この繰り返しにより，記録紙上に鋸歯状波形が得られる．
　現在のところ，減衰速度は2 dB/s程度，減衰ステップは2～3 dBが最適とされている．

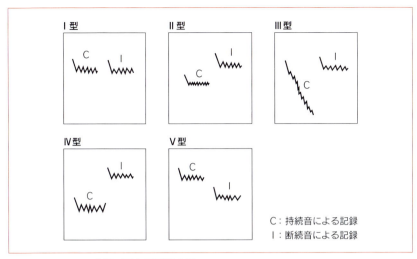

図5-C-7　Jerger 分類（固定周波数記録）

2）連続周波数記録と固定周波数記録

　Békésy の原法は，検査音を 100 Hz から 10,000 Hz まで連続的に変化させて，15 分間かけて測定する連続周波数自記オージオメトリとよばれる方法である．この場合，縦軸が音圧，横軸は周波数となる．この方法は，純音オージオグラムでは測定されない各測定周波数の間の閾値を連続的に知ることができる．しかし，測定に長時間を要するという欠点をもつため，その点を改良したものが固定周波数自記オージオメトリである．この場合は横軸が測定時間となる．

3）Jerger の分類

　Jerger（イェルガー）は，持続音と断続音の記録による閾値差や振幅などの関係を用いて障害部位を鑑別するため，自記オージオグラムを 5 つの型に分類した（**図 5-C-7**）．

I 型：持続音記録と断続音記録の閾値はほぼ同レベル（10 dB を超さない）．振幅は両者とも正常範囲（5〜10 dB）．正常もしくは伝音難聴でみられる．

II 型：持続音記録は断続音記録と比較して 5〜20 dB 閾値が高い．また，持続音記録での振幅が縮小する（2.5 dB 以内）．中・高周波数域で認められやすい．内耳性難聴でみられる．

III 型：持続音記録閾値が時間とともに上昇していく（3 分間記録し 15 dB 以上の上昇）．振幅は持続・断続の両記録とも正常範囲内．後迷路性難聴が疑われる．

IV 型：持続音記録閾値が断続音記録閾値よりも 15 dB 以上上昇している．振幅は両記録とも正常範囲．後迷路性難聴が疑われる．

後迷路性難聴

音は外耳，中耳を経て内耳（蝸牛）へと伝わる．蝸牛で音が電気信号に変換され聴神経から脳へと伝えられ音として感知される．内耳は複雑な形状をしていることから迷路とよばれ，内耳よりも中枢側での障害により生じる難聴を後迷路性難聴とよぶ．

V型:断続音記録閾値が持続音記録閾値よりも上昇している.心因性難聴(機能性難聴)が疑われる.

6 インピーダンス検査

外耳道の音波が鼓膜に伝わる際には,その一部が鼓膜から反射して戻ってくる.鼓膜が厚いか可動性が不良であれば(インピーダンスが大きければ),音は中耳へ伝わりにくくなり,したがって鼓膜から反射してくる音圧は大きくなる.逆に鼓膜の可動性が大きければ(インピーダンスが小さければ),反射音圧は小さくなる.鼓膜のコンプライアンス(動きやすさ)はこのインピーダンスの逆数であり,実際には検査音に対する反射音圧を測定してこれを空気の等価空気容量として表示する.

1) ティンパノメトリ

(1) 原理

外耳道内の空気圧を連続して変化させて,その際の中耳コンプライアンスの変化を測定する.横軸に外耳道空気圧,縦軸に等価空気容量(コンプライアンス)をとり,図示したものがティンパノグラムである.中耳の圧と外耳道の圧が等しくなったときに,中耳(鼓膜)のコンプライアンスは最大となる.

(2) 検査法

外耳道を耳栓で密閉し,外耳道圧を+200 daPa(≒mmH$_2$O)から-200 daPaまで連続的に変化させ,前述のコンプライアンスの変化を記録する.プローブ音は226 Hz純音が広く用いられている.

(3) 判定

ティンパノグラムは次のように分類される(**図5-C-8**).

A型:外耳道圧が±100 daPa以内でコンプライアンスが最大となるもの.正常聴力者,感音難聴でみられる.

 A$_D$型:A型でピークのコンプライアンスが異常に高いもの(D:deep).耳小骨離断・鼓膜の萎縮などでみられる.

 A$_S$型:A型でピークのコンプライアンスが低いもの(S:shallow).耳硬化症などでみられる.

B型:外耳道圧の変化に対してコンプライアンスのピークがみられず,平坦な曲線となるもの.滲出性中耳炎,癒着性中耳炎などでみられる.

C型:外耳道圧が-100 daPa以下のときにコンプライアンスのピークがみられるもの.耳管狭窄症,滲出性中耳炎などでみられる.下記の亜型のうちC$_2$,C$_S$型では滲出液の貯留が強く疑われる.

 C$_1$型:ピークが-200~-100 daPaにあるもの.

 C$_2$型:ピークが-200 daPa以下にあるもの.

 C$_D$型:C型でピークのコンプライアンスが異常に高いもの.

 C$_S$型:C型でピークのコンプライアンスが低いもの.

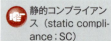

静的コンプライアンス(static compliance;SC)

外耳道圧を+200 daPaとしたときには鼓膜は十分緊張するので,このときのコンプライアンスは外耳道のコンプライアンスとみなすことができる.一方,コンプライアンスの最大値は外耳道と中耳のコンプライアンスの和であり,この両者の差が中耳固有の静的コンプライアンス(SC)となる.

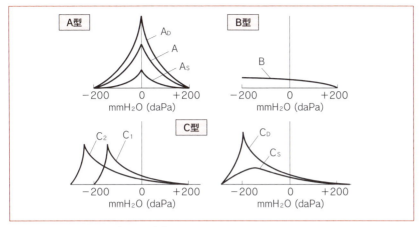

図5-C-8 ティンパノグラムの分類

2) 音響性耳小骨筋反射（acoustic reflex；AR）

(1) 原理

中耳の耳小骨連鎖には，鼓膜張筋（三叉神経支配）とアブミ骨筋（顔面神経支配）が付着している．強い音響性刺激によりこれらの筋は収縮し，耳小骨を固定して中耳の音響インピーダンスを増大させ，音の伝導を抑制することで内耳を音響外傷から守る役目を果たしている．この機能はインピーダンスオージオメータを用いて，コンプライアンスの変化として検出することができる．鼓膜張筋の収縮閾値は非常に高いため，検査上記録されるのは主にアブミ骨筋反射であり，AR は別名アブミ骨筋反射（stapedius reflex；SR）ともよばれる．

(2) 検査法

ティンパノメトリを前もって行い，コンプライアンスが最大となる外耳道圧下で検査を行う．刺激音は純音（250〜4,000 Hz）および広帯域バンドノイズで，弱い音から 5 ないし 10 dB ステップで強くしていく．反射弓は両側性であり，同側刺激と反対側刺激の 2 通りの記録法がある（図 5-C-9）．

(3) 判定

耳小骨筋反射から推定しうる障害部位の鑑別法を表 5-C-1 に示す．また，顔面神経麻痺では AR が正常であれば障害部位はアブミ骨筋枝分岐部よりも末梢側にあり，逆に AR の欠如，閾値上昇があれば，障害部位はアブミ骨筋枝分岐部よりも中枢側にあることになる．

7 語音聴力検査

日常会話において用いられる語音は，純音と比較してさまざまな周波数成分や強さの変動をもつ複合音であり，これを音として聴取するだけでなく，他の語音と聞き分けることではじめてわれわれの会話は成立する．語音了解閾値は純音の平均聴力レベルとほぼ等価であり，閾値測定としての意義は少ないが（心因性難聴で語音了解閾値が純音聴力レベルと不一致となることや，小児で

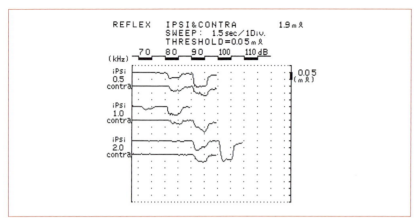

図5-C-9 耳小骨筋反射

表5-C-1 耳小骨筋反射による鑑別診断

	障害部位	反対側刺激		同側刺激	
		右刺激 左反射	左刺激 右反射	右刺激 右反射	左刺激 左反射
A	右第Ⅷ脳神経障害（聴神経腫瘍など）	×	○	×	○
A'	右高度内耳性難聴	×	○	×	○
B	脳幹障害（正中部病変）	×	×	○	○
C	脳幹障害（まれ．右内側オリーブ付近の限局病変）	×	○	○	○
D	右顔面神経麻痺	○	×	×	○
E	右中耳炎	△	＊	＊	○

（「聴覚検査の実際」より，一部改変）

○：反射が検出される．　　×：反射が欠如することが多い．
△：伝音難聴の程度による．　＊：検査不能のことが多い．

より正確に了解閾値を調べることができるなどの点では意義がある），後迷路性難聴で言葉の聞き取り能力が落ちることや，聞き取りの良し悪しが補聴器適応の決定に重要である点などで，語音聴力検査は有用となる．

1）原理
(1) 語音了解閾値検査
　語音を用いて了解閾値を測定する．聞き取りやすい語音を用いて，50％の正答率が得られるレベル（dB）を測定し，それを語音了解閾値レベル（speech recognition threshold level）とよぶ．検査語音としてわが国では2（ニ），3（サン），4（ヨン），5（ゴ），6（ロク），7（ナナ）の6種の1桁数字が用いられる．

(2) 語音明瞭度検査（語音弁別検査）
　語音を十分に聴取できるレベルで聞かせ，その聞き取りを測定する．各音圧での正解率を百分率（％）で表し，その最高値を語音弁別能とよぶ．検査語音としては単音節リストが用いられる．

```
数字語音表〔語音了解閾値測定用〕
 5 2 4 3 7 6
 7 4 6 5 2 3
 2 7 3 6 5 4
 3 5 2 4 6 7
 6 3 7 2 4 5
 4 6 5 7 3 2
```

ことばの語音表（語音弁別検査用）

1表　ジラホオワエアニトテ
　　　バリカコケルロツヒミ
　　　メドシネクイウスユレ
　　　ソキズセヨガムナタサ
　　　コノヤモダフハマデチ

2表　ラヤハサエアカムクチ
　　　ルワオシバジテトダユ
　　　ケメイガゴツソミレウ
　　　ロヒマスヨドネモセズ
　　　タナキフコリニホノデ

3表　ソワフヤイヒクゴヨア
　　　ガマツエノケミチサタ
　　　ニナリキモトルコダユ
　　　ドレジハバラズデムネ
　　　シメカホスセテウロオ

4表　バネマデホワムノニハ
　　　ミウアクコヤフタジオ
　　　ソモキナケダシガレチ
　　　ズユリトカルドヨセテ
　　　メエヒゴスライロツサ

5表　ミヒダヤエソドニバコ
　　　ユモツズワクルスフメ
　　　レナホオトリケセシイ
　　　ヨハアマロタサガキカ
　　　ムチデウテジゴラノネ

図5-C-10　57-S式語表

```
数字語音表〔語音了解閾値測定用〕
 5 2 4 3 7 6
 7 4 6 5 2 3
 2 7 3 6 5 4
 3 5 2 4 6 7
 6 3 7 2 4 5
 4 6 5 7 3 2
```

ことばの語音表（語音弁別検査用）

1表　アキシタニヨジウクス
　　　ネハリバオテモワトガ

2表　キタヨウスハバテワガ
　　　アシニジクネリオモト

3表　ニアタキシスヨクジウ
　　　オネバハリガテトワモ

4表　テネオアキジハモシウ
　　　リワタクバトニスオガ

5表　ネアテヨハキモジリシ
　　　ワワバタトクオニガス

6表　ニクリモテアジハトガ
　　　ワネウオバスヨシタキ

7表　ワバスタニトリジアキ
　　　モネウシヨガハオテク

8表　テキワタガアモシトニ
　　　ヨハウバスネジリクオ

図5-C-11　67-S式語表

［注］57-S式語表（50音節）ならびに67-S式語表（20音節）に用いられている単音節（67-S式は下線太字の音節）

アカサタナハマヤラワガ
イキシチニヒミ　リ　ジ
ウクスツヌフムユル　　ズ
エケセテネヘメ　レ　　デ
オコソトノホモヨロ　ゴ
　　　　　　　　　　ダ
　　　　　　　　　　バ

(3) 標準語音聴力検査用語音CD

検査用語音は語表・発語者・録音まで含めて統一する必要がある．通常，日本聴覚医学会の標準語音聴力検査用語音CDを使用する．

検査用語表には57式，67式および57-S式（**図5-C-10**），67-S式語表（**図5-C-11**）がある．57-S式語表および67-S式語表は1984年に，より歪みの少ない検査語音を選びデジタル方式で再編集したものである．また，語音弁別能用語表で57-S式は50音節，簡易テストである67-S式は20音節からなっている．

標準語音聴力検査用語音CDの最初に，検査用語音の平均出力レベルに合わせた1,000 Hz純音が録音されている．これは再生機器をオージオメータに接続する際の出力レベルの調整に用いるものである．また，その他の周波数の純音も録音されており，これらが1,000 Hz純音と比較して著しく出力レベルが低下している場合は，再生機器の不良が考えられる．

2) スピーチオージオグラム

　語音聴力検査の結果はスピーチオージオグラムに記載する（図5-C-12）．スピーチオージオグラムは，縦軸に語音明瞭度（%），横軸に語音聴力レベル（dB）を表示する．記載は純音聴力検査と同様で，右耳を○，左耳を×で記入し，語音了解閾値検査は破線，語音明瞭度検査は実線で結び明瞭度曲線を描く．一般に用いられるスピーチオージオグラムの用紙には，これらの正常値（基準語音認知曲線）に加え，細い破線で単音節リストによる明瞭度曲線のおおよその正常範囲が示してある（図5-C-12）．

3) 検査法

(1) 出力レベルの較正

　標準語音聴力検査用語音CDに録音されている「レベル較正用1,000 Hz 純音」を再生し，オージオメータのUVメータで0 dBを指すよう再生機器の出力を調整する．

(2) 語音了解閾値検査

　語表では数字語音表は1行6語で構成されている（図5-C-10, -11）．1行目は予備検査として使用し，1語ずつ音のレベルを下降させながら聴取させて語音の大体の了解閾値を測定したのち，2行目から本検査に入る．2行目は1行目で求めた閾値より30～40 dB高い閾値の音で聴取させ，2行目以降10 dBずつ音を減衰させて同様に検査を繰り返していく．各列ごとに6語の明瞭度（正答率）を計算し，スピーチオージオグラムに記入する．得られた明瞭度曲線から50％了解できたレベル（dB）を求め，これを語音了解閾値とする．

(3) 語音明瞭度検査（語音弁別検査）

　ことばの語音表を用いて語音了解閾値検査と同様に，1リストを一定レベルで聴取させる．聴取レベルはリストごとに10～20 dBずつ変えて数回検査を繰り返す．そのレベルごとに正答率を求め，スピーチオージオグラム上に明瞭度曲線を描き，その最高明瞭度を語音弁別能とする（図5-C-12）．

(4) マスキング

　語音聴力検査でも純音同様対側での陰影聴取は起こるので，純音気導聴力検査に準じてマスキングが必要となる．検査語音の聴力レベルと対側耳の骨導閾値との差が40dB以上ある場合にはマスキングをかける．語音聴力検査のマスキングには広帯域雑音のスピーチノイズを用いる．

8　自動聴性脳幹反応（自動ABR，AABR）

AABR：automate auditory brainstem response

　先天性難聴の出現頻度は1,000人に1～2人とされており，そのうち半数は難聴の危険因子や出生時の異常のない児である．このため，全新生児に対する新生児聴覚スクリーニング検査が推奨されており，国内では，約80％の新生児が産科においてこの検査を受けている．

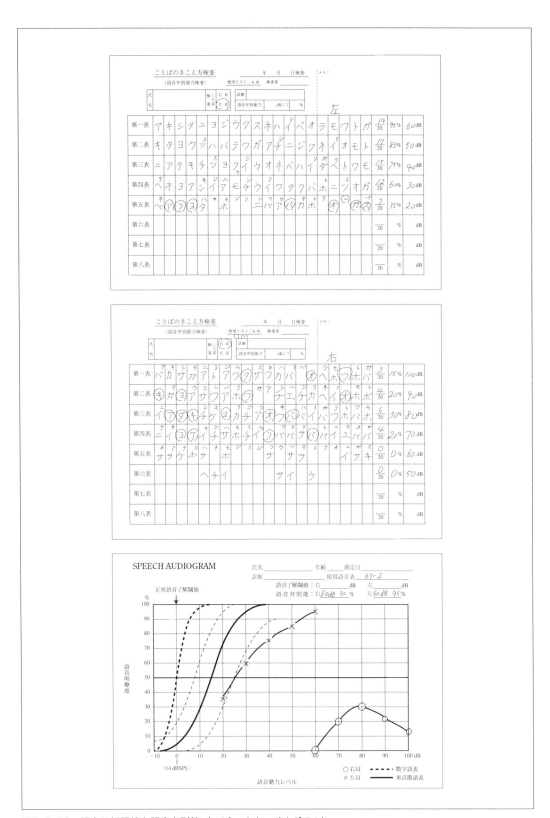

図5-C-12 語音了解閾値と語音弁別能（スピーチオージオグラム）

スクリーニング検査にはAABRもしくはOAE（耳音響放射）が用いられるが，OAEは内耳機能を計測するため後迷路性（中枢性）難聴を検出できない．そのため，AABRが推奨されている．

> **OAE（耳音響放射）検査**
> 蝸牛基底膜の振動により放射される音を記録する．内耳は正常だが，内耳より中枢側に存在する聴神経の障害などがある場合には，OAEは正常な反応を示す．

1）原理

ABRについては第3章「B 脳波検査」（p.125）を参照のこと．AABRは35 dBの刺激音を用いて自然睡眠下で記録を行い，機器に記憶させた正常児の波形と比較することで正常・異常を自動判定する．

2）計測・判定の手順

計測方法は機器により異なるが，ABRと比べて簡易かつ短時間に計測できる．一般に，導出電極（前額部正中），基準電極（後頸部正中），接地電極（肩）を貼付し，クリック音を刺激音として用い，反応あり（PASS）と要再検（REFER）を自動判定する．初回検査はおおむね生後3日以内，初回検査でREFERと判定された場合はおおむね生後1週間以内に確認検査を行う．確認検査で再度REFERと判定された場合は，遅くとも生後3カ月ごろまでに，日本耳鼻咽喉科頭頸部外科学会の指定する精密聴力検査機関にて精密検査を行う．養育者の不安を早期に解消することを目的として，精密聴力検査機関受診の前に近隣の二次聴力検査機関を介しても構わない．

II 味覚検査

1 味覚

味覚とは，生存にかかわる重要情報を感知する化学センサーである．味覚は，味蕾をもつ乳頭で感知される（図5-C-13）．乳頭には糸状乳頭（舌全面，特に前方に分布），茸状乳頭（舌尖，舌体），葉状乳頭（舌縁奥），有郭乳頭（舌分界溝の前にV字状に並ぶ）があり，味蕾は有郭乳頭，葉状乳頭，少数の茸状乳頭およびその他口腔粘膜中（口蓋乳頭など）にも存在する．糸状乳頭は味蕾をもたない．

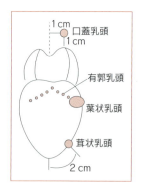

図5-C-13 味覚検査部位

われわれの味覚は酸味，塩味，苦味，甘味，旨味の5つの原味の組み合わせであるとされている．以前は味覚地図なるものの存在が提起されていたが，実際には1つの味蕾がすべての原味に対する受容細胞をもち，舌の部位による味覚の分担は存在しない．

舌の前方と軟口蓋に存在する味蕾は顔面神経（第VII脳神経），舌の後方に存在する味蕾は舌咽神経（第IX脳神経），咽頭・喉頭蓋に存在する味蕾は迷走神経（第X脳神経）を上行し，脳幹の孤束核に至り，さらに視床を中継して味覚皮質および視床下部に送られる（図5-C-14）．

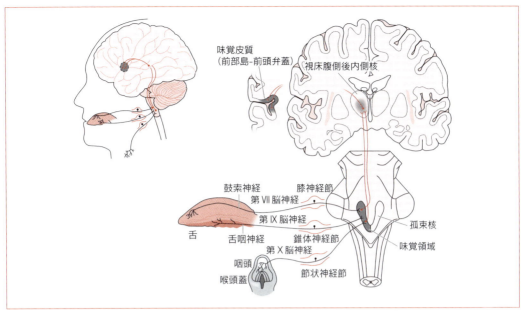

図5-C-14 味覚の神経路

（金澤一郎，宮下保司監修：カンデル神経科学．メディカル・サイエンス・インターナショナル，2014）

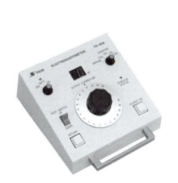

写真5-C-3 電気味覚計

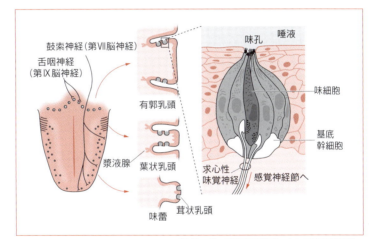

図5-C-15 味蕾

（金澤一郎，宮下保司監修：カンデル神経科学．メディカル・サイエンス・インターナショナル，2014）

2 電気味覚検査

電気味覚検査は，電気味覚計（**写真5-C-3**）を用いて直流電気刺激により味覚の閾値を測定するもので，定量性に優れるが，定性的な要素はない．無刺激導子を頸部に固定し，刺激導子を測定部位に当てて刺激時に電気味覚（酸味，金属味）の閾値を計測する．刺激時間は0.5～1秒が適当である．

舌尖近くでは鼓索神経機能，舌縁奥では舌咽神経機能，軟口蓋と硬口蓋の境界部では大錐体神経機能を検査できる（**図5-C-15**）．部位ごとに味覚を検知した閾値とその種類（鉄味や酸味など）を記録する．

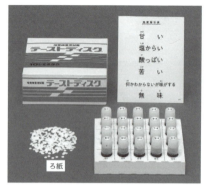

写真5-C-4　濾紙ディスク検査法キット
（テーストディスク）

3　濾紙ディスク法

　それぞれ5段階の濃度系列の設定された4基本味液（甘味：ショ糖，塩味：食塩，酸味：酒石酸，苦味：塩酸キニーネ）を直径5mmの濾紙ディスクにしみこませ，これを各測定部位に3秒間程度付着させて，検者が除去する（**写真5-C-4**）．濃度の薄い方から順に行い，口を閉じずに味質指示表（甘い，塩からい，酸っぱい，苦い，何かわからないが味がする，無味）を用いてそれぞれの味の認知閾値濃度（何の味かわかる）を測定する．定性的であるが，定量性にはやや難がある．一種類の味覚の閾値測定後，水道水でうがいをしてから次の味覚に移る．

III 嗅覚検査

1　嗅覚

1）においとは

　においとは，空気中に浮遊する揮発性低分子化合物（分子量＜300）による情報で，この化合物は地球上に約40万種存在する．多くの物質の放つにおいはその組み合わせであり，この世ににおいの種類はほぼ無限大に存在する．嗅覚の役割は本来生命の危険の察知にある．味覚の受容の半分はにおいであり，鼻をつまんでものを食べると，何を食べているのか非常にわかりにくくなる．

2）嗅覚受容

　におい分子は鼻腔天蓋の嗅上皮にある嗅細胞にて検出され，嗅球を経て嗅皮質へ投射される（**図5-C-16**）．

2　嗅覚障害

1）量的異常

　嗅覚低下：においの感覚が弱い．

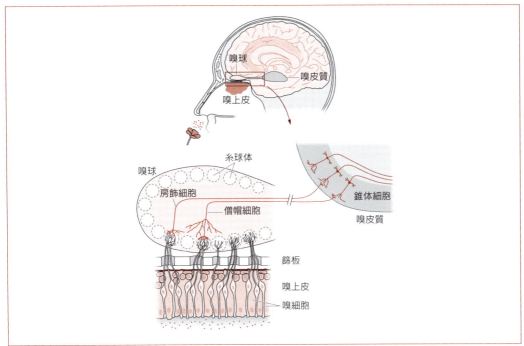

図5-C-16 嗅覚系の受容と伝導
(金澤一郎,宮下保司監修:カンデル神経科学.メディカル・サイエンス・インターナショナル,2014)

嗅覚脱失:においがしない.

2) 質的異常

刺激性異嗅症:これまでと違うにおいに感じる,全てが同じにおい.
自発性異嗅症:突然においを感じる,常ににおいを感じている.
嗅盲:特定のにおいのみ感じない.

3) その他の異常

嗅覚過敏:においを強く感じる.
悪臭症:口や鼻から悪臭を発する(扁桃炎,副鼻腔炎,肝機能障害など).
自己臭症:自分が体臭を放っていると強く思う.

3 基準嗅力検査

基本となる5臭〔A:バラの花のにおい(β-phenyl ethyl alcohol),B:焦げたにおい(methyl cyclopentenolone),C:腐敗臭・古い靴下のにおい(iso-valeric acid),D:果実・桃の缶詰のにおい(γ-undecalactone),E:野菜くず・糞臭(scatol)〕の検査を標準とする.それぞれ−2〜5までの8段階(Bのみ4までの7段階)あり,それぞれの間が10倍希釈となっている(**写真5-C-5**).嗅素液を濾紙にしみこませ,前鼻孔の真下1〜2cmで嗅がせる.これを低濃度から高濃度へ順に行い,検知閾値濃度(何かにおいがする)

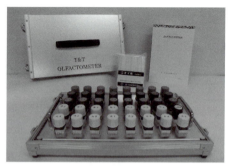

写真5-C-5　基準嗅力検査キット
　　　　　（T&T オルファクトメータ）

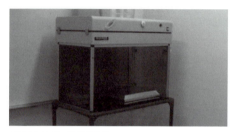

写真5-C-6　脱臭装置

表5-C-2　におい語表

基準臭	ニオイの表現	
A	（1）バラの花のニオイ	（2）良いニオイ
	（3）汗臭いニオイ	（4）いやなニオイ
B	（1）焦げたニオイ	（2）カラメルのニオイ
	（3）バラの花のニオイ	（4）甘いニオイ
C	（1）汗臭いニオイ	（2）いやなニオイ
	（3）良いニオイ	（4）甘いニオイ
D	（1）良いニオイ	（2）甘いニオイ
	（3）いやなニオイ	（4）糞のニオイ
E	（1）いやなニオイ	（2）糞のニオイ
	（3）良いニオイ	（4）甘いニオイ

いずれも（1），（2）が正解．

および認知閾値濃度（何のにおいかわかる）を求める．A～Eの平均を求め，それぞれ平均検知閾値，平均認知閾値とする．何のにおいかわかりにくい場合は，におい語表を用いる（**表5-C-2**）．専用の脱臭装置（**写真5-C-6**）を用いるか，部屋の換気に十分注意する必要がある．

4　静脈性嗅覚検査

　アリナミン注射液（10 mg，2 mL）を，等速度で20秒間かけて左肘正中静脈に注射する（静脈注射は医師または看護師が行う）．注射終了後から被検者がこのにおいを検知するまでの潜伏時間，嗅覚発現から消失までの持続時間を測定する．肺胞から呼気に移行したアリナミン臭を呼気時に感知する．潜伏時間が10秒以上，持続時間が60秒未満の場合を嗅覚低下，アリナミン臭を感じない場合を嗅覚脱失とする．

第6章 画像検査

A 超音波検査

a. 超音波検査の基礎

❶ 原理と測定法

1 超音波の性質
1）超音波とは
　人の耳に聞こえる音の周波数の範囲（可聴域）は，およそ 20〜20,000 Hz（ヘルツ）といわれている．超音波とは，この周波数よりも高く，「人が聞くことを目的としない音」と定義されている．

　診断用には 1 MHz（メガヘルツ＝10^6 ヘルツ）から 20 MHz 程度の周波数の超音波が用いられる．超音波診断装置では，発信された超音波は生体内を伝播し，音響的に性質の異なる組織間で反射が起こり，一方では透過が起こり，これを繰り返しながらさまざまな深度からの反射波をエコーとして受信する（**反射法**）．これらのエコーの強さを振幅（A モード）や輝度（B モードや M モード）に変換し，また発信から受信までの時間から反射源の深度を計算し，映像化する．

2）波の種類
　音は縦波であり，媒質中を伝わるとき，媒質の密度により圧力の高い部分と低い部分が交互に現れる．これを疎密波とよび，一組の疎密波（山から山，谷から谷）に要する時間を周期 T（ms），1 秒間に繰り返される疎密波の回数を**周波数** f（ヘルツ，Hz＝1/s）とよぶ（**図 6-a-1**）．$f=1/T$ の関係があり，時間の経過による波の振動を表す．これに対し，一組の疎密波（山から山，谷から谷）の距離を**波長**といい単位は mm で表す．音波が媒質中を伝わる速度を**伝播速度**とよぶ．周波数（f），波長（λ），伝播速度（c）の間には $c=f\times\lambda$ の関係がある（**図 6-a-2**）．波長はその媒質固有の伝播速度によって決まり，伝播速度が一定の場合は，周波数が高くなるほど〔低くなるほど〕，波長は短くなる〔長くなる〕．伝播速度は音が伝わる媒質の硬さ（体積弾性率，K）と密

> **縦波と横波**
> 縦波（longitudinal wave）は，波の伝わる方向が振動（揺れ）の方向と同じ．
> 横波（transverse wave）は，波の伝わる方向が振動の方向に対して直角．

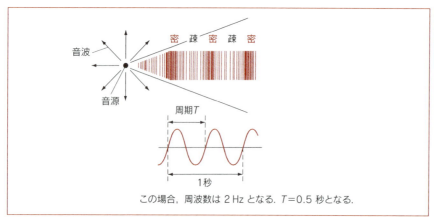

図6-a-1　疎密波

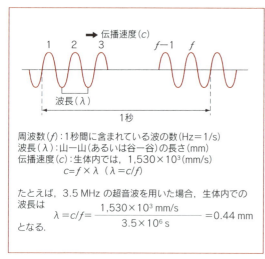

図6-a-2　周波数と波長の関係

表6-a-1　超音波の伝播速度

空気（20℃）	344 m/s
水（35℃）	1,520
脂肪	1,476
筋肉	1,540
腎	1,558
脳	1,560
肝	1,570
血液	1,571
脾	1,591
水晶体	1,674
腱	1,750
骨	3,360
超音波（旧JIS規格）	1,530

 超音波の音速

超音波の音速は，以前はJIS規格で1,530 m/sに統一されていたが，2006年に廃止されている．本書では，以前のJIS規格である音速＝1,530 m/sとして取り扱う．

 超音波診断装置の音速設定

超音波診断装置の音速設定はメーカーや機種によって異なり，一般的には人体組織の平均音速である約1,530 m/sが使用されている．しかし，脂肪組織や筋肉など，部位によって音速が異なるため，最新の装置では組織特性に応じた音速補正機能を備えているものもある．

度（ρ）に依存しており，$c=\sqrt{K/\rho}$ の関係がある．弾性率や密度は温度や圧力によって変化するため，伝播速度も変化する．たとえば，空気中の音速は，気温0℃では秒速331.5 mであるが，20℃では秒速344 mとなる．生体内においては各臓器により伝播速度は異なるが，現在使用されている超音波診断装置の音速は秒速1,530 mである（以前はJIS規格で1,530 m/sに統一されていた）（**表6-a-1**）．このため，実際の速度との差により像の微妙な歪みが生じる可能性がある．たとえば，摘出した肝臓に直接超音波を当てると，10 cmの深さにある病変は，画像上は9.7 cmの深さにある病変として描出される（**図6-a-3**）．

3）屈折と反射

超音波が異なる媒質の境界面に垂直に入射すると，**反射**と**透過**が起こる．入

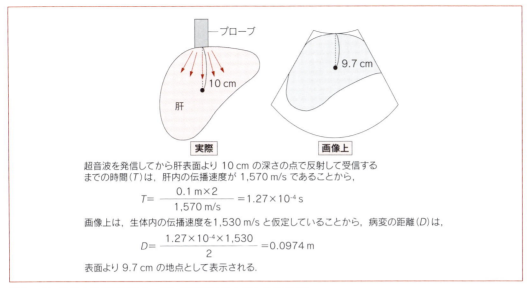

図6-a-3 生体内の伝播速度を一定に仮定することによる像の歪み
T：time，時間．*D*：distance，距離．

表6-a-2 各媒質の固有音響インピーダンス

媒質	音響インピーダンス（× 10^6 Rayls）
肺（空気）	0.0004
脂肪	1.38
水	1.48
血液	1.61
腎	1.62
肝	1.65
筋肉	1.70
骨	7.80

1 Rayl = 1 kg/m²・s

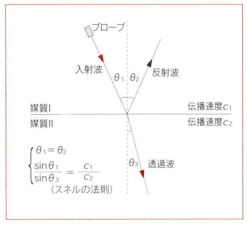

図6-a-4 スネルの法則

射された超音波強度のうちどのくらいが反射し，どのくらいが透過するかは各媒質の**音響インピーダンス**（Z）により決まる．音響インピーダンスは媒質固有であり（**表6-a-2**），媒質の密度（ρ）と伝播速度（c）の積で定義される（$Z = \rho \times c$）ため，温度により変化する．音響インピーダンス（Z）の差の大きい境界面ほど強い反射が起こる．たとえば，空気や骨を通して内部を観察しようとしても，ほぼ100％の反射が起こるため観察は困難である．超音波が異なる媒質の境界面に斜めに入射すると，一部は反射し，一部は角度を変えて（屈折）透過する．入射角（θ_1），反射角（θ_2），屈折角（θ_3）の間には**図6-a-4**の関係がある（**スネルの法則**）．したがって，屈折角は各媒質中の伝播速度比によって決まる．

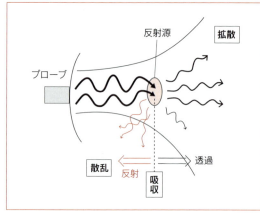

図6-a-5　超音波の減衰

表6-a-3　各媒質の減衰係数

媒質	減衰係数（dB/cm）
肺（空気）	12.0
脂肪	0.6
水	0.002
血液	0.2
腎	1.0
肝	0.9
筋肉	2.3
骨	13.0

4）減衰

　超音波が媒質中を伝播するに従って音の強度が減少することを，**減衰**という．減衰には拡散，吸収，散乱が関与している（**図6-a-5**）．
　拡散とは，伝播とともに超音波が三次元的に広がることであり，音の強度は距離の二乗に反比例して減少する．**吸収**とは，超音波のエネルギーが熱に変換されて媒質に吸収されることであり，生体内での減衰の原因として最も大きいとされている．散乱とは，超音波がその波長よりも小さい凹凸のある境界面に当たったとき，反射波が種々の方向に同心円状に広がることである．減衰量は周波数と減衰係数の積で定義される．周波数が高くなる（波長が短くなる）につれて減衰は大きくなるため，透過性は悪くなり深部まで到達できなくなる．したがって，対象とする臓器によって超音波の周波数を選択しなければならない．たとえば，乳腺や甲状腺などの浅部の臓器の検査では比較的高い周波数（5〜7.5 MHz）を用い，肝臓や腎臓などの深部の臓器の検査では比較的低い周波数（3.5〜5 MHz）を用いる必要がある．また，減衰係数は媒質によって異なり（**表6-a-3**），肺や骨，結石などは減衰係数が非常に大きいため，超音波をほとんど通さない．

5）干渉

　2つの超音波が媒質中のある1点に同時に到達した場合，その点の変動は2つの音波による変動を加算したものとなる．これを**干渉**という．2つの音波が同位相の場合は2倍の強さとなり，逆位相の場合は互いに打ち消しあって音はなくなってしまう．肝臓などの実質性臓器の内部に小さな点状の高エコーをみることがよくあるが，干渉により2倍の強さになった点をとらえていると考えられ，実際の組織構造とは一致せず，スペックル・ノイズとよばれている．

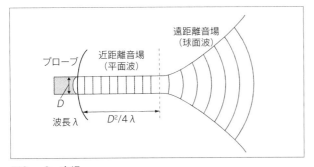

図6-a-6 音場
$D^2/4\lambda$の距離は近距離音場限界距離となり，より遠い領域では球面波として広がっていく遠距離音場となる．

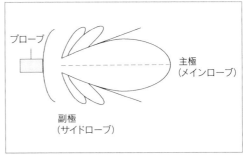

図6-a-7 主極と副極

6）音場

　超音波がある音源から発射されたとき，音が伝わる範囲を**音場**という．振動子の振動面（音の発射面）の直径（振動子の口径）をD，波長をλとすると，音源から$D^2/4\lambda$までの範囲（**近距離音場**）では音波はあまり広がらずに平面的に伝わる（**平面波**）が，それ以上離れると（**遠距離音場**），音波は球面状に広がる（**球面波**）（図6-a-6）．音の強度は，平面波ではほぼ一定であるが，球面波では拡散減衰により距離の二乗に反比例して小さくなる．なお，振動子より発射される音波は，直進する主極以外に，主極の音圧の1/10程度の副極（サイドローブ）がある（図6-a-7）．

7）指向性

　近距離音場においては，超音波ビームはあまり広がらずに進む．これを指向性がよいというが，指向性角（θ），波長（λ），振動子の口径（D）の間には，$\sin\theta = 1.22\lambda/D$の関係がある．波長が短い（周波数が高い）ほど指向性は良くなる．遠距離音場では球面波として広がるため，指向性が悪くなる．指向性が悪いと，あらゆる方向から返ってくる反射波を識別できないため，アーチファクトの原因となる．これを防ぐために，凹面振動子を用いたり振動子の前に音響レンズなどを置いて超音波ビームを集束させる必要がある（図6-a-8）．

8）パルス波

　超音波には，連続的に音を出す**連続波**（continuous wave；CW）と断続的に音を出す**パルス波**（pulse wave；PW）がある．パルス波の波が続いている時間（持続時間）を**パルス幅**，パルス波から次のパルス波までの時間をパルス間隔，パルス波が1秒間に繰り返される数を**パルス繰り返し周波数**（PRF）という（図6-a-9）．繰り返されるパルス波は単一周波数でなく，多くの周波数成分を含んでいる．波形は周波数成分の足し合わせ（加算）によって決まり，その周波数スペクトルは幅をもった分布となる．この分布の最も強いパワーの

PRF：pulse repetition frequency

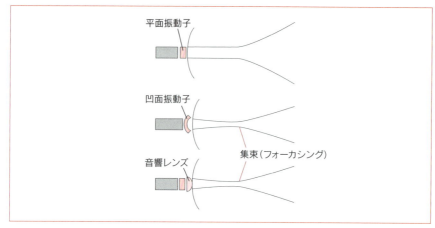

図6-a-8　超音波ビームの集束

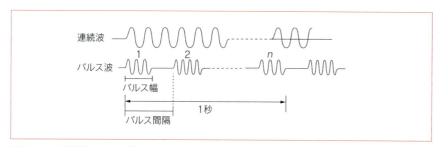

図6-a-9　連続波とパルス波
この場合 n が繰り返し周波数（PRF）となる．

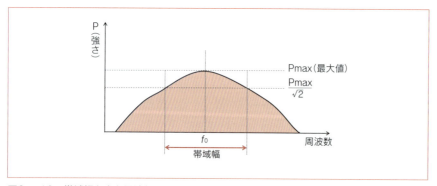

図6-a-10　帯域幅と中心周波数
f_0：中心周波数．

周波数が**中心周波数** f_0 である．また，最大強度の $1/\sqrt{2}$ となるところの幅を**帯域幅**という（図6-a-10）．プローブ（探触子）に表示されている周波数は，この中心周波数もしくは帯域幅である．

　超音波装置では，音を出して反射して返ってくるまでの時間を測定し，音の伝播速度（1,530 m/s）を掛けて2で割ることにより反射源までの距離を決定し，画像上に表示している．このためには，出した音と返ってきた音が1：1に対応していなければならず，断続的に音を出し，パルスとパルスの間に反射

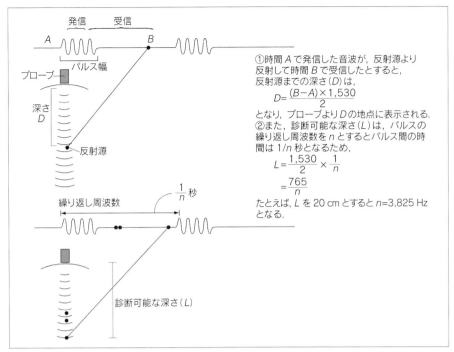

図6-a-11 パルス波における深さ（位置）の表示

波のデータ収集が行われる（**図6-a-11**）．したがって，診断可能な深度はパルスの繰り返し周波数により決まる．

一方，連続波では返ってきた音がいつ発した音の反射波であるか同定できないため，反射源までの距離を決定できない．連続波はドプラ法で最大血流速の測定に用いられる．パルス幅が長くなると帯域幅は狭くなり，連続波に近くなる．

9）分解能

近接した2点を分離して表示する能力を**分解能**といい，超音波の進行方向の分解能を**距離分解能**（縦方向分解能），進行方向と直交する方向の分解能を**方位分解能**（横方向分解能）という．距離分解能は，超音波の周波数およびパルス幅と関係している（**図6-a-12**）．同じ周波数ではパルス幅が短いほど距離分解能はよい．また，周波数が高い（波長が短い）ほど距離分解能はよいが，減衰が大きくなるため深部がみえなくなる．パルス幅を短くすると，帯域幅は広くなり，距離分解能のよい画像が得られる．方位分解能は，超音波を送受信する振動子の形状，すなわちビーム幅（振動子の口径）と関係している（**図6-a-13**）．近距離音場においてはビーム幅が小さいほど方位分解能はよいが，ビームの広がりが早くなってしまい，深部の方位分解能が極端に悪くなってしまう．遠距離音場においては，指向性をよくするために，ビーム幅が大きく周波数が高い（波長が短い）ほうが方位分解能はよい．近距離および遠距離の両方の音場における方位分解能をよくするために，凹面振動子，音響レンズ，

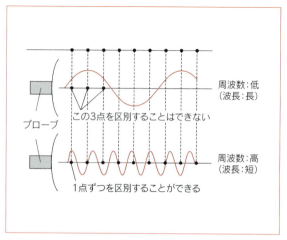

図6-a-12　距離分解能

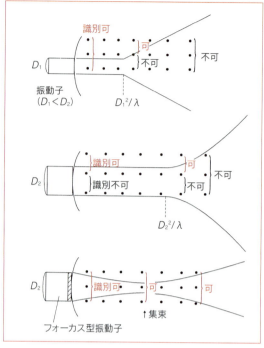

図6-a-13　方位分解能

電子フォーカスを用いてビームを集束させる工夫がなされている（図6-a-13）．

2　装置の構成

　一般に，診断用の超音波装置ではパルス波が用いられている．振動子で発信されたパルス波は，生体内部の種々の音響インピーダンスの差に応じて反射し，同じ振動子で受信される．この情報を高速にコンピュータ処理することにより，リアルタイム（実時間）にモニタに表示する．超音波装置は主に，発信器，プローブ，受信器，および表示部（モニタ）からなる（図6-a-14）．発信器（パルサー）にて電気的エネルギーであるパルス電圧（100～数百V）を発生し，振動子に伝える．この繰り返し周波数は，0.5～2kHz程度である．

3　超音波プローブ（探触子）（図6-a-15）
1）振動子（トランスデューサ）

　発信器より伝えられたパルス電圧は，**圧電効果**（ピエゾ電気現象）により振動子を振動させ，パルス超音波が発生する．一方，戻ってきた反射波は振動子において電気信号に変換され受信器に送られる．すなわち，1つの振動子は電気的エネルギーを超音波に変換する働きと，反射してきた超音波を電気的エネルギーに変換する働きの2つの働きを行っている．振動子の材質としては，圧電セラミックスであるジルコン酸チタン酸鉛（PZT）や高分子圧電体であるポリフッ化ビニリデン（PVDF）が用いられている．

PZT：lead zirconate titanate．Pbは鉛（lead）の元素記号Pbに由来．

PVDF：polyvinylidene defluoride

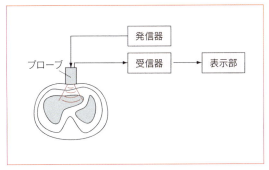

図6-a-14 超音波装置のシステム

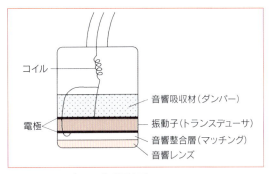

図6-a-15 プローブ(探触子)

2) 音響吸収材(ダンパー)

振動子の裏側についている吸音材で,振動子より後方に発射された超音波を吸収することにより振動子への後方からの反射を防ぐとともに,残響時間を抑えることによりパルス幅を小さくし,距離分解能を向上させている.

3) 音響整合層(マッチング)

振動子自体の音響インピーダンスは高く,生体内の音響インピーダンスとの差は大きいため,振動子を直接生体に置くとほとんどの超音波が反射してしまう.数種類の音響インピーダンスをもつ何層かの整合層を振動子前面に置くことにより,生体と音響インピーダンスとの差を減少させ,超音波の生体への送受信の効率を向上させている.

4) 音響レンズ

プローブの先端に置かれた凸型のシリコンゴムで,生体への密着をよくするとともに超音波ビームを集束させている.レンズの中央部分は外側に比べて遅れて生体内に入るため,超音波ビームは集束される.電子走査式装置では,プローブの長軸方向は電子フォーカスにより,短軸方向は音響レンズにより,ビームの集束が行われる(**図6-a-16**).近年は,長軸方向および短軸方向でのビームの収束においても,音響レンズの代わりに電子的な制御が採用されるようになり,より高度な制御と詳細な画像の取得が可能となっている.なお,電子フォーカスは可変式であるが,音響レンズはその形状により焦点は決まっている.

4 プローブの走査方式(写真6-a-1)

プローブからの超音波ビームの方向を少しずつ変化させて送受信を行うことを**走査**という.走査方式には**リニア式,コンベックス式,セクタ式,ラジアル式**などがあり,診断目的や使用部位により使い分けられている.また,その移動について,電子的制御により行う(電子走査),モーター駆動により機械的に行う(機械走査),などの走査方法がある.ただし,現在では,ほぼすべてが電子走査であり,機械走査はほとんど使われていない.

 走査
スキャン(scan)するともいわれる.

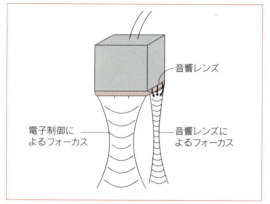

図6-a-16　音響レンズによる超音波ビームの集束

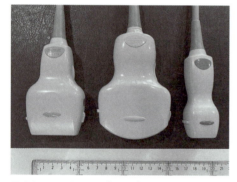

写真6-a-1　超音波プローブ
左から 7.5 MHz リニア型, 3.5 MHz コンベックス型, 2.5 MHz セクタ型プローブ.

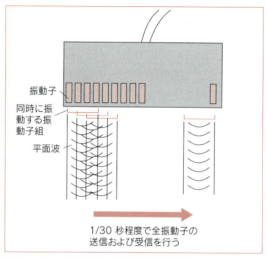

図6-a-17　リニア型電子装置の走査方法

1) リニア式電子走査

　数十個（通常 60〜80 個）の振動子が直線状に配列され，10 個程度の振動子を一組として同時に振動させ平面波を送信する．受信後，1 個離れた振動子の組が同様に送受信を行う（図6-a-17）．全振動子を駆動するのに 1/30 秒程度かかり，1 枚の断層画像が得られる．これを連続的に繰り返すことにより 1 秒間に 30 枚の画像が描出され，生体内をリアルタイムに観察できる．

2) コンベックス式電子走査

　電子走査は原理的にはリニア式と同じであるが，振動子を凸状に配列したコンベックス式は主に腹部領域で広く使用されている．リニア式と比較して生体との接触性が向上し，また比較的小さな接触面から非常に広い視野が得られるなどの利点がある．

3) セクタ式電子走査

　30 個程度の横に配列された振動子を時間差をつけて振動させることにより，平面波の進む方向に角度をつける．この時間差を連続的に変化させることによ

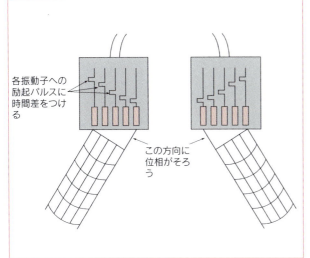

図6-a-18 セクタ型電子装置の走査方法　　図6-a-19　電子フォーカス・ダイナミックフォーカスの仕組み

り，超音波ビームを扇形に走査することができる（**図6-a-18**）．非常に小さい接触面から比較的広い視野を得られることから，主に心臓領域で用いられる．

4）機械式ラジアル走査

振動子を回転させビームを放射状に送受信する方式で，経腟，経食道などの体腔内へのカテーテル型プローブに用いられている．

> **カテーテル型プローブ**
> 超音波内視鏡ともいわれている．

5）電子フォーカス

一組の振動子を同時に振動させるのではなく，その組のなかで外側から順次遅らせて振動させると，ある深度で位相がそろう（焦点）ことになり，超音波ビームを集束させることができる（**フォーカシング**）（**図6-a-19**）．集束域の深さは，駆動する振動子数や時間差を変えることにより自由に変更できる．さらに，組み合わせる振動子数を変えることにより，同時に複数の深度にフォーカシングをかけることもでき（**ダイナミックフォーカス**），近距離から遠距離の広い範囲で方位分解能を向上させることができる（**図6-a-13**参照）．近年は，画像処理技術の進歩により，多方向から膨大に受信・蓄積した超音波データを全深度・全方位にピクセルレベルで合焦させて，リアルタイムで画像再構成を行うことが可能になっている（フルフォーカス）．

6）広帯域送受信

プローブからは，中心周波数近くの広い帯域の周波数成分が同時に送信され，受信する際にはエコーフィルタで必要な周波数成分を取り出している．生体内での超音波の減衰は周波数に依存しているので，深部では減衰の強い高周波数成分は使用せず，比較的低い周波数成分を用い，浅い部分では反対に高い

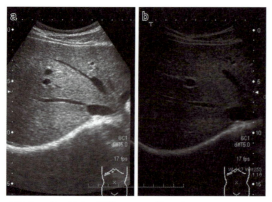

写真6-a-2　ゲイン調整による画像の違い
a：ゲイン・高い，b：ゲイン・低い．

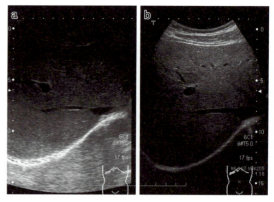

写真6-a-3　STC調整による画像の違い
症例ごとに浅部と深部の明るさが一定になるように調整する必要がある．a：浅部のSTCを下げ深部のSTCを上げると，表面近くは暗く深部は明るくなる．b：浅部のSTCを上げ深部のSTCを下げると，表面近くは明るく深部は暗くなる．

周波数成分を用いて画像化し，画質を向上させている．さらに，1本のプローブで複数の中心周波数の送受信帯域を切り替えること（周波数切替）も可能となっている．

5　受信装置

振動子において，反射波より変換された電気的エネルギーは受信回路に送られ，適正な画像を得るために種々の画像処理が画像処理回路で行われる．受信装置で操作者が行う画質調整には，ゲイン，STC，ダイナミックレンジなどがある．

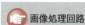

画像処理回路
DSC．デジタルスキャンコンバータ(digital scan converter)ともいわれる．

1）ゲイン（gain）

生体からの反射波のエネルギーはごく弱く，画像表示のためには電圧を増幅する必要がある．電圧の増幅度を**ゲイン**といい，入力電圧と出力電圧の比（dB：デシベル）で表される．ゲインを高くすると全体に画面は明るく（白く）なりノイズが増加，低くすると暗く（黒く）なり，弱い信号が表示されなくなる（**写真6-a-2**）．弱い信号も表示されつつノイズの少ない適正な画像を得るように，ゲインを調整する．

2）STC（sensitivity time control）

超音波は生体内を伝播するにつれ減衰が起こるため，同一の反射体であっても，その深度によって反射波の強さが異なる．これを補正するために，反射波を受信するまでの時間（深度に相当）に対して受信の感度を変える必要がある．これをSTCといい，これにより，一定の媒質であれば一定の明るさとして表示できる．すなわち，浅い部分の感度を抑え，深い部分の感度を上げるように工夫されている（**写真6-a-3**）．ただし，症例ごとに微調整する必要がある．

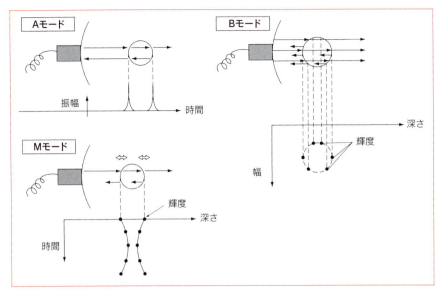

図6-a-20 超音波装置の表示方法

3) ダイナミックレンジ (dynamic range)
　超音波の画像は白黒(グレイスケール)で表示されるが，その信号の幅を**ダイナミックレンジ**という．ダイナミックレンジを広くとると，べたっとしたコントラストの少ない画像ができ，狭くとるとコントラストのはっきりした粗い画像ができる．

6　表示方法
　超音波診断装置の表示方法にはAモード，Bモード，Mモード，ドプラモード，カラー・ドプラモードなどがある．

1) Aモード (amplitude mode)
　超音波を送信し反射源からの反射波を受信するまでの時間(反射源までの深さに相当)を横軸に，その反射波の強さ(振幅)を縦軸に表示する方法である(図6-a-20)．現在ではほとんど使われなくなった．

2) Bモード (brightness mode)
　反射源からの反射波の強さをその点の明るさ(輝度)として表示する方法である(図6-a-20)．反射波信号の強さを16段階(階調)程度に区別し，強いものは明るく，弱いものは暗く表示する．超音波ビームを横方向に高速に移動(走査)させることにより，実時間性(リアルタイム性)の高い二次元画像を得ることができる．Bモードは超音波断層像として広く用いられている．

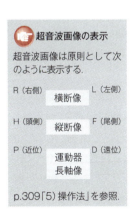

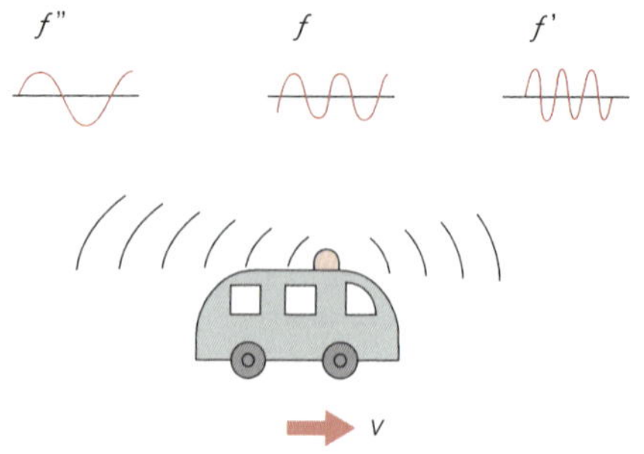

たとえば，救急車が1,000 Hzのサイレンを鳴らしながら時速72 km（=20m/s）で走っているとき，音速を344 m/sとして，近づいてくるときは，

$$f' = f\left(\frac{c}{c-v}\right) = 1,000 \times \frac{344}{344-20} ≒ 1,062 \text{ Hz}$$

遠ざかるときは，

$$f'' = f\left(\frac{c}{c+v}\right) = 1,000 \times \frac{344}{344+20} ≒ 945 \text{ Hz}$$

となり，観察者に聞こえる音の周波数は，発信した周波数とは異なる．

図6-a-21　ドプラ効果
f：周波数，c：伝播速度，v：救急車の速度．

3）Mモード（motion mode）

Bモードと同様に反射波の強さを輝度として表示するが，超音波ビームを走査せず，1本のビーム上の輝度の位置変化を横軸に時間をとって表示する方法である（図6-a-20）．動きのある反射源（心臓の弁など）の時間的変化をとらえるのに優れている．

7　パルスドプラ法（PWドプラ法）

1）ドプラ効果

救急車がサイレンを鳴らしながら近づいてくるとき音は高く聞こえ，遠ざかると低く聞こえる．このように，音を発しながら音源が動いているとき（あるいは観測者が，また両者とも動いているとき），聞こえる音の周波数は発した音の周波数とは異なる．これを**ドプラ効果**という（図6-a-21）．

PWドプラ法：PWD（pulsed wave Doppler）

2）ドプラ法の原理

ある周波数の超音波を血管に当て，その中を動く赤血球からの反射波の周波数を測定する．この反射波の周波数は，ドプラ効果により発信周波数とは異なる．この差を**ドプラ偏位**もしくは**ドプラ偏位周波数**といい，これを利用して血液の流れの状態（速度，方向など）を知る方法を**ドプラ法**という．この場合，2回のドプラ偏位が起こっている．1回目は静止している音源（＝振動子）と動いている観測者（＝赤血球），2回目は動いている音源（＝赤血球）と静止している観測者（＝振動子）である．振動子からの発信周波数をf，ドプラ偏位をΔf，血流速度をv，生体内の超音波の伝播速度をc（=1,530 m/s），超音波ビームと血管のなす角度をθとすると，$v ≒ c \times \Delta f / 2f\cos\theta$の関係がある（図6-a-22）．すなわち，ドプラ偏位を測定することにより血流速度を知ることができる．なお，超音波の入射角（θ）は画像上で補正しなければならない．$\cos 90° = 0$であるため，血管に直角に超音波を当てると血流測定はできない．また，90°に近い場合も誤差が大きくなるので，ある程度斜めから入射することが望ましい．

ドプラ偏位：Doppler shift

ドプラ偏位周波数：Doppler shift frequency

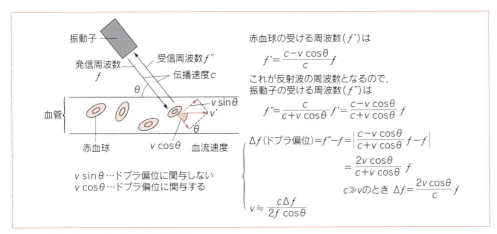

図6-a-22　ドプラ法による血流速測定

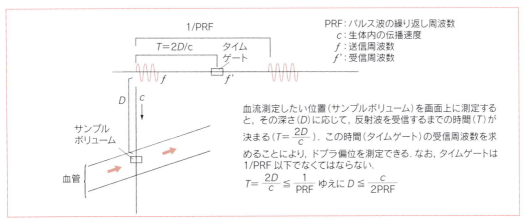

図6-a-23　ある特定部位の血流速測定

パルスドプラ法は，超音波をパルス状に発信し，パルス波とパルス波の間に同じ振動子で受信する（**図6-a-23**）．通常の断層画像（Bモード）と同時に使用し，血流測定したい部位に関心領域（**サンプルボリューム**という）を設定する．その部位の深さ（D）と超音波の伝播速度（c）はわかっているので，パルス波を発信してからその部位からの反射波を受信するまでの時間を特定できる（$=2D/c$秒）．この時間（**タイムゲート**という）に受信する反射波の周波数を測定することにより，ドプラ偏位，さらに血流速度を知ることができる．ただし，測定可能深度に制限がある．パルス繰り返し周波数を**PRF**とすると，$D \leq c/2\mathrm{PRF}$となる．また，測定可能なドプラ偏位周波数Δfにも制限がある．$-\mathrm{PRF}/2 \leq \Delta f \leq \mathrm{PRF}/2$であり，これを超える周波数は逆向きの血流と誤認される（**写真6-a-4**）．これを**折り返し現象**（aliasing，**エイリアシング**）という．したがって，測定可能血流速度にも上限があり，$\mathrm{Vmax} = \pm c \times \mathrm{PRF}/4f\cos\theta$となる．PRFを高くすると〔低くすると〕，最大測定可能深度は浅くなり〔深くなり〕，最大測定可能流速（Vmax）は大きく〔小さく〕なる．なお，一方向の血流だけならば，基線を上げるか下げる（ゼロシフト）ことにより，

f：送信周波数

Vmax：最大測定可能流速

 ゼロシフト機能

装置のゼロヘルツラインを上下に移動させ，0〜+PRF（または0〜-PRF）まで表示させることができる．

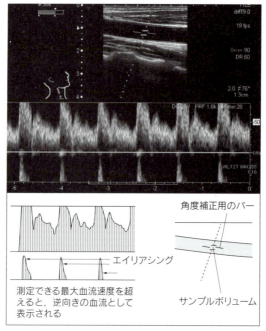

写真6-a-4 ゼロシフトをしていないパルスドプラ法による頸動脈の波形

> **FFT**
> 高速フーリエ変換（fast fourier transformation）．ある信号波形について，ある一定期間にどの周波数成分がどのくらいの割合であるかを解析するもの．ドプラ偏位周波数をFFTにて解析し，スペクトル表示している．これをFFT波形ともいう．

最大2倍の血流速度（$=c \times \mathrm{PRF}/2f\cos\theta$）を測定できる（**写真6-a-5**）．PWドプラ法は，特定部位の低流速の血流測定に適している．

8 連続波ドプラ法（CWドプラ法）

連続波ドプラ法では超音波を連続的に発信し，受信は別の振動子を用いる．送受信は別々であり，発信した音波と反射波が対応していないため反射源を特定できないので，Bモードとの同時リアルタイム表示は不可である．一方で，どの部位の流速を表示しているのかわからないが，そのビーム上のすべてのドプラ偏位を測定できる．PWドプラ法に比べて最大測定可能流速が大きいので，心腔内などの高流速の血流測定に適している．

> **CWドプラ法**：CWD (continuous wave Doppler)

9 カラードプラ法（カラーフローマッピング法，パワードプラ法）

パルスドプラ法を用い，1点ではなくある領域内に多数のサンプルボリュームを設定し，得られた情報を波形としてではなく色としてリアルタイムに表示する方法である．**カラーフローマッピング法**は，平均血流速度に対して色づけする（たとえば，ビーム方向に向かう血流を赤に，遠ざかる血流を青に，また，速い血流を明るい色に，遅い血流を暗い色に表示する）速度表示法である．血流の方向や速度を表示するが，ビームと直交する血流は表示できない．

一方，**パワードプラ法**は速度表示ではなく，通常単色を用いてドプラ信号のパワー情報（強さ）のみを表示する（**写真6-a-6**）．パワードプラ法は血管との角度依存性が非常に低いため，ビームと直交する血流も表示でき低流速血流

> **カラードプラ法**
> 一般に，カラードプラ法＝カラーフローマッピング法の意味で使用されている．
>
> **カラーフローマッピング法**：CFM (color flow mapping)
>
> **パワードプラ法**
> パワー表示，パワーモードともよばれる．

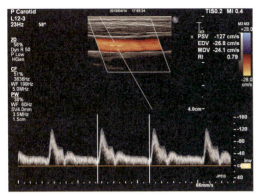
写真6-a-5 ゼロシフトをしたパルスドプラ法による頸動脈の波形

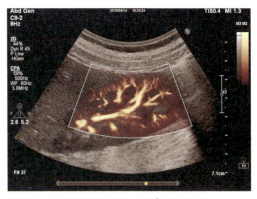
写真6-a-6 腎血流のパワードプラ表示画像

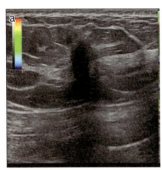
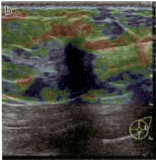
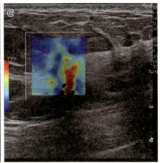

写真6-a-7 乳がん（浸潤性乳管がん）
a：Bモード．不整形，境界不明瞭な腫瘤を認める．
b：strain elastography．腫瘤および周囲の組織に硬さがみられる（硬い部分：青で表示）．
c：shear wave elastography．腫瘤に一致して硬さがみられる（硬い部分：赤く表示）．硬い腫瘤であり，悪性の可能性が高いことが示唆される．

の検出感度も高く，遅い血流信号も表示可能である．ただし，動きによるアーチファクトの影響を受けやすく，実際には血流のない囊胞内の浮遊物の動きなども血流信号として表示してしまうため，注意が必要である．

10　超音波エラストグラフィ

　超音波エラストグラフィは超音波診断装置における比較的新しく開発された技術の一つで，組織の硬さを画像化する手法である．がん組織では血管と細胞密度が増加し硬さが増す（硬化）ことが知られており，乳がん診断において1990年ごろから研究開発が進められ，2003年にRTEとして実用化された．

　生体組織の硬さの計測として，外圧を加えて組織内にわずかな変形を生じさせ，その際のひずみ分布を画像化する方法（strain elastography）がある（**写真6-a-7b**）．また，もう一つの硬さの計測方法として，組織内に剪断波を発生させ，その剪断波の伝播速度を測定し画像化する方法（shear wave elastography）が開発されている（**写真6-a-7c**）．前者の組織圧迫は，用手的圧迫振動や音響的加圧によってなされる．剪断波は音響的加圧によって励起される．

RTE：real-time tissue elastography

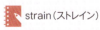 strain（ストレイン）
物体に外力を加えたときに生じる形や体積の変化の割合．歪み．

 shear wave
超音波の縦波に垂直方向の波（横波）．剪断波．

用手的圧迫は簡便であるが，ひずみは圧迫の強さに影響され，得られた画像は組織間や経時的には比較困難である．shear wave elastography では，速度の数値的評価で定量的な比較が可能である．臨床応用の一例として，慢性肝疾患における肝線維化の評価に応用されている．

2013年以降には，乳がん，甲状腺腫瘍，肝硬変，動脈硬化などの組織硬化を伴う病変に対する診断ガイドラインが制定され，現在進行形で広く臨床応用されている．

11　造影超音波

造影超音波とは，マイクロバブルを造影剤として経静脈的に投与し，ドプラ法と同様に血流を可視化する超音波検査である．わが国では，第2世代超音波造影剤であるペルフルブタンマイクロバブル（ソナゾイド®）が，2007年に肝腫瘍，2012年に乳房腫瘍において保険適用となった．超音波造影には非線形映像法（ハーモニック法）が用いられる．安全性の高い製剤だが，鶏卵由来の安定剤を使用しているため，卵，または卵製品にアレルギーのある患者は禁忌である．

超音波検査における静脈路からの造影剤注入［別冊PDF］
手技については［別冊PDF］をご参照ください（URLはp. xvを参照）．

1）造影超音波の検査方法

Bモード（10MHz以上）で病変を観察し，適切な観察断面をあらかじめ選定する．経静脈的にソナゾイド®投与と生理食塩水フラッシュを行い，注入終了後からプローブを観察断面に固定し撮影する．

生理食塩水フラッシュ
造影剤投与後に生理食塩水を投与することを指す．造影剤が体内に均等に分布するのを助け，投与ラインや血管内に残留するのを防ぐ．

2）造影超音波の評価方法

乳房腫瘍の撮影では，血管イメージングを観察する．均一に造影されるものや造影されないものは良性が示唆される．不均一に造影されるものや一部造影が欠損するものは悪性が示唆される（**写真6-a-8**）．

肝臓の撮影では，投与直後の血管イメージング（early vascular phase, late vascular phase）と，投与後約10分から得られる**クッパーイメージング**（肝実質の造影）を行う．肝血管腫は early vascular phase から late vascular phase にかけて辺縁から中心部方向への緩徐な造影効果を認め，クッパーイメージングで造影欠損となる．肝細胞がんは，典型的には early vascular phase で腫瘍全体が強く造影され，late vascular phase やクッパーイメージングで造影欠損となることが多い．限局性結節性過形成は，early vascular phase で中心部から周囲に向かう血管が造影されることや，クッパーイメージングで周囲肝実質より強く造影されることが特徴とされる．

クッパーイメージング
遅延相（クッパー相）で正常の肝組織は，クッパー細胞を有するため超音波造影剤が取り込まれる．一方，肝細胞がんなどクッパー細胞をもたない病変は，造影欠損像として描出される．

12　アーチファクト（人工産物）

超音波装置の物理的メカニズムにより，本来の像（実像）とは異なった像（虚像）が描出されることがあり，これを**アーチファクト**とよぶ．アーチファ

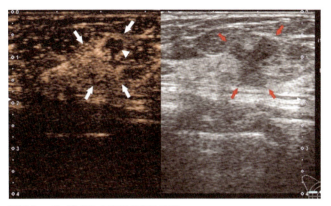

写真6-a-8 乳がんの造影超音波検査
左：造影超音波，右：Bモード．
Bモードで不整形，境界不明瞭な腫瘤を認める（赤矢印）．造影超音波を行うと，腫瘤に一致した造影効果を認めた（白矢印）が，中心部の一部に造影欠損域（白矢頭）を認めた．超音波ガイド下生検で乳がんと診断された．

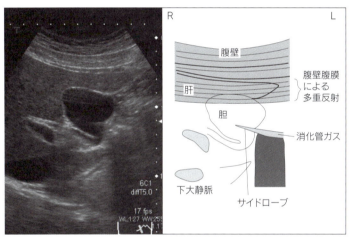

写真6-a-9 サイドローブ・アーチファクト
R：右側，L：左側．

クトに対する知識をもつことにより実像との鑑別やその対策を講じることができ，より正確な超音波検査が施行できる．

1) サイドローブ・アーチファクト

　超音波ビームは振動子と直角方向の主極と，その10分の1程度の音圧をもつ斜め方向に向かう副極（**サイドローブ**）よりなっている（図6-a-7 参照）．超音波の反射はビームが垂直に当たるときに最も強くなるため，サイドローブ方向にこのビームと直交する強い反射源があると，これを主極方向からの反射と誤認し表示してしまう．胆嚢内や肝臓の横隔膜直下にみられることがあり，特に胆嚢ではデブリエコー（胆泥）と誤診されやすい（**写真6-a-9**）．対策としては，超音波の入射方向を変えたり，体位変換することにより消えることを確認することである．

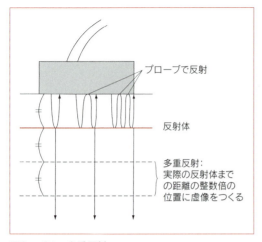

図6-a-24 多重反射

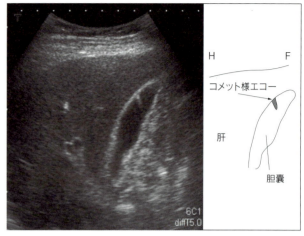

写真6-a-10 コメット様エコー
H:頭側,F:尾側.

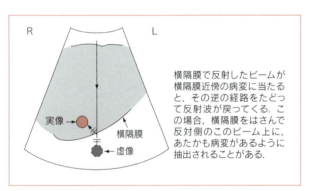

図6-a-25 鏡面現象（ミラーイメージ）

2）多重反射

プローブから発射された超音波は，生体内の強い反射源で反射しプローブに戻ってくる．しかし，その一部はプローブで反射してまた生体内に入り，その反射源で反射する．これを繰り返すことにより，実際の反射源までの距離の整数倍の位置に線状の虚像が現れる（**図6-a-24**）．これを**多重反射**といい，腹壁，腹膜，筋膜などで起こる（**写真6-a-9**）．胆嚢におけるコメット様エコーも多重反射の一種で，胆嚢腺筋腫症における壁内囊胞や壁内結石で起こった多重反射により，つらら状の高エコーが描出される（**写真6-a-10**）．

3）鏡面現象（ミラーイメージ）

横隔膜近傍に病変があるとき，横隔膜で反射して病変に向かった超音波は同様の経路でプローブに戻る．このとき，横隔膜を挟んで病変と反対側に虚像が描出されることがある（**図6-a-25**）．

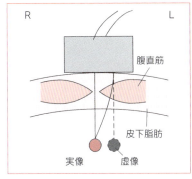

図6-a-26 レンズ効果

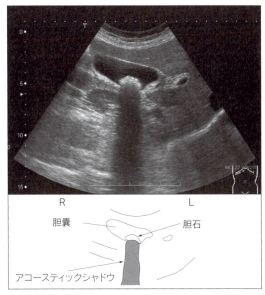

写真6-a-11 胆石による音響陰影（アコースティックシャドウ）

4) レンズ効果

腹部検査で正中横断走査の際，腹直筋で超音波の屈折が起こる．これにより，腹部大動脈などが二重にみえることがある（**図6-a-26**）．これは，筋内の音速が周囲の脂肪組織の音速よりも速い（**表6-a-1参照**）ため，超音波が内側に屈折することにより起こる．ビーム方向から腹直筋をはずすことにより，容易に消失する．

5) 音響陰影（アコースティックシャドウ）

超音波を強く反射する反射源や吸収する媒質があると，その後方へは超音波が届かず黒い影をつくる（**写真6-a-11**）．これを**音響陰影**といい，結石や骨，腸管ガス，肺などが原因となる．結石の診断には役立つが，超音波ビームより小さな結石では音響陰影がみられないこともある．空気は減衰係数が非常に大きいので（**表6-a-3参照**），診断の妨げになる．

6) 側方陰影（ラテラルシャドウ）

辺縁が平滑で球状の腫瘤に超音波を当てると，その辺縁部において腫瘤内と周囲組織の音速の差により屈折が起こる．腫瘤内の音速がより速い場合，外側に屈折が起こり，辺縁直下を直進する超音波はなくなり黒い影が生じる（**図6-a-27**）．これを**側方陰影**という（6章Aの「f．体表」**写真6-f-24参照**）．

7) 後方エコー増強・減弱

腫瘤などの後方に認められる帯状の陰影で，腫瘤などの内部の超音波の透過・減衰により増強や減弱を示す（**写真6-a-12**）．超音波装置では，深度に

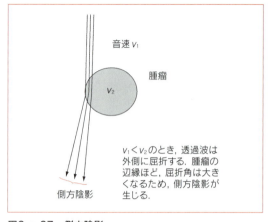

図6-a-27　側方陰影

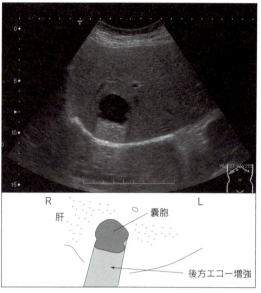

写真6-a-12　後方エコー増強

よる明るさを一定にするため，STCにより深度ごとに受信の感度を変えている．すなわち，深くなるほど感度が上がるようになっている．超音波が嚢胞などの液体部分を通過するとき，周囲の組織と比べて減衰は非常に少ないので（**表6-a-3**参照），その後方は周囲と比べて明るく表示される（**写真6-a-12**）．これを**後方エコー増強**といい，嚢胞性病変の診断に役立つが，内部構造の非常に均一な腫瘍（たとえば悪性リンパ腫など）も減衰が小さいため，その後方でもみられることがある（6章Aの「f．体表」**写真6-f-21**参照）．

13　検査の実際

　超音波検査は，現在ではあらゆる医療機関において，人体のあらゆる部位に対して施行されている．その理由として，放射線被曝がなく被検者に対する侵襲が非常に少ないこと（妊婦に対しても施行できる），超音波検査装置が小さく移動可能であること（ベッドサイドでも施行できる），リアルタイムに画像をみることができること，空間分解能に優れていること，法的に医師，臨床検査技師，診療放射線技師，看護師が実施できること，さらに装置が安価なこと，などがあげられる．こうして，超音波検査はルーチン検査やスクリーニング検査の第一選択としての地位を確立している．

1）超音波検査の留意点

　超音波検査を始めるにあたって，いくつかの点に注意しなければならない．超音波の性質や超音波装置の構造，人体の正常解剖，アーチファクトや病的所見などを十分に理解する必要がある．さらに，超音波検査は主観的な検査であり限界があるということを認識することが大切である．超音波画像は誰が検査

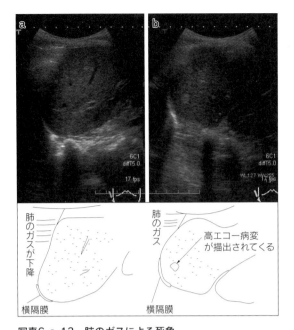

写真6-a-13 肺のガスによる死角
a：吸気時では横隔膜が下降し，肺のガスにより横隔膜直下は死角となってしまう．b：呼気により横隔膜が挙上し肺のガスが除かれ，横隔膜直下の病変が描出されてくる．それでもわずかに描出できない部分があることに注意する．

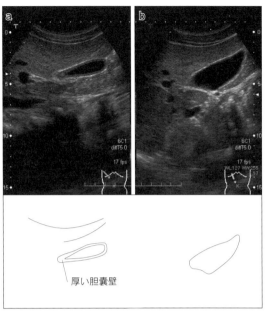

写真6-a-14 飲食による胆嚢の形の変化
a：昼食直後．食後では胆嚢は収縮し，壁はやや厚くみえる．
b：一晩絶食後．絶食直後では胆嚢はよく伸展し，胆嚢壁は薄い．

しても同じということはなく，担当者の経験の多寡によって異なる画像や所見が出ることも珍しくない．また，肺や消化管の空気による音響陰影によって描出できない部分（たとえば，肝臓の場合は横隔膜直下など）＝死角が存在することも認識しておく必要がある（**写真6-a-13**）．経験が未熟なうちは，熟練者による再確認が必要である．

2）前処置

　超音波検査の最大の弱点は空気，特に腹部検査の場合，消化管内のガスの存在である．これを極力排除するために，検査直前の絶飲食（午前の検査であれば朝食を，午後の検査であれば昼食を禁止する）が必要である．

　胆嚢を検査する場合，胆嚢が十分に伸展していることが必要で，検査直前の絶飲食は特に必要である（**写真6-a-14**）．できれば，前日の夕食後一晩絶飲食して午前中に検査することが望ましい．膵臓を検査する場合，胃内のガスをすべて排除することは困難なため，脱気水を飲んでその水を通して走査するとみえやすいこともある（**写真6-a-15**）．消化管検査（内視鏡やバリウム検査）は大量の空気が胃内に入るため，超音波検査を同一日に行う場合は超音波検査を先に施行する．骨盤部を検査する場合，膀胱を伸展させると消化管のガスが排除されて子宮や卵巣などがみえやすくなる（**写真6-a-16**）．検査前2〜3時間の排尿制限が必要である．

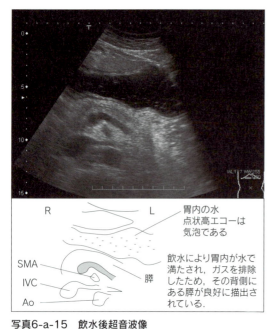

写真6-a-15　飲水後超音波像
SMA：上腸間膜動脈，IVC：下大静脈，Ao：腹部大動脈．

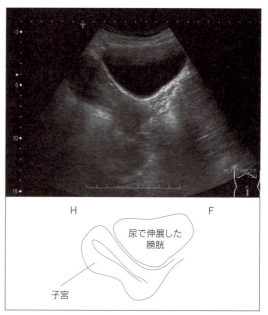

写真6-a-16　膀胱伸展時の骨盤内超音波像

表6-a-4　検査部位と周波数の選択

眼	5～10（MHz）
甲状腺	5～7.5
乳腺	
腹部	3.5～5
心臓	2.25～3.5

3）プローブの選択

　通常の装置では，プローブが2～3種類，常に装着されていることが多い．検査する部位に合わせてプローブの周波数や形状を選択する．周波数が高くなると，分解能は向上するが減衰が大きくなるため，目的とする臓器の深さに応じて選択する（**表6-a-4**）．

① リニア型プローブ：ビームの末広がりがないため深部の方位分解能の低下はないが，広く平らな接触面を必要とし，深部の視野が狭い（**写真6-a-17a**）．体表臓器や血管検査に適している．
② コンベックス型プローブ：比較的小さい接触面から広い深部視野が得られ，かつ浅部の視野も比較的広い（**写真6-a-17b**）．腹部検査に適している．
③ セクタ型プローブ：小さい接触面から広い視野が得られるが，浅部の視野が狭い（**写真6-a-17c**）．肋間走査などに適している．

　心臓，腹部，体表など各部に応じた検査の詳細は，各項を参照のこと．

> **プローブの周波数**
> 振動子の帯域特性が向上，装置回路の広帯域化が進んでいる．最近のプローブの周波数表示例：
> ① リニア型：3～12，5～18 MHz
> ② コンベックス型：1～5，2～9 MHz
> ③ セクタ型：1～5 MHz

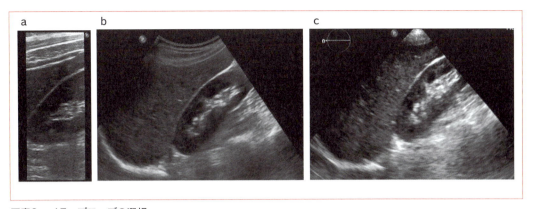

写真6-a-17 プローブの選択
a：リニア型プローブによる画像，b：コンベックス型プローブによる画像，c：セクタ型プローブによる画像．

4）プリセット・メニュー

　超音波装置の電源を入れると，ダイナミックレンジやダイナミックフォーカスなどの初期条件が数種類プリセットされており，腹部，頸部，乳腺，心臓，体表軟部，運動器の各部位に合わせた条件をプリセットできる．装置購入時に条件設定すれば，通常，被検者ごとに変更することはない．これから検査しようとする部位に合わせてメニューを選べばよい．

5）操作法

　一般に，検査者は被検者に向かって左側（被検者の右手側）に座り，右手でプローブを操作する．左手は操作パネル上で画像の微調整（STC，ゲイン，フォーカスなど）を行う．

　プローブと体表の接触をよくするため，**カップリングメディア**である超音波検査用のゼリーを体表に十分に塗る．このゼリーは，体表とプローブの間から空気を除いて，その境界面における超音波の透過をよくする．

> **カップリングメディア（coupling medium）**
> 伝達媒質（contact medium）ともいう．

　腹部検査では仰臥位深吸気で走査することが多いが，場合に応じて深呼気や側臥位，腹臥位，座位などで走査する．一例として脾臓の検査では，左肺のガスにより全体の描出ができないことも多いが，吸気時より呼気時で描出されることが多い（**写真6-a-18**）．

　超音波検査の最大の特徴は，任意の断面をリアルタイムに描出できることであるから，あらゆる部位や角度から走査することが必要である．腫瘤性病変をみつけたら，少なくとも直交する2方向から走査することが必要である．1つの断面だけでは，腫瘤と管腔構造（血管や胆管）の区別がつかないからである（**写真6-a-19**）．

　通常，横断像では画面の左側が被検者の右側になるように（被検者を尾側から見上げるように）記録する．また，縦断像では画面の左側が被検者の頭側になるように（被検者を右側から見るように）記録する．任意の方向の断面像では，画面端のボディマークで走査方向を示すのが望ましい．記録方法として

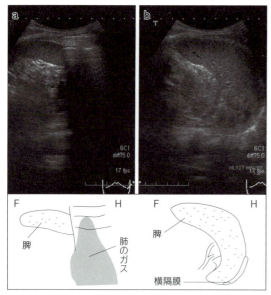

写真6-a-18　吸気と呼気における脾の描出のされ方
a：吸気，b：呼気．吸気では横隔膜が下がり，肺の空気により脾全体が描出されなくなる．

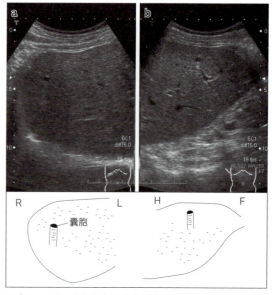

写真6-a-19　2方向走査の必要性
a：肋骨弓下走査，b：肋間走査．肝内の病変（囊胞）は，直交する2断面（肋骨弓下走査と肋間走査）において円形に描出されていることから，球状構造であることがわかる．

は，サーマルプリンタ，マルチフォーマット，レーザーイメージャ，さらに光ディスクや光磁気ディスクがある．最近ではDICOMデータとして画像サーバに送信し，電子カルテ上に配信されている場合が多い．

14　安全管理

　超音波の生体作用として，**熱作用**と**キャビテーション**（空洞化現象）がある．超音波が生体内を伝播するに従って吸収減衰が起こるが，この際に音の強さ（超音波エネルギー）が熱エネルギーに変換され，温度が上昇し細胞傷害が起こる．動物実験では$1W/cm^2$以上の超音波照射で奇形が生じるという報告もある．また，大きな圧力の超音波を照射すると，減圧により液体中に小さな空胞が生じる．検査部位によって影響が異なり，特に胎児イメージングでは最小の出力による検査が望ましい．超音波の生体への影響を考慮しながら検査を行うには，検査が可能な最小の超音波出力で装置を使用することが原則である（ALARAの原則）．

　超音波装置では，サーマルインデックス（TI）やメカニカルインデックス（MI）などの指標を用いて音響出力の安全性が評価されている．これらの指標が規定値内であれば，臨床で使用される超音波強度は安全であると考えられる．

DICOM
digital imaging and communication in medicine. 医用画像の標準規格．

音の強さ
媒質の中を単位時間に通過する音のエネルギーをいう．単位は$[W/mm^2]$や$[W/cm^2]$．

ALARAの原則：as low as reasonably achievableの原則

サーマルインデックス（thermal index；TI）
超音波による熱的作用の安全性を評価する指標．

メカニカルインデックス（mechanical index；MI）
超音波による非熱的作用の安全性を評価する指標．

b. 心臓

心臓超音波検査により心臓の形態，動き，血流を観察し，心大血管疾患の診断と心機能評価を行うことができる．一般的に行われる経胸壁心臓超音波検査は非侵襲的で，ベッドサイドでも行うことができる．一方，良好な超音波画像を得にくい場合があり，目的に応じて経食道心臓超音波検査が行われる．臨床検査技師は，侵襲性のある経食道プローブ操作を除く心臓超音波検査に携わる．

1 基本的画像

肺，胸骨，肋骨におおわれていない狭い部位から心臓を広くとらえるために，**セクタ型プローブ**を使う．第3・第4肋間胸骨左縁，心尖部，心窩部が一般的な**音響窓**となる．被検者に左側臥位，左腕外転挙上の姿勢をとらせ，時に呼気保持をとらせて**音響窓**を広げる．皮下脂肪，石灰化肋軟骨，肺気腫，やせて浮き出した肋骨などが，画像描出を困難にする要因である．

心臓超音波検査の表示方法には**Bモード法**，**Mモード法**および**ドプラ法**がある．Bモード法で心臓の形態と運動を明らかにし，Mモード法で距離や運動速度を計測し，ドプラ法で血流の観察，血流速度の計測等を行う．

1 Bモード法（断層法）

傍胸骨長軸像，短軸像，心尖部長軸像，心尖部四腔像，心尖部二腔像，心窩部矢状断面像などが一般的である．

1）傍胸骨長軸像

第3・第4肋間胸骨左縁にプローブ（探触子）をおき，走査方向を右肩（画面右）〜左脇（画面左）に向ける．画面をみながら左室長軸をとらえるようにプローブを操作する．画面ほぼ中央に左室流出路，その上方に心室中隔，右室腔，右室自由壁，右方に大動脈弁，大動脈基部，右下方に僧帽弁，左房，下方に左室流入路，左室後壁，心膜，左方に左室中心部がみえる（**写真6-b-1**）．大動脈前壁と心室中隔は連続する．心膜のエコー輝度が最も強い．

2）傍胸骨短軸像

傍胸骨長軸像を描出したプローブを時計方向に90°回転して，走査方向を左肩（画面右）〜右季肋部（画面左）に向ける．走査面を心基部〜心尖部方向に傾けて大動脈弁レベル，僧帽弁レベル，乳頭筋レベルの短軸像を描出する．さらに，プローブを心尖方向に1肋間ずらして心尖部レベル短軸像を描出する．

① 大動脈弁レベル（**写真6-b-2**）：中心に大動脈弁，下に左房，左に右房，

セクタ（sector）
扇形を意味する．

心臓超音波検査に用いる超音波の周波数
p.308 参照．観察深度は腹部と同等であるが，パルスドプラで測定できる流速を大きくするために（p.300），低めの周波数 2.25〜3.5 MHz が選択される（p.308）．

傍胸骨長軸像
心尖部は，傍胸骨長軸像ではほとんどみえない．

左室長軸
左室を回転楕円体とみなしたときの回転軸．

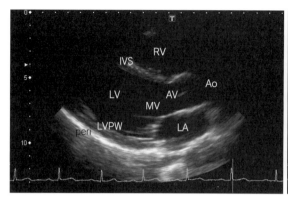
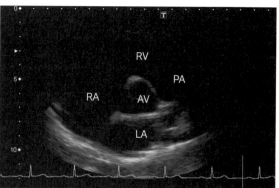

写真6-b-1 傍胸骨長軸像（拡張終期）
RV：右室, IVS：心室中隔, LV：左室, Ao：大動脈, LVPW：左室後壁, LA：左房, MV：僧帽弁, AV：大動脈弁, peri：心膜.

写真6-b-2 大動脈弁レベル短軸像（拡張期）
RA：右房, PA：肺動脈, RV：右室, AV：大動脈弁, LA：左房.

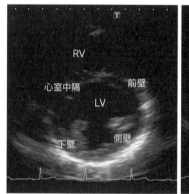
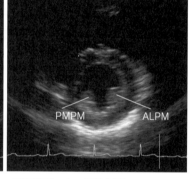

写真6-b-3 乳頭筋レベル短軸像（左：拡張終期，右：収縮終期）
RV：右室, LV：左室, PMPM：後内側乳頭筋, ALPM：前外側乳頭筋.

上に右室流出路，右に肺動脈がみえる．
② 僧帽弁レベル：円形の左室の中で僧帽弁が開閉するのがみえる．
③ 乳頭筋レベル（写真6-b-3）：左室が正円形に，右室がその上で三日月形にみえる．左室内には2つの乳頭筋が突出してみえる．おおむね左室円周の右上～右が左室前壁，右下が側壁，左下～左が下壁，左上～上が心室中隔にあたる．

3）心尖部長軸像

傍胸骨長軸像の走査面を保ちながら，左室長軸に重ねるようにプローブを心尖部におく．傍胸骨長軸像に心尖部を加えて時計方向に90°回転させた像がみえる．

4）心尖部四腔像

心尖部長軸像からプローブを約120°時計方向に回転させると，四心腔が同時にみえる（写真6-b-4）．画面右上が左室，右下が左房，左下が右房，左上が右室である．走査面を前胸壁側に傾けると，大動脈基部が中央に加わる心尖

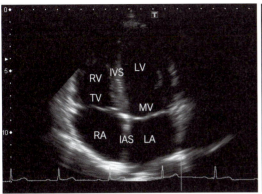
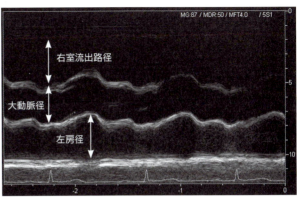

写真6-b-4　心尖部四腔像（収縮終期）
RV：右室，IVS：心室中隔，LV：左室，TV：三尖弁，MV：僧帽弁，RA：右房，IAS：心房中隔，LA：左房．

写真6-b-5　大動脈弁エコーグラム
横軸（時間）のスケールは秒，縦軸（距離）のスケールは cm.

部五腔像がみえる．

5）心尖部二腔像

心尖部長軸像からプローブを時計方向に約30°回転させると，左室と左房のみがみえる．画面右が左室前壁，左が下壁，下が左房である．

6）心窩部矢状断面像

心窩部にプローブをおき，走査方向を頭（画面右）〜足（画面左）に向ける．画面左上の肝臓の下を走る下大静脈が，画面右の右房につながるのがみえる．

> **心窩部矢状断面像**
> 肺気腫患者では，心窩部からのみ良好な画像を得られることが多い．

7）その他の断層像

傍胸骨長軸像から走査面を内側に振ると右室流入路像が，時計方向に回転すると右室流出路像が得られる．胸骨右縁・胸骨上窩から大動脈基部〜大動脈弓部を観察できる．

2　Mモード法

傍胸骨長軸像を描出しながら大動脈弁，僧帽弁，左室長軸の僧帽弁輪寄り1/3レベルにMモード・ビームを当てて，時間軸上に掃引・記録する．壁厚，左室短径，弁・壁運動の計測に用いる．厚みのある境界面は，原則としてプローブに近い縁（leading edge）を採用する．

> **Mモード法の限界**
> Mモード像に現れる部位は，心臓長軸方向の動きにより変わる．また，Mモード・ビームが心臓長軸に対して垂直でないと計測値は過大になる．

1）大動脈弁エコーグラム（写真 6-b-5）

画面上から右室流出路，大動脈・大動脈弁，左房がみえる．大動脈前壁・後壁エコーは収縮期に上へ，拡張期に下へ並行運動する．大動脈弁エコーは駆出期に箱型に開き，それ以外の時には1本の線としてみえる．右室流出路径，大動脈径，左房径はほぼ1：1：1である．

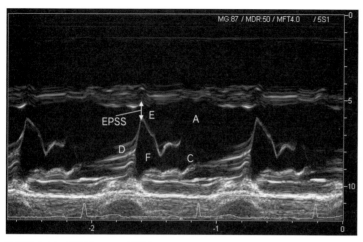

写真6-b-6　僧帽弁エコーグラム
横軸（時間）のスケールは秒，縦軸（距離）のスケールは cm．
D点：僧帽弁開放，E点：急速流入波ピーク，F点：半閉鎖，A点：心房収縮波ピーク，
C点：僧帽弁閉鎖，EPSS：E-point septal separation．

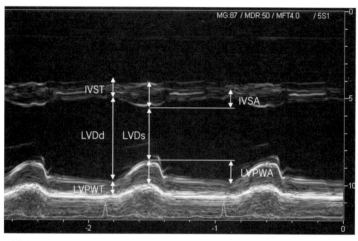

写真6-b-7　心室中隔・左室後壁エコーグラム
横軸（時間）のスケールは秒，縦軸（距離）のスケールは cm．
IVST：心室中隔厚，LVDd：左室拡張終期径，LVPWT：左室後壁厚，LVDs：左室収
縮終期径，IVSA：心室中隔振幅，LVPWA：左室後壁振幅．

2）僧帽弁エコーグラム（写真 6-b-6）

　僧帽弁前尖エコーがアルファベットの M 字を描くように拡張期に 2 回上方に大きく動き，急速流入波（E 波）と心房収縮波（A 波）を形成するのがみえる．僧帽弁後尖は下方に小さく動く．

3）左室エコーグラム（写真 6-b-7）

　画面上から右室自由壁，右室内腔，心室中隔，左室内腔，左室後壁がみえる．僧帽弁腱索が左室内で見え隠れする．心室中隔と左室後壁は収縮期に厚くなり，その内膜面は左室内腔に向かって動く．心室中隔厚（IVST），左室径（LVD），左室後壁厚（LVPWT）を測る．

IVST：interventricular septal thickness

LVD：left ventricular dimension

LVPWT：LV posterior wall thickness

表6-b-1　Mモード法による計測項目と基準範囲

大動脈径（AoD）	22〜35 mm
左房径（LAD）	25〜39 mm
EPSS	< 8 mm
心室中隔厚（IVST）	7〜11 mm
左室後壁厚（LVPWT）	7〜11 mm
左室拡張終期径（LVDd）	38〜54 mm
左室収縮終期径（LVDs）	22〜38 mm

AoD：aortic dimension
LAD：left atrial dimension

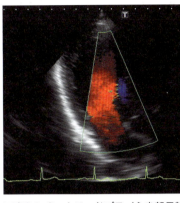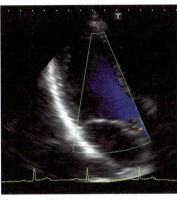

写真6-b-8　カラードプラ（心尖部長軸像）
左：拡張期，プローブに向かう（赤色）左室流入血流シグナル．
右：収縮期，プローブから遠ざかる（青色）左室駆出血流シグナル．

各計測値の基準範囲を**表6-b-1**にまとめる．

3　ドプラ法

カラードプラ法で異常血流の有無を判断し，**パルスドプラ法**で局所の血流・壁運動速度を，**連続波ドプラ法**で超音波ビーム上の異常血流速度を計測できる．ドプラ法には角度依存性があるので，血流・壁運動方向を念頭に入れて操作する．血流に対する超音波の角度が20°以内の範囲であれば，速度計測の誤差は小さい．

1）カラードプラ法

Bモード像上に多数の関心領域（サンプルボリューム）の血流信号が色で表示される．正常血流は赤（プローブ方向）か青（反プローブ方向）の単色で表示され（**写真6-b-8**），異常血流は**モザイクパターン**で表示される（**写真6-b-9〜11**）．

2）パルスドプラ法

カラードプラ画像上に関心領域を定め，そこの血流・壁運動速度を時間軸上に表示する．比較的遅く，速度分散の少ない正常血流・壁運動の速度計測に用

角度依存性
エコー反射体の運動のうち超音波ビーム平行成分が検出され，垂直成分は検出されない．

ドプラ法（速度計測の誤差）
超音波入射角度が大きい場合，角度補正を行うので誤差が大きくなる．

モザイクパターン
速い平均流速の折り返しで赤と青が隣り合い，速度分散の緑成分が足されて黄，橙，青緑など多彩な色が混在する．

パルスドプラ法
壁運動をとらえる場合，組織ドプラ用の設定・モードを選択する．

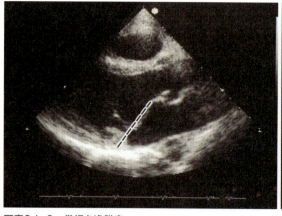
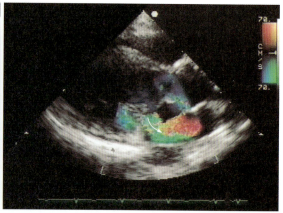

写真6-b-9　僧帽弁逸脱症
左：傍胸骨長軸像（収縮期）．僧帽弁前尖は僧帽弁輪（破線）を越えて左房側に逸脱している．
右：カラードプラ法（収縮期）．僧帽弁口から左房の後壁側に向かう逆流シグナル（矢印）を認める．

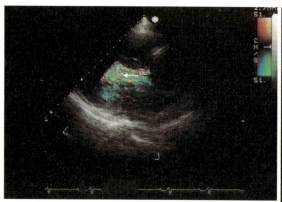
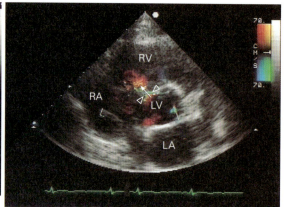

写真6-b-10　大動脈弁逆流症
カラードプラ法（拡張期）．大動脈弁口から左室流出路に向かっていく逆流シグナル（矢印）を認める．

写真6-b-11　心室中隔欠損症（傍膜様部流入部）
カラードプラ法（収縮期）．左室流出路レベル短軸像で，心室中隔欠損孔（△と△の間）から右室流入路方向に向かうシャント血流（矢印）を認める．

いる．プローブに向かう方向，プローブから遠ざかる方向の速度が，それぞれ基線の上下に曲線として現れる．左室流入路血流，左室流出路血流，僧帽弁輪運動などに使う（後述Ⅱの「2 左室拡張能」の項を参照）．

3）連続波ドプラ法

カラードプラ画像上の異常血流シグナルに連続波ドプラビームを重ね，そのビーム上の血流速度スペクトラムを時間軸上に表示する．数 m/s までの最大血流速度を計測できる．**簡易ベルヌーイ式**を使って，最大流速 V (m/s) から前後の圧較差 ΔP (mmHg) を推定できる．

$$\Delta P = 4V^2$$

狭窄弁の圧較差計測，弁口面積推定，肺動脈圧推定などに使う．

Ⅱ 心機能評価

左室収縮能，左室拡張能を評価・推定する．

1 左室収縮能

1) 左室内径短縮率（%FS）

左室径（LVD）（mm）の最大短縮率を算出する．

$$\%FS = \frac{LVDd - LVDs}{LVDd} \times 100 \quad (LVDd, LVDs：拡張終期，収縮終期 LVD)$$

%FS の基準範囲は 27〜45% である．

2) 左室駆出率（LVEF）

まず，左室容量（LVV）（mL）を算出する．M モード法で計測した左室径（LVD）（mm）を Pombo の式（cube 法），もしくは Teichholz の式に代入する．左室径のみで算出する利便性と限界がある．

$$LVV = \frac{\pi}{3} LVD^3 \fallingdotseq LVD^3 \quad (Pombo の式)$$

$$LVV = \frac{7 LVD^3}{2.4 + LVD} \quad (Teichholz の式)$$

B モード法の心尖部二腔像・四腔像で左室長径，左室内膜面を決めて，modified Simpson 法，area–length 法を使って LVV を算出する．左室形態の変化，不均一な壁運動異常を反映した LVV を計測できる．

拡張終期，収縮終期それぞれの LVV（LVEDV，LVESV）から，1 回拍出量（SV）（mL），左室駆出率（LVEF）（%）を算出する．

$$SV = LVEDV - LVESV$$

$$LVEF = \frac{SV}{LVEDV} \times 100$$

LVEF の基準範囲は 55% 以上である．

心不全（heart failure；HF）は，LVEF が低下した心不全（HF with reduced EF；HFrEF）と LVEF が保たれた心不全（HF with preserved EF；LVpEF）に区分される．

2 左室拡張能

1) 左室流入血流速波形（写真 6-b-12）

心尖部断面の僧帽弁口部にパルスドプラ法の関心領域をおいて，左室流入血流速波形を記録する．拡張期に急速流入波（E）と心房収縮波（A）の 2 つの波が描かれる．**左室弛緩障害**によって両者の高さの比（E/A）は 1 より小さくなり，E 波の減速時間（DcT）は長くなる（弛緩障害パターン，**表 6-b-2**）．しかし，左房圧が上昇するとこれらの指標は元に戻り，正常パターンを呈する

%FS：%fractional shortening

LVEF：LV ejection fraction

LVV：LV volume

LVEDV：LV end-diastolic volume

LVESV：LV end-systolic volume

SV：stroke volume

M モード法による LVV 算出
左室を長径・短径比 2：1 の回転楕円体で近似するのが Pombo の式（cube 法）で，左室拡大に伴う ballooning（球形化）の要素を加えたのが Teichholz の式である．

modified Simpson 法
心尖部の 2 断層像から左室長径，および長径を 20 分割した断面の短径を求め，20 個の楕円柱の体積和として左室容積を算出する．

area-length 法
心尖部の 1 ないし 2 断層像から左室長径，左室断面積を求め，左室容積を算出する．

DcT：deceleration time

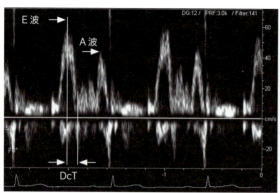

写真6-b-12　左室流入血流速波形
DcT：減速時間.

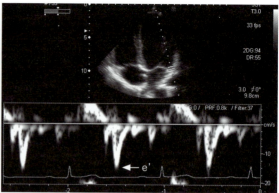

写真6-b-13　僧帽弁輪運動速度波形（側壁）
僧帽弁輪側壁側の拡張早期波（e'）は18cm/sと十分に速い.

表6-b-2　左室流入速波形パターン

	正常パターン	弛緩障害パターン	偽正常化パターン	拘束パターン
E/A	1〜2	< 1.0	1〜1.5	> 1.5
DcT (ms)	160〜240	> 240	160〜240	< 160

（偽正常化）．**拘束障害**になるとDcTは正常より短くなる．E/Aには年齢依存性もあり，注意を要する．

2）僧帽弁輪運動速度波形（写真6-b-13）

心尖部四腔像の僧帽弁輪中隔側，側壁側にパルスドプラの関心領域をおき，設定を組織ドプラ用にセットする．急速流入期の僧帽弁輪部の心基部方向への運動が，下向きのe'波として描かれる．e'波は通常8cm/s以上あり，弛緩障害〜拘束性障害で低値となる．

左室流入血流速E波と僧帽弁輪部e'波の比E/e'が，左室拡張終期圧と正相関する．通常E/e'は8未満で，15より大きいと左室拡張期圧上昇が示唆される．

III 心疾患における超音波像

1　虚血性心疾患

責任冠動脈の支配領域に一致する**壁運動異常（アシナジー）**がみられる（写真6-b-14）．アシナジーは狭心症では一過性で，心筋梗塞では持続性である．心筋バイアビリティのない線維化領域の壁は菲薄化し，エコー輝度は増強する．心筋梗塞急性期に心室瘤，心腔内血栓，乳頭筋断裂，僧帽弁閉鎖不全，心室中隔穿孔，心破裂，心膜炎などの合併，心筋梗塞慢性期に左室形態のリモデリングと心機能低下などがみられる．

> **E/Aの年齢依存性**
> 生理的に若年者ではE/A>1，50歳前後でE/A≒1，50歳台後半以上でE/A<1となる．

> **組織ドプラ用の設定**
> 組織はエコー反射が強く運動速度が遅いので，ゲイン，ローカットフィルタ，速度レンジを下げる．関心領域の長さを1cm程度にして，僧帽弁輪の移動をカバーする．

> **左室拡張期圧上昇**
> 左室拡張期圧上昇は，肺うっ血を伴う左心不全を示唆する．

> **アシナジー**
> 壁運動異常（運動低下，無運動，異方向運動）と収縮期壁厚増加の低下・消失がみられる．

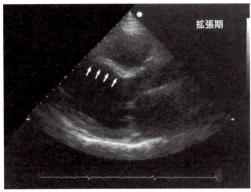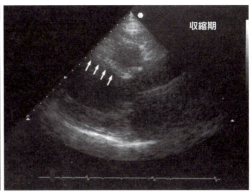

写真6-b-14 心筋梗塞（前壁中隔）
拡張期〜収縮期を通じて心室中隔は動かず，壁厚は薄く，輝度は亢進している．

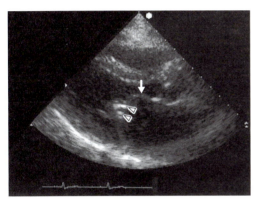

写真6-b-15 僧帽弁狭窄症①
僧帽弁の肥厚・輝度亢進と開口制限（矢頭），前尖のドーム形成（矢印）を認める．

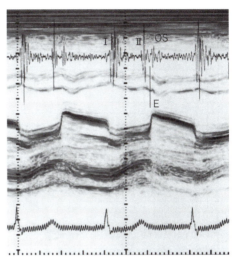

写真6-b-16 僧帽弁狭窄症②
67歳，女性．僧帽弁エコーは肥厚・輝度亢進し，EFスロープは低下している．後尖は拡張期に前尖と同じく前方に動いている．E点は僧帽弁開放音（OS）と時期が一致する．

2 高血圧性心疾患

均等な左室壁肥厚と狭い左室内腔の狭小化がみられる（**求心性肥大**）．左室収縮能は保たれるが，拡張能が低下する．

3 加齢による変化

左室長軸と大動脈基部の軸が離れ，心室中隔基部が左室流出路に突出するS字状中隔がみられる．

4 弁膜症

1）リウマチ性僧帽弁狭窄症

交連部の癒着による僧帽弁開口制限と弁腹の**ドーミング**，弁尖の肥厚・硬

> **リウマチ性僧帽弁狭窄症**
> 僧帽弁狭窄症のほとんどがリウマチ性であるが，日本では減少している．

> **交連部**
> 弁尖同士のつなぎ目．

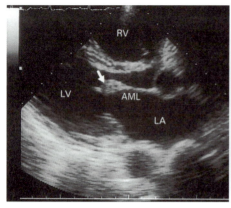 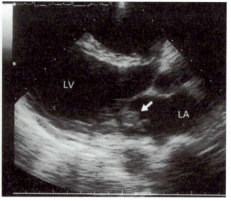

写真6-b-17 感染性心内膜炎
左：僧帽弁前尖の先端は塊状に肥厚してみえる（矢印）．
右：収縮期に僧帽弁前尖（AML）に付着した疣腫（矢印）が左房側に翻るのがみえる．

化・石灰化，腱索短縮等の変化が認められる（**写真6-b-15**）．左房拡大と2次的右室・右房拡大が認められる．心房細動合併例に左房内血栓をみる．Mモード像で僧帽弁多重エコー，EFスロープ低下，後尖の拡張期前方運動などを認める（**写真6-b-16**）．僧帽弁口面積，圧較差半減時間，平均圧較差が重症度の指標となる．

2）僧帽弁閉鎖不全症

　リウマチ性，僧帽弁逸脱症（**写真6-b-9参照**），感染性心内膜炎（**写真6-b-17**），腱索断裂，乳頭筋機能不全，拡大した左室における腱索によるtetheringなど多彩な原因を超音波検査で特定できる．一般的に左室容量負荷に伴う左室壁運動亢進，慢性例の左室・左房拡大を認める．カラードプラ法で認められる収縮期左房内逆流シグナルの面積，逆流部位に向かう左室内加速度血流の存在などが重症度の指標となる．

3）大動脈弁狭窄症

　リウマチ性のものや石灰化変性によるものがある．高齢者に生じる石灰化変性は弁尖端の肥厚・硬化に始まり，弁全体の石灰化に至る（**写真6-b-18**）．先天性大動脈二尖弁は40～50歳代から石灰化して弁機能障害を起こす．左室は圧負荷によって求心性に肥大する（**写真6-b-18**）．カラードプラ法で狭窄弁口を通るモザイクパターンがみられる．狭窄前後の最大・平均圧較差（**写真6-b-19**），大動脈弁口面積が重症度の指標となる．

4）大動脈弁閉鎖不全症

　リウマチ性，石灰化変性，大動脈弁逸脱症，感染性心内膜炎，大動脈炎，大動脈弁輪拡張症，上行大動脈解離などの多彩な原因を超音波検査で特定できる．容量負荷により左室壁運動は亢進し，慢性閉鎖不全症で左室は拡大する．

> **圧較差半減時間（pressure half time；PHT）**
> 狭窄部位血流速度が最大から $1/\sqrt{2}$ に低下するまでの時間で計測する．狭窄が強くなると延長する．

> **tethering**
> 腱索に引っぱられて僧帽弁が閉まりにくくなることを意味する．

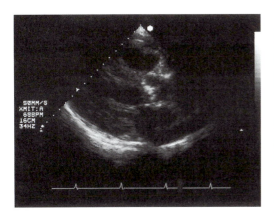

写真6-b-18　大動脈弁狭窄兼閉鎖不全症
68歳，男性．大動脈弁の石灰化，開口制限と左室肥大を認める．

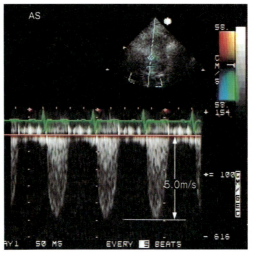

写真6-b-19　大動脈弁狭窄症
心尖部五腔像で大動脈弁口の血流を含む連続波ドプラ像である．大動脈弁口部の最高流速（5 m/s）から狭窄前後の圧較差（$4 \times 5^2 = 100$ mmHg）が算出される．

逆流血が衝突する僧帽弁前尖・心室中隔に細かい振動が現れる．左室内逆流シグナルの到達距離・面積，圧較差半減時間などが重症度の指標となる（**写真6-b-10参照**）．

5　肺高血圧症

右室壁は肥厚し，右室は拡大する．左室は特に収縮期に扁平化する（**写真6-b-20 左**）．緩衝作用をもつ三尖弁閉鎖不全の最大流速 V（m/s）から肺動脈収縮期圧（sPAP，mmHg）を推定できる（**写真6-b-20 右**）．

$$sPAP = RAP + 4V^2$$

右房圧（RAP）は下大静脈の拡大（径2 cm以上），吸気時虚脱の低下（50%未満）などから10〜20 mmHgの範囲で推定する．

sPAP：systolic pulmonary arterial pressure

RAP：right atrial pressure

6　先天性心疾患

1）心房中隔欠損症

右心系容量負荷による右房・右室の拡大，心室中隔の奇異性運動と，心房中隔欠損孔およびそこを通る左→右短絡血流がみられる（**写真6-b-21**）．頻度の高い2次孔欠損は心房中隔のほぼ中央に，1次孔欠損（心内膜床欠損不全型）は心室中隔直上に短絡孔がみえる．肺体血流比が重症度の指標となる．

 肺体血流比
右室流出路，左室流出路の血流速波形時間速度積分値と各断面積をかけて求める肺血流量，体血流量の比を算出する．

2）心室中隔欠損症

容量負荷による左右心室の壁運動亢進，拡大と，心室中隔欠損孔およびそこを通る左→右短絡血流がみられる（**写真6-b-11参照**）．欠損孔位置による

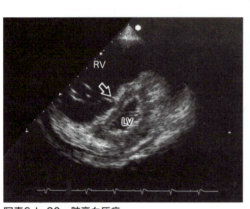
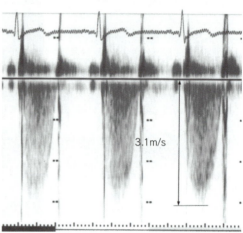

写真6-b-20　肺高血圧症
左：短軸像上，拡大した右室によって左室が強く扁平化している（矢印）．
右：三尖弁逆流の連続波ドプラ記録．最大流速（3.1 m/s）から収縮期右室〜右房圧較差は約 38（$4×3.1^2$）mmHg で，これに推定右房圧（10 mmHg）を加えて右室収縮期圧≒肺動脈収縮期圧 48 mmHg と推定する．

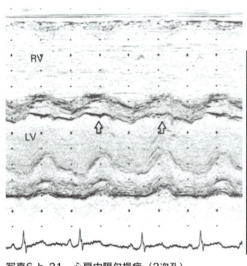
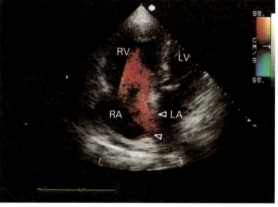

写真6-b-21　心房中隔欠損症（2次孔）
左：右心腔の拡大と心室中隔の奇異性運動（矢印）を認める．
右：四腔像で心房中隔欠損孔（△と△の間）を通る短絡血流を認める．

Soto 分類で，傍膜様部欠損（流入部，肉柱部，流出部），筋性部欠損（流入部，肉柱部，流出部），肺動脈弁下部欠損に分けられる．肺動脈弁下部欠損は，大動脈弁閉鎖不全を合併することがある．

3）動脈管開存症

容量負荷による左室の壁運動亢進，左室・左房の拡大と，動脈管から肺動脈内に向かう短絡血流シグナルがみられる．肺体血流比が重症度の指標となる．

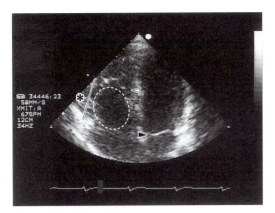

写真6-b-22　Ebstein病
30歳，女性．三尖弁中隔尖付着部位（▽）は僧帽弁付着部位（▼）より2cm以上心尖方向にあり，前尖（＊）は大きく伸びる．右房化右室（点線部）を認める．

4) Eisenmenger（アイゼンメンジャー）症候群

　左→右短絡のある先天性心疾患において，肺血管床に閉塞性変化が現れ，肺高血圧になると，右→左短絡が優勢になり，チアノーゼを生ずるようになる．Eisenmenger化する前の根治術が推奨される．

5) Ebstein（エプスタイン）病

　三尖弁中隔尖・後尖が心尖方向に偏位し，右房化右室が現れる（**写真6-b-22**）．三尖弁逆流をしばしば伴う．

6) 肺動脈弁狭窄症

　肺動脈弁・弁下部・弁上部の形態異常，右室壁の肥大，狭窄部通過モザイクパターンがみられる．狭窄前後の圧較差が重症度の指標となる．

7) Fallot（ファロー）四徴症

　右室漏斗部（円錐部，流出路）中隔の前方偏位により，①肺動脈狭窄，②大動脈騎乗，③心室中隔欠損が，そして圧負荷の結果，④右室肥大の4徴候が現れる．チアノーゼ性先天性心疾患の代表である．大動脈前壁・心室中隔の非連続性部位に右→左短絡血流がみられる．

8) 大血管転位症

　心室と大動脈・肺動脈間交通の逆転が認められる．大動脈は肉柱，漏斗部，三尖弁をもつ解剖学的右室に，肺動脈は，乳頭筋をもち，漏斗部をもたない解剖学的左室に起始する．完全大血管転位症例には体・肺循環間短絡が伴う．心室心房間交通も逆転する修正大血管転位症では，三尖弁閉鎖不全（機能的僧帽弁逆流）と解剖学的右室の壁運動低下が伴う．

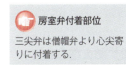

房室弁付着部位
三尖弁は僧帽弁より心尖寄りに付着する．

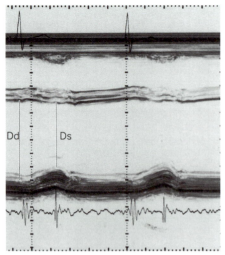

写真6-b-23　拡張型心筋症
27歳，男性．左室拡張終期径（Dd）60 mm，左室収縮終期径（Ds）50 mmと拡大し，心室中隔と左室後壁の運動は低下している．

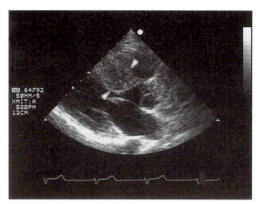

写真6-b-24　肥大型心筋症
32歳，女性．心室中隔は27 mmと著しく肥厚し（矢頭），左室後壁厚（10 mm）の2.7倍ある．

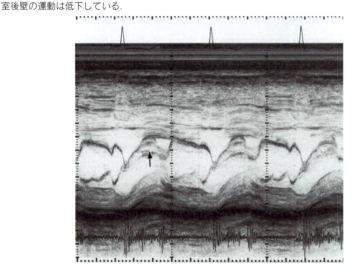

写真6-b-25　閉塞性肥大型心筋症
48歳，男性．僧帽弁前尖の収縮期前方運動（矢印）を認める．

7　心筋症

1）拡張型心筋症

　左室のびまん性運動低下（**写真6-b-23**），左室駆出率の低下，左室の拡大・球形化が認められる．Mモード上，小さい僧帽弁開口，EPSS開大，僧帽弁A波下行脚に段差のできるB-B'ステップ，左房拡大などがみられる．機能的な僧帽弁閉鎖不全の併発は重症化を示す．

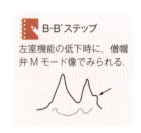

B-B'ステップ
左室機能の低下時に，僧帽弁Mモード像でみられる．

2）肥大型心筋症

　成因の明らかでない不均一な左室肥大が認められる．心室中隔が左室後壁の

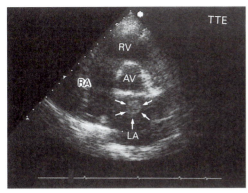 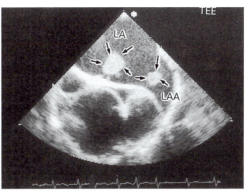

写真6-b-26　左房内血栓
左：大動脈弁レベル短軸像では，左房内に血栓エコーがみられる（矢印）．
右：経食道心臓超音波では左心耳（LAA）にも血栓がみられ（矢印），左房内モヤモヤエコーが明らかである．

1.3倍以上に肥大する**非対称性中隔肥大**（**写真6-b-24**），左室内腔がスペード状に尖る心尖部肥大などのタイプがみられる．一般に左室収縮能は保たれ，拡張能が低下する．僧帽弁・支持組織の収縮期前方運動により左室流出路が閉塞する閉塞性肥大型心筋症では，大動脈弁収縮中期半閉鎖，左室流出路モザイク・パターンが出現する（**写真6-b-25**）．

3）拘束型心筋症

両心室は小さく，両心房は拡大する．顕著な左室壁肥大はみられない．左室流入血流速波形の拘束パターンがみられる（前述Ⅱの2「1）左室流入血流速波形」を参照）．

4）特定心筋疾患

筋ジストロフィ症で左室壁運動低下，心サルコイドーシスで左室壁運動低下と心室中隔に好発する菲薄化，心アミロイドーシスで拘束性障害がみられる．

8　心内異常構造
1）心内血栓

心房細動，拡張型心筋症，心室瘤などの血流うっ滞部位に**モヤモヤエコー**，血栓形成がみられる（**写真6-b-26**）．左心耳血栓の診断には経食道心臓超音波検査が有用である．

2）心臓粘液腫

原発性心臓腫瘍として最も頻度が高い．心房中隔左房側に茎でつながる腫瘍塊が，拡張期に僧帽弁口を塞ぐように動く．表面の腫瘍片や血栓がはがれると，末梢動脈の塞栓を起こす．

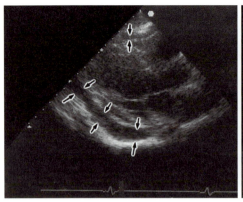
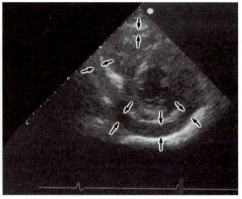

写真6-b-27 心囊水貯留
左:傍胸骨長軸像上,左室後壁後方および右室前壁前方にエコーフリースペースを認める(矢印).
右:傍胸骨短軸像上,両心室の周囲にエコーフリースペースを認める(矢印).

3)感染性心内膜炎

リスクのある心血管疾患例において,血行性に到達した細菌が心内膜・弁膜に付着し,増殖する.心内腔に突出する**疣腫**(疣贅),弁の腫大,弁の穿孔,弁輪部膿瘍などが現れる(写真6-b-17参照).弁構造の破壊と主に逆流性弁機能障害が生じる.

9 心膜疾患

1)心囊水貯留

心膜腔にエコーフリースペースがみられる(写真6-b-27).量が増えるにつれ,左室後壁後方,右室前壁前方,左房後方の順にエコーフリースペースが現れる.右室壁の拡張早期虚脱がみられれば,心膜腔圧上昇に伴う**心タンポナーデ**と判断する.血行動態の破綻に対して心膜腔ドレナージが行われる.

2)収縮性心膜炎

心膜・心外膜はエコー輝度が亢進する.左室後壁の拡張期後方運動が早期に止まり,その後は平坦になる.心室中隔は拡張早期に後方,そして急激に前方運動してノッチを形成する.心室中隔の呼吸性シフト(吸気時左室側,呼気時右室側)がみられる.

10 大動脈解離

大動脈内に剥離した内膜(intimal flap),中膜が裂けて血液が流入する偽腔などが認められる.上行大動脈解離は大動脈弁閉鎖不全や心タンポナーデをきたすことがある.経食道心臓超音波などの検査が勧められる.

> **感染性心内膜炎**
> 大動脈弁閉鎖不全症,僧帽弁閉鎖不全症,心室中隔欠損症,Fallot四徴症,動脈管開存症などに伴う高速の異常血流や人工弁置換術で傷ついた心内膜面に血栓が形成され,そこに細菌が付着して増殖する.

c. 腹部

Ⅰ 基礎

1 臨床的意義

　腹部超音波検査は，X線，CT，MRIと並んで腹部画像診断の重要な役割を担っている．X線，CTと比べ被曝がなく，他検査よりも検査料が安く，また装置自体もコンパクトでかつ安価であり，多くの診療所や病院で手軽に行える検査である．なお，健康診断や人間ドックで施行されることも多い．

　腹部領域では，肝臓，胆囊，膵臓，脾臓，腎臓などの形態や腫瘍性病変，炎症などさまざまな疾患が診断可能である．特に肝臓では，慢性肝疾患患者での肝細胞がんの早期発見には必須となっている．さらに超音波検査は，緊急検査（特に**急性腹症**）としてまず行われる手技である．また乳幼児では，息止めなく検査可能で被曝のない超音波検査は，やはり積極的に行われるべき検査である．さらに，**IVR**領域では超音波が大きな武器となる．特に**肝腫瘍のラジオ波焼灼治療（RFA）**は，超音波を用いた局所治療として広く行われている．

2 前処置

　緊急検査以外は，一般的に，検査5時間ほど前から食事はとらないで検査することが多い．胃内に残渣があると，胃周囲の臓器，特に膵臓が見えにくくなることが多く，また胆囊が収縮して詳細な情報が得られなくなる．なお，高齢者や，薬を定期的に飲んでいる人は水分だけは摂取可能とすることが多い．ただし，乳製品は胆囊を収縮させるので望ましくない．

3 基本走査

　腹部超音波の良好な画像を得るためには，まず腹部臓器ならびに脈管の解剖（図6-c-1）を把握したうえで，各種走査を理解するとよい．基本的な走査を図6-c-2に示す．なお，**肝の区域分類**としては**クイノー（Couinaud）の8区域分類**が用いられる（図6-c-3）．

① **右肋間走査**（写真6-c-1）：肝右葉，胆囊，肝内胆管，右腎．
② **右肋骨弓下走査**（写真6-c-2）：肝右葉，胆囊，肝内胆管，右腎．
③ **右季肋部斜走査**（写真6-c-3）：肝右葉，胆囊，肝外胆管，門脈本幹．
④ **心窩部縦走査**（写真6-c-4）：肝左葉，腹部大動脈，膵臓など．
⑤ **心窩部横走査**（写真6-c-5）：肝左葉，膵臓など．
⑥ **右側腹部斜走査**（写真6-c-6）：肝右葉，右腎．
⑦ **左側腹部斜走査**（写真6-c-7）：脾臓，左腎．

急性腹症

急激な腹痛によって緊急手術の適応か否かの判断が要求される病態であり，胆石症，急性胆囊炎，急性膵炎，急性虫垂炎，腸閉塞，尿管結石，解離性大動脈瘤などがある．超音波検査は，第一選択になりうる検査の一つである．

IVR

interventional radiologyの略で，「画像下治療」や「低侵襲治療」と称される．針やカテーテルとよばれる細い管を用い，超音波や血管造影装置，X線，CTを使用して，がんの診断や治療，血管の拡張，膿瘍の排液などを，開腹，開胸の手術なしで行う手法．

RFA

ラジオ波焼灼療法．radiofrequency ablation. 超音波装置を用い，電極針を腫瘍内に挿入し，ラジオ波とよばれる約450 kHzほどの高周波電流を通電させ，腫瘍を焼灼して壊死に至らしめる手法で，肝がんの標準的な治療法として位置づけられている．

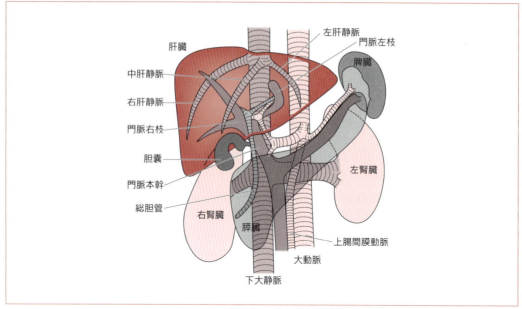

図6-c-1　上腹部主要臓器と脈管走行　　　（板井悠二，幕内雅敏：超音波・CTによる消化器病診断：文光堂，1982）

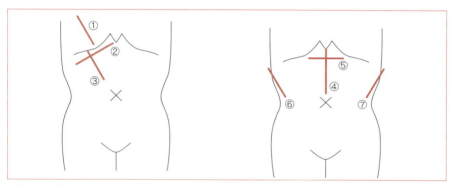

図6-c-2　基本走査
①右肋間走査，②右肋骨弓下走査，③右季肋部斜走査，④心窩部縦走査，⑤心窩部横走査，⑥右側腹部斜走査，⑦左側腹部斜走査．

4　肝胆道系および脾臓の正常超音波像

　肝臓は腹部領域のなかで最も大きな臓器であり，全体を1断面で描出することができないので，前述したように，さまざまな走査でかつ平行移動や扇動走査を行い，もれなく観察する必要がある．健常者の肝表面は平滑で辺縁は鋭角である．肝実質は微細な点状エコーが均一に分布している．肝内の脈管には，門脈，肝静脈，肝動脈および胆管があるが，肝動脈は細く，通常描出されない．門脈は肝門部で左枝と右枝に分岐し，肝静脈は右，中，左の3本からなる（**写真6-c-2**）．区域枝のポイントとなる脈管は右肝静脈，中肝静脈，門脈左枝である．まず，中肝静脈により，肝は右葉と左葉に分けられる．さらに右葉は，右肝静脈により前区域（S_5とS_8）と後区域（S_6とS_7）に分かれ（**写**

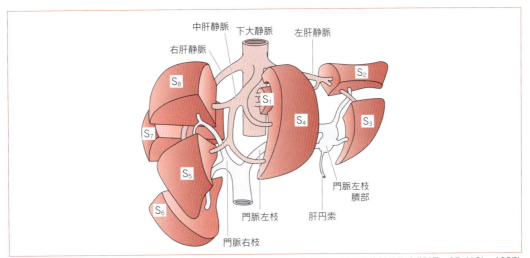

図6-c-3 肝内血管とCouinaud分類による肝区域 （腹部エコーのABC. 日本医師会雑誌臨時増刊号, 97 (13), 1987）

S_1：尾状葉, S_2：左葉外側上区域, S_3：左葉外側下区域, S_4：左葉内側区域（方形葉）, S_5：右葉前下区域, S_6：右葉後下区域, S_7：右葉後上区域, S_8：右葉前上区域.

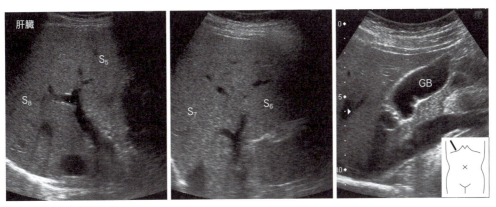

写真6-c-1 右肋間走査
GB：胆嚢.

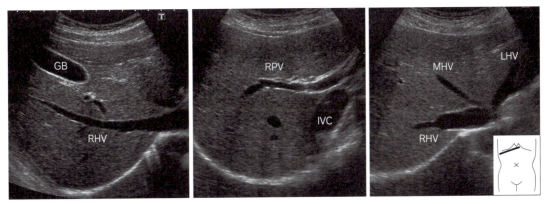

写真6-c-2 右肋骨弓下走査
GB：胆嚢, RHV：右肝静脈, RPV：門脈右枝, IVC：下大静脈, MHV：中肝静脈, LHV：左肝静脈.

A 超音波検査／c. 腹部

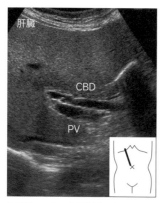

写真6-c-3 右季肋部斜走査
CBD：総胆管，PV：門脈．

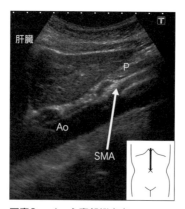

写真6-c-4 心窩部縦走査
Ao：大動脈，P：膵臓，SMA：上腸間膜動脈．

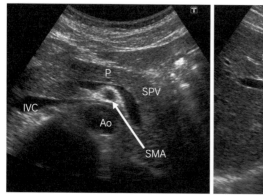

写真6-c-5 心窩部横走査
Ao：大動脈，P：膵臓，SPV：脾静脈，IVC：下大静脈，SMA：上腸間膜動脈，UP：門脈左枝臍部．

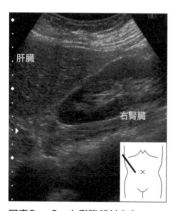

写真6-c-6 右側腹部斜走査

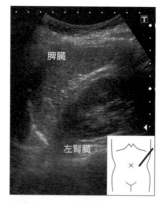

写真6-c-7 左側腹部斜走査

真6-c-1)，左葉は，門脈左枝臍部により，外側区（S_2 と S_3）と内側区（S_1 と S_4）に分かれる（**写真6-c-5**）．なお，各亜区域の描出は，門脈の分枝を探し出すことで可能である．

胆嚢は肝下面に位置し，西洋梨型の臓器で，内腔が無エコーとなっており，胆嚢壁は線状の高エコーとして描出される．右肋間走査，右肋骨弓下走査，右季肋部斜走査などで描出可能である（**写真 6-c-1，-2**）．

胆管は肝内胆管と肝外胆管に分かれ，健常者では，肝内胆管は肝内門脈の主に腹側を走行する．肝外胆管は，門脈本幹の腹側を走行する無エコーの管腔構造として，右季肋部斜走査で描出される（**写真 6-c-3**）．

脾臓は横隔膜と左腎との間に位置する臓器で，左肋間または左側腹部斜走査（**写真 6-c-7**）で描出可能であるが，上方に位置する肺のガスの影響で，全体像を描出することが困難なことが多い．

5　門脈系の正常超音波像

右季肋部斜走査で，門脈本幹とその腹側に肝外胆管が描出される．肝門部において右枝と左枝に分かれ，さらに右枝は前・後区域に分かれた後，各々上・下区域枝へ分岐する．左枝は水平部，臍部へと分岐する．門脈枝の壁は，肝静脈より高エコーとして描出される．

6　膵臓の正常超音波像

膵臓は，心窩部横走査（**写真 6-c-5**）で脾静脈の腹側にみられるが，後腹膜腔に存在するため消化管のガスによる影響を受けやすく，観察しづらい臓器である．なお，プローブ（探触子）で腹壁をやや強く圧迫すると，消化管のガスが排除されより描出しやすくなる．また半座位や脱気水の飲水により良好な画像が得られることもある．

7　腎臓，副腎の正常超音波像

腎臓は後腹膜臓器で左右両側に位置する．腎臓の走査法としては，仰臥位による側腹部からのアプローチ（**写真 6-c-6**）と腹臥位による背部からのアプローチがある．右腎は，肝臓を**音響窓**（acoustic window）として描出が可能であり，側腹側からのほうが観察しやすい．腎臓の超音波像（**写真 6-c-8**）は，中央のエコーレベルの高い部位とそれを取り巻くエコーレベルの低い実質からなる．中心部は，**中心部エコー集合体（CEC）**とよばれる．実質はさらに**皮質**と**髄質**に分かれる．なお，腎臓と連続する尿管は，水腎症（後述）で拡張している場合を除いて描出が困難なことが多い．

副腎は腎の上極に位置し左右1対あるが，正常の大きさでは周囲の脂肪組織と区別が困難なため，通常は描出できないことが多い．

8　消化管の正常超音波像

消化管は内部に空気が入っているため，一般的に超音波検査においては描出不良なことが多いが，特殊な状況下では診断ができる場合がある（後述）．

なお，胃壁の一部は心窩部走査にて描出可能である．超音波像（**写真 6-c-9**）

音響窓（acoustic window）
超音波の減衰が少なく，超音波を通しやすい部位をいう．たとえば，肋骨は超音波を通さないが，肋間は超音波を通すので，肋間を音響窓として肝臓を観察する．

中心部エコー集合体（central echo complex；CEC）
腎の中心部には腎盂腎杯，血管，リンパ管，脂肪組織が存在し，超音波では高エコーの集合体として描出される．

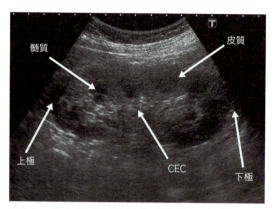

写真6-c-8　正常腎の超音波像（背側からの観察）
CEC：中心部エコー集合体.

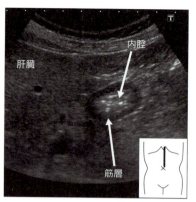

写真6-c-9　正常胃壁の超音波像（心窩部縦走査）

は中心が高エコーレベル（粘膜と内容物）と低エコーレベルの縁取り（胃筋層）をもつ管腔構造として，容易に同定可能である．

II 異常超音波像

1 肝疾患

1）肝臓のびまん性病変

脂肪肝は，正常肝細胞と脂肪滴の間の音響特性（インピーダンス）の差により，反射や散乱を生じ，肝実質のエコーレベルの上昇（bright liver）をきたし，これにより**肝腎コントラストの増強**がみられる（**写真6-c-10**）．さらに脂肪肝が進行すると，**肝深部エコーの減衰**や，**肝内脈管の不明瞭化**が認められるようになる．アルコール性肝障害では，肝腫大傾向が強く，脂肪肝の頻度も高くなる．

急性肝炎では肝腫大や，肝裏面の突出，胆囊壁の肥厚による胆囊内腔の狭小化がみられる．なお症状として黄疸を認めることが多いので，超音波検査は**閉塞性黄疸**との鑑別に有用である．劇症肝炎では，肝の萎縮や表面の不整，実質エコーレベルの不均一化や腹水がみられる．

慢性肝疾患のうち，**慢性肝炎**は，肝腫大や肝辺縁の鈍化，肝表面の軽度の不整，肝実質エコーレベルの軽度不均一化がみられ，軽度の脾腫も認められるようになる．慢性肝炎ではその進行度により，正常肝と同様の所見から肝硬変に近い所見を呈する例までさまざまである．**肝硬変**になると，肝辺縁の鈍化や表面の不整，実質エコーの不均一化はさらに進み，肝右葉の萎縮と左葉，尾状葉の腫大を認めるようになる．さらに，肝内脈管の狭小化や不明瞭化，胆囊壁の肥厚，**腹水**，**脾腫**，**側副血行路形成**などがみられる（**写真6-c-11，-12**）．なお，慢性肝炎の診断や経過観察には，肝の線維化や炎症の程度が重要である．そこで，近年非侵襲的に肝の線維化や硬さを診断できる方法として**エラス**

脂肪肝（脂肪性肝疾患）

病理学的には，肝臓内に5％以上の脂肪滴を認めれば脂肪肝と定義されている．脂肪肝は，アルコール性と，過剰飲酒がなく代謝異常が生じている代謝異常関連脂肪性肝疾患に分類される．代謝異常関連脂肪性肝疾患は重症化して炎症を起こすと代謝異常関連脂肪肝炎（MASH）となり，さらに肝硬変，肝がんに進展するといわれている．近年，生活習慣病に合併する脂肪肝が注目を集めており，超音波の減衰を数値化して脂肪化を評価する手法が各社から報告されている．

閉塞性黄疸

肝外または肝内胆管が狭窄や閉塞をきたし，黄疸が出現した状態．病因としては，胆管結石や胆管がん，膵がんなどがある．

慢性肝疾患

慢性肝炎や肝硬変の総称．慢性肝炎は，6カ月以上の肝機能検査値の異常と肝臓に炎症が持続した状態をいう．肝硬変は，長期にわたり肝障害が持続した結果，肝細胞の壊死や小葉構造の改築，線維化をきたし，門脈圧亢進を伴った病態である．病因はアルコール性が最も多く，ほかにウイルス性（B型，C型肝炎ウイルス），代謝異常関連脂肪肝炎（MASH）などがあげられる．

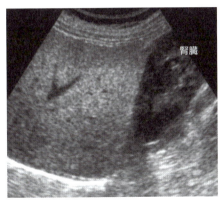
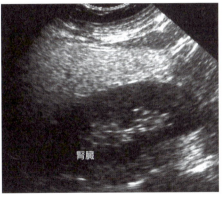

写真6-c-10　脂肪肝
肝実質のエコー輝度が上昇し，肝腎コントラストの上昇を認める．重度の脂肪肝（右）では，深部エコーの減衰と脈管の不明瞭化をきたす．

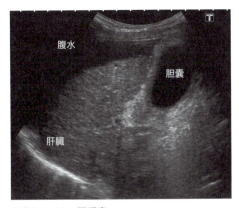

写真6-c-11　肝硬変
肝表面の不整，実質エコーの粗造化，さらに腹水や胆嚢壁の肥厚を認める．

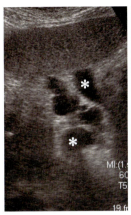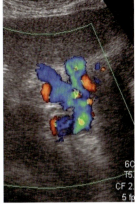

写真6-c-12　側副血行路（胃食道静脈瘤）
肝左葉背側部に管腔構造物（＊）があり，カラードプラ（右）にて血管であることがわかる．

トグラフィが注目されている．

うっ血肝はうっ血性心不全により生じる肝障害で，右心不全により，下大静脈や肝静脈圧が上昇する．超音波像はこれらの病態を反映して，肝腫大や下大静脈・肝静脈の拡張（**写真 6-c-13**）が認められる．進行すると腹水を認めることもある．

2）肝内占拠性病変
(1) 肝嚢胞
類円形の無エコー腫瘤として描出され，後方エコーの増強を伴い，辺縁平滑なことが多い（**写真 6-c-14**）．

(2) 肝血管腫
肝の良性腫瘍のなかで最も頻度が高い腫瘍である．超音波では，内部が均一で境界明瞭な高エコーとして描出されることが多いが，なかには低エコーなも

> **エラストグラフィ**
> エラストグラフィには，肝臓に一定の力を加えたときに生じる歪みの大きさをみるstrain法と，肝臓の中を剪断波（shear wave）が伝播する速度をみるshear wave elastography (SWE) の2つの方法がある（p.301参照）．

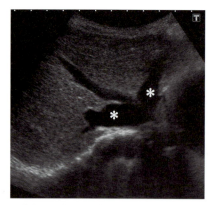

写真6-c-13 うっ血肝
肝静脈（＊）の拡張を認める．

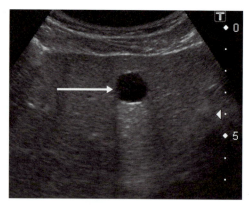

写真6-c-14 肝囊胞
後方エコーの増強を伴う円形の無エコー腫瘤（矢印）を認める．

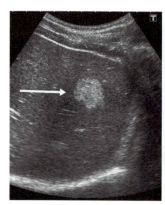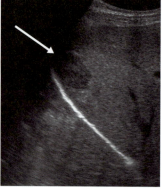

写真6-c-15 肝血管腫
内部が均一な高エコーを呈するもの（左）が多いが，辺縁が高エコーで内部が低エコーを認めるもの（右）もある．

のや，辺縁が高エコーの縁取り（marginal strong echo）をもつ像もみられる（**写真6-c-15**）．なお，体位変換により腫瘤の内部エコーレベルが変化することがあり，**カメレオンサイン（chameleon sign）** とよばれる．腫瘍が大きくなると内部エコーが不均一となり，悪性腫瘍との鑑別を要することが多く，この場合はCTやMRI，造影超音波検査が必要となる．

(3) 肝細胞がん（HCC）

腫瘍径が2 cm以下では，均一な低エコーまたは高エコーを呈することが多い．また辺縁に高エコー帯を認めるものを bright loop とよび，血管腫との鑑別を要する．腫瘍が大きくなると，腫瘍の辺縁には細いリング状の低エコー帯（halo）や側方陰影（外側陰影，lateral shadow），内部がモザイクパターン（mosaic pattern）を呈したり，また腫瘍内にさらに小さな腫瘍があるようにみえる nodule in nodule（tumor in tumor）などがみられるようになる（**写真6-c-16**）．腫瘍が近傍の門脈内へと浸潤すると門脈腫瘍塞栓像がみられ（**写真6-c-17**），また肝表面直下に腫瘍が存在する場合は，肝表面への突出像

> **カメレオンサイン（chameleon sign）**
> 肝血管腫の内部エコーレベルが変化する現象．体位変換やプローブによる圧迫で，腫瘍内部に貯留する血液の量が変化するためと考えられている．

> **肝細胞がん（hepatocellular carcinoma；HCC）**
> 肝細胞がんは原発性肝がんの90％を占め，他には肝内胆管がんがある．かつては，B型およびC型肝炎由来の肝細胞がんがほとんどであったが，最近はウイルス由来の症例は減少し，非ウイルス由来の肝細胞がんの占める割合が上昇してきている．特に，生活習慣病に起因する肝細胞がん症例が増加している．

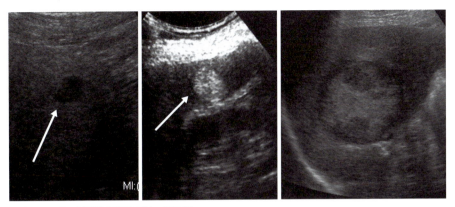

写真6-c-16 原発性肝細胞がん（HCC）
低エコー像（左），高エコー像（中）を示す症例から，halo, nodule in nodule を呈するもの（右）までさまざまである．

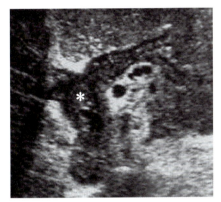

写真6-c-17 原発性肝細胞がんの腫瘍塞栓
門脈左枝臍部内に腫瘍（＊）の伸展を認める．

(hump sign）が認められる．

(4) 転移性肝がん

腫瘍の内部エコーは，高エコー，低エコー，混合エコーなどさまざまで，多発する傾向にあり，比較的大きさがそろっていることが多い．また，bull's eye sign が認められることがあり，さらに腫瘍が大きくなるにつれて辺縁が八つ頭状やカリフラワー状（cluster sign）になったりする（写真 6-c-18）．また，壊死のため内部に無エコー域を生じたりすることがある．さらに，大腸がんなどの転移例では腫瘍内に石灰化を伴うことがあり，音響陰影を伴った高エコー（strong echo）が認められる．

(5) 肝膿瘍

肝内に膿が貯留した病態であり，化膿性（細菌性）とアメーバ性に分類される．肝内の境界不明瞭な腫瘤として描出され，多彩な像を呈する（写真 6-c-19）．経時的に内部エコーは変化し，経過とともに内部は無エコー域としてみられることが多い．

> **bull's eye sign**
> target sign ともよばれ転移性肝がんでみられ，腫瘤の中心部が高エコーで辺縁に幅の広い低エコー帯を有する像のことである．なお，転移性肝がんでみられる低エコー帯は，肝細胞がんでみられる辺縁低エコー帯（halo）と比べて幅が広いのが特徴的である．

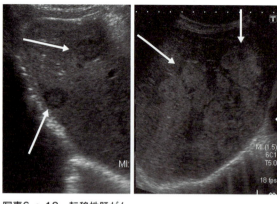

写真6-c-18　転移性肝がん
bull's eye sign を呈したり（左），腫瘍が増大してカリフラワー状を呈したりする（右，cluster sign）．

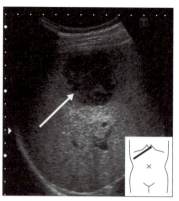

写真6-c-19　肝膿瘍
内部が不均一な低エコー腫瘤となって描出されている．

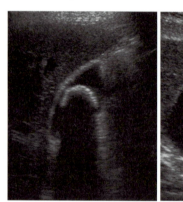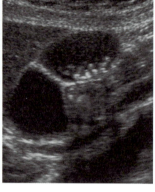

写真6-c-20　胆囊結石
左：半円形のストロングエコーと音響陰影がみられる．右：小さな結石が多数認められるが，音響陰影は伴わない．

2　胆囊・胆管疾患
1）胆囊結石（胆石）

　基本的な超音波像は，結石表面での半円形や三日月形のストロングエコー（strong echo；SE）とその後方の**音響陰影**（acoustic shadow；AS）であり（**写真6-c-20**），これに体位変換での移動がそろえば診断可能となる．しかし，すべての所見がそろうとは限らず，結石の組成によってはストロングエコーや音響陰影の見え方が異なり，結石が頸部に嵌頓する（嵌まりこむこと）と移動しなくなる．

　純コレステロール石は，結石の高エコーが結石内からさらに後方へと伸びる傾向（**コメット様エコー：comet-like echo**）がみられ，混合石は結石の前面のみが強いエコーとなり音響陰影を生じる．また色素結石は小さなことが多く，砂状石とも表現され音響陰影が弱いことが多い（**写真6-c-20**）．

 音響陰影（acoustic shadow）
超音波が，これを強く反射または減弱する構造物に当たると，それより深部には超音波が伝わらないため，構造物の後方に無エコー帯が出現する．この現象を音響陰影とよぶ．

 コメット様エコー（comet-like echo, comet sign）
強いエコーの後方に流れ星（comet）のように尾を引いてみられる像．小さな反射体の前後面での多重反射により生じる．純コレステロール石，胆嚢壁内結石や肝内小嚢胞などでみられる．

結石の組成
結石は，コレステロール結石（純コレステロール石，混合石，混成石）と色素結石（ビリルビンカルシウム石，黒色石）に分類される．

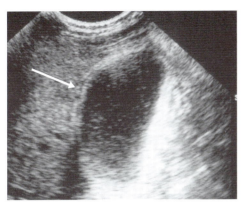

写真6-c-21　急性胆嚢炎
胆嚢の腫大，壁肥厚（矢印）と内部に胆泥（点状高エコー）を認める．

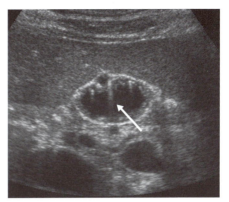

写真6-c-22　胆嚢腺筋腫症
肥厚した胆嚢壁内にストロングエコーとそれに伴うコメット様エコー（矢印）を認める．

2）胆嚢炎

急性胆嚢炎では，胆嚢部（右上腹部）に一致して圧痛（Murphy's sign）を認め，超音波像は，胆嚢腫大，胆嚢壁肥厚，胆石（胆泥）の3所見を認めることが多い（**写真6-c-21**）．進行すると，胆嚢周囲に膿瘍を形成したり，腹水を生じたりすることがある．胆嚢壁の肥厚は浮腫によるもので，多層構造として表現される．

慢性胆嚢炎では，胆嚢壁肥厚や結石の存在とともに，胆嚢は萎縮することが多い．

> **胆泥（biliary debris）**
> 胆嚢内に浮遊または堆積する点状高エコーのことで，音響陰影を伴うことはほとんどない．胆嚢炎や胆汁うっ滞に際して出現する．

3）胆嚢腺筋腫症（adenomyomatosis）

Rokitansky-Aschoff 洞（RAS）が増殖して，胆嚢壁の肥厚をきたす病態で，超音波像は，胆嚢壁の肥厚とともに壁内の無エコー（拡張した RAS を反映）やその内部の壁内結石が多重反射を起こして生ずる**コメット様エコー**が特徴的な所見である（**写真6-c-22**）．病変の範囲により，底部型（限局型），分節型，びまん型の3型に分類される．

> **Rokitansky-Aschoff sinus（RAS）**
> 胆嚢粘膜上皮が筋層または漿膜下層に入り込んだもの．これが拡張して内部に結石を生じると，壁内結石となり，コメット様エコーが出現する．

4）胆嚢ポリープ，胆嚢がん

胆嚢ポリープは，胆嚢内の小隆起性病変を意味し，多くはコレステロールポリープで，高エコー結節として描出され（**写真6-c-23**），有茎性かつ多発性であることが多い．隆起性病変が1 cm 以上や広基性のものは，悪性の頻度が高くなり精査をする必要がある．胆嚢がんは病変が大きく，塊状型になればその可能性が高い（**写真6-c-23**）．鑑別として，**胆泥（biliary debris）**がこのような塊状を呈することが多いが，胆泥は体動により動きを確認することで鑑別可能となる．また，胆嚢がんは胆嚢壁の肥厚像として現れることがあり，その場合，慢性胆嚢炎との鑑別が困難なことが多い．なお，胆嚢がんは胆嚢結石を合併することが多く，結石が胆嚢の全体像の描出を妨げることがあり，検査

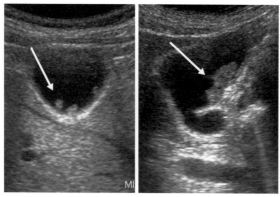

写真6-c-23 胆嚢ポリープと胆嚢がん
左:多発した小結節(胆嚢ポリープ).右:塊状となった腫瘤(胆嚢がん).

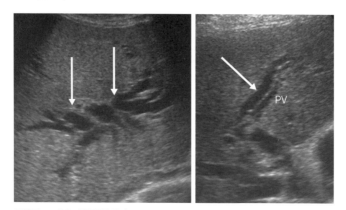

写真6-c-24 閉塞性黄疸
肝内胆管(矢印)の拡張を認める.右:parallel channel sign,PV:門脈.

時に注意を要する.

5)胆管病変

閉塞性黄疸の超音波像としては,肝内胆管の拡張(parallel channel sign,写真6-c-24)や総胆管拡張(shotgun sign,写真6-c-25)を認める.これらの原因として総胆管結石や胆管がんがある.

総胆管結石は肝外胆管内に高エコーの結石像を認め,その肝臓側の胆管拡張を認めることが多い(**写真6-c-25**).

胆管がんは肝外胆管より発生したがんで,肝内胆管より発生した肝内胆管がんと区別している.超音波では,胆管内の腫瘍像そのものの描出(**写真6-c-25**)はかならずしも容易ではなく,胆管の狭窄や閉塞とその肝臓側の胆管の拡張としてとらえられることが多い(**閉塞性黄疸**).

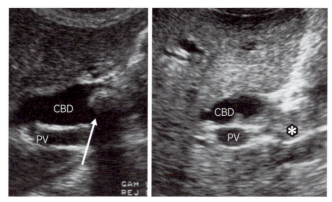

写真6-c-25　総胆管結石と肝外胆管がん
総胆管結石（矢印：左）や腫瘍（＊：右）により，総胆管（CBD）の拡張（shotgun sign）を認める．PV：門脈．

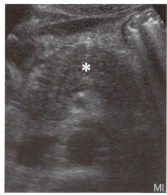 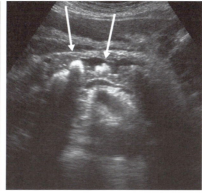 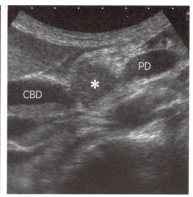

写真6-c-26　急性膵炎
膵臓は腫大し，内部エコーは不均一な低輝度エコーを呈している（＊）．

写真6-c-27　慢性膵炎
拡張した膵管内に膵石を認める（矢印）．

写真6-c-28　膵がん
膵頭部の腫瘍（＊）により総胆管（CBD）と膵管（PD）の拡張を認める．

3　膵疾患

1）急性膵炎

　膵臓の腫大と膵実質エコーの低下を認めることが多い（**写真 6-c-26**）．また，膵周囲に炎症が及ぶと膵や腎周囲に液体貯留を認めたり，腹水や胸水が出現することがあり，超音波検査は診断とともに重症度判定に有用である．なお，経過中に膵仮性嚢胞や腹腔内膿瘍が形成されることがあり，これらの所見の早期発見にも，手軽にかつ迅速に行える超音波検査が有用である．

2）慢性膵炎

　膵管の不整拡張と膵石・膵石灰化が重要な所見である（**写真 6-c-27**）．膵石は，拡張した膵管内の音響陰影を伴うストロングエコーとして描出される．また膵内に無エコー腫瘤（仮性嚢胞）を認めることがある．

急性膵炎
上腹部痛，背部痛，発熱などを症状とし，原因としてはアルコール性，胆石性などがある．血中，尿中のアミラーゼの上昇を認める．

慢性膵炎
膵の内部に線維化や肉芽組織などの慢性変化を生じ，進行すると膵内外分泌機能の低下を伴う病態をいう．病因としてはアルコール性が最も多い．腹痛，背部痛，食欲不振や体重減少などを認める．

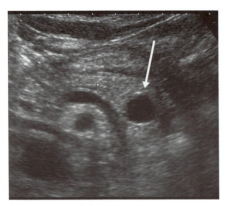

写真6-c-29 膵囊胞
膵体部に円形の無エコー腫瘤（矢印）があり，後方エコーの増強を認める．

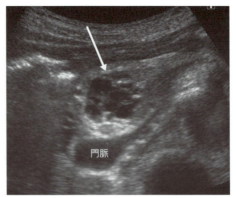

写真6-c-30 腫瘍性囊胞（膵管内乳頭粘液性腫瘍）
膵頭部に多房性の囊胞性腫瘤を認める（矢印）．

3）膵腫瘍

膵がんは，限局性腫大や境界のやや不明瞭な低エコー腫瘤とともに，その末梢側の膵管拡張が基本所見である（**写真6-c-28**）．拡張膵管壁は平滑なことが多く，慢性膵炎とは異なる．腫瘍が膵頭部に存在すると，総胆管や肝内胆管の拡張をきたし，閉塞性黄疸を合併する．**膵島腫瘍（膵内分泌腫瘍）**は，膵管拡張を伴わない境界明瞭な低エコー腫瘤として描出されることが多い．

4）囊胞性病変

囊胞（真性囊胞，仮性囊胞）と腫瘍性囊胞（漿液性囊胞腫瘍，粘液性囊胞腫瘍，**膵管内乳頭粘液性腫瘍**）がある．囊胞は境界明瞭な円形の無エコー腫瘤として描出され，後方エコーの増強がみられる（**写真6-c-29**）．腫瘍性囊胞は多房性囊胞のことが多く（**写真6-c-30**），膵管拡張を伴うこともある．良悪性の診断には超音波とともにMRCPが有用なことが多い．

4 脾疾患

副脾は，脾臓の一部が遊離し，脾門部や脾臓周囲に結節として認められることが多い（**写真6-c-31**）．**脾腫**は肝硬変や感染症，血液疾患でみられる．脾臓内の腫瘤性病変としては，囊胞がしばしばみられ，悪性リンパ腫が脾臓内に浸潤して多発した低エコー腫瘤としてみられる場合もある．

5 腎・尿路系疾患

1）先天異常

比較的頻度が高い病変として，**多発性囊胞腎（PKD）**，**重複腎盂**や**馬蹄腎**がある．多発性囊胞腎は腎実質が無数の囊胞に置き換わり，腎サイズは著明に腫大する（**写真6-c-32**）．重複腎盂では腎盂尿管が重複しているため，中心部エコー（CEC）が2つに分離されて描出される．馬蹄腎は両腎の下極が癒合

膵管内乳頭粘液性腫瘍（intraductal papillary mucinous neoplasm；IPMN）
主膵管の著明な拡張を認める主膵管型，多房性囊胞と主膵管の軽度の拡張を呈する分枝型があり，前者は悪性の頻度が高く，手術適応であり，後者は良性例が多いため経過観察となる．近年，MRCP（後述）の普及で診断能は向上している．

MRCP（magnetic resonance cholangiopancreatography）
MRI装置を用い，胆囊・胆管・膵管を描出する手法．胆管病変や膵病変の診断に有用．近年多用されている．

多発性囊胞腎（polycystic kidney disease；PKD）
両側の腎臓に大小無数の囊胞がみられる遺伝性疾患であり，肝臓にも囊胞が多発することがある．常染色体顕性（優性）多発性囊胞腎（ADPKD）と常染色体潜性（劣性）多発性囊胞腎（ARPKD）があり，後者は生後まもなく腎不全で亡くなることが多い．

馬蹄腎
発生の過程で左右の腎が中央で癒合することがある．この癒合した状態を馬蹄腎とよぶ．腎下極で癒合することが多い．

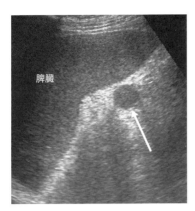

写真6-c-31 副脾
脾門部に脾臓と同エコー輝度の小結節（矢印）を認める．

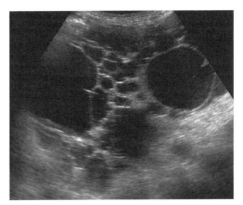

写真6-c-32 多発性囊胞腎（PKD）
腎実質は大小多数の囊胞に置き換わっている．

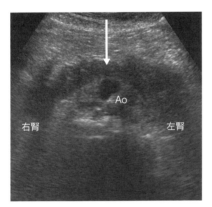

写真6-c-33 馬蹄腎
両腎が大動脈（Ao）の前面で癒合している（矢印）．

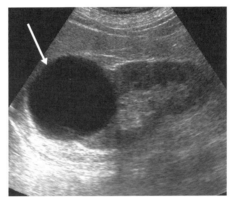

写真6-c-34 腎囊胞
右腎内に円形の無エコー腫瘤（矢印）があり，後方エコーの増強を伴っている．

した峡部が大動脈の前面を横切ってみられる（**写真 6-c-33**）．

2）腎囊胞

　最も頻繁に認められる病変で，通常は無症状であるが，大きくなると側腹部鈍痛などが現れることがある．加齢とともに頻度が高くなる．超音波像は，境界明瞭な円形の腫瘤で，内部は無エコーで後方エコーの増強を認める（**写真 6-c-34**）．腎盂に接した囊胞は**傍腎盂囊胞**とよばれ，水腎症との鑑別を要することがある．

3）水腎症

　水腎症は，尿路が何らかの原因（尿管結石など）により閉塞や狭窄をきたすことによって尿がうっ滞することにより生じる病態である．超音波像は，腎盂，腎杯が拡張するため，腎中心部エコー内に一致して無エコーが出現し（**写真 6-c-35**），水腎症の程度によりこの無エコー域の大きさも変化する．急性の閉塞の場合，腎盂，腎杯の拡張が軽度のことが多いが，慢性化した水腎症は

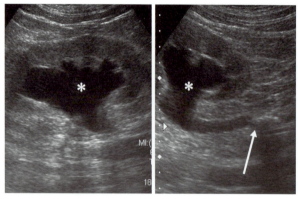

写真6-c-35　尿管結石による水腎症
腎盂内に尿の貯留（＊）があり，上部尿管に結石がみられる（矢印）．

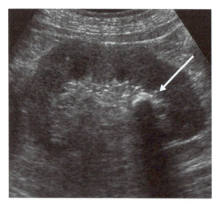

写真6-c-36　腎結石
腎中心エコー内に，高輝度エコーとそれに伴う後方エコーの減弱を認める（矢印）．

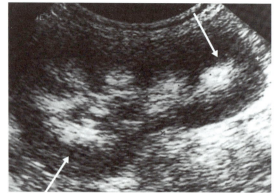

写真6-c-37　腎石灰化症
腎髄質に一致して高輝度エコー（矢印）を認める．

腎実質が菲薄化し，腎機能は障害される．なお，前述した傍腎盂嚢胞との鑑別が困難なことがある．

4）腎結石，腎石灰化症

　腎結石は，腎盂や腎杯に**音響陰影**（acoustic shadow）を伴う高エコー域として描出される（**写真6-c-36**）が，小さな結石は音響陰影を伴わないこともある．腎結石が尿管内に下降すると，尿管結石（**写真6-c-35**）となり，水腎症，背部痛，血尿が出現する．

　腎石灰化症（nephrocalcinosis）は，腎実質（髄質内）にカルシウムが沈着する病態であり，超音波では腎髄質（錐体）のエコーレベルの上昇を認める（**写真6-c-37**）．

5）腎不全

　急性腎不全では，両側腎の腫大を認めることがあるが，多くの場合，超音波像では異常を認めない．ただし，腎後性腎不全は両側水腎症を認めるため，超

腎後性腎不全

尿管結石や腫瘍，膀胱腫瘍，前立腺肥大などによる尿路の閉塞（水腎症）により生じるため，超音波検査は重要な検査手段となる．

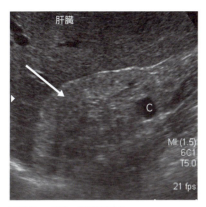

写真6-c-38 慢性腎不全
右腎実質のエコー輝度が全体に上昇している（矢印）。肝臓より明らかに高輝度である。C：嚢胞．

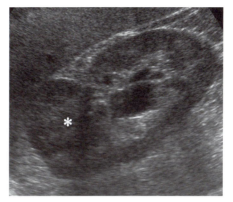

写真6-c-39 腎細胞がん
右腎上極に不均一な低エコー腫瘤（＊）を認める．

音波検査は重要な所見となる．慢性腎不全では，腎の萎縮，腎皮質の菲薄化，腎皮質のエコーレベルの上昇，腎の中心部エコーの不明瞭化が認められる（**写真6-c-38**）．糖尿病などの全身疾患に基づく二次的な腎不全では，腎のサイズは保たれ，萎縮しにくいのが特徴的である．

6）腎腫瘍

日常でみられる腫瘍として，**腎細胞がん（RCC），腎血管筋脂肪腫，腎盂腫瘍**があげられる．腎細胞がんは，検診時に2cm以下の小さな腫瘍が偶然発見されることが多い．超音波像としては，高〜低エコーの混ざり合った不均一な腫瘤として描出されることが多い（**写真6-c-39**）が，均一な低エコーや高エコーを呈することもある．また嚢胞壁や隔壁に充実性部として認めることもある．腫瘍の伸展により腎静脈や下大静脈の腫瘍塞栓をきたすことがあり，超音波での描出は可能である．腎血管筋脂肪腫の超音波像は，腎実質に境界明瞭な円形の高エコー腫瘤として描出される（**写真6-c-40**）．大きくなるにつれて，内部エコーは不均一化し，腎外に突出する像が認められることがある．腎盂腫瘍は，腎盂，腎杯から発生する悪性腫瘍であり，血尿を伴い，尿細胞診にて診断される．超音波像は，腎中心部エコー内に等ないし低エコー腫瘤として描出され（**写真6-c-41**），水腎症を伴うこともある．

6 副腎疾患

副腎腫瘍としては，**副腎腺腫，褐色細胞腫，副腎がん**（原発性，転移性）がある．副腎腺腫（**写真6-c-42**）は機能性と非機能性に分けられる．機能性腺腫としては，**アルドステロン産生腺腫**と**コルチゾール産生腺腫〔Cushing（クッシング）症候群〕**があり，前者は1〜2cmと小さく，後者は3〜5cmと比較的大きいことが多い．褐色細胞腫は，腫瘍内出血や嚢胞性変化を伴い，大きな腫瘍として発見される．原発性の副腎がん（**写真6-c-43**）は5cm以

慢性腎不全
腎機能が徐々に低下した状態で，不可逆性である．クレアチニンの上昇，糸球体濾過量（GFR）の低下をきたす．原因疾患として，糖尿病性腎症，慢性糸球体腎炎，ループス腎炎，多発性嚢胞腎などがある．

腎細胞がん（renal cell carcinoma；RCC）
腎実質由来の悪性腫瘍で，腎腫瘍の70〜80%を占める．臨床的には3大主徴として血尿，腫瘤触知，側腹部痛があげられるが，小さい腫瘍の場合は無症状のことが多い．

腎血管筋脂肪腫
病理学的には，血管，筋肉，脂肪組織からなる良性腫瘍で，結節性硬化症に合併することがある．通常は無症状であるが，大きくなると腹部腫瘤，側腹部痛，出血をきたすことがある．

褐色細胞腫
副腎髄質に存在するクロム親和性細胞から発生し，カテコールアミンを産生する内分泌腫瘍である．臨床的には，高血圧や頻脈を主訴とすることが多い．

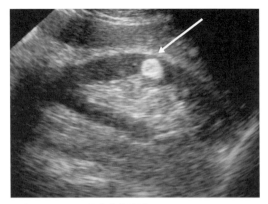

写真6-c-40　腎血管筋脂肪腫
腎実質内に高輝度腫瘤（矢印）を認める．

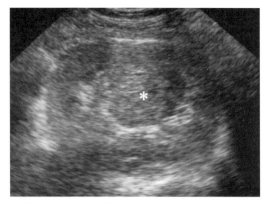

写真6-c-41　腎盂腫瘍
腎中心部エコー内に腫瘤（＊）を認める．水腎症は伴っていない．

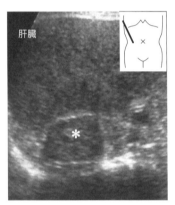

写真6-c-42　副腎腺腫
右腎上方で，肝外に腫瘤（＊）を認める．

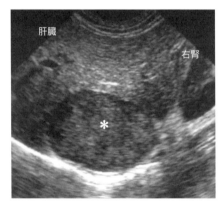

写真6-c-43　右原発性副腎がん
右副腎部に大きな低エコー腫瘤（＊）を認める．

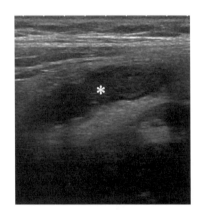

写真6-c-44　虫垂炎
腫大した虫垂（＊）を認める．

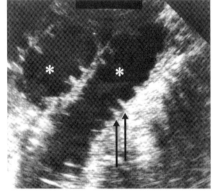

写真6-c-45　腸閉塞
腸管は拡張し，腸液内（＊）にヒダ（矢印）が目立つ（keyboard sign）．

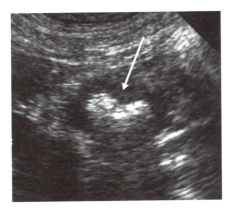

写真6-c-46　大腸がん
全周性の大腸壁肥厚（腫瘍）を認める（矢印）
（pseudokidney sign）．

上の腫瘤として発見され，転移性副腎がんは肺がんからの転移が多い．

7　消化管疾患

1）虫垂炎

虫垂の腫大（**写真6-c-44**）や，虫垂内に音響陰影を伴うストロングエコー（糞石）を認めることが多い．病態の進行とともに，虫垂周囲低エコー（虫垂周囲膿瘍）や回盲部付近の腸間膜リンパ節腫大が認められる．

2）腸閉塞とイレウス

腸管の拡張と腸管内容液が行ったり来たり移動する所見（to and fro movement）を認め，小腸（**写真6-c-45**）では**ケルクリング（Kerckring）皺襞**の描出（keyboard sign）を，また大腸では**ハウストラ（haustra）皺襞**の描出を認める．

絞扼性腸閉塞では，腸管拡張の度合いが強くなり，腸管壁の肥厚も認め，また to and fro movement の消失やケルクリング皺襞の消失，腹水貯留が重要な所見となる．絞扼性腸閉塞は手術適応になる．

3）腫瘍

進行した胃がんや大腸がんは，限局性の壁肥厚（pseudokidney sign）として描出されることが多い（**写真6-c-46**）．

腸閉塞とイレウス
腸閉塞は腫瘍や癒着などの機械的・物理的要因により腸管内腔が閉塞する状態で，イレウスは腸管麻痺によって腸管蠕動が低下する状態である．
腸閉塞が進行して血行障害を伴う状態は絞扼性腸閉塞とよばれ，緊急手術の適応となり，超音波診断の意義が大きい．

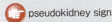
pseudokidney sign
進行した消化管腫瘍において，壁肥厚（腫瘍）と内腔（内容液）が，腎の超音波像に類似した像を呈することから名づけられた．

d. 血管

　血管超音波検査では，血流の有無や向き，血流速度を評価するため，Bモード法に加えてカラードプラ法やパルスドプラ法を組み合わせる．
　病院の検査室では近年，さまざまな部位における血管超音波検査の依頼が増加しているため，学生のうちに健常者での血管走行を理解し（図6-d-1，-2），実際にプローブ（探触子）を当てて描出できるようにしておきたい．
　血管超音波検査のなかでも**頸動脈**と**下肢静脈**に対する超音波検査は，病院の規模にかかわらず必要性が高い．さらに大動脈・腹部動脈においては，動脈瘤，動脈解離，動脈狭窄などが問題となる．特に腹部大動脈瘤は，自覚症状に乏しいが破裂すると死亡率が約90％と高いため，喫煙歴のある65歳以上の男性など，腹部大動脈瘤になるリスクの高い群において超音波検査によるスクリーニングの有用性が高い．
　頸動脈は脳卒中の原因となる**アテローム血栓の有無**を検索するほか，全身の**動脈硬化を評価**する窓として超音波検査を施行しやすい部位である．また，下肢静脈については，深部静脈血栓症（DVT）がエコノミークラス症候群の原因として知られているが，院内においても手術後や長期臥床により生じた下肢静脈血栓が肺血栓塞栓症の原因となることがあり，超音波検査による血栓検索の検査依頼は多い．

DVT：deep vein thrombosis

　一方，下肢静脈瘤は，下肢の表在静脈の弁が壊れることによるうっ滞性の静脈疾患であり，命にかかわる疾患ではない．しかし，近年の低侵襲治療の進歩により，下肢静脈のうっ滞を原因とする下腿潰瘍や下肢の重量感などに苦しむ患者に対して，積極的に治療が行われるようになった．下肢静脈瘤診断において，超音波検査は必要不可欠な検査であり，CTなどの他の検査法による評価を経ずして手術を行うことができる数少ない疾患である．

1 頸動脈超音波検査

1 Bモード法，カラードプラ法を用いた血管壁および血管内腔の観察

　仰臥位にて左右片側ずつスキャンする．基本的に高周波の**リニア型**プローブを用いる．
　被検者に対しては，観察範囲を広くとるために枕を用いずに検査を行う．喉頭隆起のやや尾側に横走査でプローブを当て，甲状腺に接している正円形の**総頸動脈**を確認する．その外側には**内頸静脈**が描出される．鎖骨上の中枢側から総頸動脈のスキャンを始めるが，右総頸動脈は**腕頭動脈**から分岐するため，起始部から観察できることが多い．それに対し，左総頸動脈は大動脈弓から分岐

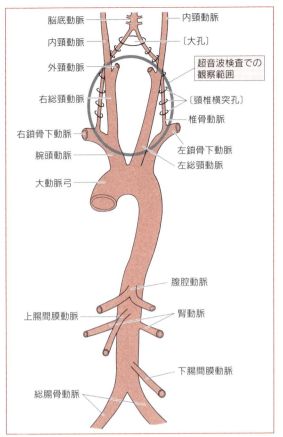

図6-d-1 頸動脈，大動脈・腹部動脈の走行

図6-d-2 下肢動脈の走行

するため，リニア型プローブでは左総頸動脈の起始部を描出することはできない．

　Bモード法では血管壁をよく観察する．健常者では内膜中膜複合体の厚さ（**IMT**，写真6-d-1）が1.0 mmを超えない．IMTが1.0 mmを超え，血管内腔に限局的に突出した病変を**プラーク**とよぶ．プラークは，内部のエコー輝度やプラーク表面を観察する．内部が**低輝度**なプラークや不均一なプラークは脳血管の塞栓源となりやすいが，低輝度プラーク（黒く描出される）はBモード法では見逃しやすいため，ゲインを上げ，カラードプラ法を併用することで見逃さないようにする．内腔に見かけ上50％以上の狭窄が観察された場合は，パルスドプラ法にて狭窄部の血流速度を測定し，狭窄度を評価する．**収縮期最高血流速度（PSV）**が200 cm/s以上の場合は，高度狭窄と考えられる．

IMT：intima-media thickness

PSV：peak systolic velocity

2　パルスドプラ法を用いた収縮期最高血流速度（PSV）の測定

（写真6-d-2）

① **スラント走査**にて，超音波ビームを斜めにする．それにより血管と超音波との角度を小さくする．

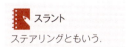
スラント
ステアリングともいう．

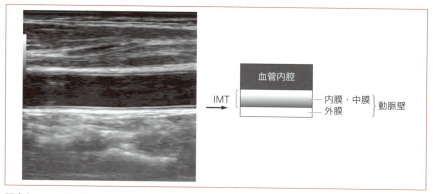

写真6-d-1　内膜中膜複合体厚（IMT：intima-media thickness）

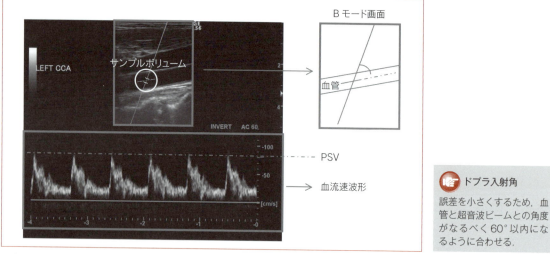

写真6-d-2　収縮期最高血流速度（PSV）の測定
FFT：fast fourier transform（高速フーリエ変換）．

> **ドプラ入射角**
> 誤差を小さくするため，血管と超音波ビームとの角度がなるべく60°以内になるように合わせる．

② **パルスドプラ**画面に切り替え，**サンプルボリューム**を血管の中心に置く．
③ サンプルボリュームの幅を血管径の半分よりやや大きめにする．
④ サンプルボリュームの中の棒を血管の向きに合わせる（アングルコレクト）．
⑤ 血流速波形では横軸が時間軸，縦軸が血流速度であり，最も高い血流速度がPSVである．

ⅠⅠ 大動脈・腹部動脈超音波検査

　腹部血管エコーは仰臥位にて施行する．空腹時が望ましい．プローブは腹部から腸骨領域では3.5〜5.0 MHzのコンベックス型を用いる．腹部正中をまず横断走査でスキャンし腹部大動脈の蛇行の有無を観察し，その後，縦断走査にて長軸方向の大動脈を描出する．
　さらに腹部大動脈の主要分枝血管を頭側から尾側に観察する．近位側から腹

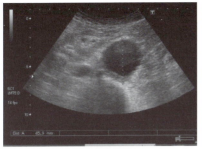 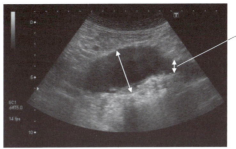

写真6-d-3　腹部大動脈瘤
左：短軸像，右：長軸像．

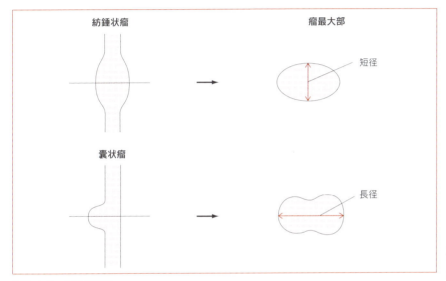

図6-d-3　瘤径の計測

腔動脈，上腸間膜動脈，腎動脈，下腸間膜動脈の順に分岐し，臍部にて左右の総腸骨動脈に分岐する．

　腹部大動脈瘤では瘤径，瘤の形態，壁在血栓の有無とその性状，主要分枝である腎動脈，上腸間膜動脈，腹腔動脈との位置関係を観察する．そのほか，末梢動脈の塞栓原因となる可動性の動脈硬化巣，shaggy aorta を評価する．

　腹部動脈瘤では血管壁の性状を観察する．血管壁の構造が保たれたまま拡大する真性大動脈瘤および，動脈壁が**中膜**のレベルで，動脈走行に沿って2層に剥離し，2腔となった**解離性大動脈瘤（大動脈解離）**がある．また，外傷などにより動脈壁の一部が破綻し，血管外へ漏出した血液がこぶ状に突出し周囲の結合組織によっておおわれた仮性動脈瘤がある．

　真性大動脈瘤の形態は，紡錘状瘤と囊状瘤に分類され，腹部大動脈瘤は紡錘状瘤を呈することが多い．動脈瘤の血管径計測は短軸像による計測が推奨され，血管外膜間距離にて計測する．瘤が最大と推測される部位で長軸と直交する短軸断面を描出し，短径を計測する．ただし，囊状瘤では長径を計測する（図6-d-3）．紡錘状瘤の場合，男性55 cm 以上，女性50 mm 以上，総腸骨

腹部大動脈瘤（写真6-d-3）
腹部大動脈の一部の壁が，全周性または局所性に拡大または突出を示した状態である．正常径より1.5倍以上に拡張したものを動脈瘤と定義している．腹部大動脈径は通常20 mm 程度の大動脈が30 mm 以上に拡張したものとされている．写真の動脈瘤は全周性に正常径の2倍以上に拡大した紡錘状瘤である．90%以上が腎動脈分岐部以下に生じる．原因の多くが動脈硬化性によるものと考えられている．

shaggy aorta
大動脈の血管壁にコレステロール結晶を主体とする粥腫ができ毛羽立ち様に観察される．全身性の微小塞栓症の原因となり，腎臓，足趾，消化管，心筋，脳などに障害を引き起こす．

動脈30 mm以上で手術適応となる．嚢状瘤は径が小さくとも破裂の危険を伴うため，拡大傾向があれば治療適応となる．拡張率5 mm/6カ月以上で手術適応が考慮される．

Ⅲ 下肢静脈超音波検査

1 下肢静脈の走行

　下肢静脈には，深部静脈（大腿静脈，膝窩静脈，ヒラメ静脈など），表在静脈（大伏在静脈，小伏在静脈），穿通枝がある（図6-d-4〜7）．穿通枝は筋膜を貫いて表在静脈から深部静脈へ連絡する静脈である．超音波画像では，深部静脈は深部に描出され動脈に伴走している．一方，表在静脈は，皮下組織の厚さにもよるが深さ約1 cm付近を走行しており，深筋膜より浅部に描出される．

2 深部静脈血栓症のスクリーニング法

　下肢静脈では主にリニア型プローブを用いる．
　仰臥位にて**検査する足を外転**させ，**鼠径部**から検査を始める．まず深部静脈の短軸像，つまり輪切りの画像を描出し，3〜5 cmおきに**圧迫法**を行いながら全長を観察する．静脈は動脈と比べて血管壁が薄いため，圧迫により内腔が容易につぶれる（虚脱する）．しかし，内腔に血栓が存在する場合，動脈が変形するほどの圧迫を行っても内腔が完全につぶれない（虚脱しない）．このように，静脈内腔の虚脱の有無により，深部静脈内の血栓の有無を確認する．血栓を認めた場合には血栓範囲を確認する．特に，血栓の**中枢端**の確認が重要であり，中枢部分が静脈壁に固着していない**浮遊血栓**の存在は，肺血栓塞栓症の合併率が高い．また，血栓で充満し拡張した静脈は急性期血栓，縮小した血栓

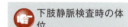
下肢静脈検査時の体位

仰臥位では静脈圧が低いため，プローブによる圧迫が容易である．しかし，下肢静脈の描出が困難な場合は，下腿を下垂し座位になることで静水圧の影響を受け下肢静脈が拡張し，描出しやすくなる．

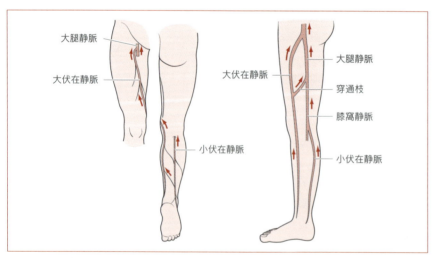

図6-d-4　下肢静脈の解剖

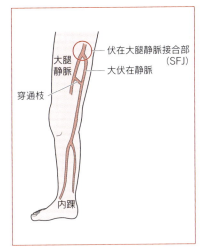

図6-d-5　右下肢前面
大伏在静脈は内踝の腹側から下腿，大腿の内側を上行し，SFJにて大腿静脈に合流する．

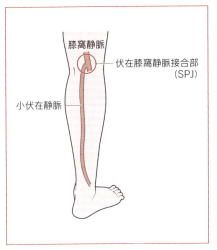

図6-d-6　右下肢後面
小伏在静脈は外踝の背側から生じ，下腿の後面で，腓腹筋の外側頭と内側頭の間を上行し，多くはSPJにて膝窩静脈に合流する．

SFJ：sapheno-femoral junction，伏在大腿静脈接合部

SPJ：sapheno-popliteal junction，伏在膝窩静脈接合部

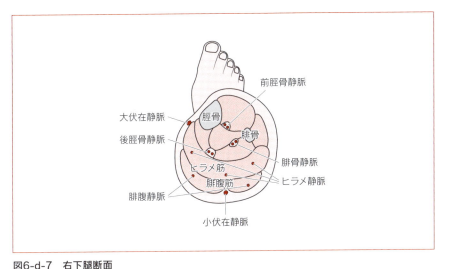

図6-d-7　右下腿断面
下腿の静脈は細く同定がむずかしいため，骨や筋肉の配置を目印に同定する．

は慢性期血栓である．

　骨盤内の腸骨静脈や，浮腫により目的の静脈の抽出が不十分な場合には圧迫法を用いることができない．そのため，カラードプラ法にて静脈血流の有無を確認することで血栓閉塞の有無を評価する．その際，静脈は動脈と比較して血流速度が遅いため，**流速レンジを下げ**，プローブより末梢部位を握って放すミルキング法や，吸気のあとに息ごらえをするバルサルバ法にて血流を誘発するなどの工夫が必要となる．静脈の検査では，動脈評価の際に行う血流速度や狭窄率の測定は不要である．

 圧迫法の注意点

長期臥床や手術後にまだ歩行を開始していない場合は，強い圧迫により血栓が肺へ流れる危険性がある．そのため，Bモード法やカラードプラ法での静脈内腔の観察により血栓閉塞の有無を確認する．

3 下肢静脈瘤の検査方法

　下肢静脈瘤における超音波検査の第一の目的は，患者の症状の原因検索であり，検査の前にはどちらの脚のどの部位に症状があるか，静脈瘤の位置，走行について直接みて触って，おおまかに記録しておく．超音波検査では，拡張した静脈の血管径，表在静脈の弁不全の有無とその範囲を確認することができる．表在静脈径は，伏在大腿静脈接合部（SFJ）付近の瘤化した部位ではなく，その末梢の**静脈径が一定になる部位で計測**する．

　下肢静脈の逆流は仰臥位では評価できないため，検査体位は立位または座位とし，安全に配慮して行う．深部静脈の影響で二次性下肢静脈瘤が引き起こされることがあるため，まずは深部静脈内に血栓や弁不全がないことを確認する．プローブ走査部位よりも末梢，主に下腿の**ミルキング**により**静脈還流を促した後，逆流を認めなければ弁不全なし**と評価する．深部静脈（大腿静脈，膝窩静脈）では，1.0秒以上の逆流を弁不全ありと定義する．一方，表在静脈や穿通枝では0.5秒以上の逆流を弁不全ありとする．明らかな静脈瘤では数秒以上の逆流がみられるため，表在静脈では短軸像を描出し，パルスドプラ法ではなくカラードプラ法にて逆流の有無を確認することで，効率よく検査を行うことができる．

　深部静脈評価の後，表在静脈である大伏在静脈，小伏在静脈それぞれの弁不全を確認するが，プローブ走査範囲が広いため目的を見失わないよう注意する．主な目的は，**逆流源の特定と表在静脈本幹の逆流範囲**を明らかにすることである．たとえば，大伏在静脈の逆流源はSFJであることが最も多いが，SFJで逆流を認めない場合，大腿の穿通枝が逆流源であることがある．このように，逆流源の特定においては穿通枝の検索が必要となる．しかし，描出される穿通枝の多くは，深部静脈に静脈血流を戻すための吸い込み口に過ぎない．逆流源とは無関係の穿通枝や分枝などの検索に時間を費やさないようにする．目的を考えながら検査を行い，なるべく短時間で検査を終了するよう患者に配慮する．

　表在静脈本幹の逆流は分岐した枝や穿通枝に流れ出て，それ以遠の表在静脈本幹では逆流が認められなくなる．表在静脈本幹の弁不全がどこから始まりどこで終わっているかがわかるように報告する．

下肢静脈瘤

高齢，妊娠，遺伝性素因，立ち仕事などの原因により，静脈高血圧，うっ滞が生じ，表在静脈拡張蛇行，浮腫，うっ滞性皮膚炎としての色素沈着や，さらに重症になると脂肪皮膚硬化や静脈性潰瘍が認められる．自覚症状としては下肢の重量感，夜間の脚のつり，かゆみなどが現れる．また，静脈うっ滞にて静脈瘤内に血栓が生じ，血栓性静脈炎に至ることもある．

e. 骨盤腔

　骨盤内には骨・筋組織を除くと，検査の対象として膀胱，腸管，生殖器が位置している．膀胱以外では，女性では主として子宮・付属器，男性では前立腺などが検査の対象となる．骨盤腔の超音波検査は経腹および経腟超音波断層法に大別されるが，ここでは，スクリーニング検査の一環として施行されることの多い，経腹超音波断層法についてのみ解説する．

> **経腟および経腹超音波断層法**
> 経腟超音波検査では視野は10 cm程度までであるが，子宮や卵巣を至近から観察できる．経腹超音波検査では，経腟に比べより広い視野を得ることができる．

❶ 女性骨盤腔

　骨盤内の超音波検査では，膀胱がある程度尿で充満している状態が望ましい．そのため，通常は検査の2～3時間前から排尿しないように指示しておく（**膀胱充満法**）．この前処置により，尿で充満した膀胱が空気を含んだ腸管を押し上げ，膀胱の背側に位置する子宮や卵巣が描出されやすくなる．ただし，充満の度合いが過ぎると，子宮は膀胱により背側へ圧排変形され，肥満者では子宮の位置が深くなり，観察しにくくなることもある．プローブ（探触子）は腹部検査にも使用する3.5 MHz程度のコンベックス型が一般的である．検査の手順としては，被検者に仰向けに寝てもらい，恥骨結合を指標にゼリーを下腹部皮膚に塗布し，プローブを縦方向に置き，子宮の位置を確認する．その後，プローブの方向を変えて，子宮およびその周囲や付属器を観察する．

1　正常な女性骨盤腔の超音波断層像

　骨盤腔の超音波検査において描出される主な臓器は，膀胱，子宮，腟，卵巣，直腸である．正常な女性骨盤腔の縦断像と横断像をそれぞれ**写真6-e-1，-2**に示す．強い深部減衰を伴った線状高エコー像を示す恥骨の上方に大きな囊胞として膀胱が位置する．
　膀胱の背側に，全体として西洋梨様の形をした子宮が腟と連続して認められる．子宮は通常は前傾前屈であるが，子宮後屈の強い例では子宮底部が膀胱から離れ子宮と膀胱の間に腸管が入り込み，描出不良になることがある．また，子宮長軸も必ずしも体軸と一致せず，左右どちらかにずれていることが多いので，プローブを走査させて長軸を探すことが大切である．子宮長軸径（子宮頸部から底部までの径）は，成熟女性で約7～8 cmである．体格の大きい人や経産婦でも10 cmを超えることは少ない．子宮頸部の位置は子宮頸部と腟の内腔に認められる線状の高エコー像を手がかりに推定する．また，子宮頸部と腟の境界部が約90°の角度を形成することも参考になる．充実性低エコー像を示す子宮筋層に対し，子宮内膜は帯状の高エコー像（**内膜エコー**）を呈し，その幅や輝度は月経周期によって変化する．月経の時期では内膜エコーは薄

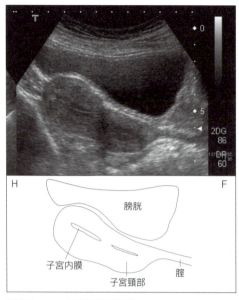

写真6-e-1　正常子宮縦断像

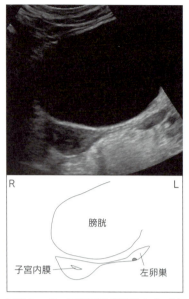

写真6-e-2　正常子宮横断像および左卵巣

く，高エコーを呈し，月経から14日ごろの増殖期（卵胞期）後期では幅が厚くなり，辺縁が高エコー，内部は低エコーを示す．15～28日の分泌期（黄体期）では，厚い内膜エコーは全体的に高エコーとなる（**写真 6-e-3**）．

子宮の背側に直腸が位置し，子宮と直腸との間は**ダグラス窩**（子宮直腸窩）とよばれ，体腔のなかで最初に液体が貯留する部位である．悪性腫瘍や子宮外妊娠等で腹水や腹腔内出血が生じた場合，ダグラス窩にエコーフリースペース像として観察される．20 mL以上の液体貯留で，超音波検査により検出可能といわれている．

子宮底部の両側に卵巣が位置し，**卵胞**とよばれる小さな嚢胞を内包する楕円体として描出されるが，卵巣は可動性が大きく，同定が困難なことも少なくない．通常，卵巣の長径は4 cm以下，卵胞径は1 cm以下であるが，卵胞径は排卵直前では大きくなり，平均21.0±4.1 mmといわれている（**写真 6-e-2，-4**）．

2　主な婦人科疾患の超音波像

1）子宮筋腫（写真 6-e-5，-6）

子宮筋腫は最も高頻度に認められる腫瘍性病変であり，偶発的に認められることも多い．類円形腫瘤として描出される筋腫と子宮との連続性を確認することが，超音波検査上，大切である．子宮筋腫はその90％以上が子宮体部に発生し（子宮体筋腫），残りは子宮頸部に発生する（子宮頸筋腫）．子宮頸筋腫では子宮頸部の変形として描出される．また，筋腫の発育方向から**漿膜下筋腫，筋層内筋腫，粘膜下筋腫**に分けられる（**図 6-e-1**）．筋腫核を形成している筋腫は比較的明瞭に周囲の正常筋層と境界される．筋腫核は多発することも多く，

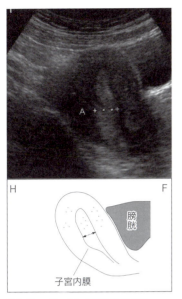

写真6-e-3 厚い正常子宮内膜

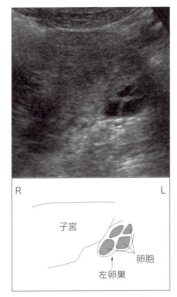

写真6-e-4 多数の卵胞を有する正常卵巣

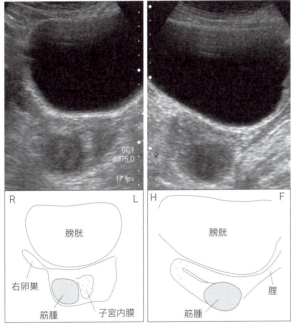

写真6-e-5 筋層内筋腫①
正常筋層より低エコーを示す筋腫は，右寄りの壁内に認められる．子宮内膜はやや厚い．

写真6-e-6 筋層内筋腫②
後壁筋層内に筋腫が認められる．

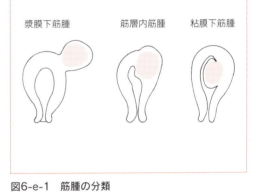

図6-e-1 筋腫の分類

　その場合，子宮は全体として変形してくる．筋腫内部は，変性が少ない例では正常子宮筋層と同様か，やや低いエコー像を示すことが多いが，筋腫は変性をきたしやすく，腫瘍内部は変性の種類に応じたさまざまな不均一なエコーを示

す．硝子様変性では内部エコーおよび後方エコーの減衰が強くなり，水腫様変性部では高エコーから囊胞状低エコーとさまざまである．石灰化が起こると，石灰化部分は背側に音響陰影を伴った高エコー像として描出される．

2）子宮腺筋症（写真 6-e-7）

子宮腺筋症は，筋層内に異所性内膜が発生・発育した状態であり，腫大した筋層は不均一なエコー域として描出される．子宮全体を冒すこともあるが，一部に限局性に起こることもある．月経痛や月経過多などの症状を伴うことが多い．

 子宮腺筋症
子宮内膜症（endometriosis）の一型である．子宮外では卵巣，骨盤に認められることが多い．

3）子宮がん（写真 6-e-8）

子宮がんの 95％は子宮頸部に発生する**子宮頸がん**であり，体部に発生する**子宮体がん**は少ない．子宮頸がんおよび体がんの診断において，超音波検査の意義は少ない．子宮体がんの進行例では子宮全体が腫大したり，子宮内膜エコーが不整となる．また，子宮頸がん，体がんいずれにおいても，子宮頸管が閉塞すると，子宮内腔に液体の貯留像を認める（**子宮留血症，子宮留膿症，子宮留水症**）．

4）卵巣囊腫（写真 6-e-9）

卵巣内の卵胞は大きくとも 3 cm を超えないため，超音波検査上，それ以上大きな囊胞性腫瘤が付属器領域に描出される場合には囊腫が考えられる．卵巣囊腫は単胞性と隔壁に仕切られた多房性に分けられるが，いずれも囊胞壁は薄く，平滑であり，充実性成分を認めない．内部エコーも通常は均一な囊胞性低エコーである．ただし，囊胞内に出血が起きたり粘液成分があると，内部エコーは上昇し，また不均一となる．

5）卵巣類皮囊胞（写真 6-e-10, -11, -15）

類皮囊胞は小児から成人まで幅広く認められる良性の囊胞性腫瘍である．囊胞内に脂肪や毛髪の塊，歯牙などが認められることがある．また，脂肪成分が多く，全体として不均一な充実性腫瘍のようにみえることもあり，多彩な超音波像を呈する．

 類皮囊胞
デルモイド，成熟囊胞性奇形腫ともよばれる．

6）卵巣内膜症性囊胞（外性子宮内膜症，endometrial cyst）

子宮内膜が卵巣に異所性発育し，内膜の機能による出血のため血液が貯留する囊胞を形成する．**チョコレート囊胞**ともよばれる．肥厚した壁を有する単房性もしくは多房性の囊胞性病変を呈する．囊胞内部はびまん性・均一で，典型例では微細点状エコー（scatter）を認める．

 卵巣内膜症性囊胞
内膜症性囊胞が破裂することがあり，急性腹症の原因となる．

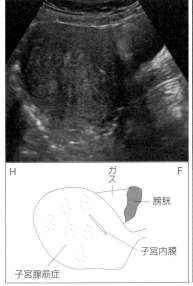

写真6-e-7 子宮腺筋症
子宮体部筋層が全体的に腫大し不均一なエコーを示している.

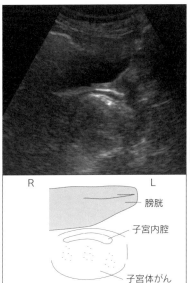

写真6-e-8 子宮体がん
子宮体部は不均等に腫大し,腫瘤の境界は不明瞭,子宮内腔は圧排されている.

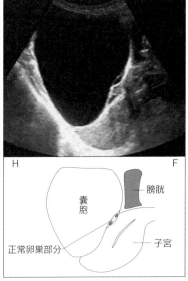

写真6-e-9 卵巣囊腫(単胞性)
正常卵巣に接して大きな薄壁囊胞が認められる.

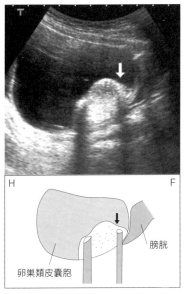

写真6-e-10 卵巣類皮囊胞(デルモイド)①
囊胞壁に石灰化を伴う高エコー部分(矢印)が認められる.

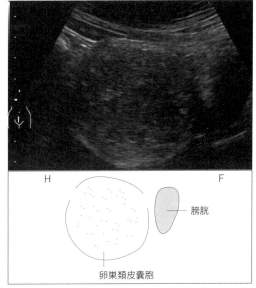

写真6-e-11 卵巣類皮囊胞(デルモイド)②
腫瘤内部に充満するように内部エコーがあり,充実性様にみえる.

7)卵巣腫瘍

卵巣腫瘍は大部分(漿液性囊胞腺腫/腺がん,粘液性囊胞腺腫/腺がん)が多房性囊胞性腫瘍(**写真6-e-12**)を形成するが,特徴的な超音波所見として,がんでは一部の囊胞壁に充実性部分が認められる(**写真6-e-13**).全体の腫

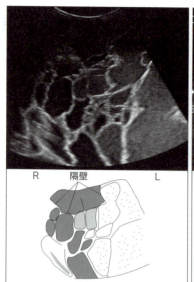
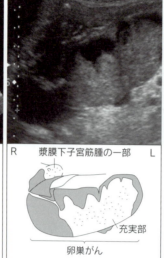
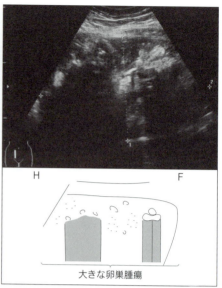

写真6-e-12　粘液性嚢胞腺腫
多数の隔壁に仕切られた大きな嚢胞性病変の一部が描出されている．内部の粘液は多彩なエコーを示すが，明らかな充実性部分は認めない．

写真6-e-13　卵巣がん（漿液性嚢胞腺がん）
嚢胞性腫瘤壁に，高エコーを示す大きな充実部が認められる．

写真6-e-14　卵巣未熟奇形腫
不均一な内部エコーを示す充実性の大きな腫瘍で，内部に石灰化も認められる．

瘍径が大きく，全体像を一画面に描出しきれないことが多い．充実性成分は内腔に乳頭状に大きく発育する場合もあれば，壁の不整な肥厚像の所見のみの場合もある．腫瘍全体が充実性である卵巣腫瘍も認められ，若年者では，悪性の**未熟奇形腫（写真6-e-14）**や**胚細胞腫**などの頻度が高い．両側性では，胃がんなど消化管からの**転移性卵巣腫瘍**であることが多い．また，いずれの悪性腫瘍においても腹水が同時に存在することが多い．消化管悪性腫瘍の卵巣への転移は，**クルーケンベルグ腫瘍**ともよばれる．画像上は卵巣原発腫瘍との鑑別は困難である．

また，ダグラス窩に生理的程度を超える腹水が認められることも多い．

3　妊娠・胎児

妊娠早期の超音波診断では，子宮内に**胎囊**（gestational sac；GS）を認める．円形のリング状構造をした胎囊は妊娠4週から5週にかけてはじめて検出可能となり，遅くとも妊娠6週までには，はっきりと描出される（**写真6-e-15**）．さらに，妊娠8週ごろまでには，胎囊内に**胎芽**像が描出され，その心拍動を確認することができる（**写真6-e-16**）．

異常妊娠として**子宮外妊娠**があるが，典型的な子宮外妊娠では，超音波検査で胎囊が子宮内に認められず，子宮外の付属器領域に嚢腫様エコー像を認める．また，ダグラス窩に液体貯留を伴うことが多い．

妊娠経過中，妊娠の各時期に，必要に応じて胎児スクリーニングの一環とし

> **胎囊**
> リングが高エコーを呈し，ホワイトリング（white ring）ともよばれる．

> **妊娠週数と胎齢**
> 妊娠の週数は月経の第1日から数えるが，胎齢は，通常，受精後から数える．すなわち，妊娠週数から2週を引いた週数が胎齢週数に対応している．
> 妊娠8週未満（胎齢6週未満）は胎芽，妊娠8週以降（胎齢6週以降）は胎児とよばれる．

> **子宮外妊娠**
> 妊娠の確認には，尿中のヒト絨毛性ゴナドトロピン（hCG）を測定する．

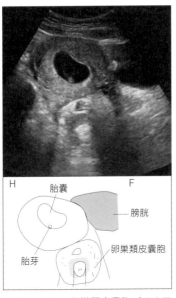

写真6-e-15 卵巣類皮囊胞(デルモイド)および正常な胎囊(胎齢約6週)

卵巣類皮囊胞は多彩な内部エコーを呈している.胎囊内は囊胞構造内に高エコーを示す胎芽が認められる.

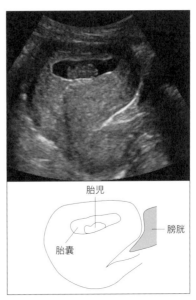

写真6-e-16 胎齢8週の胎児および胎囊

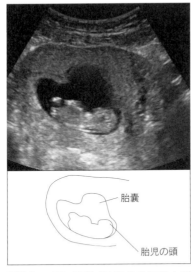

写真6-e-17 胎齢10週の胎児および胎囊

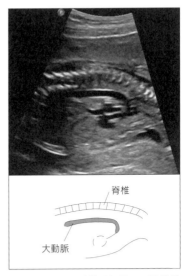

写真6-e-18 胎齢20週での正常胎児の脊椎を主体とした写真

て胎児エコーが行われる(**写真6-e-17,-18**).

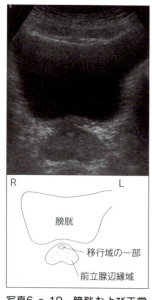

写真6-e-19　膀胱および正常前立腺の横断像
前立腺内側部に移行域が一部描出される．

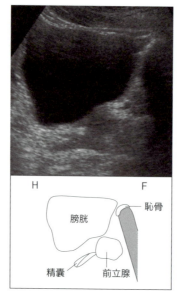

写真6-e-20　膀胱および前立腺の縦断像
前立腺の上方に精嚢が一部描出されている．

II　男性骨盤腔

1　正常超音波像（写真6-e-19，-20）

　膀胱は，前述のように尿をためた状態で検査し，評価する．拡張した膀胱は，恥骨の上方に尿をためた薄壁の大きな囊胞構造として認められる．前立腺は，その背側に実質臓器として描出される．前立腺は肥大の有無の検査が主で，大きさから肥大を判定する．

2　前立腺疾患

1）前立腺肥大・腫瘍（写真6-e-21，-22）

　前立腺構造は，大きく外側の外腺（**辺縁域**）と内側の内腺（**中心域・移行域**）からなる．前立腺横断像で最大横径が5 cm以上の場合は，「肥大あり」とする．また，縦径・横径・上下径から容積を計算して，20 mLを超える場合に「肥大あり」とする基準もある．容積は一般的に1/2（縦径×横径×上下径）で算出される．

前立腺容積による重症度：前立腺肥大の形態上の重症度は，その容積で表現し，軽症：20 mL未満，中等度：50 mL未満，重症：50 mL以上に区分する．肥大した前立腺には結石が認められることも多いが，臨床的に問題となることは少ない（**写真6-e-23**）．前立腺肥大は内腺（中心域・移行域）が腫大し，前立腺がんの多くは外腺（辺縁域）から発生する．前立腺がんについては，腫瘍が限局性の低エコー域として描出されることもあるが，多くは

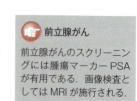

前立腺がん
前立腺がんのスクリーニングには腫瘍マーカーPSAが有用である．画像検査としてはMRIが施行される．

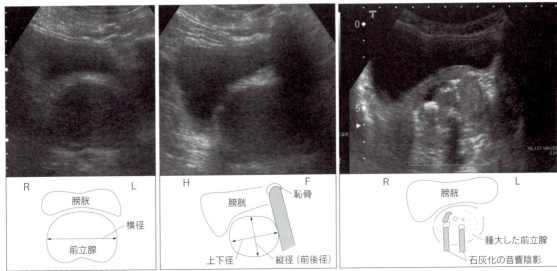

写真6-e-21 前立腺肥大の横断像

写真6-e-22 前立腺肥大の縦断像

写真6-e-23 肥大した前立腺内の石灰化

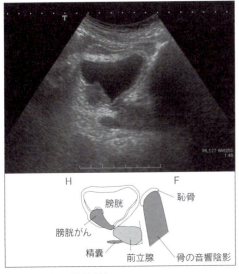

写真6-e-24 膀胱がん

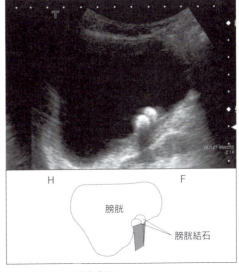

写真6-e-25 膀胱結石
結石には明瞭な音響陰影が認められる.

境界不明瞭である.周囲に,転移による腫大リンパ節が描出されることもある.

3 膀胱疾患

膀胱腫瘍の多くは**膀胱がん**である(**写真6-e-24**).膀胱がんの発生は男女差があり,およそ3:1の割合で男性に多く発生する.腫瘍は,内腔に突出する壁在結節構造から扁平な壁の限局肥厚,びまん性肥厚までさまざまである.多発することも多い.

良性病変としては,**膀胱結石**(**写真6-e-25**),**膀胱憩室**などがよく認められる.

f. 体表

　体表は，プローブ（探触子）が接触できるいずれの部分も対象となるが，主として頸部と乳腺の検査が多い．また，近年は関節も増えてきている．頸部領域の超音波検査には，甲状腺，副甲状腺，耳下腺，顎下腺，頸部リンパ節などが含まれる．いずれにおいても通常 7.5 MHz 程度の高周波リニア型プローブが使用される．頸部の超音波検査では，仰向けに寝た患者の肩の下に薄い枕を入れ，やや頸部を伸展させた状態で走査する．側頸部では随時，顔を斜めにしてもらうなど病変部位に応じて適正な位置を探す．乳腺ではやはり仰向けに寝てもらうが，観察したい側の背中に枕を当てるなどして乳腺外側部をやや挙上させる．その他の体表部位では，適宜，病変にプローブが接触しやすい体位で検査する．

1 甲状腺，副甲状腺

　正常甲状腺の横断像と長軸像を**写真 6-f-1**，**-2** に示す．甲状腺は気管の両外側に接して左右各葉があり，両葉は中下部で峡部によりつながっている．峡部は気管の前壁を薄くおおうように描出される．甲状腺実質は比較的エコーレベルが高く，甲状腺表面に幅の薄い低エコー帯として認められる前頸筋群やその外側の胸鎖乳突筋と明瞭なコントラストをなす．気管内部の空気により，背側にある頸部食道は正中部では描出されないが，一部は左側に傾いて位置していることが多く，甲状腺左葉の背側に描出される．さらに，その背側に頸長筋が認められる．正常副甲状腺は，通常描出されないが，腫大すると甲状腺と頸長筋にはさまれた領域に描出される．甲状腺の外背側に左右対称性に総頸動脈があり，拍動が認められる．その外側の内頸静脈は左右差のあることが多く，圧迫などでも内腔が不明瞭になることもある．代表的な病変を以下に示す．

1）びまん性甲状腺腫

　甲状腺各葉は長軸で約 5 cm，厚みで約 1.5 cm を超えると「腫大している」といえる．びまん性甲状腺腫をきたす疾患として，Basedow（バセドウ）病（**写真 6-f-3**，**-4**），橋本病（慢性甲状腺炎），亜急性甲状腺炎などがあるが，超音波検査のみでは鑑別は不可能である．一般的には，Basedow 病の急性期では，腫大した実質の内部エコーはほぼ均一に低下し，甲状腺の小血管の拡張が認められることが多く，全体的に血流の増加が認められる（**写真 6-f-5**）．橋本病では，実質のエコーレベルの低下，不均一な内部エコーが典型的所見である．亜急性甲状腺炎では，圧痛のある部位に一致して，実質内に不規則で境界不明瞭な低エコー域が認められる．この低エコー域は，症状が改善すると徐々に正常化していく．

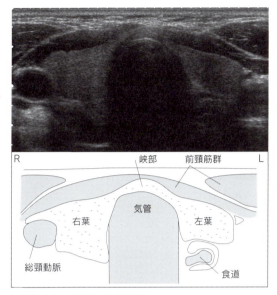

写真6-f-1 正常甲状腺横断像

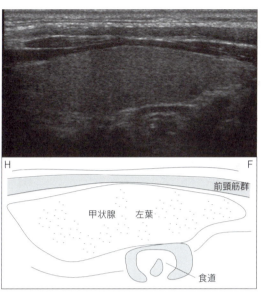

写真6-f-2 正常甲状腺長軸像

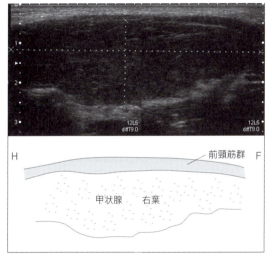

写真6-f-3 Basedow病（腫大甲状腺長軸像）
長径約6cm以上，厚み3cmと腫大し，実質の内部エコーはびまん性に低下している．

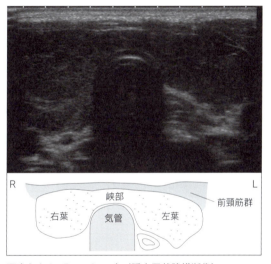

写真6-f-4 Basedow病（腫大甲状腺横断像）
峡部も厚くなっている．

2）甲状腺の結節性病変

　超音波検査では数mm大の小結節も検出可能であるが，大多数は良性の病変である．結節の良悪性を鑑別する際の超音波所見として**内部構造，エコーレベル，辺縁，石灰化，ハローの有無**があげられる（**写真6-f-6**）．結節がかなりの割合で囊胞性変化を伴っている場合は，通常，良性の腺腫様結節（コロイド結節）である（**写真6-f-7**）．この病変は真の意味の腫瘍ではなく，濾胞の過形成や退縮などの周期的変化に起因する病変といわれている．甲状腺がんは全体が充実性で，内部に囊胞性変化をきたすことはまれである（**写真6-f-7**）．

 ハロー（halo）
腫瘤を囲むように認められる，境界部の帯状の低エコー域をいう．

 甲状腺がん
甲状腺がんの85％程度が乳頭状がんで，5％程度が濾胞腺がん．残りは髄様がん，未分化がんなどである．

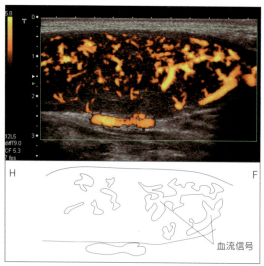

写真6-f-5 Basedow病（パワードプラ表示画像）
甲状腺実質の血流が顕著に増加している．

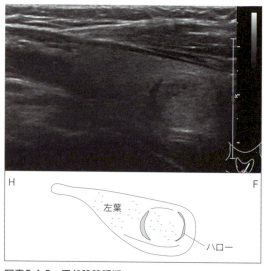

写真6-f-6 甲状腺腺腫疑い
腫瘍は大部分が等エコーであるが，境界部に薄い辺縁低エコー帯（ハロー）を伴っている．辺縁は平滑．

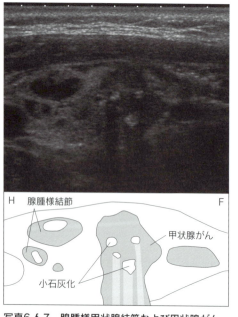

写真6-f-7 腺腫様甲状腺結節および甲状腺がん
上方の腺腫様結節は，大部分が囊胞性で辺縁平滑であるが，下方の甲状腺がんは辺縁不整，充実性であり，内部に小石灰化を多数伴う．手術にて乳頭状腺がんであると診断された．

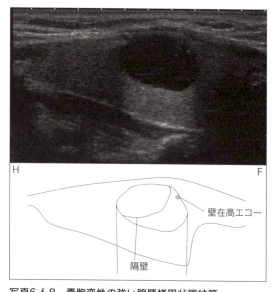

写真6-f-8 囊胞変性の強い腺腫様甲状腺結節
内部に，ごく薄い隔壁構造や小さな壁在高エコーが認められる．

また，単純性囊胞は甲状腺ではきわめてまれで，通常は囊胞性腺腫様結節である（写真6-f-8）．甲状腺がんおよび多くの良性結節も正常甲状腺に比べ低エコーを呈するが，辺縁が平滑・整であっても濾胞腺がんを否定できない．ただし，高エコーの結節では，エコーレベルのみから良性である可能性がきわめて

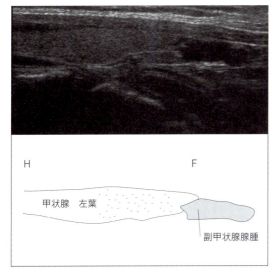

写真6-f-9　副甲状腺腺腫（長軸像）
扁平な低エコー結節であり，辺縁は平滑．

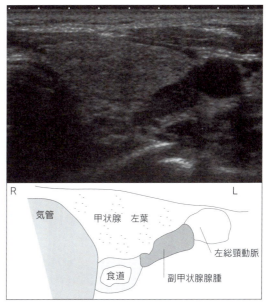

写真6-f-10　副甲状腺腺腫（横断像）
隣接する頸動脈に比べて内部エコーの存在があり，充実性とわかる．

高い．また，結節の辺縁部のみに石灰化が認められる場合や，粗大石灰化は良性であることが多い．小さな点状の石灰化が結節内部に多発している場合は，悪性であることが多い（**写真6-f-7**）．幅の薄い全周性のハローは良性病変によく認められ，厚く不完全なハローは悪性である可能性が高い．術前の組織診断には超音波ガイド下細胞診や組織診が施行される．

3）副甲状腺腺腫

　典型的な**副甲状腺腺腫**は，均一な低エコーを呈する楕円体として甲状腺の背面に描出される（**写真6-f-9，-10**）．大きさは通常，長径1cm前後で発見されることが多い．まれではあるが，腺腫内部に小さな囊胞変性や石灰化を伴うこともある．一般的には，上副甲状腺はほぼ甲状腺中部に，下副甲状腺は甲状腺下極から1～2cm以内に存在する．慢性腎不全の患者では**副甲状腺機能が亢進**し，副甲状腺4腺がすべて腫大することが多いが，腺腫では通常いずれかの1腺のみが腫大し，腫瘤を形成する．

 副甲状腺機能亢進症
腺腫や過形成により分泌ホルモンのPTH（parathyroid hormone）が上昇する．高PTH血症，高カルシウム血症となる．

乳腺

　主に皮膚，乳腺組織，脂肪組織（皮下，乳腺後隙），大胸筋からなり，乳腺組織と皮下脂肪組織の間に前方境界線がある（**写真6-f-11**）．前方境界線は乳房超音波診断で重要な構造物であり，腫瘤によりこれが断裂していると浸潤が示唆され，乳がんの可能性が高くなる（**写真6-f-12**）．

 前方境界線
皮下脂肪と乳腺組織の境界のことである．腫瘤がこれを断裂する所見を伴う場合には，乳がんを疑う．

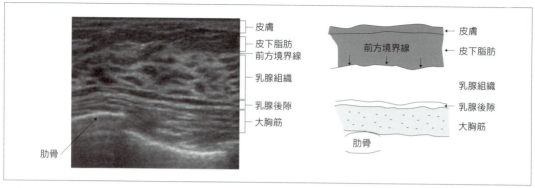

写真6-f-11　正常乳腺超音波像

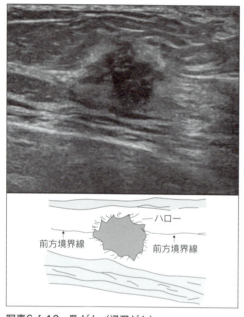

写真6-f-12　乳がん（浸潤がん）
不整形，境界不明瞭でハローを伴う腫瘤である．前方境界線の断裂も認める．

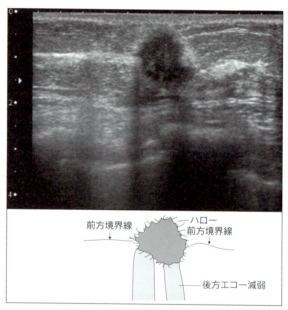

写真6-f-13　乳がん（浸潤がん：浸潤性乳管がんの硬性型）
不整形，境界不明瞭な腫瘤である．前方境界線を断裂している．後方エコーの減弱も認める．

1）単純性嚢胞

　嚢胞と充実性腫瘤との鑑別には，超音波検査が最も有用である．典型的な嚢胞の超音波像は，①辺縁が境界明瞭である，②内部エコーを認めない，③後方エコーの増強を認める，という3所見がそろっている場合である（**写真6-f-14参照**）．

2）充実性腫瘤

　乳腺腫瘤の良悪性の鑑別には，**腫瘤の形状**，**境界**，随伴所見（前方境界線断裂，ハロー），**縦横比**が重要である．さらに，内部エコーや**後方エコー**の情報から，腫瘤の組織を推定することができる．
　形状が不整形，境界が不明瞭なもの，前方境界線断裂，ハローを伴うもの，縦横比が高いものは悪性が示唆される（**写真6-f-12，-13**）．乳がんの1つで

ハロー
腫瘤の周囲の高エコー帯のことである．腫瘤が周囲組織を浸潤することを示唆する所見であり，この所見をみたときは悪性を疑う．

縦横比
縦横比＝腫瘤の縦径/横径と定義されており，縦横比が高いほうが悪性が示唆される．

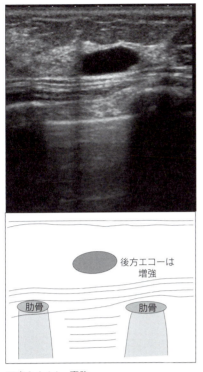
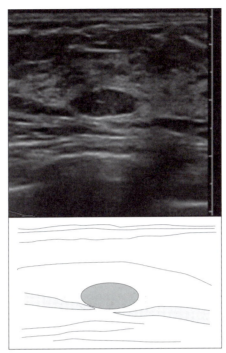

写真6-f-14　囊胞
楕円形，境界明瞭な腫瘤である．内部エコーはなく（無エコー），後方エコーは増強している．

写真6-f-15　線維腺腫
楕円形，境界明瞭で，縦横比が低い腫瘤である．

ある浸潤性乳管がんの硬性型は，腫瘍の後面に音響陰影を認めることが多い．これは，腫瘍内でのエコーの減衰が著しく，後方エコーが減衰もしくは消失するためである（**写真6-f-13**）．形状が円形/楕円形，境界が明瞭なもの，縦横比が低いものは良性を考える（**写真6-f-14**）．

良性腫瘍で最も頻度の高い線維腺腫は，境界が明瞭，楕円形であり，縦横比が低いことが特徴とされている（**写真6-f-15**）．時間経過した陳旧性線維腺腫は，後方エコー減弱を伴う粗大な石灰化を伴うことがある（**写真6-f-16**）．

III 運動器

運動器において，近年ますます超音波検査が利用され，整形外科領域における関節，四肢の痛み・しびれ，関節可動域制限などの機能障害の補助診断検査として役立っている．骨，軟骨，腱，筋，靭帯，血管，末梢神経などが超音波によって描出されるが，診断には各部位の正常な画像との対比が不可欠である．静止画像だけでなく，必要に応じて屈伸動作などでの動態観察も可能である．

一例として，正常な手指の関節エコー像と関節リウマチ患者の関節エコー像を示す（**写真6-f-17，-18**）．関節リウマチでは手指のMP・PIP関節に病変

MP関節：中手指節関節，metacarpophalangeal joint

PIP関節：近位指節間関節，proximal interphalangeal joint

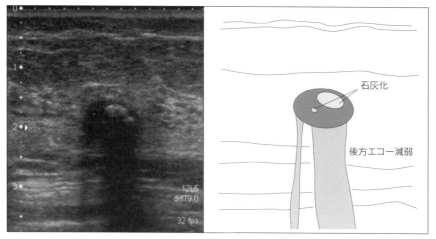

写真6-f-16　線維腺腫（陳旧性）
楕円形，境界明瞭で粗造，縦横比が低い腫瘤である．後方エコー減弱を伴う粗大な石灰化を認める．

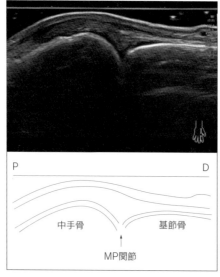

写真6-f-17　正常第2指MP関節（長軸像）
P：近位側，D：遠位側．

が早期から生じることが多く，簡便な超音波検査が診断や病勢の判定に用いられている．

　関節リウマチでは，炎症により骨破壊（骨びらん）や滑膜増殖，骨びらんに侵入する増殖滑膜（いわゆるパンヌス）が観察される．肥厚した滑膜は低エコーに描出されるが，水腫よりはエコーレベルは高い．進行するとパンヌスによる関節破壊が進み，変形を生じる．また，関節だけでなく伸側や屈側の腱鞘炎による腱周囲の腱鞘滑膜肥厚も観察される．活動期の増殖滑膜では血流が増加し，パワードプラで豊富な血流が観察される．そのため，血流低下が治療効果の判定に有用とされる．

パンヌス：pannus

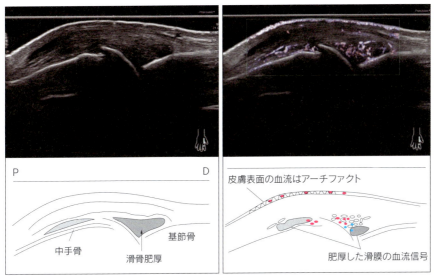

写真6-f-18　関節リウマチ第2指MP関節（長軸像）
右図の血流はパワードプラ法（SMI法）を使用している.

> SMI (superb micro-vascular imaging) 法
> 従来のパワードプラ法よりも低速の血流表示に優れている.

Ⅳ その他

1 リンパ節

　主な頸部リンパ節は，部位に応じて頤下リンパ節，顎下リンパ節，前頸リンパ節，側頸リンパ節および耳下腺リンパ節がある．側頸リンパ節のなかでも，特に胸鎖乳突筋の深部，内頸静脈に沿って存在する内深頸リンパ節は，頭頸部腫瘍の転移が起こりやすく重要である．

　鎖骨上リンパ節へは乳がんや肺がんからの転移も起こる．短径が1cmを超えると転移性リンパ節腫大（写真6-f-19）を疑う必要があるが，炎症によるリンパ節腫大（写真6-f-20）との鑑別が問題となる．サイズだけでなく，皮質の不整な肥厚，リンパ門の消失，不整な形状を示すことや，リンパ門以外からの血流があることは，転移性リンパ節腫大を疑う所見である．悪性リンパ腫では，腫大したリンパ節は囊胞様の低エコーを呈することも多い（写真6-f-21）．

2 唾液腺

　正常耳下腺・唾液腺実質は甲状腺と類似し，筋層よりは高エコーを示し，内部の腫瘤性病変は低エコーを呈する．辺縁の不整像や内部壊死・変性などにより，良悪性の鑑別がある程度可能である．病変は腫瘍（写真6-f-22）が多く，特に多形腺腫が最も頻度が高く唾液腺腫瘍の70％を占める．耳下腺では，ワルチン腫瘍（写真6-f-23）が2番目に多く，両側性，多発性に発生することがある．腫瘍内部に唾液が貯留した囊胞を伴うことが多い．貯留囊胞も発生することがあり，舌下腺貯留囊胞はガマ腫（ラヌーラ）とよばれる．

> 唾液腺
> 大唾液腺である耳下腺，顎下腺，舌下腺が検査の対象となる.

> 唾液腺腫瘍
> 唾液腺腫瘍のなかでも，耳下腺，顎下腺では良性腫瘍である多形腺腫の頻度が高い.

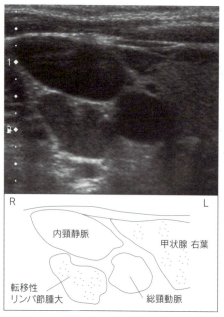

写真6-f-19　血管肉腫の鎖骨上リンパ節への転移
不整形で厚みが1cm以上に腫大している．

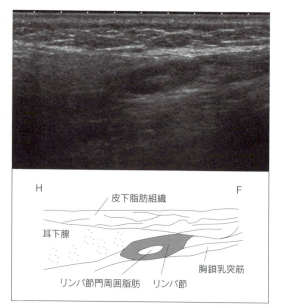

写真6-f-20　反応性リンパ節腫大
扁平な形状で正常なリンパ節門周囲脂肪の高エコー構造あり．

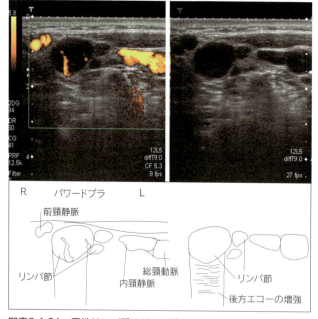

写真6-f-21　悪性リンパ腫のリンパ節
腫大したリンパ節は嚢胞様に後方エコーの増強を伴っているが，パワードプラにて内部に血流があり，充実性とわかる．

3　表在皮下腫瘤

　大きく分けて嚢胞性と充実性に分けられる．超音波検査の対象となる，代表的および特徴的な病変について述べる．

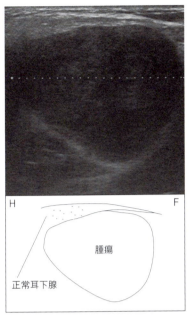
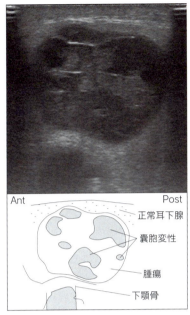

写真6-f-22　耳下腺多形腺腫
大きな低エコー腫瘤で，わずかに分葉状だが，辺縁は平滑.

写真6-f-23　耳下腺ワルチン腫瘍
腫瘍内部に小囊胞変性が多発している.
Ant：前（腹側），Post：後（背側）.

1）囊胞

（1）類表皮囊胞（写真6-f-24）

皮下に認められる表皮様の角化重層扁平上皮によって腔の内面が裏打ちされた囊胞であり，身体のいずれの部分にも発生する．皮膚から皮下にかけて認められる場合は**粉瘤**，**アテローマ**ともよばれる．内部にオカラ状の角化物を含むことが多く，超音波上，内部エコーが充満して認められることがあり，一見すると充実性と見誤ることがある．プローブで腫瘤を圧迫して内部エコーが動いたり，強い後方エコーの増強がみられたり，血流信号が認められないことにより囊胞と診断できる．頸部では，さらに組織学的に類似し，位置が特徴的な**側頸囊胞**と**甲状舌管囊胞（正中頸囊胞）**があり，鑑別として重要である．側頸囊胞は舌骨とは無関係に顎下部，頸静脈の外側に位置する囊胞として描出される．甲状舌管囊胞は舌骨と密接に関与し，舌骨から下方頸部正中に位置する囊胞である．いずれも，通常の囊胞として描出されることが多いが，感染を伴うと，囊胞壁は厚くなったり，内部エコーが認められることがある．

（2）ガングリオン

手関節部に多く発生するが，身体のどこにも認められる．皮下の薄壁多房性囊胞として認められる．通常は，内部エコーは認められない（**写真6-f-25**）.

2）腫瘍

（1）脂肪腫（写真6-f-26）

腫瘍全体が，比較的高エコーレベルを呈する軟らかい扁平または紡錘状の腫

> **類表皮囊胞**
> epidermal cyst, epidermoid cystともよばれる．また，囊胞壁に皮膚付属器成分（脂腺，汗腺，毛囊など）がさらに加わると，類皮囊胞（dermoid cyst）に分類される．

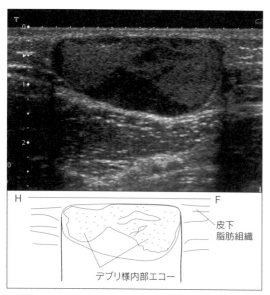

写真6-f-24 類表皮嚢胞
内部に不均一なデブリ様の内部エコーが認められる．側方陰影および後方エコー増強を伴う．

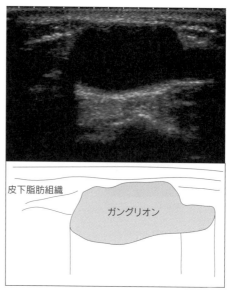

写真6-f-25 肩に認められたガングリオン
後方エコー増強の強い薄壁の嚢胞構造である．

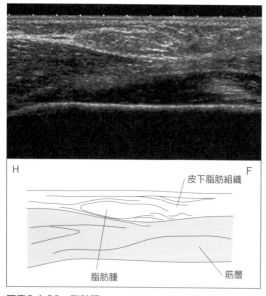

写真6-f-26 脂肪腫
前腕に認められた．周囲の皮下脂肪組織と似たやや高エコーの線状構造を，腫瘤内部に認める．

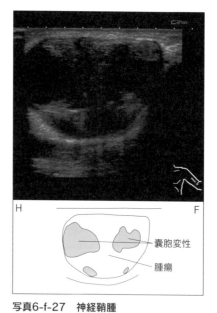

写真6-f-27 神経鞘腫
上腕に認められた．辺縁平滑な充実性腫瘤で，内部構造は不均一で嚢胞変性を伴う．

瘤である．腫瘤内部に点状，索状の高エコーが認められる．頸部後方が好発部位である．

(2) 神経鞘腫（写真6-f-27）

頻度の高い良性腫瘍で，充実性で辺縁平滑な低エコー腫瘤として描出されることが多い．大きくなると内部に出血・変性を伴う．

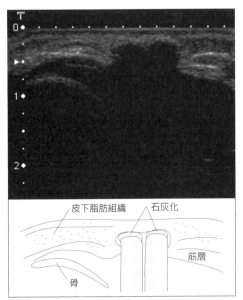

写真6-f-28 石灰化上皮腫
腫瘤内部に粗大石灰化があり，強い音響陰影を伴う．

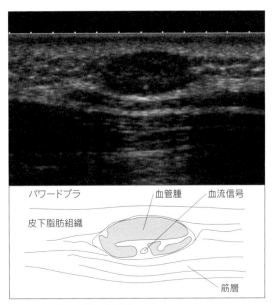

写真6-f-29 項部の血管腫
充実性腫瘤内部に，小さいが血流が認められる．

(3) 石灰化上皮腫（写真6-f-28）

小児に多く認められる皮下結節で，境界明瞭な低エコー腫瘤であるが，内部に大小の石灰化を伴う．

(4) 血管腫（写真6-f-29）

充実性低エコー腫瘤であるが，時に内部に音響陰影をきたす**静脈石**（粗大石灰化）を伴う．また，内部に遅い速度の血流信号が認められることが比較的多い．

B 磁気共鳴画像検査（MRI）

I MRI検査の原理

　MRIは**磁気共鳴画像検査**（magnetic resonance imaging）の略称であり，核磁気共鳴現象（nuclear magnetic resonance；NMR）を利用した画像診断の方法である．このNMRの対象となる原子核は，それ自身に磁性（磁気モーメント）をもっていなければならないが，MRIとして人体を画像化するためには，それだけではなく体内に豊富に存在し，しかも測定感度の高いものでなければならない．これらの条件をすべて満たす核種は，現在のところ水素の原子核，すなわち**陽子（プロトン）**に限られている．したがって，臨床的にMRIといえば，特別に断らないかぎりは陽子を対象としたMRIのことを示している．

1　陽子と静磁場

　水素原子は一つの陽子とそれを取り囲む電子の殻で構成されており，陽子は一つの軸を中心として自転する**スピン**という性質をもっている．正の電荷をもつ陽子がスピンをすることによって固有の磁場〔磁気モーメント（μ）〕が発生し，このために陽子は小さな棒磁石のような振る舞いをすることになる（**図6-B-1**）．

　この陽子を外部の静磁場（外部磁場）の中に置くと，陽子は静磁場と平行かまたは逆平行の方向に向きを揃えるようになる（**図6-B-2**）．両者の間にはエネルギー差があり，平行の陽子のほうが逆平行の陽子よりもやや低いエネルギー状態となっている．陽子は同時に，**歳差運動**とよばれる軸を傾けたコマのような首振り回転運動を行う（**図6-B-3**）．歳差運動の周波数は原子核の種類に依存し，静磁場の強さに比例する．この周波数は**Larmor（ラーモア）の共鳴周波数**とよばれ，次の式で表示される．

$$\omega = \gamma B_0$$

〔ω：共鳴周波数（MHz），γ：磁気回転比（MHz/T），B_0：磁場強度（T）〕

　なお，磁場強度の単位はテスラ（T）で表され，1テスラ＝10,000ガウスの関係がある．磁気回転比γは原子核により一定の値となり，水素の場合は42.58 MHz/Tとなる．電磁波のなかでは，これらの周波数はラジオ波（RF：radio frequency）の領域に相当している．

　静磁場の中に置いてしばらくすると，静磁場に平行の陽子（低エネルギー状態）は逆平行の陽子（高エネルギー状態）に比してやや数が多くなる．この結果，静磁場の方向（縦方向）をZ軸とすると，個々の陽子スピンの総和としての**巨視的磁化**（M_0）がZ軸方向に生じる（**図6-B-4**）．

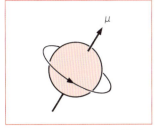

図6-B-1　水素の原子核（陽子）

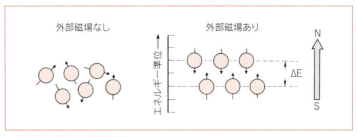

図6-B-2　陽子と外部磁場
ΔE：エネルギー差．

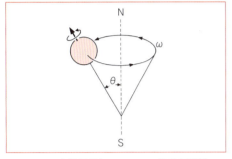

図6-B-3　歳差運動とラーモアの共鳴周波数
θ：軸のかたむき．

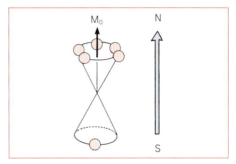

図6-B-4　巨視的磁化

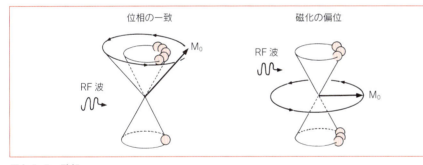

図6-B-5　励起

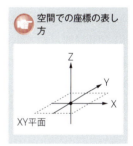

空間での座標の表し方

2　励起と緩和

そこに，陽子の歳差運動に一致した周波数（ラーモアの共鳴周波数）の電磁波（ラジオ波）を横方向からパルス波として短時間印加すると，磁化はそのエネルギーを吸収して**共鳴**を起こす．

この共鳴によって，無作為な歳差運動をしていた陽子の位相が一致し，互いに同調して歳差運動を行うようになる（**図6-B-5**）．さらに，エネルギーの吸収によって，磁場に平行の陽子（低エネルギー状態）が逆平行の陽子（高エネルギー状態）に変化するようになる．これらの結果，磁化は歳差運動を行いながらZ軸と直交する方向（XY平面）へ向かって倒れていき，Z軸に対する角度（フリップ角）を増していく（**図6-B-5**）．この過程は**励起**とよばれる変化であり，磁化を90°倒すような条件のラジオ波を90°パルスとよぶ．さらに，磁化を180°倒すようなラジオ波を180°パルスとよぶ．

印加

電気回路に電源や別の回路から電圧や信号を与えること．

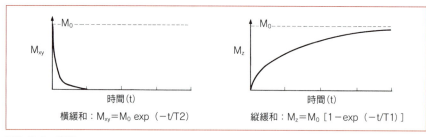

図6-B-6　緩和
M_{xy}：横磁化，M_z：縦磁化，M_0：磁化の最大値．

expx：指数関数 e^x

　ここで電磁波を切ると，磁化は同じ共鳴周波数の電磁波を放出しながら，励起状態から元の安定状態に戻る．この過程は**緩和**とよばれ，横緩和と縦緩和からなっている．**横緩和**は一定の位相にそろっていた各陽子の歳差運動が次第に位相分散し，磁化のXY成分（**横磁化**）が減衰していく過程である．**縦緩和**は磁化のZ成分（**縦磁化**）が次第に回復していく過程である（**図6-B-6**）．

　緩和の過程では，磁化の歳差運動によって周期的に変動する横磁化が生じることから，受信コイルにはファラデーの電磁誘導の法則に従って起電力が発生する．これによって，**自由誘導減衰**（free induction decay；FID）とよばれるMRIの信号が得られる．

　縦緩和と横緩和はそれぞれ指数関数的に変化し，縦緩和における時定数は**T1緩和時間**（**T1値**），横緩和における時定数は**T2緩和時間**（**T2値**）とよばれる．T1値は縦磁化が63％に回復するまでの時間に相当し，T2値は横磁化が37％に減衰するまでの時間に相当する．

3　パルス系列

　画像をつくる元になるMRI信号は，T1値，T2値，陽子密度および流速に依存する．このうち，流速は血管内のように巨視的な動きのある部分のみに関係する．MRI信号を発生させるための手順は，ラジオ波パルスや傾斜磁場パルスなどの印加条件の時系列として表現されるので，**パルス系列**とよばれる．同じ被検体でも異なるパルス系列を用いることによって，さまざまなコントラストの画像を得ることができる．臨床においては多種多様なパルス系列が用いられており，代表的なパルス系列について以下に説明する．

1）スピンエコー法

　スピンエコー法（spin echo；SE）は，日常的に最もよく使用される撮像方法である．90°パルスと180°パルスの組み合わせを一定の時間間隔で繰り返す方法であり，その時間間隔のとり方によって，T1値，T2値，陽子密度などの画像への影響の現れ方が異なってくる（**図6-B-7**）．

　まず，磁化に対して90°パルスを印加してXY平面上に倒し，90°パルスから一定時間（t）後に180°パルスを照射すると，180°パルスからt後に位相が

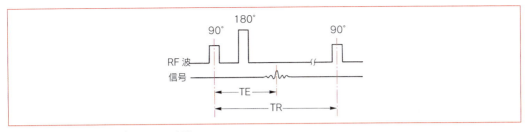

図6-B-7 スピンエコー法のパルス系列
TE：エコー時間，TR：繰り返し時間．

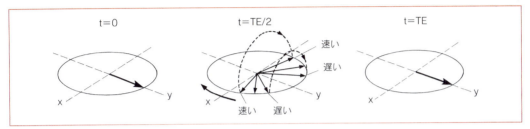

図6-B-8 スピンエコー法における180°パルス

再収束し，エコー信号が発生する（**図6-B-8**）．この90°パルスからエコー信号発生までの時間（2 t）を**エコー時間**（echo time；**TE**）とよび，90°パルスから次の90°パルスまでの間隔を**繰り返し時間**（repetition time；**TR**）とよぶ．

SE法によって得られる信号強度Sは，次の式により表される．

$$S = M_0 \times [1-\exp(-TR/T1)] \times \exp(-TE/T2)$$

M_0は巨視的磁化であり組織の陽子密度〔ρ（ロー）〕と比例する，2つ目の項はT1緩和，3つ目の項はT2緩和を表している．SE法における信号強度はこれらの複合したものとなり，組織間のコントラストはTRとTEの組み合わせによって決定される．

TRが比較的短いと組織間のT1の違いが強調され（**図6-B-9**），TEが比較的長いと組織間のT2の違いが強調される（**図6-B-10**）．そのため，**T1強調像**では短いTRと短いTE，**T2強調像**では長いTRと長いTE，**プロトン密度強調像**では長いTRと短いTEが用いられる（**表6-B-1**）．

T1強調像においてはT1値の長い組織ほど低信号となり，黒っぽく描出される．T2強調像においてはT2値の長い組織ほど高信号となり，白っぽく描出される．

高速スピンエコー法（fast spin echo；**FSE**）は，SE法を発展させた高速撮像法である．FSE法では1回の90°パルスに引き続いて180°パルスを複数回繰り返して印加し，それぞれの位相エンコード（後述，p.379「4 陽子の位置情報」参照）を変化させながら信号収集を行う．この繰り返しの回数をecho train length（ETL）とよび，その回数に応じて撮像時間を短縮することができる（1/ETL）．さらに，1回の励起ですべての位相エンコードを行うsingle shot FSEも可能である．

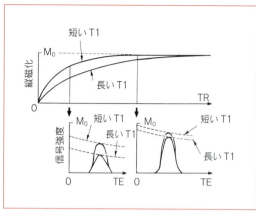

図6-B-9　T1コントラスト

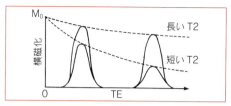

図6-B-10　T2コントラスト

表6-B-1　MRIの撮像条件

TE	TR	
	短い	長い
短い	T1強調像	プロトン密度強調像
長い		T2強調像

2) グラジエントエコー法

グラジエントエコー法 (gradient recalled echo；GRE) は，短いTRと小さい**フリップ角**を用いる高速撮像法である．GRE法の大きな特徴は180°再収束パルスを使用しないことであり，静磁場の不均一性による位相分散が除去されないために，信号減衰はT2よりも短いT2*（「T2スター」と読む，後述p.382）を時定数として生じる．

GRE法のSE法に対する利点は撮像時間を大幅に短縮できることであり，三次元 (3D) 撮像も可能となり，**MRアンジオグラフィ**のほか，**ダイナミックMRI**や**息止めスキャン**などにも応用されている．また，GRE法による**T2*強調像**は磁化率の変化に鋭敏であることから，微小出血などの検出に優れている．

3) 反転回復法

反転回復法 (inversion recovery；IR) は，通常のパルス系列の先行パルスとして180°反転パルスを印加する手法である．**反転時間** (inversion time；TI) の後に画像を撮像することによって，特定のT1値をもつ組織の信号を抑制した画像を撮像することができる．また，180°反転パルスによって縦磁化が変化するため，組織間のT1コントラストを向上させることもできる．

(1) FLAIR (fluid-attenuated inversion recovery)

FLAIRでは，脳脊髄液の信号がゼロとなる反転時間を設定した後にFSE法を用いて撮像することによって，脳脊髄液の信号を抑制した画像を得ることができる．

(2) STIR (short-tau inversion recovery)

STIRでは，脂肪の信号がゼロとなる短い反転時間を設定した後にFSE法を用いて撮像することによって，脂肪の信号を抑制した画像が得られる．

(3) MPRAGE (magnetization prepared rapid acquired gradient echo)

MPRAGEは，IR法によりT1コントラストを高めた三次元GRE法を用いた高分解能T1強調像であり，脳の灰白質と白質のコントラストが良好な画像

を得ることができる．

4）エコープラナー法

エコープラナー法（echo planar imaging；EPI）は，最も高速な MRI 撮像法である．1 回の励起パルスの後の信号収集時に，周波数エンコード（読み取り，次項「4 陽子の位置情報」参照）傾斜磁場を正と負の方向に高速に反転させることによって多数の信号を発生させる方法である．

EPI は超高速撮像法である利点を生かして，**拡散強調像（DWI）**，**灌流強調像（PWI）**，**拡散テンソル像（DTI）**，**拡散テンソルトラクトグラフィ（DTT）**，**機能的 MRI（fMRI）**などに広く用いられている．

4　陽子の位置情報

MRI の画像はピクセルとよばれる小さな単位から構成され，各ピクセルの信号強度は組織中のボクセルとよばれる容積単位からの信号の大きさに依存する．MRI では画像をつくるために，①スライス断面の選択，②断面内の信号発生源の位置情報の分析を繰り返し行うことによって，各ボクセルから発生する信号の強度を決定しており，これに基づいて MRI の画像が作成される．

スライス断面を選択するためには，陽子の共鳴周波数が磁場の強度に比例する性質を利用する．スライス選択面と垂直な方向（Z 軸）に傾斜磁場をかけると，陽子の共鳴周波数は Z 軸上の位置によって変化するようになる．そこで，一定の周波数帯域をもったラジオ波を照射すると，その周波数帯域に一致する断面だけが選択的に励起される（**図 6-B-11**）．選択されるスライス厚は周波数の幅を小さくしたり，傾斜磁場の勾配を大きくすると薄くなる．

選択したスライスの XY 平面上の位置情報は，Y 軸方向と X 軸方向の傾斜磁場を用いる位相エンコードと周波数エンコードを行うことによって決定される（**図 6-B-12**）．まず，位相エンコードのために Y 軸方向に傾斜磁場を印加すると，共鳴周波数が Y 軸上の位置によって一時的に変化するため，この傾斜磁場を切った後でも磁化ベクトルの位相が Y 軸上の位置に従って変化するようになる．周波数エンコードは，MRI 信号が生じるときに，X 軸方向に傾斜磁場を印加することによって行われる．信号発生時に X 軸方向の傾斜磁場が存在すると，X 軸上の位置によって共鳴周波数が異なり，その結果異なる周波数の MRI 信号が生ずることになる．

受信コイルで受信する信号は，スライス内にあるすべてのボクセルからの信号の総和であるが，**二次元フーリエ変換**を行うことによって，それぞれの位相や周波数をもつ成分に分離することができる．このようにして得られた各ボクセルの位置情報と，そこから発生した信号の強度とを組み合わせることによって，実際の MRI の画像が作成される．

SE 法では 90°パルスと 180°パルスの間で位相軸方向の傾斜磁場が印加され，周波数軸方向の傾斜磁場は信号収集時に印加される．位相エンコード方向

DWI：diffusion-weighted image

PWI：perfusion-weighted image

DTI：diffusion-tensor image

DTT：diffusion-tensor tractography

fMRI：functional MRI

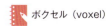
ボクセル（voxel）
volume（体積）と pixel（ピクセル）をあわせた造語．3D などで立体物の表現に用いられる小さな立方体．

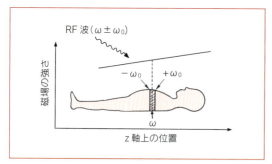

図6-B-11　選択励起法

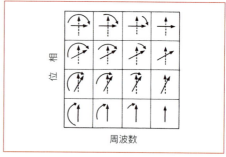

図6-B-12　画像の位置情報
矢印の傾きは位相エンコードにおける磁化ベクトルの位相を示し，円弧の長さは周波数エンコードにおける共鳴周波数を示す．
「位相」の方向は身体上のY軸の方向と一致しており，「周波数」の方向は身体上のX軸の方向と一致している．

の傾斜磁場は，正の強い傾斜磁場から負の強い傾斜磁場まで段階的に繰り返してY軸方向のマトリックス数だけ与えられ，それぞれの信号が受信される．これらのデータの二次元フーリエ変換により各ピクセルの信号強度が決定される．

MRIの**撮像時間**は90°パルスを与える時間の間隔が繰り返し時間（TR）であることから，TRに位相エンコードの数を乗じたものとなる．実際には信号強度が不足するために全く同じ操作を繰り返す（加算）ことがあるので，MRIの撮像時間は，TR×位相エンコードの数×加算回数となる．

II MRI検査法

1 基本的な撮像方法

通常のMRI検査は，スピンエコー法または高速スピンエコー法を標準的撮像法として，T1強調像とT2強調像の撮像を行うことが基本となる．

1) T1強調像

T1強調像は各組織のT1値の相違に基づいた画像であり，液体（脳脊髄液や尿など）が黒く，低信号強度として描出される（**写真6-B-1a**）．

病変のT1値は正常組織のT1値と比較して延長しているものが多いので，T1強調像では低信号強度として描出される．このような低信号強度の領域として，周囲の正常組織と識別できることが多い．

2) T2強調像

T2強調像は各組織のT2値の相違に基づいた画像であり，液体（脳脊髄液や尿など）が白く，高信号強度として描出される（**写真6-B-1b**）．

病変のT2値は正常組織のT2値と比較して延長しているものが多いので，T2強調像では高信号強度として描出される．このような高信号強度の領域と

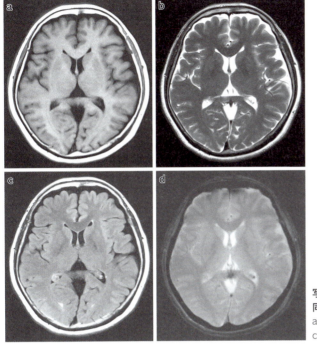

写真6-B-1
同一症例のMRI画像
a：T1強調像，b：T2強調像，
c：FLAIR，d：T2*強調像．

して，周囲の正常組織と識別できることが多い．

3）プロトン密度強調像

プロトン密度強調像では，液体は軽度の低信号強度を示す（**写真6-B-2**）．**信号対雑音比（SN比）**が良好であることから，骨関節領域ではしばしば撮像される画像であるが，その他の領域ではあまり撮像されなくなっている．

2 さまざまな撮像方法

MRIにはT1強調像とT2強調像のほかにもさまざまな撮像方法があり，患者や疾患の必要性に応じて同時に撮像されることが多い．そのうちの代表的なものについて，以下に示す．

1）FLAIR（fluid-attenuated inversion recovery）

FLAIRは，脳脊髄液の信号を抑制するために**反転回復法（IR）**を用いた画像である（**写真6-B-1c**）．FLAIRでは脳脊髄液の信号を抑制しているために，T2強調像ではわかりにくい脳表や脳室周囲などの脳脊髄液に隣接するT2延長病変を明瞭に描出することができる．

2）拡散強調像（diffusion-weighted image；DWI）

拡散強調像は，水分子のランダムな熱運動（ブラウン運動）である拡散の効

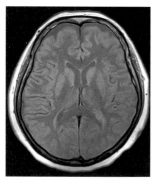
写真6-B-2　プロトン密度強調像

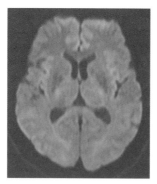
写真6-B-3　拡散強調像

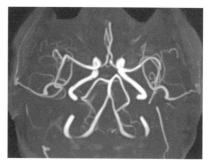
写真6-B-4　MRアンジオグラフィ

果を反映した画像であり，超高速撮像法である**エコープラナー法**（EPI）を用いて撮像される（**写真6-B-3**）．拡散強調像では発症直後から急性期脳梗塞の診断が可能であり，臨床的な有用性がきわめて高い．その他の脳神経疾患や全身の疾患の病態解析のためにも，広く応用されている．

3) T2*強調像

T2*緩和はT2緩和と同様に横磁化の減衰を示すが，T2緩和に静磁場の不均一性の影響が加わっている．T2*緩和は180°パルスを用いないグラジエントエコー法で観察されるため，T2*強調像はエコー時間の長いグラジエントエコー法を用いて撮像される（**写真6-B-1d**）．T2強調像よりも出血，石灰化，鉄沈着などの検出に鋭敏である．

4) MRアンジオグラフィ（MR angiography；MRA）

流れる血液を含む血管だけが高信号域になるような方法で撮像を行い，血管のつながりがわかりやすいように再構成した画像である（**写真6-B-4**）．これによって，非侵襲的に血管の画像を得ることができる．動脈性疾患のスクリーニングや診断のために広く用いられている．さらに，造影剤を使用することによって血管内腔の信号を上昇させる造影MRAも行われている．

5) MRCP（MR cholangio-pancreatography）

水を強調する強いT2強調像を用いることによって，前処置や造影剤を使用することなく，非侵襲的に胆道や膵管の画像を得ることができる撮像方法である（**写真6-B-5**）．なお，一般的に**MRハイドログラフィ**（MR hydrography）といわれるものは，強いT2強調像による水の画像化技術のことであり，MRCPはその代表的なものの一つである．

6) 特殊な撮像方法

その他にも，**灌流強調像**（PWI），**磁化率強調像**（SWI），拡散テンソル像

SWI：susceptibility-weighted image

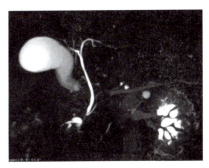

写真6-B-5　MRCP
消化管陰性造影剤（後述）である塩化マンガン四水和物（ボースデル）を経口投与後に撮像している（p.386を参照）．

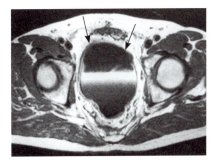

写真6-B-6　ガドリニウム造影剤の信号強度に対する影響
造影後T1強調像．膀胱（矢印）内容の信号強度は3層に分かれている．上層は造影剤の濃度がきわめて薄く，信号強度に変化はない．中層は造影剤の濃度が最適であり，顕著な増強効果を示している．下層は造影剤の濃度が高すぎて信号強度は再び低下している．

（DTI），拡散テンソルトラクトグラフィ（DTT），機能的MRI（fMRI），MRスペクトロスコピー（MRS）などが，必要に応じて撮像されている．

MRS：MR spectroscopy

III MRI造影剤

　MRIは高いコントラスト分解能を有するが，さらに造影剤を使用することによって初めてはっきり描出されたり，進展範囲が明瞭になったり，質的診断が容易になる病変がある．ガドリニウム造影剤は血管が増生した部位を強調するので，腫瘍や炎症が疑われる場合に使用されることが多い．ここでは，MRI造影剤の概要について述べる．

1　MRI造影剤の原理

　MRI造影剤は，T1緩和時間またはT2緩和時間を短縮させることによって，組織の信号強度を変化させ，組織間のコントラストを明瞭にするものである．造影剤の投与によってT1緩和時間が短縮すると，T1強調像においては信号強度が高くなり，画像上では白く描出される．一方，T2緩和時間が短縮すると，T2強調像においては信号強度が低くなり，画像上では黒く描出される．

　MRI造影剤が分布すると，周囲にあるプロトンのT1緩和時間とT2緩和時間が変化を受け，これによって二次的にコントラスト増強効果が発揮される．また，X線撮影用のヨード造影剤とは異なり，MRI造影剤では濃度と信号強度との関係は単なる比例関係にはならず，増強効果はある至適濃度で最大となる．これは，造影剤の濃度が高くなりすぎると，T2短縮のために信号強度がむしろ低下することによる（**写真6-B-6**）．

2 MRI造影剤の種類

MRI造影剤にはさまざまな種類のものがあり，投与方法や分布臓器の相違によって**表6-B-2**のように分類されている．

1) 細胞外液に分布するガドリニウム製剤

(1) Gd-DTPA（マグネビスト）

Gd^{3+}は希土類元素のランタノイドに属する常磁性金属イオンで，原子番号は64である．Gd^{3+}は4f電子軌道内に7個の不対電子を有し，周囲のプロトンの緩和時間を短縮する効果を有している．MRI画像上での陽性造影効果に必要なT1緩和時間の短縮効果において，常磁性イオンのなかでGd^{3+}は最大の効果を示す．Gd^{3+}をDTPAでキレートすることによって，T1短縮効果は減弱するが，体内からの排泄がすみやかになり，造影剤としての毒性が著しく低下する．

Gd-DTPAはX線検査におけるヨード造影剤と同様に，細胞外液に分布する．したがって，血液脳関門を有する脳脊髄領域においては，血液脳関門の破綻部位や，もともと血液脳関門を有さない病変がGd-DTPAによって造影される．撮像は，**造影剤投与の前後にT1強調像の撮像を行う**．ダイナミックMRIにおいても，T1が強調される撮像パラメータを選択する．

(2) 種々のガドリニウム製剤

Gd-DTPA（マグネビスト）は2価の錯陰イオンであるが，Gd-DTPA-BMA（オムニスキャン）はDTPAの2個のカルボキシ基を非イオン性のメチルカルバモイル基で置換することにより，Gd^{3+}と中性錯体を形成させた非イオン性の化合物である．キレート剤として，DTPAの代わりに12員環の複素環式化合物であるDOTAを用いた1価の錯陰イオンであるGd-DOTA（マグネスコープ）や，これを非イオン化したGd-HP-DO3A（プロハンス）とGd-BT-DO3A（ガドビスト）も使用されている．これらのガドリニウム製剤は臨床的有用性にはほとんど差はないが，キレート安定性が高いことからマクロ環構造を有する造影剤が主流となっている（**表6-B-2**）．

ガドリニウム製剤は副作用の少ないきわめて安全な造影剤ではあるが，副作用がまったくないわけではない．多くは悪心や嘔吐などの消化器症状かじんましん程度であり，頻度もヨード造影剤に比べればきわめて少ないが，急激な血圧低下の報告もあり，ヨード造影剤の場合と同様に注意が必要である．さらに，透析患者や腎不全患者にガドリニウム造影剤を使用した場合には腎性全身性線維症（NSF）を誘発する可能性のあることが知られており，十分に注意して投与する．

2) 組織特異性のある常磁性体製剤

組織特異性造影剤としては多くの種類があるが，肝胆道系に選択的に取り込まれる常磁性体物質の陽性造影剤としては，Gd-EOB-DTPA（プリモビスト）

ダイナミックMRI
造影剤の急速静注後に，高速イメージング法を用いて多時相のMRI撮像を行う方法のこと．

NSF: nephrogenic systemic fibrosis

表6-B-2 MRI造影剤の種類

血管内投与	①陽性造影剤（高信号強度に描出する造影剤） ・細胞外液分布（腎排泄） 　Gd-DTPA（マグネビスト）：直鎖構造，イオン性 　Gd-DTPA-BMA（オムニスキャン）：直鎖構造，非イオン性 　Gd-DOTA（マグネスコープ）：マクロ環構造，イオン性 　Gd-HP-DO3A（プロハンス）：マクロ環構造，非イオン性 　Gd-BT-DO3A（ガドビスト）：マクロ環構造，非イオン性 ・肝細胞摂取（胆道系排泄） 　Gd-EOB-DTPA（プリモビスト） 　Gd-BOPTA 　Mn-DPDP ②陰性造影剤（低信号強度に描出する造影剤） 　SPIO（フェリデックス，リゾビスト） 　USPIO
経口投与 （消化管）	①陽性造影剤 　クエン酸鉄アンモニウム（フェリセルツ）：高濃度では陰性造影剤 ②陰性造影剤 　塩化マンガン四水和物（ボースデル） 　経口投与酸化第2鉄粒子 　フッ素化合物 　消化管カオリンベントナイト

やGd-BOPTA，Mn-DPDPなどが使用されている．

Gd-EOB-DTPA（プリモビスト）は，通常のガドリニウム製剤と同様にダイナミックMRIを施行することによって病変の血流評価を行うことができ，さらに，約20分後に撮像することによって，肝実質がよく造影される肝細胞相を得ることができる．肝実質は高信号となるのに対して，腫瘍部は低信号として明瞭に描出される．

3）酸化鉄粒子製剤

超常磁性酸化鉄粒子であるSPIO（superparamagnetic iron oxide）は，プロトンのT2またはT2*緩和の短縮に基づく陰性造影剤である．SPIO（フェリデックス，リゾビスト）は肝臓の網内系細胞に取り込まれ，非腫瘍性肝組織の信号強度を著しく低下させる．これは，大きな磁化率をもつ酸化鉄の不均等分布（不均等磁場）によりT2緩和時間が著しく短縮するためであるが，これによって転移性肝腫瘍などの腫瘤性病変が明瞭に描出される．

4）MRI用経口消化管造影剤

MRI用経口消化管造影剤は，消化管を高信号強度に描出する陽性造影剤と，低信号強度に描出する陰性造影剤に大別される（表6-B-2）．

(1) クエン酸鉄アンモニウム

クエン酸鉄アンモニウム（フェリセルツ）には3価の鉄イオンが含まれており，これは緩和時間短縮効果の強い常磁性金属イオンであることから，T1

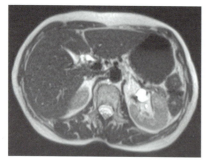

写真6-B-7　消化管陰性造影剤の効果
塩化マンガン四水和物（ボーステル）経口投与後のT2強調像．胃の内腔は，顕著な低信号強度を示している．

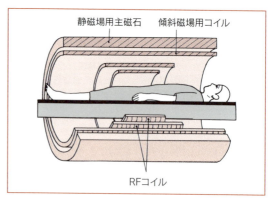

図6-B-13　MRI装置の構成

強調像において顕著な高信号強度を示す．クエン酸鉄アンモニウムを経口投与すると，胃，十二指腸，小腸などの上部消化管が高信号域として明瞭に描出され，消化管とその周囲臓器との境界が明瞭となる．主として消化管と病変の識別に用いられるが，高濃度のクエン酸鉄アンモニウムを投与して$T2^*$を短縮し陰性造影剤として使用することもある．特に，MRCPにおいて消化管の信号を除去する目的で用いられる．

(2) その他の経口消化管造影剤

塩化マンガン四水和物（ボーステル）は強いT2短縮効果を示すことから，経口投与の陰性造影剤として広く用いられている（**写真6-B-5，-7**）．その他の陰性造影剤としては，経口投与酸化第2鉄粒子，フッ素化合物，消化管カオリンベントナイトなどがある．

Ⅳ MRI装置の構成

MRI装置の基本的な構成は，①静磁場を発生する主磁石，②信号発生の三次元的な位置を知るための傾斜磁場用コイル，③ラジオ波パルスの送信とMRI信号受信のためのRFコイル，④信号を収集・処理して画像を作成したり，全体を制御するためのコンピュータシステムからなる（**図6-B-13**）．このほかには，高周波発生装置，増幅装置，冷却装置，可動式寝台，電波に対するシールド，磁場シールドなどがMRIシステムの構成要素となっている．

1 静磁場用主磁石

静磁場用主磁石には永久磁石，常伝導磁石および超伝導磁石があるが，一般的には高い磁場強度が得られる超伝導磁石が用いられている．MRIの**信号対雑音比（SN比）**は静磁場強度にほぼ比例することから，現在では高磁場の超伝導磁石（1～3テスラ）を用いた装置が主流となっている．

2 傾斜磁場用コイル

傾斜磁場用コイルは，直線的な磁場勾配を得るために2個の反対向きのコイルを使用する．MRI装置にはX, YおよびZ軸の3軸に傾斜磁場をつくり出すために，互いに直交した3組のコイルが組み込まれており，これらを組み合わせることによって任意の方向に傾斜磁場を形成することが可能となる．

傾斜磁場の強度と立ち上がり速度（スルーレイト）はMRI装置の性能を左右するものであり，EPIを含む高速MRIでは特に重要となる．

3 RFコイル

RFコイルは静磁場（Z軸）に垂直に設置される．送信と受信を兼ねて1つのコイルで行う場合と，送信専用コイルと受信専用コイルを別々のコイルで行う場合がある．一般的にはサドル型コイルが使用されている．MRI信号の受信専用のコイルとしては表面コイルなどのターゲットコイルが用いられ，撮像部位によってさまざまな形状のものが使用されている．

複数の表面コイルを組み合わせた位相アレイコイル（phased array coil）では，高いSN比と広い撮像領域を得ることが可能であり，これを利用したパラレルイメージングは高速撮像技術として広く使用されている．

Ⅴ MRI検査時の注意点

1 安全性の確認

MRI検査では，検査前の安全性の確認が重要となる．患者の体内に手術などで埋め込まれた金属は，画像にアーチファクトなどの影響を及ぼすだけでなく，場合によっては生命に危険を及ぼすこともありうるので，検査前に必ず体内金属の有無や性状について慎重に確認する必要がある．外科用クリップやその他の器具類は非磁性体でつくられているものもあるが，検査前に患者や家族に十分な説明と病歴の聴取を行う必要がある．特に，**心臓ペースメーカや人工内耳を装着している患者では，MRI検査は禁忌**である（表6-B-3）．

装身具については，磁性金属が強磁場の装置に引きつけられて飛んでいく危険性とともに，電磁波の照射により金属成分が発熱して熱傷を生ずる危険性がある．義歯，眼鏡，ヘアピン，イヤリング，時計，補聴器などの金属を含むものはすべて外してからMRI室に入ってもらう．磁気記録媒体なども，データが壊れて使用できなくなるおそれがあるので，MRI室の中には持ち込まないようにする．また，MRI室で使用する備品（点滴台，ストレッチャー，車椅子など）についても，すべて非磁性のものにしておく必要がある．

表6-B-3に，MRI検査が禁忌とされる症例とMRI検査室への持ち込みが禁止されている物品をまとめた．MRI室の中は高磁場の環境におかれているので，患者を介助する技師や看護師についても，上記の持ち込み禁止物品を外してからMRI室に入るように注意する必要がある．

> **MRI対応の植込み型デバイスや人工内耳**
> 近年，MRI対応植込み型デバイス（MRI対応ペースメーカ，MRI対応植込み型除細動器）が市販されているが，このような患者に対しMRI検査を施行するためには，専用の講習を受講し，施設認定を取得する必要がある．MRI対応人工内耳も市販されており，1.5テスラの装置では人工内耳の磁石を取り外さずにMRI検査を行うこともできる．ただし，3テスラの装置では必ず人工内耳の磁石を取り外した上でMRI検査を実施する必要がある．

表6-B-3　MRI検査の禁忌とMRI室への持ち込み禁止物品

絶対禁忌	心臓ペースメーカ，人工内耳，スワン-ガンツカテーテル，金属片・プレート・ボルト（特に眼窩とその周囲），挿入して間もない下大静脈フィルタなど
一部禁忌または相対禁忌	心臓人工弁の一部，動脈クリップ・コイル・ステントの一部，人工関節・義肢・義眼の一部，コンタクトレンズ，化粧品，刺青，妊娠14週未満など
持ち込み禁止の物品	金属：義歯，眼鏡，安全ピン，ヘアピン，ハサミ，鍵，金属を含むアクセサリー類など 電子機器：時計，補聴器，携帯電話，計算機など 磁気記録媒体：キャッシュカード，クレジットカードなど

　閉所恐怖症の患者では，気分の変調をきたしてMRI検査を行えないことがあるので注意が必要である．問診で閉所恐怖症の疑いがある人には，頭部MRI検査の際にヘッドコイルの上に鏡を置いておくと，恐怖がやわらぐこともある．

2　検査前の準備と検査時の注意

　MRI検査においては，あらかじめ検査の手順を患者に説明しておき，侵襲性がないことを理解してもらうことが大切である．化粧品（マスカラなど）のなかには顔料として金属を含んでいるものがあり，アーチファクトの原因になることがあるので検査前に落としておく．

　腹部の撮像前は絶食とし，腸管の蠕動を抑える薬物を使用することもある．通常，検査前にはトイレをすませてもらうが，骨盤部の撮像では膀胱が拡張した状態が望ましく，検査前にトイレに行かないよう指示する場合もある．

　MRI撮像中の体動を抑制するためには，痛みのない快適な体位にすることが重要である．脊柱の後彎が強い，頸部に問題がある，といった患者の状態に合わせて，膝や骨盤，首などの下にクッションなどを置くようにする．

　撮像中は大きな音がするので，耳栓またはプロテクターを使用する．また，機械から音が出ているときは撮像中であるので，体を動かさないように伝えておく．

Ⅵ　頭部・脳

1　正常像

　健常成人における脳のT1強調像とT2強調像を写真6-B-8に示す．T1強調像は，組織のT1値の違いによるコントラストを強調した画像である．脳脊髄液，灰白質，白質，脂肪組織のなかでは，脂肪組織のT1値は最も短いため縦磁化は最も早く回復する．次いで白質は灰白質よりも少しだけ早く回復し，脳脊髄液は最も遅く回復する．この結果，T1強調像では脂肪組織が最も高信号に描出され，白質が灰白質に比べて軽度に高信号，脳脊髄液が最も低信号となる．T1強調像では多くの病変は正常組織よりも低信号となるが，高信号と

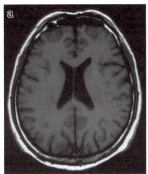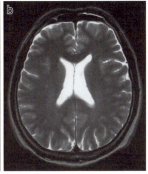

写真6-B-8 脳の正常像
a：T1強調像，b：T2強調像．

なるものは特異的な診断につながることがある．

T2強調像は，組織のT2値の違いによるコントラストを強調した画像である．脳脊髄液，灰白質，白質のなかでは，白質のT2値は比較的短いため，横磁化は早く減衰する．灰白質は白質よりも少しだけ遅く減衰し，脳脊髄液は最も遅く減衰する．この結果，T2強調像では脳脊髄液が最も高信号に描出され，灰白質が白質に比べて軽度に高信号となる．T2強調像は病変の検出や信号強度に基づく質的診断に用いられる．多くの病変は正常組織よりも高信号となるが，低信号となるものは特異的な診断につながることがある．

2 脳腫瘍

一般的に脳腫瘍は，T1強調像では低〜等信号，T2強調像で高信号に描出されることが多いが，信号強度は壊死，嚢胞，出血，線維化，脂肪，浮腫，石灰化などの病理学的変化を反映して，種々の強さをとりうる．信号強度のみから腫瘍の鑑別診断を行うことは必ずしも容易ではなく，信号強度に加えて腫瘍の局在や進展範囲などによる総合的な診断が必要となる．

1）神経膠腫

神経膠腫は，T1強調像では低信号，T2強調像では高信号を示すが，腫瘍内の嚢胞成分や壊死の部分は，腫瘍実質部よりも顕著な高信号を呈する．腫瘍周囲の脳浮腫の部分もT2強調像で高信号を示すが，腫瘍実質部は造影剤による増強効果を示すことが多く，腫瘍と脳浮腫を鑑別することが可能となる（**写真6-B-9**）．

悪性神経膠腫（多形膠芽腫）はリング状増強効果を示すものが多く，転移性脳腫瘍や脳膿瘍との鑑別が重要となる．転移性脳腫瘍では，原発巣が不明な場合には鑑別が困難なこともある．脳膿瘍では膿汁が高粘稠性であることから，拡散強調像での高信号が鑑別に役立つ．

2）髄膜腫

髄膜腫は硬膜に広く接する充実性の脳実質外腫瘍であり，T1強調像でもT2

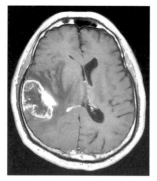 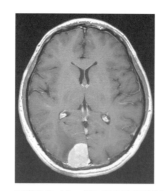 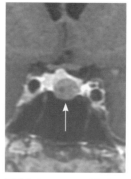

写真6-B-9 多形膠芽腫
造影後T1強調像．右側頭葉にある腫瘍はきわめて不整なリング状増強効果を示し，中央部には壊死巣を示す増強効果を示さない領域が認められる．周囲の脳浮腫の領域には増強効果は認められない．

写真6-B-10 傍矢状洞部髄膜腫
造影後T1強調像．右後頭部の傍矢状洞部に境界明瞭な腫瘍があり，均一で顕著な増強効果を示す．腫瘍周囲の硬膜には増強効果が認められる（dural tail sign）．

写真6-B-11 下垂体腺腫
造影後T1強調像．トルコ鞍の左側底部に，正常下垂体組織よりもやや弱い増強効果を示す境界明瞭な腫瘍（矢印）が認められる．成長ホルモン産生腺腫の症例．

強調像でも脳灰白質とほぼ同等の信号強度を示す．造影剤によって均一で明瞭な増強効果を示すことが多く，腫瘍周囲の硬膜には肥厚がみられ，dural tail signとよばれる（写真6-B-10）．また，腫瘍と脳実質との間には脳脊髄液の信号強度を示す帯状域（peritumoral band）が描出されることがある．

3）下垂体腺腫

下垂体腺腫は下垂体前葉に発生する腫瘍であり，機能性腺腫と非機能性腺腫に分類される．腫瘍の大きさでは直径1 cm未満の微小腺腫と直径1 cm以上の巨大腺腫に分類される．下垂体腺腫は脳灰白質に近い信号強度を示し，造影剤により増強されるが，正常下垂体組織に比べると弱い場合が多い（写真6-B-11）．微小腺腫の診断にはダイナミックMRIが有用であり，造影早期相を撮像することによって病変の検出が容易となる．

4）聴神経鞘腫

聴神経鞘腫は，内耳道内に発生して小脳橋角部に進展する腫瘍であり，T1強調像では低〜等信号，T2強調像では高信号で，造影剤によって顕著な増強効果を示す．内部構造は比較的均一なものもあるが，内部に嚢胞形成や出血性変化を伴うことが多い．特に，内耳道内に限局する小さな聴神経鞘腫の診断においては，造影T1強調像が有用である（写真6-B-12）．

5）頭蓋咽頭腫

頭蓋咽頭腫は，通常，石灰化を伴うトルコ鞍内から鞍上部に進展する腫瘤であり，嚢胞を有することが多い．嚢胞成分はコレステロールなどを反映して，T1強調像で高信号を呈する．石灰化の検出にはCTが必要となる．

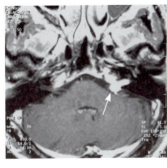

写真6-B-12 聴神経鞘腫
造影後T1強調像．左内耳道内から小脳橋角部に進展する小さな腫瘍（矢印）があり，顕著な増強効果を示している．

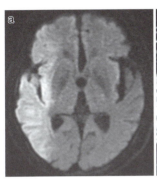 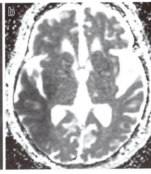 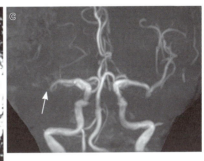

写真6-B-13 超急性期脳梗塞（発症後4時間）
a：拡散強調像．右中大脳動脈の皮質枝領域に広範な高信号域が認められる．b：ADCマップ．当該領域にはADC値の低下が認められる．c：MRA．右中大脳動脈はM2部において閉塞している（矢印）．

3 脳血管障害

　脳血管障害は虚血性と出血性に大別することができる．虚血性脳血管障害である脳梗塞が約75％，出血性脳血管障害である脳出血が約18％，同じく出血性脳血管障害であるくも膜下出血が約7％を占める．

1）脳梗塞

　脳梗塞の局在診断にはどの時期においてもMRIが最も優れており，狭窄・閉塞血管の描出にはMRAが適している（**写真6-B-13c**）．特に超急性期脳梗塞の診断には拡散強調像が鋭敏であり，MRIおよびMRAが迅速な治療方針決定のために重要な役割を果たしている（**写真6-B-13**）．

　急性期以降の脳梗塞はT2強調像で高信号を呈するが，拡散強調像やADCマップ（apparent diffusion coefficient：見かけの拡散係数）の所見と合わせることによって，脳梗塞の経過や病期の診断を行うことが可能となる．

2）脳出血

　脳出血の画像診断は現在でもCTが主体であり，典型的な高血圧性脳出血ではMRIによって新たな情報は得られない．脳出血におけるMRIの役割は，高血圧以外の二次性脳出血の原因精査にあり，非高血圧性脳出血が疑われる場合

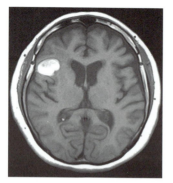

写真6-B-14　亜急性期脳出血
T1強調像．右前頭葉にある血腫は，顕著な高信号域として描出されている．

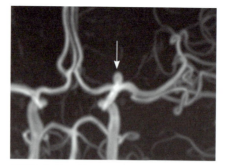

写真6-B-15　脳動脈瘤①
MRA．左内頸動脈の二分岐部に囊状動脈瘤（矢印）があり，上方に向かって突出している．

にはMRIおよびMRAを行って原因を明らかにすべきである（**写真6-B-14**）．

超急性期以外の血腫では，T1強調像の高信号域とT2強調像の低信号域が特徴的な所見であり，両者またはどちらかの所見があれば血腫を考慮すべきである．さらに，辺縁部と中心部で信号が異なっていれば，ほぼ血腫と診断することができる．

3）脳動脈瘤

脳動脈瘤は形状によって囊状動脈瘤と紡錘状動脈瘤に大別され，囊状脳動脈瘤はウィリス動脈輪や動脈分岐部に好発し（**写真6-B-15**），紡錘状脳動脈瘤は動脈解離で認めることが多い．MRAを用いた脳動脈瘤の検出率は非常に高いが，それでもサイズの小さい脳動脈瘤の検出は困難な場合がある．

MRIでは壁在血栓の評価が重要であり，T1強調像やT2強調像で瘤内腔の血流による無信号（flow void）を参考にして壁の状態を評価する必要がある．壁在血栓が形成されると，T1強調像ではその部分が高信号域を呈するようになる（**写真6-B-16**）．

4）脳動静脈奇形

脳動静脈奇形は，動脈と静脈がナイダス（nidus）とよばれる異常な血管塊を介して短絡する奇形である．MRIでは，ナイダスはT1強調像とT2強調像ともにflow voidの領域として描出され，拡張した流入動脈や流出静脈も認められる（**写真6-B-17a**）．MRAではナイダスと流入動脈は高信号域として描出されるが，流出静脈は高信号域としては描出されにくい場合もある（**写真6-B-17b**）．

4　脳膿瘍

脳膿瘍は辺縁部がT2強調像で低信号を示し，造影後T1強調像では薄く平滑なリング状増強効果を示すことが特徴である（**写真6-B-18a**）．膿瘍内容

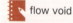

flow void
血流や脳脊髄液流などによって流体の信号が消失する現象のこと．

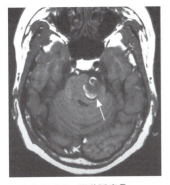

写真6-B-16 脳動脈瘤②
T1強調像．左小脳橋角部腫瘤として発見された左椎骨動脈の後下小脳動脈起始部に生じた嚢状動脈瘤（矢印）であり，内部には多量の壁在血栓が認められる．

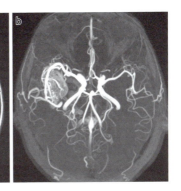

写真6-B-17 脳動静脈奇形
a：T2強調像．右シルビウス裂に不規則な形をしたナイダスがあり，拡張した流入動脈と流出静脈も flow void として描出されている．b：MRA．右シルビウス裂にあるナイダスとともに，拡張した流入動脈と流出静脈が描出されている．

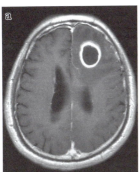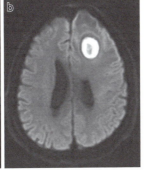

写真6-B-18 脳膿瘍
a：造影後T1強調像．左前頭葉にある腫瘤は比較的薄く平滑なリング状増強効果を示す．b：拡散強調像．腫瘤は顕著な高信号域を示す．

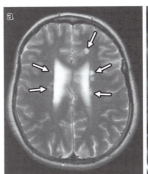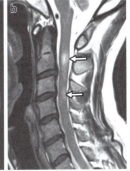

写真6-B-19 多発性硬化症
a：T2強調像（脳）．両側側脳室に隣接する大脳深部白質に多数の類円形の高信号域（矢印）が認められる．b：T2強調像（脊髄）．頸髄に多発性の高信号域（矢印）が認められる．

は蛋白濃度が高く粘稠な液体であることから，拡散強調像で顕著な高信号域を示し，多形膠芽腫や転移性脳腫瘍との鑑別に有用である（**写真 6-B-18b**）．

5 多発性硬化症

　MRI は脱髄病変を鋭敏にとらえることができるため，多発性硬化症の診断には不可欠であり，病態把握や治療効果判定にも広く用いられている．多発性硬化症の病巣は，T2強調像やFLAIRによって大脳深部白質や皮質下白質などの高信号域として描出され（**写真 6-B-19a**），脊髄の病巣もしばしば検出される（**写真 6-B-19b**）．活動性病巣の多くは造影剤によって増強効果を示し，拡散強調像によって高信号域として描出されるものもある．

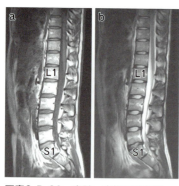

写真6-B-20 脊髄・脊椎の正常像
a：T1強調像，b：T2強調像．
L1：第1腰椎，S1：第1仙椎．

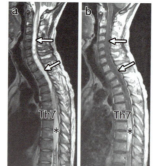

写真6-B-21 脊髄腫瘍（乏突起膠細胞腫）
a：T2強調像．Th7～Th10椎体のレベルに高信号強度を示す髄内腫瘍（＊）があり，腫瘍の上方および下方の脊髄には広範囲にわたって脊髄空洞症（矢印）が認められる．Th7：第7胸椎．
b：造影後T1強調像．髄内腫瘍は不均一で明瞭な増強効果（＊）を示し，脊髄には広範な脊髄空洞症（矢印）が認められる．

Ⅶ 脊髄・脊椎

1 正常像

　健常成人における脊髄・脊椎のT1強調像とT2強調像を**写真6-B-20**に示す．T1強調像では脊髄は中等度の信号強度を示し，その解剖学的形態が明瞭に描出される．脊髄の周囲には低信号を示す脳脊髄液が認められる．頸膨大と腰膨大は他の部位よりもやや径が大きく，腰膨大の下方では馬尾が一塊となっているが，しだいに細くなり硬膜嚢の背側に線状に認められる．脊椎の骨皮質は無信号の線状領域として描出されるが，脊椎の髄質は骨髄腔に脂肪髄を含むために高信号域として描出される．

　T2強調像では，脊髄は中等度の信号強度を示す領域として描出され，脊髄の周囲のくも膜下腔にある脳脊髄液は顕著な高信号として描出される．脊髄の白質と灰白質を区別することは困難なこともあるが，横断面でバタフライ状の灰白質が同定されることもある．

2 脊髄疾患

1）脊髄腫瘍

　脊髄腫瘍は，発生部位によって髄内腫瘍，硬膜内髄外腫瘍および硬膜外腫瘍に大別される．髄内腫瘍においては，MRIは腫瘍の上下方向の進展を明瞭に描出することができ，合併する囊胞や脊髄空洞症を描出することも可能である（**写真6-B-21**）．造影剤によって腫瘍の部分と周囲の浮腫の部分とを区別することが可能となる．

　硬膜内髄外腫瘍では，腫瘍の直上および直下に拡張したくも膜下腔を認めることが多い（**写真6-B-22**）．硬膜外腫瘍では，T2強調像で腫瘍と脊髄との間に硬膜による帯状の低信号域（extra-dural sign）を認めるが，腫瘍の直上および直下には脳脊髄液はほとんど認めない．

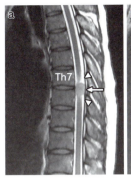
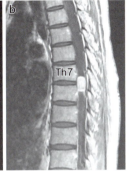
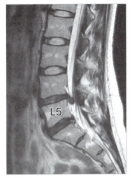

写真6-B-22　脊髄髄膜腫
a：T2強調像．Th7～Th8椎体のレベルに脊髄に比して軽度の高信号強度を示す硬膜内髄外腫瘍（矢印）があり，腫瘍の直上および直下には拡張したくも膜下腔（矢頭）が認められる．b：造影後T1強調像．硬膜内髄外腫瘍は均一で顕著な増強効果を示す．Th7：第7胸椎．

写真6-B-23　腰椎椎間板ヘルニア
T2強調像．L4/5椎間板の信号強度は低下し，右側後方に突出する顕著な椎間板ヘルニアが認められる．これによって右L5神経根が顕著に圧迫されている．L5：第5腰椎．

2）脊髄空洞症

脊髄空洞症はMRIによって空洞の進展範囲の評価や成因の推察が可能であり，治療効果の判定にも用いられている．腫瘍に合併する空洞症や外傷性のものではT2強調像で高信号域を示すが（**写真6-B-21**），交通性のものでは脳脊髄液流によるflow voidのため，T2強調像でも低信号域を呈することがある．

3）脊髄血管奇形

脊髄血管奇形は，MRIで髄内あるいは脊髄表面に高信号域および低信号域が混在する異常血管（流入動脈と流出静脈）を検出できることが多い．脊髄の浮腫，壊死，出血などの二次的な変化を描出することも可能である．

3　脊椎疾患

1）変形性脊椎症

椎体縁の骨棘や椎間腔の狭小化，椎間孔の変形などは単純X線写真で診断されるが，MRIでは脊髄圧迫の程度を直接描出することができる．骨棘は無信号であるが，時に骨髄を内部に認め，T1強調像で高信号域を呈することがある．

2）椎間板ヘルニア

椎間板の変性が起こると，水分含量が減少するため，T2強調像において髄核の信号強度が低下する．椎間板ヘルニアでは髄核は後方に脱出し，やや信号強度の高い軟部陰影として認められる（**写真6-B-23**）．横断像では，X線ミエログラフィでは描出できない外側型のヘルニアの診断も可能である．

> **X線ミエログラフィ**
> 腰椎から造影剤を脊髄腔内に注入してX線で透視・撮影を行い，脊柱管の形状，脊髄や馬尾神経の圧迫病変などの診断に用いる検査．

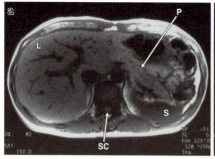
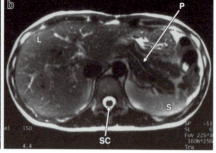

写真6-B-24　腹部の正常像
a：T1強調像，b：T2強調像．L：肝臓，S：脾臓，P：膵臓，SC：脊髄．

3）後縦靱帯骨化症

　骨化部は無信号であるが，脊髄と脊椎の脂肪髄との間の間隙が拡大することで診断される．分節型では骨化部が小さく診断が困難であるが，混合型と連続型のものでは骨化部が大きく，骨化部内に骨髄と考えられるT1強調像で高信号域を認めることが多い．後者では，脊髄の圧迫もより高度であることが多い．

4）脊椎転移

　脊椎骨へのがんの転移病巣は，T1強調像では高信号を示す骨髄の中の低信号域として描出される．T2強調像では転移病巣は高信号域となるものが多いために，境界は不明瞭となる．MRIによって，腫瘍の脊柱管内への進展や脊髄の圧迫などが明瞭に描出される．

Ⅷ 腹部

1 正常像

　健常成人における腹部のT1強調像とT2強調像を**写真6-B-24**に示す．T1強調像では肝臓は中等度の信号強度を示し，その内部構造が明瞭に描出される．脾臓は肝臓よりもやや低信号で，膵臓は肝臓よりもやや高信号で描出される．また，脊髄の周囲にある脳脊髄液は，低信号域として描出される．
　T2強調像では肝臓は中等度の信号強度を示し，脾臓は肝臓よりもやや高信号，膵臓は肝臓よりもやや低信号を示す．また，脊髄の周囲にある脳脊髄液は，顕著な高信号域として描出される．

2 肝臓

1）肝腫瘤性病変

（1）肝細胞がん

　肝細胞がんは，T2強調像では高信号域として描出されるが，他の肝腫瘍との鑑別にはダイナミックMRIが必要となる．肝細胞がんは動脈相で濃染を示し，門脈相や後期相で造影剤の洗い出し（washout）を示すものが多い（**写真**

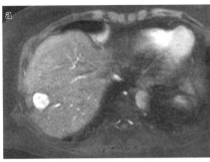
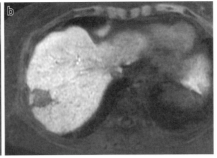

写真6-B-25 肝細胞がん
a：Gd-EOB-DTPA（EOB）造影 MRI 動脈相．肝右葉（S₇）にある腫瘍は均一な早期濃染を示す．
b：EOB 造影 MRI 肝細胞相．腫瘍は周囲肝実質よりも低信号となり，EOB の取り込み低下を示す．

Gd-EOB-DTPA：プリモビスト

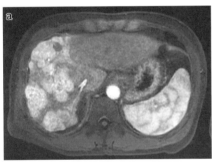
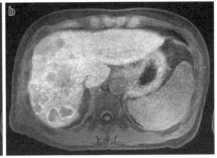

写真6-B-26 転移性肝がん
a：Gd-EOB-DTPA（EOB）造影 MRI 動脈相．肝右葉に多発する腫瘍は不規則なリング状の濃染像を示す．b：EOB 造影 MRI 肝細胞相．多発する腫瘍はいずれも周囲肝実質よりも低信号となり，EOB の取り込み低下を示す．

6-B-25）．ただし，動脈濃染は認めるが washout が明瞭でないものや，動脈濃染がなく washout のみを示すものもあることから注意が必要である．

(2) 胆管細胞がん

胆管細胞がんは T1 強調像で低信号，T2 強調像で高信号を示すが，線維化の強い胆管細胞がんの場合には，T2 強調像においても低信号となることがある．Gd-EOB-DTPA によるダイナミック MRI では辺縁優位に増強されるものが多く，肝細胞相では腫瘍の範囲を明瞭に把握することができる．

(3) 転移性肝がん

転移性肝がんの非造影 MRI の所見は非特異的であるが，造影剤によって検出能が向上する．特に，小さな肝転移の検出感度は Gd-EOB-DTPA 造影 MRI が最も高い．ダイナミック MRI の動脈相ではリング状濃染像を示すものが多く，肝細胞相では良好なコントラストとして描出される（**写真6-B-26**）．

(4) 肝海綿状血管腫

T1 強調像では低信号，T2 強調像では顕著な高信号を示す．ダイナミック MRI では動脈相において辺縁部に濃染像が出現し，門脈相および後期相ではこの濃染像が次第に中心部へと広がっていく特徴的な造影パターン（fill-in）を示す（**写真6-B-27**）．

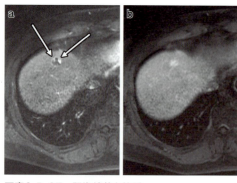

写真6-B-27　肝海綿状血管腫
a：Gd-EOB-DTPA（EOB）造影MRI動脈相．肝ドーム下（$S_{4/8}$）にある境界明瞭な腫瘍は，辺縁部に小さな結節状の濃染像（矢印）が認められる．b：EOB造影MRI後期相．濃染像が腫瘍の中心部へ広がっている（fill-in）．

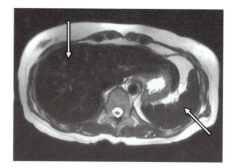

写真6-B-28　鉄沈着症
T2強調像．肝臓および脾臓は全体的に顕著な低信号強度（矢印）を示している．

2）びまん性肝疾患

(1) 肝硬変

MRIにおいても，超音波検査と同様に肝硬変に伴う肝臓の変形（右葉の萎縮，左葉と尾状葉の腫大）や肝表面の凹凸不整などの形態的な変化は明瞭に描出される．さらに，肝硬変の再生結節はある程度の大きさになるとT1強調像で高信号，T2強調像で低信号として描出される．

(2) 脂肪肝

高度の脂肪の沈着部はT1強調像で高信号として描出されるが，軽度の場合には描出が困難である．しかし，脂肪抑制法やグラジエントエコー法（GRE）のopposed phase像を用いることによって，脂肪沈着が軽度の場合でも低信号として明瞭に描出することができる．

(3) 鉄沈着症（ヘモクロマトーシス）

MRIは鉄沈着による磁場の不均一に鋭敏であり，T2強調像やT2*強調像において肝実質はびまん性の顕著な低信号として描出される（**写真6-B-28**）．

> **opposed phase像**
> 脂肪の陽子では水の陽子と共鳴周波数が異なることから，この共鳴周波数の相違を利用して脂肪の信号を選択的に抑制させた画像．微量な脂肪成分の検出に有用である．

3　胆嚢

1）胆嚢がん

胆嚢がんはMRCPなどで隆起性病変または壁肥厚として描出され，ダイナミックMRIによって不均一な増強効果を示す．肝浸潤部も腫瘍と同様にT1強調像で低信号，T2強調像で高信号として描出され，造影剤によって比較的明瞭に増強されることが多い．

2）胆石

胆石はT2強調像およびMRCPともに無信号域として描出されるが，時に中心部に高信号を認めることもある．また，一部の胆石ではT1強調像で高信号に描出されるものもある．総胆管結石もMRCPを行うことによって明瞭に

描出することができる．

4 膵臓
1）膵がん
　膵がんは，T1強調像で低信号，T2強調像で等信号または高信号を示す．ダイナミックMRIの動脈相では濃染が不良であるが，後期相では遅延性に濃染されてくる．膵がんによる膵管の閉塞や拡張はMRCPによって明瞭に描出され，脈管浸潤の評価にはMRAが有用である．

2）膵囊胞性腫瘍
　膵囊胞性腫瘍は腫瘍性囊胞と非腫瘍性囊胞に大別され，腫瘍性囊胞としては膵管内乳頭粘液性腫瘍（IPMN），粘液性囊胞腫瘍（MCN），漿液性囊胞腫瘍（SCN）などがある．T2強調像やMRCPによって各病変に特徴的な所見が描出され，ダイナミックMRIも鑑別診断に有用である．

IPMN：intraductal papillary mucinous neoplasm

MCN：mucinous cystic neoplasm

SCN：serous cystic neoplasm

5 後腹膜
1）腎細胞がん
　腎細胞がんは正常腎実質と信号強度が比較的似ており，コントラストがつきにくいことが多い．T2強調像は腫瘍の囊胞性変化の描出に優れ，腫瘍内部に出血や壊死などの変化が生じるとさまざまな信号強度を示す．ダイナミックMRIでは動脈相において正常腎皮質と同等に造影され，後期相では腎実質よりも低信号域として描出される．腎静脈や下大静脈への浸潤は明瞭に描出される．

2）腎盂がん
　腎盂がんは大部分が移行上皮がんであり，腎実質にびまん性に浸潤するものでは腎細胞がんとの鑑別が問題になる．T2強調像では低信号を示す例が多く，鑑別に役立つことがある．

3）副腎腫瘍
　褐色細胞腫，副腎がんおよび転移性副腎腫瘍はT2強調像で高信号を示すものが多い．副腎腺腫はT2強調像で肝臓とほぼ同程度の信号強度を示すが，出血を生じたり，大きな径のものでは高信号を示すことがあり，信号強度にはかなりの重なりがみられる．

IX 骨盤部

1 正常像
　健常成人女性における骨盤部のT1強調像とT2強調像を**写真6-B-29**に示

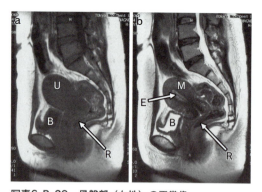
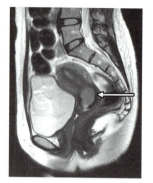

写真6-B-29 骨盤部（女性）の正常像
a：T1強調像，b：T2強調像．
U：子宮，B：膀胱，R：直腸，E：子宮内膜，M：子宮筋層．

写真6-B-30 子宮頸がん
T2強調像．子宮頸部には高信号強度を示す腫瘍（矢印）が認められるが，周囲にある低信号を示す頸部間質は保たれている（stage IB1）．

す．T1強調像では子宮は中等度の信号強度を示し，その前下方には低信号域の尿を含む膀胱が描出される．後方には直腸，仙骨，腰椎などが描出され，くも膜下腔にある脳脊髄液は低信号域として描出される．

T2強調像では子宮内膜は高信号，子宮筋層は中等度の信号強度を示す．子宮内膜の周囲に沿う低信号の帯状領域はjunctional zoneとよばれる筋層の一部である．子宮の前下方には，高信号の尿を含む膀胱が描出される．後方には直腸，仙骨，腰椎などが描出され，くも膜下腔の脳脊髄液は顕著な高信号域として描出される．

2 子宮

1）子宮頸がん

子宮頸がんは，T2強調像で低信号を呈する頸部間質に比べて軽度の高信号を示す病変として描出され，周囲正常組織とのコントラストが明瞭であるため，腫瘍の進展範囲の評価が容易である（写真6-B-30）．病期判定についても有用であり，特に子宮傍組織への浸潤の評価に優れている．

2）子宮体がん

子宮体がんは内膜の肥厚または子宮内腔のポリープ状腫瘤として描出され，T2強調像においては正常内膜よりも低信号を示すことが多いが，内膜と同程度の高信号を示すこともある．T2強調像とダイナミックMRIは筋層浸潤の評価に優れており，腫瘍の深達度を描出できることから病期判定に有用である（写真6-B-31）．

3）子宮筋腫

子宮筋腫は，典型的にはT2強調像で境界明瞭な低信号の腫瘤として描出される（写真6-B-32）．ある程度大きな筋腫は内部に変性を伴うことが多く，

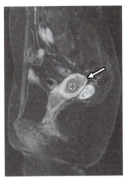 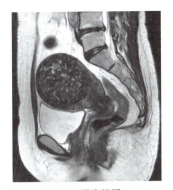 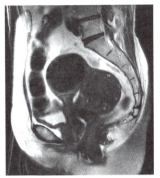

写真6-B-31　子宮体がん
ダイナミックMRI後期相（脂肪抑制）．子宮体部の内腔を充満する腫瘍（*）は底部において筋層内に進展（矢印）しており，筋層の1/2以上に達している（stage IB）．

写真6-B-32　子宮筋腫
T2強調像．子宮体部から腹側に突出する境界明瞭な腫瘤があり，内部は低信号の中にひび割れ状の高信号を示す．漿膜下子宮筋腫に一致する所見である．

写真6-B-33　子宮腺筋症
T2強調像．子宮後壁の筋層はびまん性に腫大して境界不明瞭な低信号域を示しており，その内部には点状の高信号が多発している．子宮腺筋症に一致する所見である．なお，子宮前壁には合併する子宮筋腫が認められる．

低信号内に斑状または渦状の高信号が存在する所見を呈する．変性にはさまざまなものがあり，子宮筋腫が多彩なMRI所見を示す原因となっている．

4）子宮腺筋症

子宮腺筋症は，T2強調像において子宮筋層内で junctional zone に近い低信号を示す境界不明瞭な領域として描出され，内部には異所性内膜を示す点状の高信号が認められる（**写真6-B-33**）．異所性内膜に出血を伴う場合，同部はT1強調像で点状の高信号として認められる．

> **junctional zone**
> 子宮のT2強調像において子宮内膜に接した子宮筋層の一部で帯状の低信号域を示す部分のこと．

3　卵巣

1）内膜症性嚢胞

内膜症性嚢胞は異所性子宮内膜が周期的に出血を繰り返した病変である．T1強調像で高信号を示し，T2強調像でも高信号を示すが，T2強調像では低信号（shading）がみられることも特徴の一つである（**写真6-B-34**）．多くの場合，周囲の組織との癒着がみられ，複数の嚢胞が集簇して認められることも多い．

> **shading**
> 卵巣内膜症性嚢胞のT2強調像において低信号域を示す部分のこと．陳旧化した血腫内のヘモジデリンや粘稠度を反映した所見と考えられている．

2）成熟嚢胞性奇形腫（類皮嚢胞腫）

成熟嚢胞性奇形腫は脂肪成分を多量に含むものが多く，T1強調像およびT2強調像で皮下脂肪と同等の高信号が内部にみられる（**写真6-B-35**）．内膜症性嚢胞との鑑別のためには，脂肪抑制画像の併用が有用である．

3）線維莢膜細胞腫

線維莢膜細胞腫では線維腫と莢膜細胞腫の組織が混在する．線維腫の割合が高くなるにつれてT2強調像で顕著な低信号を示すが，病変の中心部は変性により高信号を示すこともある．血流には乏しく，造影効果は不良のことが多い．

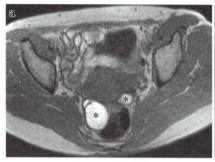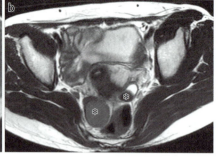

写真6-B-34 卵巣内膜症性囊胞
a：T1強調像．両側卵巣に囊胞性病変（＊）があり，大部分が高信号を示す複数の囊胞からなっている．
b：T2強調像．右卵巣の囊胞（＊）は低信号（shading）を示すが，左卵巣の囊胞（＊）は低信号（shading）のものと高信号のものが並列している．

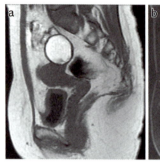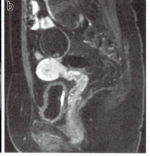

写真6-B-35 卵巣成熟囊胞性奇形腫（類皮囊胞腫）
a：T1強調像．右卵巣に境界明瞭な腫瘤があり，内部は皮下脂肪と同等の高信号を示す．b：造影後脂肪抑制T1強調像．病変内部の信号は抑制され，脂肪成分を有する成熟囊胞性奇形腫と診断される．

4 前立腺

MRIは前立腺がんと前立腺肥大症との鑑別や，前立腺がんの進展範囲の評価を目的として行われる．T2強調像では正常な辺縁域は高信号を呈するが，前立腺がんは相対的に低信号域として描出される．ダイナミックMRIでは前立腺がんは早期に増強され，後期相でwashoutを示すことが多い．拡散強調像も前立腺がんの評価に有用である．

5 膀胱

MRIは膀胱がんの病期診断に有用であり，壁深達度，周囲脂肪組織への浸潤および周囲臓器への浸潤を明瞭に描出することができる．ダイナミックMRIや拡散強調像も膀胱がんの評価に有用である．

6 直腸

MRIは直腸がんの壁深達度や壁外進展の評価に有用であり，膀胱，前立腺，精嚢，子宮などの他臓器浸潤の有無や，その解剖学的な位置関係を明瞭に描出することができる．

C 熱画像検査

I 熱画像検査とは

　医療における熱画像検査（サーモグラフィ：thermography）は，人体の温度を検知し，その温度分布を熱画像で表し診断などに役立てる検査である（写真6-C-1, -2）．日常生活のなかで動画を目にする機会もあるほど身近になった熱画像だが，検査前の準備の段階から，人体の温熱生理学と検査の特性を深く理解したうえで検査を実施しなければ，意味のある画像は得られない．

　医用熱画像検査は，低侵襲で，容易に繰り返せる生理的・機能的検査だが，正しく実施・活用されてはじめて有用な臨床検査法となることを強調しておく．

> **サーモグラフィ**
> 一般に，温度分布を表現した画像をサーモグラム（thermogram），温度を測定記録する装置をサーモグラフ（thermograph），という．文部科学省の『学術用語集』での表記は「サーモグラフィー」．長音なしの「サーモグラフィ」は，日本赤外線サーモグラフィ協会の登録商標である．保険収載されている項目名は「サーモグラフィー検査」．

II 現代の熱画像の工学的原理

1　人体からのエネルギー放射

　絶対零度（$-273.15℃$, $0 K$）より高い温度にある物体からは，外界に向け赤外線やマイクロ波といったエネルギーが自然に放射され，その放射量と温度の間には一定の関係があり，人体でもほぼこの関係は成り立つ．人体から自然に放射されるエネルギーを検知し温度を知ることが，熱画像検査の原理である．

2　放射エネルギーの検知

1）赤外線サーモグラフィ

　赤外線は目には見えない電磁波であり，生体ではその表面と内部の双方から放射されている．人の体温近くでは波長 $10\,\mu m$ 前後の赤外線エネルギーが最大となるが，この波長前後の赤外線は，皮膚ならば約 $1\,mm$ の厚さを超えると透過しなくなる．より波長が短い近赤外線には，皮膚表面から数 mm 以上の透過性がある．現在広く実用化されている医用赤外線サーモグラフィの多くは，体表から $1\,mm$ 以浅の組織から放射された波長 $10\,\mu m$ 前後の赤外線を検知，画像化している．

> **赤外線と電磁波**
> 電磁波は，波長によりガンマ線，X線，紫外線，可視光線，赤外線，マイクロ波，ラジオ波などに分類されるが，境界の波長は分野により若干異なる．赤外線はさらに近赤外線（波長 0.7 前後〜$3\,\mu m$），中赤外線（$3〜6\,\mu m$），遠赤外線（$6〜1,000\,\mu m$）などに分類されることもある．

2）液晶サーモグラフィ

　「ある入射光線に対して反射する波長が温度によって変化する」という液晶の光学的性質を利用したもので，医療では乳房検査などに用いられてきた．

3）マイクロ波サーモグラフィ

　マイクロ波は波長 $1\,mm〜1\,m$ の電磁波で，赤外線より高い透過性をもって

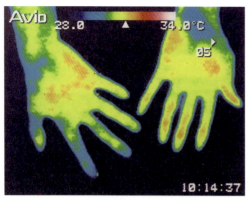
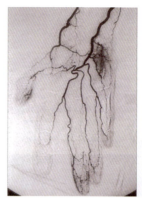
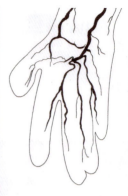

写真6-C-1　右母指と右示指の低温像を示す熱画像

写真6-C-2　右母指主動脈と右示指橈側動脈の閉塞を示す血管造影像（写真6-C-1と同一症例）

人体から放射されている．含水量の少ない脂肪や骨では透過能は高く，また波長が長いほど透過能は高い．赤外線サーモグラフィに比して，より深部からの組織温度情報をも引き出しうる計測方法である．

III 現代の医用熱画像の温熱生理学的基礎

1　人間の体温

1）深部体温（核温，core temperature）

人体の熱産生と熱放散の総平均が表れるのは右心室―肺動脈であり，深部体温の測定はこの部位が理想的であるが，臨床的には直腸温などで代用する．直腸温には個人差，日内変動，月経周期に伴う変動，年内変動などが生じうる．

2）皮膚表面温（殻温，shell temperature）

通常，深部体温は比較的狭い温度範囲で変動するが，皮膚表面温は深部体温と環境温によって大きく変動する．特に大きく変化するのは手足などの末梢部位，とりわけ手の指と鼻の皮膚温である．反対に，変動が少なく深部体温に近いのは頭部の皮膚温である．健常人で約0.6℃以下の左右差が認められる．

3）体温調節の仕組み

人体では，組織代謝や化学反応，筋運動で発生する熱に不足があれば，骨格筋収縮（ふるえ）や褐色細胞組織などによる積極的な熱産生が行われる．体内では隣接した組織同士の熱伝達，離れた組織間での血流などによる熱伝播などが行われる．体表近くでは，寒冷時には血管収縮により血流を遮断し外界に逃げる熱を減少させ，暑熱時には血管拡張により血流を増加させ，体表での熱交換量を増加させる機序もある．人体と外界の間では，不感蒸泄や発汗，体表での放射・対流・蒸散による放熱（高温環境の場合には貯熱も起こりうる）が行われる．

> **さまざまな体温**
>
> 人間の直腸温は，健常人で平均37.0℃．個人差は0.5℃前後，日内変動は1℃前後，月経周期変動は0.5℃前後である．年内変動は季節性の外気温変化による．深部体温は，直腸温のほか，スワン-ガンツカテーテル先端の血液温，食道温，鼓膜温，脳温でも代用される．口腔温や腋窩温は，直腸温などより精度は劣る．

これらの産生熱，体内での熱移動，外界との熱のやりとりが，中枢神経制御，自律神経反応，体性反応，行動反応，血管運動性機能，汗腺機能，神経伝達物質などで調節制御される．その制御結果が，深部体温であり皮膚表面温である．

4）体温への温熱環境歴の影響
　曝露している温熱環境により体温は変化するが，温熱環境の変化と深部体温や皮膚表面温の変化には時間的な遅れが生じる．体温の変化が完了して安定状態になるまで，体温は過渡状態にある．熱画像検査では，検査前に被検者が検査室環境に慣れるための馴化を行う．十分な馴化が実施できれば体温は過渡状態から安定状態になり，曝露していた温熱環境歴の影響を減らすことができる．

5）皮膚表面温と外界との熱的平衡状態
　全裸で29～31℃，軽着衣で25～29℃，相対湿度が50～70％という環境で皮膚表面温が定常状態にあれば，人体と外界は熱的平衡状態とみなせる．このとき皮膚表面温に最も影響を与えるのは局所の血流量であり，皮膚血管の収縮や拡張には，神経，ホルモンや血管拡張物質やイオン，局所温などが関与する．

6）cross radiation
　皮膚や粘膜からの放射赤外線などが，近距離で向かい合った部位の温度を上昇させあう相互干渉現象．腋窩部，鼠径部，口鼻腔，外耳道などにみられる．

2　外界の影響
　皮膚表面温測定では，温度や湿度のほか，熱源，気流，気圧，壁温や空調，照明，着衣量，発毛状態が結果に影響しうる．

IV　熱画像検査の実施と診断

1　検査前の準備
① 被検者には，検査前に十分な説明を行い，同意を得る．特に，検査前の飲食・飲酒・喫煙・薬剤使用の制限や当日の脱衣や馴化についても説明を行う．
② 検査室内は検査開始の十分前から無風，温度25～30℃，湿度50％前後に保ち，熱源・赤外線源・外光はできるだけ遮蔽し，**環境を安定させておく**．可能なら，恒温・恒湿・無風の一定の環境条件を維持でき，検査に影響しない光源・熱源を備え，独立した空調設備を有する熱画像専用検査室を使用する．馴化や被検者の安心のために，検査室に近接しており，かつ検査室と同様の環境条件を実現できる検査準備室があれば理想的である．
③ 検査に影響する各種臨床検査（24時間以内の筋電図検査・血管やリンパ管造影検査，72時間以内の生検や針刺入式の筋電図検査）を制限する．

馴化（acclimatization）
検査前の被検者が，検査室環境に慣れ皮膚温などが安定するまで準備待機すること．長時間の厳しい寒冷環境に曝露した後などは，数時間から日単位の馴化時間が必要となりうる．馴化が不十分な場合，体温調節中の途中経過を測定していることになる．

皮膚血流増加の生理的因子
温刺激，低酸素刺激，高炭酸刺激，冠動脈閉鎖，痛みや振動刺激などの皮膚侵襲刺激，膀胱や大腸の拡張などの内臓侵襲刺激で皮膚交感神経が抑制されて増加する．また，血管拡張物質，カリウムイオン・マグネシウムイオンなど平滑筋を拡張させる物質や局所加温によっても皮膚血流は増加し，皮膚温は上昇しうる．

④ 検査に影響する各種治療（血流変化をもたらしうる薬物の内服，貼付薬・外用薬・湿布薬の使用，ジアテルミー等の理学療法など）を制限する．
⑤ 検査前の飲食，運動，喫煙，飲酒（検査直前の飲食や過度の運動，4時間以内の喫煙，24時間以内の飲酒）などを制限する．
⑥ 被検者の入室前に，あらかじめ検査室内の環境条件を検査に適した定常状態にしておく（壁温などにも留意する）．
⑦ 着衣，帽子，マスク，化粧，クリーム，眼帯，コンタクトレンズ，マニキュア，時計，アクセサリー，指輪等を除去する．
⑧ 少なくとも15～30分間の検査室環境への馴化を行う．
⑨ 被検者の身体状況，精神状態，生体の内因性温度変化（日内周期，月内周期，年内周期，月経周期，心拍周期など）を考慮する．
⑩ cross radiation が最小限になるよう，肢位などに配慮する．
⑪ 検査前には，できるだけ測定部位には触らないようにする．

> **皮膚血流減少の生理的因子**
> 冷刺激，強い低酸素刺激，毛包受容器刺激などの皮膚非侵襲刺激，精神活動などで皮膚交感神経が刺激されて減少する．また，ノルアドレナリン，アドレナリン，レニン-アンギオテンシン，カルシウムイオンなど平滑筋を収縮させる物質によっても皮膚血流は減少し，皮膚温は低下しうる．

2　検査の実施

① 検査中は，無用な刺激や負荷を与えないように配慮する．
② 正面撮影なら左右同時撮影を考慮（外的因子の多くが取り除ける）する．
③ 検査中は，被検者以外の検査室内への出入りを制限する．
④ 再現性維持のため，測定日時と前項「1　検査前の準備」の各項目について記録を残す．

> **皮膚の放射率**
> 現代の多くの遠赤外線サーモグラフィでは，「黒体」放射に関するStefan-Boltzmann（シュテファン・ボルツマン）の法則を応用している．皮膚と放射率の異なる化粧品や放射率を変化させる測定角度の違いは，誤差の原因となりうる．

3　さまざまな熱画像検査

　左右差，時系列変化，各種負荷（刺激，薬物，加温，冷却）の影響，治療前後の変化などを評価する熱画像のほか，内視鏡的，マイクロ波，NMR，超音波を利用したサーモグラムなどが実用・研究されている．

NMR：nuclear magnetic resonance，核磁気共鳴

4　解析される疾患・症状・部位

1）高温相を示すことが多い疾患・症状

　乳がん，精索静脈瘤患側陰嚢，急性痛，顔面・眼窩腫瘍，血流豊富な腫瘍，各種炎症，静脈瘤，静脈炎，動脈瘤，動静脈奇形，ケロイド，血行再建術有効例，交感神経ブロック有効例．

2）低温相を示すことが多い疾患・症状・部位

　眼球，閉塞性動脈硬化症の主要病変部から末梢部，慢性化したリンパ浮腫（炎症非合併），網状皮斑，皮膚潰瘍，水疱，壊死，褥瘡，Raynaud（レイノー）病，Raynaud症候群，陰嚢，陰茎，睾丸腫瘍，慢性痛，変形性股関節症の患側臀筋，腰椎椎間板ヘルニアの患側腰部から下肢，四肢末梢神経麻痺の支配領域，糖尿病性末梢循環障害，外傷性頸部症候群の患側，帯状疱疹後神経痛．

第7章 その他の生理学的検査

A 直腸肛門機能検査

1 直腸肛門機能検査の種類と目的

　直腸肛門機能検査のうち保険収載されている検査は**表7-A-1**に示す5項目であるが，本項では，主な検査として，「ア　直腸肛門内圧測定」としての**肛門内圧検査**，「イ　直腸感覚検査」としての**直腸バルーン感覚検査**，「エ　**直腸肛門反射検査**」の3項目に関して解説する．

　肛門内圧検査は内圧測定装置を用いて肛門管内の圧力を測定する検査，直腸バルーン感覚検査は直腸バルーンを用いて直腸感覚能・容量・コンプライアンスなどを評価する検査，直腸肛門反射検査は内圧測定装置と直腸バルーンを用いて直腸肛門興奮反射と抑制反射の有無を評価する検査である．これら検査の目的は**表7-A-2**に示すとおりであるが，便失禁の原因は，肛門括約筋機能や直腸感覚のみならず，便性状，結腸機能，認知・行動機能も関与する．したがって，便失禁の診断においては，症状や病歴に関する問診および身体診察による臨床的評価，直腸肛門機能検査による機能評価，肛門管超音波検査などによる構造評価の三位一体で評価することが重要である．

> **直腸肛門機能検査**
> 直腸肛門機能検査は，排便障害の専門的診療に不可欠な検査である．従来は臨床検査技師が独立して実施することが認められておらず，それが排便障害診療の普及を妨げる一因となっていた．しかし，2021年10月1日に施行された臨床検査技師等に関する法律の一部改正によって，医師の指示に基づいて臨床検査技師が独立して施行できるようになった．

表7-A-1　保険収載されている直腸肛門機能検査

| ア　直腸肛門内圧測定 |
| イ　直腸感覚検査 |
| ウ　直腸コンプライアンス検査 |
| エ　直腸肛門反射検査 |
| オ　排出能力検査 |

診療報酬は，上記検査のうち1項目を行った場合は800点，2項目以上を行った場合は1,200点で，月に1回だけ算定できる．

(味村俊樹：直腸肛門機能検査，医療安全管理学．第2版，p103，医歯薬出版，2023)

表7-A-2 肛門内圧検査・直腸バルーン感覚検査・直腸肛門反射検査の目的

肛門内圧検査の目的
・便失禁の原因に肛門括約筋障害が関与しているかの診断
・便失禁の原因に肛門括約筋障害が関与している場合，どの肛門括約筋が障害されているかの診断
・肛門疾患（裂肛，痔瘻）や直腸がんに対する手術において，手術前後の肛門機能の評価
直腸バルーン感覚検査の目的
・便失禁や便秘の原因として，直腸知覚過敏や直腸知覚低下が関与しているかどうかの評価
・直腸がん術後や巨大直腸症などにおける，直腸容量低下や直腸容量過大の評価
直腸肛門反射検査の目的
・仙骨神経や陰部神経の障害が疑われる場合に，直腸肛門興奮反射が存在するかどうかの評価
・ヒルシュスプルング病が疑われる場合に，直腸肛門抑制反射が存在するかどうかの評価

（味村俊樹：直腸肛門機能検査，医療安全管理学．第2版，p103，医歯薬出版，2023）

> **Hirschsprung（ヒルシュスプルング）病**
> 消化管の蠕動の役割を果たすために必要な神経細胞が，肛門から連続して欠如しているために，その範囲の消化管の運動が起こらず，腸閉塞をきたす疾患．年間約200人が発症し，男性に多い．

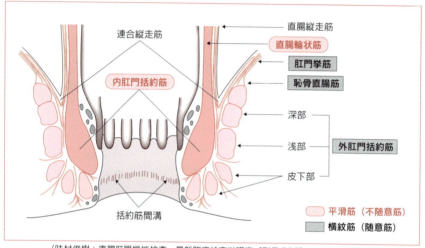

（味村俊樹：直腸肛門機能検査，最新臨床検査学講座［別冊PDF］．p45，医歯薬出版，2023）

図7-A-1 肛門の解剖

Ⅱ 検査に必要な解剖の知識

1 肛門括約筋の構造と機能（図7-A-1）

　便禁制に関与する肛門を締める主な筋肉は，**内肛門括約筋，外肛門括約筋，恥骨直腸筋**である．

　内肛門括約筋は，直腸筋層の輪状筋がその延長線上で分厚くなった平滑筋であり，不随意筋なので自分の意思で締めることはできない．その代わり，自分で意識して締めなくても自律して肛門を締めてくれているため，座位や立位時に直腸内の粘液が肛門から漏れ出ることがない．この内肛門括約筋の機能が低下すると，安静時の肛門内圧が低下するために，直腸内の粘液や便汁が漏れ出る便失禁が生じる．これは，便意を伴わず気づかないうちに便を漏らす症状として，**漏出性便失禁**とよばれる．

　外肛門括約筋は横紋筋であり，随意筋であるため自分の意思で締めることができる．大蠕動によってS状結腸から直腸に便が来ると便意を生じるが，排便

> **便禁制**
> 排便を制御する行為やその能力．便禁制が障害されると便失禁が生じる．

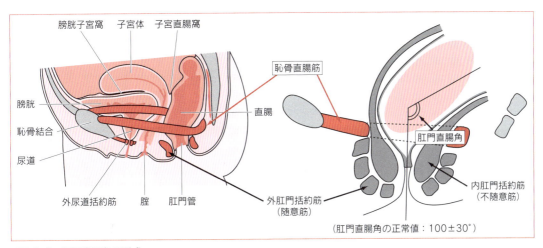

図7-A-2　肛門直腸角の形成
恥骨直腸筋が肛門管上縁を前方に牽引し，肛門と直腸の間に角度（肛門直腸角）が形成される．

を我慢するために肛門を締めるときは，この外肛門括約筋や，同じく横紋筋である恥骨直腸筋を締めて肛門内圧を高めている．外肛門括約筋の機能が低下すると，肛門収縮時の肛門内圧が十分に上昇しないため，トイレに間に合わず便失禁が生じる．これは，便意を感じるがトイレまで我慢できずに便を漏らす症状として，**切迫性便失禁**とよばれる．

2　恥骨直腸筋による肛門直腸角の形成

　肛門挙筋は，恥骨直腸筋，恥骨尾骨筋，腸骨尾骨筋で構成され，骨盤底を形成している．恥骨直腸筋は，恥骨から始まって肛門と直腸の境目の背側を回って恥骨に戻るU字形の横紋筋であり，肛門管上縁を前上方に牽引して肛門と直腸の間に100°前後の角度（**肛門直腸角**）を形成している（**図7-A-2**）．この角度が存在することで，S状結腸から直腸に来た便が肛門管内にすぐに行かないので，自分の意思で肛門を締めるまでの時間が得られると理解されている．

III　検査における配慮と検査方法

　肛門内圧測定には，**水灌流法**，**圧力トランスデューサー法**，**マイクロバルーン法**の3種類があるが，本項では，縦軸12チャンネルのカテーテルを用いた圧力トランスデューサー法（**写真7-A-1**）を例に検査手技を解説する．検査の詳細と安全管理上の注意点に関しては，最新臨床検査学講座「医療安全管理学」を参照のこと．

直腸肛門機能検査［別冊PDF］
手技については［別冊PDF］にも解説があります．下記のQRコードからご参照ください（URLはp.xvを参照）．

1　患者への配慮

　肛門部という通常は他人にみせない部分の検査なので，患者が不安や羞恥心を感じるのは当然である．羞恥心などを和らげるには，検査の目的・意義と方

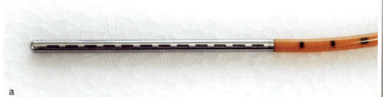
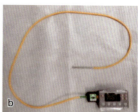
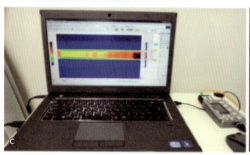
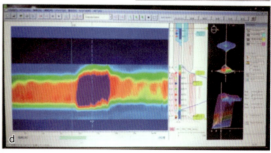

(味村俊樹:直腸肛門機能検査,最新臨床検査学講座[別冊PDF].p45,医歯薬出版,2023)

写真7-A-1　縦軸12チャンネルHRM（high resolution manometry）
縦軸12チャンネルの圧力トランスデューサーを用いたHRM直腸肛門内圧測定システム．内圧測定プローブ（a）は直径5mm，長さ80mmの硬性部に，長軸に沿って1方向にのみ6mm間隔で12個の圧力センサーを装備している．ポケットモニター（b）によってパーソナルコンピュータに接続され（c），専用ソフトウェアを用いて解析する（d）．

法を事前に説明して理解を得ておくことが重要である．これは本来，医師の役割であるが，もしも検査に際し患者の理解が十分でないと思われた場合は，臨床検査技師からも説明を行うことで，患者の不安や羞恥心などが軽減され，検査を円滑に行ううえで有用である．

2　検査時の患者の姿勢

原則として左側臥位で，しっかりと両膝を曲げて肛門を突き出すようにしてもらう．検査に不適切な姿勢では，肛門を確認しづらく検査用カテーテルの挿入も困難である．

3　肛門内圧検査

1）ゼロ校正とカテーテルの挿入

大気圧でゼロ校正を施行したあとに，局所麻酔薬（キシロカインなど）を含まないゼリーを潤滑剤としてカテーテルに塗布してから肛門内に挿入する．

2）温度補正

肛門管静止圧による高圧帯が画面の中央に位置する深さでカテーテルを保持し，カテーテルが体温と同程度に温まるまで約2分間まったあとに，温度補正を施行する．

> **検査時の患者の姿勢**
> 右利きの検査者が右手でカテーテルを操作する場合は左側臥位で検査を行うが，検査者が左利きの場合は右側臥位で検査を行ってもよい．

> **カテーテル挿入用の潤滑剤**
> 局所麻酔薬を含むゼリーを使用すると，肛門への麻酔薬の影響で正確な検査結果を得られない可能性がある．

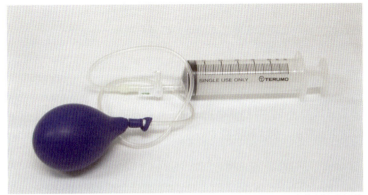

(味村俊樹:直腸肛門機能検査,最新臨床検査学講座［別冊PDF］.p47,医歯薬出版,2023)
写真7-A-2　直腸バルーン感覚検査
直腸バルーン感覚検査用の直腸バルーンを肛門から挿入して直腸に留置し,空気で徐々に膨張させることで,初期感覚閾値,便意発現容量,最大耐容量の3項目を測定する.

3) 機能的肛門管長と最大静止圧

安静時の肛門内圧の高圧帯が安定したところで「静止圧ボタン」を押し,検査がすべて終了したあとに「解析ボタン」を押して,**機能的肛門管長**と**最大静止圧**を算出する.

4) 最大随意収縮圧

「便意を我慢するときのように,思いっきり肛門を締めてください」と指示して,随意収縮時の高圧帯を得ることで**最大随意収縮圧実測値**と**最大随意収縮圧増加値**を算出する.

5) 最大不随意収縮圧(咳嗽反射圧)

静止圧が安定してから,「できるだけ大きな咳払いを1回だけしてください」と指示して,不随意収縮時の高圧帯を得ることで**最大不随意収縮圧**を算出するとともに咳嗽反射の有無を評価する.咳嗽反射は外肛門括約筋の反射的収縮を反映し,仙骨神経や陰部神経が障害されると,この反射が消失する.

4　直腸バルーン感覚検査(写真7-A-2)

内圧測定用のカテーテルをいったん抜去したあと,直腸バルーン感覚検査を施行するために,直腸バルーンを直腸内に挿入する.本検査では,直腸内に留置したバルーンを空気で徐々に膨張させることで,以下の3項目を測定する.

1) 初期感覚閾値(直腸感覚発現容量)

脱気した状態から,1秒間に約5mLの速度でバルーンに空気を入れ徐々に膨張させ,患者が違和感などバルーン膨張による変化を初めて感じた時点での送気量が,**初期感覚閾値**である.

機能的肛門管長
肛門内圧検査で,肛門内圧が上昇している部分を計測することで得られる肛門管の長さ.これに対して,示指を用いた直腸肛門診で,肛門が締まっている部分を計測することで得られる長さを臨床的肛門管長とよぶ.

最大静止圧
安静にしているときの肛門内圧の最大値で,一般的には内肛門括約筋の収縮力を反映するとされる.しかし,その数値のすべてが内肛門括約筋に由来するわけではなく,静止圧に寄与する成分として,内肛門括約筋55%,肛門クッション15%,外肛門括約筋30%とする報告がある.

肛門クッション
肛門上皮下に存在する,結合組織や血管で構成される弾力のある構造物.

最大随意収縮圧(実測値と増加値)
最大随意収縮圧実測値は,外肛門括約筋・恥骨直腸筋を最大限に収縮させたときの肛門内圧であるが,その圧力値には静止圧成分も含まれているため外肛門括約筋機能だけを反映しているわけではない.それに対して増加値は,外肛門括約筋機能を反映しているが,肛門管上部では恥骨直腸筋機能も関与している.

2）便意発現容量

さらにバルーンを膨らませ，患者が明らかな便意を感じた時点での送気総量が，**便意発現容量**である．

3）最大耐容量

さらにバルーンを膨らませ，患者にはできるだけ便意を我慢してもらって，これ以上無理と回答した時点での送気総量が，**最大耐容量**である．

> **直腸バルーン感覚検査での基準値**
> 健常者では，初期感覚閾値は 50 mL 以下，便意発現容量は 50〜100 mL，最大耐容量は 150〜300 mL であることが多い．

5　直腸肛門反射検査

1）直腸肛門興奮反射

直腸バルーン感覚検査終了後，脱気したバルーンを直腸内に留置したまま，再度，内圧測定カテーテルを肛門内に挿入する．静止圧が安定した時点で，50 mL の空気でバルーンを一気に膨らませたあとに三方活栓を用いてすぐに脱気する．その際に，肛門内圧が一過性に上昇する現象が**直腸肛門興奮反射**である．仙骨神経や陰部神経が障害されると，この反射が消失する．

> **仙骨反射**
> 咳嗽時の外肛門括約筋の反射的収縮である咳嗽反射と，バルーンによる直腸伸展時の外肛門括約筋の反射的収縮である直腸肛門興奮反射は，ともに仙骨反射とよばれる．仙骨神経叢から陰部神経の経路が障害されていなければ，仙骨反射が存在するので，これらの神経の評価として有用である．

2）直腸肛門抑制反射

直腸肛門興奮反射の直後に肛門内圧が約 10 秒間低下したあと，徐々に回復してくる現象がみられるが，これが**直腸肛門抑制反射**である．

> **直腸肛門抑制反射**
> 直腸壁の伸展に伴って，その肛門側の直腸筋層の延長である内肛門括約筋が反射的に弛緩する現象である．これは直腸・肛門で生じる壁内反射であり，陰部神経などの外来性神経は無関係である．この反射の消失は，Hirschsprung（ヒルシュスプルング）病の可能性を示唆するが，便失禁診療には直接関与しない．

B 消化管内視鏡検査による組織検体の採取

I 消化管内視鏡検査

　消化管とは，口から肛門まで続く消化器系の管または通路である．消化管には，食道，胃，小腸，大腸がある．消化管内視鏡検査は，内視鏡を消化管の中に挿入し，消化管内部を観察して診断を行う検査である．大きく上部消化管内視鏡検査（いわゆる胃カメラ）と下部消化管内視鏡検査（大腸カメラ）に分けられる．上部消化管内視鏡検査は，口（または鼻）から内視鏡を挿入し，上部消化管（食道，胃，十二指腸）の観察を行う．下部消化管内視鏡検査は，肛門から内視鏡を挿入し，下部消化管〔小腸（回腸末端），盲腸，上行結腸，横行結腸，下行結腸，S状結腸，直腸，肛門〕の観察を行う．

> **消化管内視鏡検査による組織検体の採取**
> 臨床検査技師等に関する法律が一部改正され，臨床検査技師が「内視鏡用生検鉗子を用いて消化管の病変部位の組織の一部を採取する行為」を行うことが可能となった．ただし，臨床検査技師が行う場合は，医師の具体的な指示の下に行う必要がある．この法改正は2021年10月1日から施行された．

II 検査前の準備，患者への配慮

　検査を始める前に，内視鏡検査および生検組織採取の**同意書が取得**されているかを確認する（鎮静の実施についての同意の有無も確認する）．

　また，使用中の薬剤の確認も重要である．通常，内視鏡検査時には，朝は絶飲食で来院するため，検査当日朝の糖尿病薬（内服薬，インスリン注射薬）などを使用しないように指導する．糖尿病薬を服用して来院すると検査前後に低血糖発作を起こす危険性があるため，注意を要する．

　近年，高齢化に伴い，脳梗塞予防や血栓塞栓症予防のため，抗血栓薬（抗血小板薬・抗凝固薬）を服用している患者が増加している．生検組織の採取には出血を伴うので，各薬剤への対応を日本消化器内視鏡学会の最新のガイドラインで確認する必要がある．「抗血栓薬服用者に対する消化器内視鏡診療ガイドライン」(2012年)と同ガイドラインの「直接経口抗凝固薬（DOAC）を含めた抗凝固薬に関する追補2017」(2017年)は，出血リスクだけでなく，抗血栓薬の休薬による血栓症リスクにも配慮した内容となっている（2024年現在）．抗血栓薬服用中であっても通常検査は施行可能だが，抗血栓薬は単剤服用の場合と多剤服用の場合では休薬の対応が異なる．ワルファリン内服中の患者の場合，検査当日の朝にPT-INRを測定し，治療域に入っていることを確認してから生検を行う．また，出血傾向のある患者（血友病，肝硬変など）や血液透析中の患者には特に注意する．

　鎮静（セデーション） を実施した場合には，検査当日1日は自動車・自転車などの運転はできないので，外来患者の場合は帰宅方法も確認しておく必要がある．通常の内視鏡検査の場合，意識下鎮静（問いかけまたは触覚刺激に対して意図的に反応できる状態，すなわち，命令に順じウトウトしている状態）が適切である．偶発症は，呼吸抑制，循環抑制，徐脈，不整脈などの呼吸循環

> **小腸内視鏡検査**
> 上部，下部内視鏡のほかに，小腸内視鏡（ダブルバルーン・シングルバルーン小腸内視鏡）もある．小腸内視鏡検査は，経口挿入と経肛門挿入の2つのアプローチ方法がある．

> **抗血栓薬，抗血小板薬，抗凝固薬（いわゆる「血液サラサラ」の薬）**
> 抗血栓薬は，抗血小板薬と抗凝固薬の2種類に分けられる．抗血小板薬は血流の速い血管での血栓を予防する．抗凝固薬は，血流の遅い血管での血栓を予防する．これからも新薬が発売される可能性の高い分野であるため，そのつど最新のガイドラインで休薬期間などを確認する必要がある．

PT-INR：プロトロンビン時間国際標準比

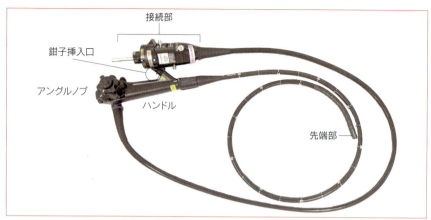

写真7-B-1　消化管内視鏡

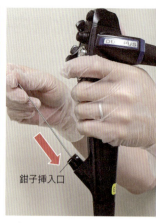

写真7-B-2　内視鏡の手元（鉗子挿入口）

器関連が中心で，その他，健忘，脱抑制，吃逆（しゃっくり）が認められることもある．

III 検査時の感染対策

　消化管内視鏡検査において，すべての体液や排泄物は感染性を有すると考え，感染防止策を恒常的に行う必要がある．特に，近年の新型コロナウイルス感染症（COVID-19）の流行に伴い，内視鏡検査における飛沫感染予防策が行われている．上部消化管内視鏡検査で経鼻経口挿入を行う際には，唾液の飛沫を伴う可能性が高くなるため，特に注意が必要である．

　医療従事者は術衣に着替えて，手袋，マスク，ガウンを身につけ，眼を保護するフェイスシールドやゴーグルを装着する．使用した生検鉗子は，血液で汚染されている可能性があるため，取り扱いに注意する．

IV 生検（バイオプシー）

　内視鏡検査は，消化管内部を観察するのと同時に，鉗子挿入口（手元にある穴）から医療器具を挿入し，病変を採取・切除するなどの処置・治療を行うことが可能である．内視鏡検査において最も多く行われる処置は，生検鉗子を用いて行う**生検（バイオプシー）**である．

　生検（バイオプシー）とは，消化管粘膜および病変の一部を採取して，病理組織学的に診断を行うことである．消化管内視鏡検査の場合，生検鉗子を鉗子挿入口から挿入し，内視鏡の先端の穴（鉗子口）から生検鉗子を出して病変の一部を採取する（**写真7-B-1, -2**）．正確な生検診断のためには，狙った部位から的確に，かつ一定サイズの検体を採取する必要がある．

> **検査時の姿勢**
> 上部消化管内視鏡検査において，患者は左側臥位で検査を行うため，側臥位が可能かどうかの確認も必要である．人工骨頭置換術後の患者では，股関節を深く曲げたり内側に捻じったりする動作で脱臼が起こることがあるので注意が必要である．また，下部消化管内視鏡検査時には体位変換や仰臥位で足を組んでもらうことが多く，注意を要する．鎮静下内視鏡では，検査中は痛みを訴えることはないが，覚醒後に痛みを自覚して股関節脱臼が発見されることがある．

> **生検（バイオプシー）**
> 内視鏡検査医が，病理組織学的診断が必要と判断した場合に行う．介助者は，内視鏡スコープを持っている内視鏡検査医と息を合わせて生検を行う必要がある．

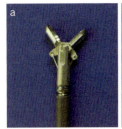 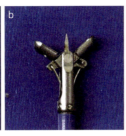 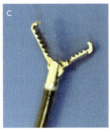

写真7-B-3　生検鉗子の種類
a：孔付き型鉗子，b：針付き型鉗子，c：鰐口型鉗子．

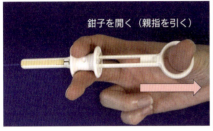 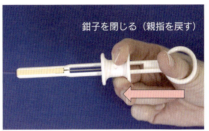

写真7-B-4　生検鉗子の開閉操作

1　使用器具

　生検には，生検鉗子を使用する．内視鏡スコープによって，スコープの長さ，鉗子口の径や太さが異なるため，使用する内視鏡スコープに合う生検鉗子を用意する．

　生検鉗子の先端には小さなカップが2つ付いており，カップの縁の刃で組織をはさみ，切り取ることができるようになっている．組織を確実に採取できるように，先端部の形状は，孔付き型（大きな組織を得るため），針付き型（ねらった病変を正確に採取するため），鰐口型（硬い組織を採取するため）などがある．採取の目的，部位，病変によって生検鉗子の型を選択する（**写真7-B-3**）．

2　手技と注意点

　生検鉗子は，親指を引くと鉗子が開き，親指を戻すと鉗子の先端が閉じる（**写真7-B-4**）．

　内視鏡検査医に「生検（バイオプシー）をします．」と言われたら，生検鉗子の先端を閉じた状態で検査医に生検鉗子先端を渡す．内視鏡検査医がスコープの鉗子挿入口から生検鉗子を挿入し，鉗子がスコープ先端から出ることを内視鏡画面で確認する．内視鏡検査医とともに内視鏡画像をみながら，検査医の「開いて」「閉じて」の合図で鉗子先端を開閉し，組織を採取する（**写真7-B-5，-6**）．鉗子先端を閉じるときは，ゆっくりと確実に組織をつかむようにする．病変に硬さがある（瘢痕やがんなど）場合，鉗子がはじかれ組織の採取が困難なことがある．

> **内視鏡スコープ**
> 一般的に，下部消化管内視鏡スコープは，上部消化管用のスコープよりもスコープ長が長いため，生検鉗子も上部用と下部用を取り間違えないように注意する．スコープ長よりも短い生検鉗子を使用すると，スコープの先端から生検鉗子が出ず，組織を採取することができない．また，近年，経鼻内視鏡などの細径スコープが開発され，それにより鉗子挿入口も細くなってきており，生検鉗子が入らないこともあるので注意する．

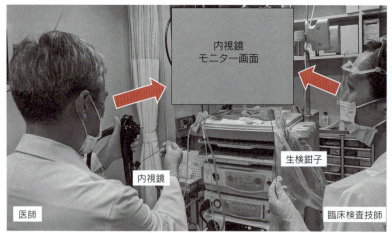

写真7-B-5　生検（バイオプシー）の様子①　　　　　写真7-B-6　生検（バイオプシー）の様子②

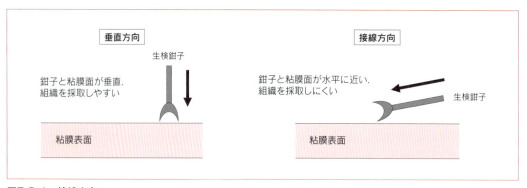

図7-B-1　接線方向

　一定サイズの検体を的確に生検するには，①生検鉗子を長く出しすぎず，スコープで近接する（生検する部位を内視鏡画像で確実に確認するため），②管腔を過伸展させない〔消化管は管腔臓器のため，病変部位の採取の際に，接線方向（図7-B-1）となり組織採取が困難となることがある〕，③生検鉗子を粘膜上皮面に対してできるだけ垂直に押し当てる，などのコツがある．

　複数病変がある場合，また，1つの病変に対して範囲診断のため複数箇所より生検を行う場合，生検による血液が次の生検部位にかからないよう，重力を考慮し生検順序を決める．左側臥位の検査の場合，重力方向にしたがい低い位置から体上部，体中部，体下部，前庭部となっており，この順で生検を行う．また，体部では大彎から小彎，前庭部では小彎から大彎の順となる．重力方向の判断がむずかしい場合は，水洗や色素散布の際にその流れを確認する．

　内視鏡検査医が組織をつかんだ生検鉗子を引き，組織が採取されたら，臨床検査技師は生検鉗子を鉗子挿入口から引き抜く．そして，鉗子先端を開き，組織が採取できているかどうかを確認する．組織が採取できていなかったり小さい場合は，内視鏡検査医にその旨を伝え，再度生検する必要があるかを確認す

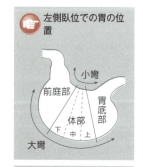

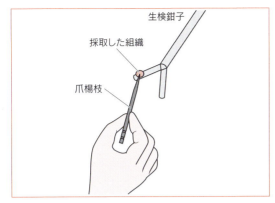

図7-B-2　採取した組織の回収

る．

3　検体採取後の対応

　採取した組織はホルマリン固定を行い，病理標本を作製する．組織（検体）採取後の検体処理は，組織の自己融解や乾燥を防ぐため，すみやかに行う．検体をのせる番号の付いた濾紙の小片と，10～20％ホルマリン固定液の入った標本ビンは必ず用意しておく．

　生検鉗子先端のカップ内側に組織が入っているので，組織がつぶれないように注意する．回収には，先端カップ内の組織を濾紙ですくったり，爪楊枝を使うこともある（**図7-B-2**）．鉗子先端で濾紙をはさむように開閉すると組織がうまく回収できることもある．

　回収した組織に番号を付す際は，間違えないように注意する．内視鏡検査医はどの部位から組織を採取したかを記録しており，生検部位と組織番号に齟齬があると誤診の原因となるため，特に注意が必要である．

ホルマリン

ホルマリン（ホルムアルデヒド）は有機溶剤特有の臭いをもつ有毒な液体で，組織を腐敗させないために用いる．皮膚，粘膜（目，鼻，咽頭など）への刺激作用があるので，皮膚・粘膜に付着しないようにする必要がある．付着した場合は，多量の水で洗い流す．

参考文献

● 第2章
D 脈管疾患検査
1) 中山　龍，平井正文編著：脈管疾患の診かた．南山堂，1986．
2) 岩井武尚・平井正文編：血管疾患の無侵襲診断法．医歯薬出版，1998．
3) 血管無侵襲診断法研究会将来構想委員会編：循環器医・検査技師のための血管無侵襲診断の実際．文光堂，2001．
4) Celermajer, DS, Sorensen, KE, Gooch, VM, et al.：Non-invasive detection of endothelial dysfunction in children and adults at risk of atherosclerosis. *Lancet*, 340：1111〜1115, 1992.
5) Corretti, MC, Anderson, TJ, Benjamin, EJ, et al.：Guidelines for the ultrasound assessment of endothelial-dependent flow-mediated vasodilation of the brachial artery: a report of the International Brachial Artery Reactivity Task Force. *J Am Coll Cardiol*, 39（2）：257〜265, 2002.

● 第5章
A 平衡機能検査
1) 日本めまい平衡医学会編：「イラスト」めまいの検査．改訂第3版，診断と治療社，2018．
2) 小松崎　篤：ENGアトラス．医学書院，2017．
3) 大森孝一，武田憲昭：プラクティス耳鼻咽喉科の臨床4　めまい診療ハンドブック．中山書店，2022．
4) Leigh, RJ, Zee, DS：The Neurology of Eye Movement. 5th ed., Oxford University Press, Oxford, 2015.

B 眼底検査
1) 大久保善朗，川良徳弘，東條尚子，他：臨床検査学講座　生理機能検査学．第3版，p320〜337, 医歯薬出版，2010．
2) 小林フミ子：内科診療のための眼底のみかた考え方．南江堂，1988．
3) 飯田知弘：眼底自発蛍光による網膜機能解析　網膜機能のイメージング．日本の眼科，84（12），p1658〜1663，2013．

C その他の検査（聴覚・味覚・嗅覚）
1) 日本聴覚医学会編：聴覚検査の実際．南山堂，2024．
2) 鈴木雅明，堤　剛編：専門医のための耳鼻咽喉科検査法．金原出版，2024．
3) 宮下保司監修：カンデル神経科学．メディカル・サイエンス・インターナショナル，2022．

● 第6章
A 超音波検査（d. 血管）
1) Koga, M, et al.：Diagnosis of internal carotid artery stenosis greater than 70% with power Doppler duplex sonography. *Am J Neuroradiol*, 22：413〜417, 2001.

B 磁気共鳴画像検査（MRI）
1) 芝　紀代子，川良徳弘編：目で見る臨床検査．メジカルビュー社，2014．
2) 荒木　力訳：MRIの基本パワーテキスト．第4版，メディカル・サイエンス・インターナショナル，2019．
3) 細矢貴亮，興梠征典，三木幸雄，山田　惠編：脳のMRI．メディカル・サイエンス・インターナショナル，2015．
4) 荒木　力編：腹部のMRI．第3版，メディカル・サイエンス・インターナショナル，2014．

C 熱画像検査
1) 蟹江良一・石垣武男編：最新医用サーモグラフィ　熱画像診断テキスト．日本サーモロジー学会，1999．

● 第 7 章
A 直腸肛門機能検査

1) 日本大腸肛門病学会編：生理学的検査，便失禁診療ガイドライン．2024 年版（改訂第 2 版），p40〜49，南江堂，2024.
2) 味村俊樹，本間祐子，堀江久永：便失禁，日本臨牀 別冊 領域別症候群シリーズ No.10 消化管症候群．第 3 版，p413〜419，日本臨牀社，2020.
3) 味村俊樹，本間祐子，堀江久永：慢性便秘症の機能検査．消化器・肝臓内科，5：163〜173，2019.
4) Carrington EV, Scott SM, Bharucha A, et al.：Expert consensus document: Advances in the evaluation of anorectal function. *Nat Rev Gastroenterol Hepatol*, 15 (5)：309〜323, 2018.
5) 味村俊樹，高津公子，福島陽子，ほか：肛門機能検査 Starlet ano．臨牀消化器内科，31 (13)：1761〜1766，2016.
6) 味村俊樹：直腸肛門内圧検査（anorectal manometry）の検査方法とその臨床的意義，神経・精神疾患による消化管障害ベッドサイドマニュアル（榊原隆次，福土 審編）．p184〜188，中外医学社，2019.
7) 味村俊樹，本間祐子，前田耕太郎：直腸肛門機能検査．臨床検査，66 (7)：853〜861，2022.
8) 味村俊樹：便失禁の治療手順．Modern Physician，37 (1)：68〜73，2017.
9) 味村俊樹：便失禁，消化器疾患最新の治療 2019-2020（小池和彦，山本博徳，瀬戸泰之編）．p92〜97，南江堂，2019.
10) 味村俊樹，本間祐子：直腸・肛門の解剖・機能と排便のメカニズム．臨床雑誌外科，85 (9)：971〜979，2023.
11) 味村俊樹：直腸肛門機能検査，最新臨床検査学講座 医療安全管理学（諏訪部 章，高木 康，松本哲哉編）．第 2 版，p103〜106，医歯薬出版，2023.

索引

和文索引

あ

アース ……………… 25,107,112,149
アーチファクト
　……… 3,24,25,52,106,248,302
アイゼンメンジャー症候群 …… 323
アコースティックシャドウ …… 305
アシデミア ……………………… 214
アシドーシス …………………… 214
アシナジー ……………………… 318
アストグラフ法 ………………… 196
アセチルコリン ………… 133,159
アテローム血栓 ………………… 346
アナログ脳波計 ………………… 89
アルカレミア …………………… 214
アルカローシス ………………… 214
アルドステロン産生腺腫 ……… 343
亜急性甲状腺炎 ………………… 362
亜急性硬化性全脳炎 …………… 123
足踏み検査 ……………………… 237
圧電効果 ………………………… 292
圧量曲線 ………………………… 192
圧力 ……………………………… 177
安静吸気位 ……………………… 177
安静呼気位 ……………………… 177
安静時自発電位 ………………… 139
安定スイッチ …………………… 21
安定狭心症 ……………………… 38

い

イレウス ………………………… 345
インシデント …………………… 5
インスト・スイッチ …………… 21
インピーダンス検査 …………… 274
インフォームドコンセント … 46,56
位相 ……………………………… 83
位相の逆転 ……………………… 89
位相差 ……………………… 83,84
位相相殺 ………………………… 154

医療安全 ………………………… 1
異型狭心症 ……………………… 53
異所性P波 ……………………… 27
異常心音図 ……………………… 58
異常脳波 ………………………… 113
異常Q波 ……………………… 38,39
移行帯 …………………………… 19
意識 ……………………………… 78
意識減損発作 …………………… 118
意識障害 ………………………… 123
意識保持発作 …………………… 118
息止めスキャン ………………… 378
閾値 ……………………………… 145
一次運動ニューロン …………… 132
一秒率 ……………………… 178,183
一秒量 ……………………… 178,183
一酸化炭素 ……………………… 201
一酸化炭素の拡散能力 ………… 200
一酸化窒素 ……………………… 73
一相性 …………………………… 83
一側前庭障害 …………………… 249
陰影聴取 ………………………… 269
陰性棘波 ……………………… 84,116
陰性波 …………………………… 86

う

ウィルソンの結合電極 ………… 14
ウェルニッケ中枢 ……………… 78
ウェンケバッハ型 ……………… 32
ウエスト症候群 ………………… 120
うっ血肝 ………………………… 333
右脚ブロック …………………… 34
右胸心 ………………………… 26,44
右軸偏位 ……………………… 16,34
右室梗塞 ………………………… 26
右室肥大 ………………………… 37
右房負荷 ………………………… 37
運動神経伝導検査 ………… 149,164
運動神経伝導速度 ……………… 150
運動性言語中枢 ………………… 78
運動単位 ………………………… 132

運動単位電位 …………… 135,137
運動負荷の中止基準 …………… 46
運動負荷試験 ……………… 221,222
運動負荷試験の禁忌 …………… 46
運動負荷心電図検査 …………… 46
運動誘発電位 …………… 134,162
運動領 …………………………… 77

え

エイリアシング ………………… 299
エージング処理 ………………… 24
エコーフリースペース ………… 326
エコープラナー法 ……………… 379
エコー時間 ……………………… 377
エネルギー代謝 ………… 216,217
エピソード記憶 ………………… 79
エプスタイン病 ………………… 323
エラストグラフィ ……………… 332
鋭徐波複合 ……………………… 84,117
鋭波 ……………………… 81,84,116
液晶サーモグラフィ …………… 403
液体ヘリウム …………………… 130
延髄 ……………………………… 78
延髄・橋 ………………………… 171
遠位潜時 ………………………… 150
遠位対称性感覚運動多発
　ニューロパチー ……………… 158
遠距離音場 ……………………… 289

お

オージオグラム ………………… 269
オドボール課題 ………………… 129
折り返し現象 …………………… 299
黄斑部 …………………………… 259
音の強度 ………………………… 266
音刺激 …………………… 125,134
音響インピーダンス …………… 287
音響レンズ ……………………… 293
音響陰影 ……………… 305,336,342
音響吸収材 ……………………… 293

音響性耳小骨筋反射 ················ 275	角膜 ························· 254	間欠性異常 ·················· 115
音響整合層 ················· 293	拡散 ····················· 169,288	間質性肺炎 ······ 184,192,193,227
音響窓 ····················· 311,331	拡散テンソルトラクトグラフィ	寒冷負荷試験 ·················· 72
音場 ························· 289	······················· 379,383	感音難聴 ······················ 270
頤筋筋電図 ················· 103,225	拡散テンソル像 ············ 379,382	感覚神経活動電位 ··········· 145,153
温度管理 ······················ 147	拡散の法則 ····················· 200	感覚神経伝導検査 ·············· 153
温度刺激検査 ··············· 244,252	拡散強調像 ················ 379,381	感覚神経伝導速度 ·············· 154
	拡張型心筋症 ···················· 324	感覚性言語中枢 ·················· 78
か	拡張期 ························· 7	感覚領 ························· 78
	拡張早期雑音 ···················· 60	感染性心内膜炎 ················· 326
カップリングメディア ··········· 309	拡張早期奔馬音 ·················· 65	感染対策 ···················· 4,414
カメレオンサイン ··············· 334	拡張中期雑音 ···················· 60	関電極 ························· 86
カラードプラ法 ········ 300,315,346	覚醒時大発作てんかん ············ 120	緩和 ························· 375
カラーフローマッピング法 ····· 300	活性電極 ···················· 86,87	簡易ベルヌーイ式 ·············· 316
カロリックテスト ·············· 244	活動電位 ················ 75,81,145	簡易睡眠呼吸検査 ·············· 225
ガス希釈法 ················· 187,190	褐色細胞腫 ····················· 343	観察装置 ····················· 134
ガス交換 ······················ 169	干渉 ····················· 137,288	灌流強調像 ················ 379,382
ガス交換率 ···················· 220	肝海綿状血管腫 ·················· 397	眼位の異常 ····················· 237
ガドリニウム製剤 ·············· 384	肝血管腫 ······················· 333	眼球運動 ·················· 103,109
ガラス電極 ···················· 207	肝硬変 ····················· 332,398	―の検査 ···················· 237
下位運動ニューロン ············ 132	肝細胞がん ················ 334,396	眼球外膜 ······················ 254
下肢静脈 ··················· 346,350	肝腫瘍 ························· 327	眼球中膜 ······················ 254
下肢静脈超音波検査 ············ 350	肝深部エコーの減衰 ·············· 332	眼球内膜 ······················ 255
下肢静脈瘤 ···················· 352	肝腎コントラストの増強 ·········· 332	眼筋麻痺 ······················ 251
下垂体腺腫 ···················· 390	肝性脳症 ······················· 123	眼振 ························· 234
化学受容器 ···················· 171	肝内胆管の拡張 ·················· 338	眼振方向優位性 ················ 245
化学調節 ······················ 171	肝内脈管の不明瞭化 ·············· 332	眼底カメラ ···················· 258
加算平均心電図 ················· 54	肝囊胞 ························· 333	眼底検査 ······················ 254
加算平均法 ················· 124,153	肝膿瘍 ························· 335	眼底自発蛍光 ·················· 264
過呼吸 ····················· 105,111	完全干渉型 ····················· 137	眼底疾患 ······················ 260
過剰塩基 ······················ 215	冠状動脈 ························ 8	眼電図 ························ 225
蝸牛 ·························· 266	冠性T波 ···················· 38,39	眼房 ·························· 256
回旋性眼振 ···················· 240	冠閉塞 ························· 38	眼輪筋筋電図 ·················· 248
回転検査 ······················ 246	患者の苦情 ······················ 6	
海馬硬化を伴う内側側頭葉	患者の体調不良 ················· 5	**き**
てんかん ···················· 118	患者の転倒・転落 ················ 5	
開閉眼 ························ 104	患者の取り違え ·················· 5	キャビテーション ·············· 310
解析装置 ······················ 135	患者対応 ························ 1	ギャロップリズム ··············· 65
解離性大動脈瘤 ················ 349	換気応答検査 ···················· 171	ギラン・バレー症候群 ··········· 158
外呼吸 ························ 169	換気機能検査 ···················· 177	気管支拡張薬反応性検査 ········ 187
外肛門括約筋 ·················· 408	換気血流比 ················ 205,206	気管支喘息 ············ 184,196,226
外耳 ·························· 266	換気の不均等分布 ················ 197	気骨導差 ······················ 270
外挿気量 ······················ 182	換気予備能 ····················· 223	気体の法則 ···················· 173
外側半規管 ···················· 231	換気力学 ······················· 177	気道可逆性検査 ················ 187
概日リズム ····················· 79	換気量 ····················· 177,223	気道過敏性試験 ············ 196,226

気道抵抗 193	嗅覚受容 282	グラジエントエコー法 378
気導 268	嗅覚障害 282	駆出音 65
気流量 177	嗅覚領 78	駆出期 8
記憶 79	虚血性心疾患 318	駆出性収縮期雑音 58
記録器 94	距離分解能 291	空気とらえ込み指数 183
記録装置 135	鋸歯状波 28	繰り返し時間 377
記録電極 147	共同偏視 238	
基準位 177	共鳴 375	**け**
基準嗅力検査 283	狭心症 38	
基準電極 88,108	胸部単極誘導 18	ケルクリング皺襞 345
基準電極の活性化 88	強膜 254	ゲイン 296
基準導出 87	橋 78	蛍光眼底造影検査 262
基線 13,23,24,108	橋障害 250	経頭蓋磁気刺激 164
基礎代謝 217	鏡面現象 304	経頭蓋磁気刺激検査 134,162
基礎代謝率 217	局在性の異常 115	経頭蓋電気刺激 167
基礎代謝量 217	棘徐波複合 84,116	経頭蓋電気刺激検査 166
基本分画 177	棘波 81,84,116	経皮酸素分圧 69
機械式ラジアル走査 295	近距離音場 289	傾斜磁場用コイル 387
機械的受容器 171	近赤外線分光法 130	頸動脈 346
機能性雑音 64	筋ジストロフィ 142	頸動脈小体 172
機能的残気量 178,187	筋萎縮性側索硬化症	頸動脈超音波検査 346
機能的MRI 383	142,159,184	欠神発作 120
拮抗筋 143	筋虚血 68	血圧 7
脚ブロック 34	筋強直性ジストロフィ 141,142	血液ガス 207
逆位相 83	筋原性変化 138,141	血液ガス分析 207
逆行性記録法 153	筋性血管 10	血液ガス分析装置 209
吸光度分析 209	筋電計 134,164	血管腫 373
吸収 288	筋電図 109	血管内皮機能検査 73
吸入気酸素分圧 211	筋電図検査 1,132	血管迷走神経性失神 56
急降下爆撃音 141	筋腹-腱法 147	血漿重炭酸イオン濃度 214
急性肝炎 332		血流依存性血管拡張反応 73
急性冠症候群 38,39	**く**	検査上のミス 6
急性心筋梗塞 29		検査手順の明確化 3
急性心膜炎 45,64	クイノーの8区域分類 327	言語中枢 78
急性膵炎 339	クエン酸鉄アンモニウム 385	減弱干渉型 139
急性脱神経 139	クッシング症候群 343	減衰 288
急性胆嚢炎 337	クッパーイメージング 302	
急性腹症 327	クラーク電極 207	**こ**
急速眼球運動 102	クルーケンベルグ腫瘍 358	
急速眼球運動検査 250	クロイツフェルト・ヤコブ病	コメット様エコー 304,336,337
急速動員 141	123	コルチゾール産生腺腫 343
球形嚢 231	クロージングキャパシティ 199	コンベックス型プローブ 293,308
球面波 289	クロージングボリューム 198	呼気ガス分析 216,219
嗅覚 282	クロージングボリューム曲線	呼気ガス分析装置 46
嗅覚検査 282	198	呼気一酸化窒素濃度 220

呼吸 ………………………… 109	後負荷 ………………………… 8	左室内径短縮率 …………… 317
呼吸器系検査 ……………… 169	後方エコー増強 …………… 306	左室肥大 ……………………… 37
呼吸機能検査で使用する記号… 172	高カリウム血症 ……………… 41	左室流入血流速波形 ……… 317
呼吸筋 ……………………… 170	高カルシウム血症 …………… 42	左房負荷 ……………………… 36
呼吸筋機能検査 …………… 196	高域減衰用フィルタ ………… 94	左右側方注視眼振 ………… 240
呼吸筋力の低下 …………184,192	高温相 ……………………… 406	左右同期性 ………………… 115
呼吸細気管支 ……………… 169	高血圧性眼底 ……………… 260	差動増幅器 …………………… 21
呼吸商 …………………175,220	高血圧性心疾患 …………… 319	再分極 ………………………… 11
呼吸数 ……………………… 175	高血圧性網膜症 …………… 260	細動波 ………………………… 28
呼吸生理の基礎 …………… 169	高周波ノイズ ………………… 24	最小潜時 …………………… 151
呼吸性アシドーシス ……… 215	高周波遮断フィルタ ……… 149	最大換気量 ……………178,182,184
呼吸性アルカローシス …… 215	高振幅 ………………………… 81	最大吸気圧 ………………… 197
呼吸（性）の代償 ………… 215	高振幅電位 ………………… 141	最大吸気位 ………………… 177
呼吸調節機能 ……………… 171	高速スピンエコー法 ……… 377	最大吸気量 ………………… 178
呼吸抵抗 …………………… 195	校正スイッチ ………………… 21	最大呼気圧 ………………… 197
呼吸不全 ………………211,228	校正曲線 ……………………… 93	最大呼気位 ………………… 177
固定周波数記録 …………… 273	校正装置 ……………………… 93	最大呼気中間流量 ………… 183
個人情報の保護 ……………… 6	硬性波 ………………………… 72	最大口腔内圧測定 ………… 197
語音聴力検査 ……………… 275	絞扼性末梢神経障害 ……… 158	最大酸素摂取量 …………… 222
語音弁別検査 ……………276,278	較正 ………………………… 179	最大上刺激 ………………… 149
語音明瞭度検査 …………276,278	構成スカラー心電図 ………… 55	最大神経伝導速度 ………… 157
語音了解閾値検査 ………276,278	興奮機序 ……………………… 75	最短潜時 …………………… 151
甲状舌管嚢胞 ……………… 371	興奮性 ………………………… 11	歳差運動 …………………… 374
甲状腺 ……………………… 362	興奮伝播 ……………………… 12	撮像時間 …………………… 380
甲状腺の結節性病変 ……… 363	興奮伝導 ……………………… 75	皿電極 ………………………… 85
広帯域送受信 ……………… 295	骨導 ………………………… 268	三角波 ………………………… 72
広汎性α波 ………………… 115	骨導聴力検査 ……………… 269	三次元撮像 ………………… 378
交換血管 ……………………… 10	骨盤腔 ……………………… 353	三相性 ………………………… 83
交感神経 …………………… 8,76	混合神経 …………………… 145	三相波 ………………83,117,123
交感神経皮膚反応 …………… 76	混合性換気障害 …………… 185	三半規管 …………………… 232
交代性脳波 …………………… 98	混合性無呼吸 ……………… 225	散瞳 ………………………… 258
交流雑音 …………………… 107	混合難聴 …………………… 270	酸塩基平衡障害 …………… 214
交流障害 ……………………… 24		酸化鉄粒子製剤 …………… 385
行動調節 …………………… 172	**さ**	酸素カスケード …………… 211
肛門括約筋 ………………… 408		酸素含量 …………………… 213
肛門直腸角 ………………… 409	サーモグラフィ …………… 1,403	酸素摂取量 ……………219,220
肛門内圧検査 ……………407,410	サイズの法則 ……………… 137	酸素瀑布 …………………… 211
拘束型心筋症 ……………… 325	サイドローブ ……………… 303	残気量 …………………178,187
拘束性換気障害 …………… 184	サンプリングガス ………… 203	
咬筋筋電図 ………………… 248	サンプルボリューム ……299,348	**し**
虹彩 ………………………… 254	左脚ブロック ………………… 34	
後縦靱帯骨化症 …………… 396	左軸偏位 …………………… 16,34	シールドルーム ………… 1,107
後頭部に突発波を有する	左室拡張能 ………………… 317	システムリファレンス ……88,93
小児てんかん ………… 119	左室駆出率 ………………… 317	シナプス ……………………… 75
後半規管 …………………… 231	左室収縮能 ………………… 317	シナプス後電位 ……………… 81

424　索引

シャトルウォーキング試験 …… 224	磁化率強調像 …………………… 382	小脳 ……………………………… 80
シャルコー・マリー・トゥース病 …………………………………… 159	磁気共鳴画像検査 …………… 1,374	小脳障害 ………………………… 250
	磁気刺激装置 ……………… 134,162	昇脚時間 ………………………… 71
シャント ………………………… 204	軸索 ……………………………… 145	消化管内視鏡検査 ……………… 413
シャント率 ……………………… 205	軸索型 …………………………… 158	硝子体 …………………………… 256
子宮がん ………………………… 356	軸索障害 …………………… 155,158	焦点てんかん …………………… 118
子宮外妊娠 ……………………… 358	軸索変性 …………………… 155,159	漿液性嚢胞腺がん ……………… 357
子宮筋腫 …………………… 354,400	軸索変性パターン ……………… 159	漿液性嚢胞腺腫 ………………… 357
子宮頸がん ………………… 356,400	若年ミオクロニーてんかん …… 120	上位運動ニューロン ……… 132,163
子宮腺筋症 ………………… 356,401	主働筋 …………………………… 143	上室期外収縮 …………………… 27
子宮体がん ………………… 356,400	収縮期 …………………………… 7	常磁性体製剤 …………………… 384
子宮留血症 ……………………… 356	収縮期クリック ………………… 62	静脈血 …………………………… 7
子宮留水症 ……………………… 356	収縮期最高血流速度 …………… 347	静脈性嗅覚検査 ………………… 284
子宮留膿症 ……………………… 356	収縮性 …………………………… 11	食物エネルギー ………………… 217
刺激強度 ………………………… 149	収縮性心膜炎 …………………… 326	心音 ……………………………… 7
刺激装置 ………………………… 134	周期 ……………………………… 81	心音マイクロホン ……………… 58
刺激電極 ………………………… 148	周期性同期性高振幅徐波結合 …………………………………… 123	心音計 …………………………… 58
肢誘導 …………………………… 16		心音図記録 ……………………… 58
指向性 …………………………… 289	周期性同期性放電 ……………… 123	心音図検査 ……………………… 58
指尖容積脈波 …………………… 70	周波数 ………………… 81,114,285	心窩部横走査 …………………… 327
脂肪肝 ……………………… 332,398	周波数特性 ……………………… 23	心窩部矢状断面像 ………… 311,313
脂肪腫 …………………………… 371	修正ボルグ・スケール ………… 221	心窩部縦走査 …………………… 327
視運動性眼振検査 ……………… 251	終末潜時 ………………………… 150	心機能評価 ……………………… 317
視運動性後眼振検査 …………… 252	終夜睡眠ポリグラフィ ………… 224	心筋梗塞 ……………………… 31,38
視覚誘発電位 ……………… 126,134	充実性腫瘍 ……………………… 366	心筋症 …………………………… 324
視覚領 …………………………… 78	重症筋無力症 ………… 159,161,184	心時相 …………………………… 7
視覚路 …………………………… 257	重心動揺検査 …………………… 236	心室期外収縮 …………………… 28
視神経乳頭 ……………………… 259	重複腎盂 ………………………… 340	心室興奮到達時間 …………… 13,14
自記オージオメトリ …………… 272	出力端子 ………………………… 95	心室細動 …………… 29,31,36,41
自己研鑽 ………………………… 6	術中モニタリング …………………… 4,111,126,162,166	心室遅延電位 …………………… 54
自転車エルゴメータ ………50,222		心室中隔欠損症 …………… 62,321
自転車エルゴメータ負荷試験 … 49	瞬目 ……………………………… 248	心室肥大 ………………………… 36
自動心電図解析装置 …………… 22	循環器系検査 …………………… 7	心室頻拍 …………………… 29,30
自動性 …………………………… 11	循環器系検査の基礎 …………… 7	心収縮力 ………………………… 8
自動聴性脳幹反応 ………… 125,278	循環生理 ………………………… 7	心周期現象 ……………………… 9
自由誘導減衰 …………………… 376	循環反射 ………………………… 8	心尖部長軸像 ……………… 311,312
自律神経 ……………………… 75,76	順行性記録法 …………………… 153	心尖部二腔像 ……………… 311,313
自律神経系 ……………………… 7	書字試験 ………………………… 237	心尖部四腔像 ……………… 311,312
耳小骨 …………………………… 266	女性骨盤腔 ……………………… 353	心臓ペースメーカー心電図 …… 34
耳石器 …………………………… 231	除細動 …………………………… 31	心臓粘液腫 ……………………… 325
事象関連電位 …………………… 128	徐波 …………………… 82,97,114	心電計 …………………… 19,23,25
持続時間 ………………………… 151	徐脈頻脈症候群 ………………… 32	心電図 ……………… 11,108,248
時間的分散 ……………………… 157	小児の欠神てんかん …………… 120	心電図検査 ……………………… 25
時定数 ………………… 21,94,247	小児後頭視覚てんかん ………… 119	心内血栓 ………………………… 325
時定数回路 ……………………… 21	小児心電図 ……………………… 44	心内心電図 ……………………… 54

心嚢水貯留 …………………… 326	スタットコール ………………… 6	正弦波特性 ……………………… 23
心肺運動負荷試験 ……………… 50	ストウ・セベリングハウス電極	正常眼底 ……………………… 259
心拍出量 ………………………… 8	………………………………… 207	正常軸 …………………………… 16
心拍数 ………………… 8,13,223	スネルの法則 ………………… 287	正常小児の睡眠脳波 ………… 102
心拍予備能 …………………… 223	スパイログラム ……………… 179	正常脳波 ………………………… 95
心不全 …………………………… 65	スパイロメータ ……………… 179	正中頸嚢胞 …………………… 371
心房期外収縮 …………………… 27	スパイロメトリ ……………… 178	成熟嚢胞性奇形腫 …………… 401
心房細動 …………………… 28,36	スピーチオージオグラム …… 278	静止膜電位 ………………… 75,145
心房性奔馬音 …………………… 65	スピン ………………………… 374	静磁場用主磁石 ……………… 386
心房粗動 ………………………… 28	スピンエコー法 ……………… 376	静的平衡機能検査 …………… 235
心房中隔欠損症 …………… 62,321	スラント走査 ………………… 347	静肺コンプライアンス ……… 193
心房負荷 ………………………… 36	頭蓋咽頭腫 …………………… 390	精度管理 ………………………… 3
心膜摩擦音 ……………………… 64	水晶体 ………………………… 256	赤外線サーモグラフィ ……… 403
神経・筋機能検査 ……………… 75	水蒸気圧 ……………………… 172	赤外線 CCD/CMOS カメラ … 240
神経筋接合部 ……………… 132,159	水腎症 ………………………… 341	脊髄 ……………………………… 80
神経原性変化 ………………… 138	垂直性眼振 …………………… 240	脊髄空洞症 …………………… 395
神経膠腫 ……………………… 389	睡眠 ……………………………… 79	脊髄血管奇形 ………………… 395
神経根磁気刺激 …………… 164,166	睡眠ポリグラフ検査 ………… 103	脊髄疾患 ……………………… 394
神経再支配 …………………… 140	睡眠期 ………………………… 103	脊髄腫瘍 ……………………… 394
神経鞘腫 ……………………… 372	睡眠時無呼吸検査 …………… 224	脊髄反射 ………………………… 80
神経調節 ……………………… 171	睡眠時無呼吸症候群 ………… 103	脊椎疾患 ……………………… 395
神経調節性失神 ………………… 56	睡眠段階 ……………………… 100	脊椎転移 ……………………… 396
神経伝導検査 ………………… 144	睡眠脳波 ………………………… 99	切迫性便失禁 ………………… 409
信号対雑音比 ………………… 386	睡眠賦活 ……………………… 106	石灰化上皮腫 ………………… 373
振戦 …………………………… 143	膵がん ……………………… 340,399	接地電極 ……………………… 149
振動子 ………………………… 292	膵管内乳頭粘液性腫瘍 ……… 340	絶縁性伝導 …………………… 147
振幅 ………………… 81,114,152	膵腫瘍 ………………………… 340	先端樹状突起 ………………… 81
進行性筋ジストロフィ ……… 142	膵内分泌腫瘍 ………………… 340	先天性眼振 ……………… 240,250
深部静脈血栓症 ……………… 350	膵嚢胞性腫瘤 ………………… 399	先天性心疾患 ………………… 321
深部体温 ……………………… 404	錐体外路 ………………………… 78	閃光刺激 ……………………… 105
新生児聴覚スクリーニング … 125	錐体路 …………………………… 77	線維莢膜細胞腫 ……………… 401
腎盂がん ……………………… 399	随伴陰性変動 ………………… 129	線維自発電位 …………… 139,141
腎盂腫瘍 ……………………… 343	髄鞘 …………………………… 145	線維束自発電位 ……………… 139
腎血管筋脂肪腫 ……………… 343	髄膜腫 ………………………… 389	線維束攣縮 …………………… 139
腎結石 ………………………… 342		全か無かの法則 ……………… 145
腎細胞がん ………………… 343,399	**せ**	全収縮期雑音 ……………… 60,62
腎腫瘍 ………………………… 343		全肺気量 ……………………… 178
腎（性）の代償 ……………… 215	セクタ型プローブ … 293,308,311	全般てんかん ………………… 120
腎石灰化症 …………………… 342	生検 …………………………… 414	全般強直間代発作 …………… 120
腎不全 ………………………… 342	生理機能検査 …………………… 1	全般強直間代発作のみを示す
腎嚢胞 ………………………… 341	生理検査の環境整備 …………… 1	てんかん ………………… 120
	生理検査の手順 ………………… 1	前置増幅器 ……………………… 20
す	生理検査室の安全管理 ………… 5	前庭 …………………………… 231
	生理的な時間的分散 ………… 154	前庭の神経 …………………… 233
スカラー心電図 ………………… 11	生理的陥凹 …………………… 259	前庭性眼振 ……………… 234,244

前庭脊髄反射 …………………… 234
前庭動眼反射 …………………… 233
前頭葉てんかん ………………… 118
前半規管 ………………………… 231
前負荷 ……………………………… 8
前立腺がん ……………………… 402
前立腺腫瘍 ……………………… 360
前立腺肥大 ……………………… 360
前立腺肥大症 …………………… 402
前立腺容積による重症度 ……… 360
漸減現象 ………………………… 161
漸増現象 ………………………… 161
漸増漸減 …………………… 96,115

そ

ソーダライム …………………… 176
双極肢誘導 ……………………… 15
双極導出 ………………………… 89
双極誘導 ………………………… 14
早期興奮症候群 ………………… 35
早期再分極 ……………………… 14
走査 ……………………………… 293
相反性 …………………………… 143
僧帽弁逸脱症 …………………… 62
僧帽弁狭窄症 …………………… 60
僧帽弁閉鎖不全 ………………… 63
僧帽弁閉鎖不全症 ………… 60,320
僧帽弁輪運動速度波形 ………… 318
総頸動脈 ………………………… 346
総胆管結石 ……………………… 338
造影超音波 ……………………… 302
増大単極肢誘導 ………………… 16
増幅器 …………………………… 134
増幅素子 ………………………… 93
足関節上腕血圧比検査 ………… 66
足趾上腕血圧比検査 …………… 67
速波 ………………………… 82,97,114
側頸嚢胞 ………………………… 371
側頭葉てんかん ………………… 118
側副血行路形成 ………………… 332
側方陰影 ………………………… 305

た

タイムゲート …………………… 299
ダイナミックフォーカス ……… 295
ダイナミックレンジ ………… 23,297
ダイナミック MRI …………… 378
ダグラス窩 ……………………… 354
ダンパー ………………………… 293
多棘徐波複合 …………………… 84,117
多棘波 …………………………… 84,116
多形性心室頻拍 ………………… 30
多呼吸窒素洗い出し法 ………… 197
多重反射 ………………………… 304
多相性電位 ……………………… 140
多発性筋炎 ……………………… 142
多発性硬化症 ……………… 166,393
多発性囊胞腎 …………………… 340
唾液腺 …………………………… 369
代謝性アシドーシス …………… 215
代謝性アルカローシス ………… 215
体プレチスモグラフ法
 ……………………… 187,189,190,194
体温調節の仕組み ……………… 404
体循環 …………………………… 7
体性感覚誘発電位 ………… 126,144
体性神経 ………………………… 75
体動 ……………………………… 109
体平衡機能検査 ………………… 235
胎芽 ……………………………… 358
胎児 ……………………………… 358
胎嚢 ……………………………… 358
帯域幅 …………………………… 290
大血管転位症 …………………… 323
大動脈解離 ………………… 326,349
大動脈小体 ……………………… 172
大動脈弁狭窄症 …………… 58,320
大動脈弁閉鎖不全症 ……… 60,320
大脳 ……………………………… 76
大脳皮質 ………………………… 77
大脳辺縁系 ……………………… 78
大脳誘発電位 …………………… 124
脱神経 …………………………… 138
脱髄 ………………………… 155,159
脱髄型 …………………………… 158
脱分極 ……………………… 11,145

縦緩和 …………………………… 376
胆管がん ………………………… 338
胆管細胞がん …………………… 397
胆石 ………………………… 336,398
胆泥 ……………………………… 337
胆嚢炎 …………………………… 337
胆嚢がん ………………………… 337,398
胆嚢結石 ………………………… 336
胆嚢腺筋腫症 …………………… 337
胆嚢ポリープ …………………… 337
単一呼吸法 ………………… 197,198
単一窒素呼出曲線 ……………… 198
単一負荷試験 …………………… 47
単脚直立検査 …………………… 235
単極導出 ………………………… 87
単極誘導 ………………………… 14
単形性心室頻拍 ………………… 30
単純性嚢胞 ……………………… 366
単相波 …………………………… 72
探触子 …………………………… 292
短持続低振幅電位 ……………… 141
短潜時 SEP ……………………… 126
短絡 ……………………………… 204
男性骨盤腔 ……………………… 360
弾性血管 ………………………… 10

ち

チョコレート囊胞 ……………… 356
恥骨直腸筋 ………………… 408,409
中耳 ……………………………… 266
中心後回 ………………………… 78
中心周波数 ……………………… 290
中心前回 ………………………… 77
中心側頭部に棘波を有する
 良性小児てんかん …………… 118
中心側頭部棘波を示す
 自然終息性てんかん ………… 118
中心電極 ………………………… 16
中心部エコー集合体 …………… 331
中枢運動伝導時間 ……………… 164
中枢化学受容野 ………………… 172
中枢神経 ………………………… 76
中枢性無呼吸 …………………… 225
中性電極 ………………………… 15

中潜時成分……………… 126	低域遮断フィルタ…………… 94	ドリフト………………… 21,24
中脳…………………………… 78	低温相………………………… 406	ドルトンの法則……………… 173
虫垂炎………………………… 345	低呼吸………………………… 225	時計方向回転………………… 19
注視眼振検査………………… 238	低酸素血症…………………… 211	努力呼気曲線………………… 183
長潜時成分…………………… 126	低周波ノイズ………………… 24	努力肺活量……… 178,181,183
長潜時SEP…………………… 126	低周波遮断フィルタ………… 149	透過…………………………… 286
超音波エラストグラフィ…… 301	低振幅………………………… 81	倒錯型心室頻拍…………… 30,44
超音波プローブ……………… 292	低振幅完全干渉型…………… 141	等容弛緩期…………………… 8
超音波の性質………………… 285	抵抗血管……………………… 10	等容収縮期…………………… 7
超音波検査………………… 1,285	定方向性水平回旋混合性眼振	頭位眼振検査………………… 241
超音波診断装置……………… 73	……………………………… 238	頭頂鋭波…………………… 84,102
超高感度磁気センサー……… 130	鉄沈着症……………………… 398	糖尿病性多発ニューロパチー
腸閉塞………………………… 345	転移性肝がん…………… 335,397	……………………………… 158
跳躍伝導………………… 75,147	転移性卵巣腫瘍……………… 358	糖尿病網膜症………………… 261
聴覚機能検査………………… 266	伝音難聴……………………… 270	同位相………………………… 83
聴覚誘発電位………………… 125	伝達……………………… 75,133	同期…………………………… 83
聴覚領………………………… 78	伝導…………………………… 133	同期性…………………… 85,143
聴神経鞘腫…………………… 390	伝導ブロック…………… 155,157	同心針電極…………………… 136
聴性脳幹反応………………… 125	伝導性………………………… 11	洞徐脈………………………… 26
直腸バルーン………………… 407	伝導速度……………………… 145	洞調律………………………… 13
直腸バルーン感覚検査…407,411	伝導遅延………………… 155,157	洞停止………………………… 31
直腸がん……………………… 402	伝播速度……………………… 285	洞頻脈………………………… 26
直腸肛門機能検査…………… 407	電解質異常…………………… 41	洞不整脈……………………… 26
直腸肛門反射検査………407,412	電気眼振図…………………… 246	洞不全症候群………………… 31
直立検査……………………… 235	電気軸………………………… 16	洞房ブロック………………… 31
	電気味覚検査………………… 281	動員…………………………… 137
つ	電極……………………… 25,85	動的平衡機能検査…………… 237
追跡眼球運動検査…………… 248	電極間接触抵抗……………… 86	動脈管開存症…………… 63,322
椎間板ヘルニア……………… 395	電極接続器（入力器）……… 92	動脈血………………………… 7
	電極選択器…………………… 92	動脈血採血…………………… 209
て	電極法………………………… 207	動脈血酸素分圧………… 207,211
ティンパノグラム…………… 274	電子フォーカス……………… 295	動脈血酸素飽和度……… 213,216
ティンパノメトリ…………… 274	電波シールドルーム………… 1	動脈血二酸化炭素分圧…207,213
テント状T波………………… 41	電流双極子…………………… 81	動脈硬化……………………… 346
デジタルフィルタ…………… 21		動脈硬化検査………………… 66
デジタル信号処理…………… 22	**と**	特定心筋疾患………………… 325
デジタル脳波計……………… 92	トラセアルテルナン………… 98	突発性異常…………………… 115
デュシェンヌ型筋ジストロフィ	トランスデューサ…………… 292	突発性異常波………………… 115
……………………………… 142	トレッドミル…………… 50,222	突発性徐波…………………… 117
デルタ波……………………… 36	トレッドミル負荷試験……… 48	突発性徐波群発……………… 102
てんかん……………………… 117	ドプラ効果…………………… 298	突発波………………………… 114
低カリウム血症……………… 42	ドプラ偏位…………………… 298	
低カルシウム血症…………… 42	ドプラ偏位周波数…………… 298	**な**
	ドプラ法……………………… 315	ナルコレプシー……………… 103

内頸静脈 346	脳動脈瘤 392	肺活量 178,180,182
内呼吸 169	脳膿瘍 392	肺気腫 192,193,195
内肛門括約筋 408	脳波 103,225	肺気量分画 177
内膜症性囊胞 401	脳波（新生児期） 98	肺高血圧症 321
	脳波（乳児期） 99	肺循環 7
に	脳波（幼児期） 99	肺動脈弁狭窄症 323
	脳波（学童前期） 99	肺動脈弁閉鎖不全症 60
ニューロン 75,81	脳波（学童後期～思春期） 99	肺胞 169
二酸化炭素 176	脳波（成人以後～老年期） 99	肺胞換気式 175,213
二酸化炭素排出量	脳波計 89	肺胞換気量 175,212,213
213,219,220,223	脳波検査 1,81	肺胞管 169
二次運動ニューロン 132	脳波増幅器 93	肺胞気酸素分圧 175,211
二次元フーリエ変換 379	脳波賦活 104	肺胞気式 175
二重積 46	脳波用閃光刺激発生装置 95	肺胞気-動脈血酸素分圧較差 212
二相性 83	囊胞 340,371	肺胞機能検査 197
日本産業規格 22		肺胞式 175
入眠期過同期性徐波 102	**は**	肺胞囊 169
入眠時高振幅徐波群発 102		背景活動 114
入力箱 92	ハウストラ皺襞 345	背景活動の異常 114
乳児てんかん性スパズム症候群	ハム 24	胚細胞腫 358
120	ハムノイズ 107	白質 77
乳腺 365	ハムフィルタ 21	橋本病 362
妊娠 358	バイオプシー 414	発汗 110
	バセドウ病 362	発生源導出法 89
ね	バゼット 13	発達性てんかん性脳症 120
	バッファ 20	針筋電図検査 135
熱画像検査 1,403	バランステスト 271	針電極 85
熱作用 310	パーキンソン病 143	反射 80,286
粘液性囊胞腺がん 357	パターンリバーサル刺激 126	反射性失神 56
粘液性囊胞腺腫 357	パルスオキシメータ 215	反転回復法 378
	パルス繰り返し周波数 289	反転時間 378
の	パルス系列 376	反時計方向回転 19
	パルスドプラ 348	反復神経刺激検査 159
ノンレム睡眠 103,225	パルスドプラ法 298,299,315	半規管麻痺 245
脳幹 78,80	パルス波 289	
脳血管障害 391	パルス幅 289	**ひ**
脳梗塞 391	パワードプラ法 300	
脳死判定 123	パンティング呼吸 190	ヒステリシス 23
脳磁図検査 130	波形 84	ヒプスアリスミア 120
脳磁図検査装置 130	波高 71	ビデオ眼振検査 252
脳腫瘍 389	波長 285	ピークフロー 185
脳出血 391	馬蹄腎 340	ピークフローメータ 185
脳循環 7	肺コンプライアンス 191	びまん性甲状腺腫 362
脳電気的無活動 124	肺の構造と機能 169	皮下針電極 167
脳動静脈奇形 392	肺圧量曲線 191	皮膚灌流圧 69

皮膚筋炎 …………………… 142	ぶどう膜 …………………… 254	閉塞性睡眠時無呼吸症候群 …… 225
皮膚電気反射 ……………… 110	不安定狭心症 ……………… 39	閉塞性肥大型心筋症 ………… 63
皮膚表面温 ………………… 404	不活性ガス ………………… 174	閉塞性無呼吸 ……………… 225
非対称性中隔肥大 ………… 325	不活性電極 ……………… 86,88	壁運動異常 ………………… 318
非同期性 …………………… 85	不完全右脚ブロック ………… 34	変形性脊椎症 ……………… 395
非律動的 …………………… 143	不関電極 ………………… 14,86,88	弁別比 ……………………… 23
非ST上昇型心筋梗塞 ……… 39	不減衰伝導 ………………… 147	弁膜症 ……………………… 319
非ST上昇型急性冠症候群 … 39	不随意運動 ………………… 143	
肥大型心筋症 ……………… 324	不整脈 ……………………… 26	**ほ**
被検者の同意 ……………… 46	副甲状腺 …………………… 362	
脾腫 …………………… 332,340	副甲状腺腺腫 ……………… 365	ボイル・シャルルの法則 …… 173
光トポグラフィ検査 ……… 130	副交感神経 ………………… 76	ボルグ・スケール ………… 221
光トポグラフィ装置 ……… 131	副腎がん …………………… 343	ポンプ機能 ………………… 7
光干渉断層検査 …………… 264	副腎疾患 …………………… 343	歩行検査 …………………… 237
光駆動 ……………………… 106	副腎腫瘍 ……………… 343,399	保持型電極 ………………… 86
光刺激 ………………… 126,134	副腎腺腫 …………………… 343	補充現象 …………………… 270
左側腹部斜走査 …………… 327	腹水 ………………………… 332	補充調律 …………………… 33
表在皮下腫瘤 ……………… 370	複合 ………………………… 84	補助入力 …………………… 95
表面筋電図検査 …………… 143	複合筋活動電位 …………… 145	補正項 ……………………… 176
表面電極 …………………… 167	振子様眼振 ………………… 240	補正QT ……………………… 44
標準モンタージュ ………… 89	分時換気量 …………… 175,220	方位分解能 ………………… 291
標準語音聴力検査用語音CD … 277	分解能 ……………………… 291	飽和蒸気圧 ………………… 172
標準純音聴力検査 ………… 268		房室ブロック ……………… 32
標準法 ……………………… 196	**へ**	房室接合部期外収縮 ……… 27
標準予防策 ………………… 4		房室伝導時間 ……………… 12
標準12誘導心電図 ……… 14,46	ヘッドアップ・チルト試験 …… 56	紡錘波 ……………………… 102
	ヘッドキャップ型電極 …… 86	傍胸骨短軸像 ……………… 311
ふ	ヘモクロマトーシス ……… 398	傍胸骨長軸像 ……………… 311
	ヘモグロビン酸素解離曲線 … 213	傍腎盂囊胞 ………………… 341
ファロー四徴症 ………… 63,323	ヘリウム …………………… 174	膀胱がん ……………… 361,402
フィルタ …………………… 21	ヘンデルソン・ハッセル	膀胱憩室 …………………… 361
フォーカシング …………… 295	バルフの式 ……………… 214	膀胱結石 …………………… 361
フランク誘導法 …………… 55	ヘンリーの法則 …………… 173	膀胱疾患 …………………… 361
フランク・スターリングの法則 … 8	ベクトル心電図 …………… 54	膀胱充満法 ………………… 353
フリデリシア ……………… 13	ベッカー型筋ジストロフィ … 142	発作性上室頻拍 …………… 27
フレンツェル眼鏡 ………… 240	ベッドサイド検査 ………… 3	奔馬調律 …………………… 65
フローボリューム曲線 … 178,181	ペースメーカー …………… 12	
ブルガダ症候群 …………… 41	ペーパーレス脳波計 ……… 92	**ま**
ブローカ中枢 ……………… 78	平均基準電極導出法 ……… 89	
プラーク …………………… 347	平衡機能検査 ……………… 231	マイクロ波サーモグラフィ … 403
プラトー波 ………………… 72	平坦脳波 ……………… 114,124	マウスピース ……………… 179
プリセット・メニュー …… 309	平坦波 ……………………… 72	マウスフィルター ………… 179
プローブ …………………… 293	平面波 ……………………… 289	マスキング …………… 269,278
プロトン …………………… 374	閉塞性黄疸 …………… 332,338	マスターの2階段試験 …… 47
プロトン密度強調像 …… 377,381	閉塞性換気障害 …………… 184	マッチング ………………… 293

マッピング……………………… 4
マン検査 ………………………… 235
膜電位 …………………………… 75
末梢運動伝導時間 ……………… 165
末梢化学受容器 ………………… 172
末梢神経 ………………………… 75
末梢神経障害 …………………… 155
末梢動脈疾患 …………………… 66
慢性炎症性脱髄性多発根神経炎
　　……………………………… 158
慢性肝炎 ………………………… 332
慢性甲状腺炎 …………………… 362
慢性膵炎 ………………………… 339
慢性脱神経 ……………………… 139
慢性胆嚢炎 ……………………… 337
慢性閉塞性肺疾患 ………184,226

み

ミエリン ………………………… 145
ミオクローヌス ………………… 144
ミオクロニー発作 ……………… 120
ミオトニア ………………141,142
ミオトニー放電 …………141,142
ミラーイメージ ………………… 304
ミルキング ……………………… 352
未熟奇形腫 ……………………… 358
味覚 ……………………………… 280
味覚検査 ………………………… 280
味覚領 …………………………… 78
右季肋部斜走査 ………………… 327
右側胸部誘導 …………… 16,26,44
右側腹部斜走査 ………………… 327
右肋間走査 ……………………… 327
右肋骨弓下走査 ………………… 327
脈波 …………………………108,248
脈波伝達時間 …………………… 71
脈波伝達速度 …………………… 71
脈波伝播速度 ……………… 66,69
脈拍 ……………………………… 216
脈絡膜 …………………………… 255

む

無害性雑音 ……………………… 64

無呼吸 …………………………… 225
無呼吸低呼吸指数 ……………… 225
無髄神経線維 …………………… 145

め

迷走神経 ………………………… 8

も

モザイクパターン ………315,334
モビッツⅠ型 …………………… 32
モヤモヤエコー ………………… 325
モンタージュ ………………89,112
毛様体 …………………………… 255
網膜 …………………… 255,259,260
網膜血管 ………………………… 259
網膜静脈 ………………………… 259
網膜神経線維 …………………… 257
網膜中心静脈 …………………… 257
網膜中心動脈 …………………… 257
網膜動脈 ………………………… 259
目標心拍数 ……………………… 46

ゆ

有髄神経線維 …………………… 145
疣腫 ……………………………… 326
疣贅 ……………………………… 326
誘導コード ……………………… 20
誘導回路網 ……………………… 21
誘導選択器 ……………………… 21
誘導電極 ………………………… 20
誘導法 …………………………… 14
誘発筋電図検査 ………………… 132
誘発電位 ………………………… 124

よ

予測肺活量 ……………………… 182
予備吸気量 ……………………… 178
予備呼気量 ……………………… 178
容量血管 ………………………… 10
陽子 ……………………………… 374
陽性鋭波 ……………………139,141

陽性棘波 …………………… 84,116
陽性波 …………………………… 86
溶解ガス ………………………… 173
溶解酸素 ………………………… 213
横緩和 …………………………… 376

ら

ラウン …………………………… 29
ラジオ波焼灼治療 ……………… 327
ラテラルシャドウ ……………… 305
ランヴィエ絞輪 ………………… 145
ランバート・イートン筋無力症候群
　　………………………… 159,162
ランブル ………………………… 60
卵形嚢 …………………………… 231
卵巣腫瘍 ………………………… 357
卵巣内膜症性嚢胞 ……………… 356
卵巣嚢腫 ………………………… 356
卵巣類皮嚢胞 …………………… 356

り

リウマチ性僧帽弁狭窄症 ……… 319
リニア型プローブ
　　………………… 73,293,308,346
リンパ系 ………………………… 7
リンパ節 ………………………… 369
律動異常 ………………………… 114
律動的 …………………………… 143
流入期 …………………………… 8
瘤波 …………………………84,102
両脚直立検査 …………………… 235
両方向性伝導 …………………… 147
緑内障 …………………………… 262
臨床検査技師の生理検査業務 …… 1
臨床検査技師等に関する法律 …… 1

る

類皮嚢胞腫 ……………………… 401
類表皮嚢胞 ……………………… 371

れ

レノックス・ガストー症候群 … 120
レム睡眠 ……………………103,225
レンズ効果 …………………… 305
冷温交互試験 ………………… 245
冷水刺激試験 ………………… 246
励起 …………………………… 375
連合野 ………………………… 78
連続周波数記録 ……………… 273
連続性雑音 …………………… 63
連続的呼気ガス分析装置 …… 219
連続波 ………………………… 289
連続波ドプラ法 …………300,316

ろ

ロンベルグテスト …………… 235
ロンベルグ現象 ……………… 235
濾紙ディスク法 ……………… 282
漏出性便失禁 ………………… 408

わ

ワーキングメモリ …………… 79
腕頭動脈 ……………………… 346

数字

1回換気量 ……………… 175,177
1回呼吸法による D_{LCO} …… 201
1回拍出量 …………………… 8
2,3-DPG ……………………… 213
3D 撮像 ……………………… 378
3Hz 棘徐波複合 ……………… 120
6分間歩行試験 ……………… 223
10-20 電極法 ………………… 86
10-20 法 ……………………… 103
14Hz と 6Hz の陽性棘波 …84,116

ギリシャ文字

Ⅰ音 …………………………7,58
Ⅰ型呼吸不全 ………………… 211
Ⅰ度房室ブロック …………… 32
Ⅱ音 …………………………7,58
Ⅱ音の固定性分裂 …………… 62
Ⅱ型呼吸不全 ………………… 211
Ⅱ度房室ブロック …………… 32
Ⅲ音 …………………………… 65
Ⅳ音 …………………………… 65
α attenuation ……………97,105
α blocking ………………97,105
α リズム ……………………… 96
α 波 ………………………… 81,82
　――の減衰 ………………… 97
　――の抑制 ………………… 97
　――の抑制（減衰） ……… 105
α rhythm …………………… 96
β 波 …………………81,82,96,97
Δ 波 …………………36,81,82,97
θ 帯域 ………………………… 96
θ 波 ………………………… 81,82

記号類

% D_{LCO} …………………… 204
% D_{LCO}/V_A ……………… 204
% FEV_1 …………………… 183
% FVC ……………………… 183
% MVV ……………………… 184
% VC ………………………… 182

欧文索引

A

A モード ……………………… 297
AABR ………………………… 278
A–aD_{O_2} …………………… 212
ABI 検査 ……………………… 66
ABLB 検査 …………………… 271
ABR …………………………… 125
acoustic shadow …………… 336
acoustic window …………… 331
A/D 変換器 …………………… 22
AF ……………………………… 28
AFL …………………………… 28
AHI …………………………… 225
ALS …………………………… 159
amyotrophic lateral sclerosis
 ……………………………… 159
ATI …………………………… 183
ATPS ………………………… 174
atrial fibrillation …………… 28
atrial flutter ………………… 28
atrioventricular block ……… 32
auditory brainstem response
 ……………………………… 125
A–V block …………………… 32
aV_F 誘導 ……………………… 16
aV_L 誘導 ……………………… 16
aV_R 誘導 ……………………… 16

B

B モード ……………………… 297
B モード法 ……………… 311,346
background activity ……… 114
Bazett ………………………… 13
BE …………………………… 215
bilateral synchronous …… 115
Broca 中枢 …………………… 78
Brugada 症候群 ……………… 41
Bruns 眼振 …………………… 240
BTPS ………………………… 174
BTPS ファクター …………… 174
bull's eye sign ……………… 335

bundle branch block ············· 34

C

CAL ································· 93
calibration ························· 93
cardiopulmonary exercise testing
 ···························· 50, 222
CC ································· 199
CC_5 誘導 ························· 51
C/D 比 ···························· 262
Charcot–Marie–Tooth disease
 ································· 159
CIDP ····························· 158
circadian rhythm ················ 79
Clark 電極 ······················· 208
cluster sign ····················· 335
CM_5 誘導 ························· 51
CMAP ············ 145, 153, 154, 155, 157, 158, 160, 164
CMT ······························ 159
CNV ······························ 129
comet–like echo ··············· 336
complex ·························· 84
contingent negative variation
 ································· 129
COPD ··············· 184, 196, 226
CPET ······················· 50, 222
Creutzfeldt–Jakob 病 ········· 123
cross radiation ················· 405
CR 結合回路 ······················ 21
CV ································· 198

D

dBHL ····························· 266
dBSPL ···························· 266
decrement ······················· 161
diabetic polyneuropathy ···· 158
diffuse α pattern ·············· 115
digital plethysmogram ······· 70
D_{LCO}/V_A ························ 204
dysrhythmia ···················· 115

E

ECG ························· 11, 108
ECI ································ 124
Einthoven 三角形 ················ 15
electrocardiogram ·············· 11
electrocardiograph ············· 19
electrocerebral inactivity ···· 124
electrooculogram ·············· 109
EMG ······························ 109
entrapment neuropathy ····· 158
EOG ······························ 109
epilepsy ·························· 117
ERP ······························· 128
ERV ························ 178, 187
event related potential ······ 128

F

F 波 ······················ 28, 151, 165
F 波伝導検査 ···················· 151
F 波伝導速度 ···················· 151
Fallot 四徴症 ······················ 63
fast wave ························· 114
FEF_{25} ···························· 185
FEF_{50} ···························· 185
FEF_{75} ···························· 185
FEV_1 ······················ 178, 183
$FEV_1\%$ ··················· 178, 183
FLAIR ····················· 378, 381
flat EEG ························· 114
flow mediated dilation ········ 73
F/M 振幅比 ····················· 152
FMD ······························· 73
FRC ······························· 178
Fridericia ·························· 13
FVC ····················· 178, 181, 183
F wave conduction velocity
 ································· 151
FWCV ···························· 151

G

GBS ······························· 158
group Ia 線維 ··················· 152

Guillain–Barré syndrome ······ 158

H

H 波 ······························· 152
H 反射 ···························· 152
halo ······························· 334
Harvey–Masland test ········· 159
HCC ······························ 334
HCO_3^- ··························· 214
He を指示ガスとする閉鎖回路法
 ································· 187
HMT ····························· 159
Holter 心電計 ···················· 51
Holter 心電図検査 ·············· 51
Holter 心電図検査日誌 ········· 52
hump ······························ 84
hyperventilation ··············· 105

I

IC ································· 178
IEC 規格 ··························· 22
increment ······················· 161
IRV ······························· 178

J

J 点 ································· 13
Jerger の分類 ··················· 273
JIS ·································· 22

K

K–複合 ···························· 84
K–complex ······················ 84
Keith–Wagner 分類 ··········· 260

L

Lambert–Eaton myasthenic
 syndrome ······················ 162
lateral shadow ·················· 334
LEMS ····························· 162
Lennox–Gastaut 症候群 ······ 120

| low-cut filter … 94
| Lown … 29

M

M モード … 298
M モード法 … 313
magnetoencephalography … 130
Master の 2 階段試験 … 47
MEG … 130
MEP … 162,167
MEP/M 比 … 166
MEP 振幅 … 168
MEP 潜時 … 168
MG … 161
Mobitz 型 … 33
Mobitz I 型 … 32
Mobitz II 型 … 33
mosaic pattern … 334
motor evoked potential … 162
motor unit potential … 135,137
MPRAGE … 378
MRCP … 382
MRI … 374
MRI 装置 … 386
MRI 造影剤 … 383
MRI 用経口消化管造影剤 … 385
MR アンジオグラフィ … 378,382
MR スペクトロスコピー … 383
MS … 166
multiple sclerosis … 166
multiple spike … 84,116
MUP … 135,137
MVV … 178,184
myasthenia gravis … 161
myoclonus … 144

N

N_2 … 174
N_2 を指示ガスとする開放回路法 … 187,188
NASA 誘導 … 51
NCS … 144
needle electromyography … 135

negative spike … 84,116
nEMG … 135
nerve conduction study … 144
NIRS … 130
NO … 73
NREM … 103

O

OCT … 264
odd ball 課題 … 129

P

P 波 … 12
P 波高 … 14
P 波幅 … 13,14
P300 … 129
Pa_{CO_2} … 172,176,207,211,213
PAD … 66
Pa_{O_2} … 172,207,211,228
parallel channel sign … 338
Parkinson's disease … 144
paroxysmal abnormality … 115
paroxysmal supraventricular tachycardia … 27
paroxysmal wave … 114
PCG … 58
P_{CO_2} 電極 … 208
PEF … 185
P_{Emax} … 197
periodic synchronous discharges … 123
peripheral motor conduction time … 165
pH … 172,207,211,214
phonocardiography … 58
photic driving … 106
photic stimulation … 105
pH 電極 … 208
P_{Imax} … 197
PMCT … 165
P_{O_2} 電極 … 208
polyspike … 116

polyspike-and-slow-wave complex … 84,117
positive spike … 84,116
PR 時間 … 13,14
PSD … 123
PSG … 103
PSV … 347
PSVT … 27
pulse wave velocity … 69
PVC … 28
PWV … 66,69

Q

QRS 時間 … 13,14
QRS 波 … 12
QTc … 13,14
QT 延長 … 30
QT 延長症候群 … 44
QT 時間 … 13,42

R

RCC … 343
repetitive nerve stimulation test … 159
RF コイル … 387
RNST … 159
Rokitansky-Aschoff 洞 … 337
R–R 間隔 … 13
RV … 178,187

S

Sa_{O_2} … 213
Scheie 分類 … 260
sEMG … 143
sensory nerve action potential … 153
SEP … 126
sharp wave … 84,116
sharp-and-slow-wave complex … 84,117
sick sinus syndrome … 31
SISI 検査 … 272

skin perfusion pressure......69	subacute sclerosing panencephalitis......123	**V**
sleep activation......106	supraventricular premature contraction......27	$\dot{V}_A/\dot{Q}$......206
slow wave......114	surface electromyography......143	VAS......221
slow wave burst......117	SVPC......27	VC......178,180,182
SNAP......145,153,154,155,157		ventricular fibrillation......31
somatosensory evoked potential......126	**T**	ventricular premature contraction......28
spike......84,116	T1 緩和時間......376	ventricular tachycardia......30
spike–and–slow–wave complex......84,116	T1 強調像......377,380	VEP......126
SPP......69	T2* 強調像......376,377,378,382	vertex sharp wave......84
SSPE......123	T2 緩和時間......376	VF......31
SSS......31	T2 強調像......377	visual evoked potential......126
Stage N1......102	TBI 検査......67	visual suppression test......244,252
Stage N1〜N3......103	tcP_{O_2}......69	VT......30
Stage N2......102	time constant......94	
Stage N3......102	TLC......178	**W**
Stage R......102,103	transcutaneous partial pressure of oxygen......69	waning phenomenon......161
Stage W......100	treadmill test......48	waxing and waning......96,115
STC......296	triphasic wave......117	waxing phenomenon......161
STIR......378	TV......177	Wenckebach 型......32
Stow–Severinghaus 電極......208	T 波......12,14	Wernicke 中枢......78
STPD......174		West 症候群......120
STPD ファクター......174	**U**	Wilson の結合電極......14
strong echo......335	U 波......12,42	WPW 症候群......27,35
ST 上昇......38,39,45		
ST 上昇型心筋梗塞......39		
ST 低下......38		

【編者略歴】

東條 尚子（とうじょう なおこ）

1981 年	東京医科歯科大学医学部卒業
同 年	東京医科歯科大学医学部附属病院医員（第二内科）
1984 年	東京医科歯科大学医学部附属病院検査部医員
1990 年	東京医科歯科大学医学部助手（臨床検査医学）
2002 年	東京医科歯科大学医学部附属病院検査部副部長（講師）
2004 年	東京医科歯科大学医学部附属病院検査部長（講師）
2015 年	東京都教職員互助会三楽病院臨床検査科部長
	現在に至る　医学博士

川良 德弘（かわら とくひろ）

1984 年	東京医科歯科大学医学部卒業
同 年	東京医科歯科大学医学部附属病院医員（第一内科）
1985 年	青梅市立総合病院内科
1987 年	東京医科歯科大学医学部附属病院医員（第一内科）
1989 年	横浜赤十字病院循環器科
1991 年	東京医科歯科大学医学部助手（保健衛生学科）
1998〜99 年	オランダ アムステルダム大学実験心臓病学研究員
2001 年	東京医科歯科大学大学院助手（保健衛生学研究科）
2007 年	東京医科歯科大学大学院助教（保健衛生学研究科）
2008 年	東京医科歯科大学大学院講師（保健衛生学研究科）
2010 年	東京医科歯科大学大学院准教授（保健衛生学研究科）
2012 年	文京学院大学大学院教授（保健医療科学研究科）
	現在に至る　医学博士

最新臨床検査学講座
生理機能検査学　第 3 版　　　　ISBN 978-4-263-22403-8

2017 年 1 月 10 日	第 1 版第 1 刷発行
2021 年 1 月 10 日	第 1 版第 7 刷発行
2022 年 1 月 10 日	第 2 版第 1 刷発行
2024 年 1 月 10 日	第 2 版第 3 刷発行
2025 年 2 月 25 日	第 3 版第 1 刷発行

編著者　東　條　尚　子
　　　　川　良　德　弘
発行者　白　石　泰　夫
発行所　医歯薬出版株式会社
〒113-8612　東京都文京区本駒込 1-7-10
TEL (03) 5395-7620（編集）・7616（販売）
FAX (03) 5395-7603（編集）・8563（販売）
https://www.ishiyaku.co.jp/
郵便振替番号　00190-5-13816

乱丁，落丁の際はお取り替えいたします　　　印刷・永和印刷／製本・皆川製本所

© Ishiyaku Publishers, Inc., 2017, 2025. Printed in Japan

本書の複製権・翻訳権・翻案権・上映権・譲渡権・貸与権・公衆送信権（送信可能化権を含む）・口述権は，医歯薬出版（株）が保有します．
本書を無断で複製する行為（コピー，スキャン，デジタルデータ化など）は，「私的使用のための複製」などの著作権法上の限られた例外を除き禁じられています．また私的使用に該当する場合であっても，請負業者等の第三者に依頼し上記の行為を行うことは違法となります．

JCOPY ＜出版者著作権管理機構 委託出版物＞
本書をコピーやスキャン等により複製される場合は，そのつど事前に出版者著作権管理機構（電話03-5244-5088，FAX 03-5244-5089，e-mail：info@jcopy.or.jp）の許諾を得てください．